用心研创　值得尊重

皮书研创

不在于发现新大陆，而在于分享新方案

侯胜田教授

“健康经济与管理系列”总主编

健康经济与管理系列

数智健康蓝皮书

中国数智健康发展报告
（2024）

侯胜田　侯　倩　主　编
周建国　刘　伟　侯铭强　副主编

中国商业出版社

图书在版编目（CIP）数据

中国数智健康发展报告. 2024 / 侯胜田，侯倩主编. 北京：中国商业出版社，2024. 9. --（健康经济与管理系列）. -- ISBN 978-7-5208-3149-9

Ⅰ. R199.2-39

中国国家版本馆 CIP 数据核字第 2024BX8264 号

责任编辑：管明林

中国商业出版社出版发行
（www.zgsycb.com 100053　北京广安门内报国寺 1 号）
总编室：010-63180647　编辑室：010-83114579
发行部：010-83120835/8286
新华书店经销
北京博海升彩色印刷有限公司印刷
*
710 毫米×1000 毫米　16 开　26.75 印张　453 千字
2024 年 9 月第 1 版　2024 年 9 月第 1 次印刷
定价：298.00 元
* * * * *
（如有印装质量问题可更换）

《中国数智健康发展报告（2024）》

编 委 会

芦　煜　杨　勇　杨　硕　杨思秋　杨晨昕
李　享　李艺清　李心怡　李鸿浩　李腾腾
吴一波　张　东　张　维　张　勰　张子博
张泽毅　张祝良　张铁山　张海彦　陆青娅
周昌伟　周建国　周笑楠　庞一凡　郑旭彤
官　峰　赵　静　赵千项　郝明彦　段棣飞
侯　倩　侯胜田　侯铭强　洪　磊　秦　科
殷　晋　高传贵　郭凤英　郭宜鹏　唐莉莉
黄友良　黄国梁　龚　超　梁静姮　彭　伟
董美佳　蒋　锋　蒋立聪　焦科兴　翟　兴

秘书长：侯铭强　管明林

副秘书长：董美佳　蒋立聪

秘书处成员：王海星　杨思秋　李艺清　焦科兴　白　林
李　享

《中国数智健康发展报告（2024）》

研创课题组

组　　　长： 侯胜田

副　组　长： 高传贵　李鸿浩　郑秋莹

课题组成员： （按姓氏笔画排序）

马　良	马登艳	王若佳	王海星	王洽宇
卢　涛	白　林	皮汩源	光　理	吕　曦
朱月星	朱欣宇	向建华	刘　伟	刘　敏
刘文权	刘婉姮	芦　煜	杨　硕	杨思秋
杨晨昕	李　享	李　玲	李　鑫	李艺清
李鸿浩	李腾腾	李满海	吴一波	何丽云
宋金霞	张　东	张　维	张　童	张　勰
张泽毅	张祝良	张铁山	陆青娅	果　迪
周昌伟	周泽坤	周建国	周笑楠	庞一凡
郑旭彤	官　峰	封钦柱	赵　静	赵千项
郝明彦	钟秉洋	段棣飞	侯　倩	侯胜田
侯铭强	秦　科	殷　晋	高传贵	郭凤英

健康经济与管理系列

《中国数智健康发展报告（2024）》主要编撰者简介

侯胜田 管理学博士，北京中医药大学管理学院教授、国家中医药发展与战略研究院健康产业研究中心主任。兼任清华大学社会科学学院健康产业与管理研究中心副主任，上海交通大学健康长三角研究院健康旅游研究中心主任，温州医科大学大健康发展研究院康养休闲旅居研究所所长，世界中医药学会联合会医养结合专业委员会副会长，中国老年学和老年医学学会国际旅居康养分会副主任委员，中国中医药信息学会医养居融合分会副会长，世界中医药学会联合会国际健康旅游专业委员会副会长、北京中医生态文化研究会副会长，“健康经济与管理系列”总主编。主要研究方向：健康经济与管理、医院领导力与管理、中医药发展、医疗服务与品牌管理。发表中英文论文 90 余篇，主持完成多项国家社科基金、教育部社科基金和北京市社科基金课题。

侯　倩 中西医结合外科学博士，副教授，硕士生导师，中国人民解放军总医院医学创新研究部主任医师。长期从事创伤修复与再生的中西医结合研究，付小兵院士国家科技创新团队成员，擅长战、创、烧伤中医外科，皮肤病、肿瘤诊治植物药研究。先后担任中国研究型医院学会创伤与修复委员会委员，北京中医外科委员会常委，中国生命关怀协会修复与再生医学专业委员会秘书长。先后承担包括国家重点研发计划在内的省部级课题 5 项，以第一发明人申请中医药外科应用方面的国家发明专利 7 项，发表 SCI 论文 40 余篇，第一作者 SCI 论文 20 余篇。

周建国　北京易康医疗科技有限公司创始人兼董事长，广州中医药大学中西医结合交叉创新博士在读，世界中医药学会联合会计算中医药学专业委员会副会长兼秘书长；《时珍国医国药》杂志第四届编委会委员，《痰瘀互结基础与临床》杂志编委会委员。曾荣获中国中医科学院科学技术奖二等奖、中国产学研合作创新成果奖二等奖、中国中西医结合学会科学技术奖一等奖。2022 年担任科技部课题负责人。

刘　伟　北京中医药大学管理学院副教授、硕士生导师，现任北京中医药大学科技园管理办公室技术转移转化中心副主任。长期从事中医药知识产权、中医药成果转化和知识产权保护的实务与研究工作，主持及参与国家省部级等各类课题近 20 项，累计发表核心论文 30 余篇。主持多项知识产权与成果转化管理制度制订、平台建设方案工作，促成多项科技成果实现产业化，中医药成果转化实务经验丰富。

侯铭强　法学硕士。Yummy Ninja，Inc. 首席合规官。并担任河北省数理医学学会医养与智慧康养管理专业委员会常务委员。曾担任哥伦比亚大学法学院助理研究员，主要研究方向为互联网及人工智能法律监管合规，健康经济与管理、数智健康、卫生法学。曾就职于海问律师事务所，有上百项境内外投融资、并购、上市、数据合规项目经验，曾参与互联网及人工智能领域多项代表性交易。

摘 要

《中国数智健康发展报告（2024）》是“数智健康蓝皮书”系列第一本关于数智健康发展的权威报告，本报告注重时效性、实证性、学术性、专业性、前瞻性，采用文献研究、实地研究、问卷调查、案例分析等综合研究方法，全面而深入地剖析了数智健康领域的发展动态和趋势，涵盖了政策环境、技术应用、市场格局、典型案例等多个方面。报告通过深度挖掘和分析大量实际调查数据，对数智健康的发展状况进行了细致的研究，总结了行业发展的经验与模式。报告特别关注了信息技术在健康管理、远程医疗、精准医疗等领域的创新应用，以及这些应用对提高医疗服务效率、优化资源配置、改善患者体验等方面的积极作用。同时，报告也关注了数智健康领域面临的挑战和问题，如数据安全、隐私保护、伦理规范等，并提出了相应的对策和建议。本报告的编写汇聚了众多数智健康领域的专家学者，期望能为政府部门制定相关政策提供决策依据，为行业从业者提供发展思路和实践指导，为公众了解数智健康领域的发展提供全面而深入的信息。

本报告共包含 4 个部分，具体由 20 篇独立报告构成。第一部分总报告（HB. 01）系统地梳理了数智健康产业的演进历程、研究与教育等产业实践、发展现状等，总结分析了数智健康产业发展过程中存在的主要问题，提出了保障个人信息隐私，建立统一技术标准，提升公众健康素养和培养跨领域型人才等针对性建议对策。报告对数智健康未来发展进行了展望，认为在未来通过相关法规的完善和相应措施的实施，数智健康产业将持续推动技术创新，促进健康公平，加强对慢性病和突发公共卫生事件的应对能力，从而为全球公共健康和经济发展贡献力量。

第二部分数智科技篇（HB. 02—HB. 06）探讨了数智技术的应用与前景。《HB. 02 大语言模型在医疗领域中的应用实践报告》详细阐述了大语言模型在医疗领域的实践应用，展示了其在提高诊断效率、精准医疗等方面的潜力，同时也指出了数据隐私保护和模型解释性等挑战。《HB. 03 国内外医疗大语言模型的比较分析研究》则对国内外医疗大语言模型进行了比较分析，指出其在智能医疗问答、辅助诊断等方面的应用效果，并强调了个性化医疗、与知识图谱结合等发展方向。《HB. 04 生成式人工智能在医疗健康领域的应用与展望》关注生成式人工智能在医疗健康领域的应用，分析其优势与不足，提出了提高数据质量、加强隐私安全等建议。《HB. 05 数智技术在医学领域中的疾病风险预测与管理应用研究》聚焦于数智技术在医学领域的疾病风险预测与管理应用，通过案例分析探讨了其在医学影像分析、基因编辑等领域的应用，并指出了数据隐私与安全、模型可解释性等问题。《HB. 06 数智技术驱动下的在线医疗咨询服务现状与未来前景分析》分析了数智技术驱动下的在线医疗咨询服务现状，指出数智技术在预约挂号、电子病历等基础服务中的普及程度较高，但在辅助诊疗、远程监测等前沿技术中普及度较低，并提出了推动技术普及和创新的建议。

第三部分数智医疗篇（HB. 07—HB. 13）由 7 篇分报告组成，关注了数智技术在医疗领域的应用。《HB. 07 中国数字疗法研究与应用进展与前景》报告全面梳理了中国数字疗法的发展现状，指出数字疗法作为一种新兴医疗模式，面临着多重挑战，提出了完善政策法规、建立行业标准、激励创新、优化支付保险政策等发展策略。

《HB. 08 数字医疗与健康行为干预研究进展与趋势分析》报告深入探讨了数字医疗与健康行为干预的进展和趋势，重点关注信息技术在医疗服务数字化和智能化中的推动作用。同时，报告也指出了干预有效性、隐私与数据安全等挑战，并展望了未来发展方向。《HB. 09 数字健康在慢性病管理领域的应用与前景》指出，数字健康技术通过提供持续疾病监测、促进患者自我管理和实现远程医疗服务等方式，有助于改善慢性病管理效果。然而，数据安全、隐私保护和技术接受度等问题仍需解决。《HB. 10 拓展现实场景下身心健康与脑电及眼动状态的研究与应用》探讨了拓展现实系统中集成脑电技术和眼动追踪技术在医疗健康领域的研究与应用。报告介绍了相关市场现状，并分析了该集成系统在神经康复学、认知神经科学等多个领域的应用潜力。《HB. 11 数智技术在基层医疗健康场景中的应用现状及前景预测研究》探讨了数智技术在基层医疗的应用现状，包括资源配置优化、全生命周期健康管理和分级诊疗推动等方面。预测数智技术与基层医疗将深度融合，并提出完善医保、药物协同等保障措施的建议。《HB. 12 人工智能在医疗健康领域应用中的法律和伦理考量》分析了人工智能在医疗健康领域的应用及其带来的法律和伦理问题。提出完善医疗人工智能治理规范的方案，旨在平衡技术创新与患者权益，促进医疗健康领域的可持续发展。《HB. 13 数智健康时代下 AI + 互联网医疗的现行法律监管框架及展望》梳理了当前中国 AI + 互联网医疗的法律监管框架，针对合规问题和监管空白提出建议，如明确监管职责、制定统一标准等。展望法律监管框架将更加灵活和包容，以适应数智健康时代的发展。

第四部分数智康养篇（HB. 14—HB. 20）主要对数智技术在康养领域的发展进行了介绍。《HB. 14 医康养产业的数智化应用场景创新及产业发展路径分析》探讨了数智化技术的关键挑战和应用场景，包括远程医疗、智能监测等。报告展望了医康养一体化和综合康养服务的前景，并讨论了数智化带来的人才培养、数据互联互通等问题。《HB. 15 大数据平台赋能数智健康应用实践与前景》研究了大数据平台如何赋能数智健康应用，介绍了大数据平台的内涵和应用模式，并展示了多场景下的赋能实践。《HB. 16 人工智能在智慧康养领域应用现状及前景分析》强调了人工智能作为新质生产力对康养领域及养老产业的推动作用。报告展望了人工智能在构建智能化、个性化康养新模式中的前景，凸显了其在康养领域的巨大潜力。《HB. 17 可穿戴技术在主动健康和慢性病管理领域的运用与前景分析》探讨了可穿戴技术在主动健康和慢性病管理领域的应用与前景，介绍了穿戴式传感器的信息获取方法和诊断价值。报告分析了中医在健康评价中的应用方式，并讨论了可穿戴技术与中医诊疗技术的结合，以提升健康服务价值。报告还指出了当前技术研发的成果与不足，以及对未来医疗、健康服务领域的升级方法的探索。《HB. 18 智慧养老陪护机器人发展现状和前景分析》指出机器人在支持老年人日常生活、应急响应和社交情感交流方面存在不足。研究强调，未来产品开发应关注功能多样性、安全性和操作简便性，同时满足老年人的情感支持和社交需求。建议通过跨学科合作，提升机器人的人性化交流能力。《HB. 19 基于数字智能技术的芳香疗法市场现状与未来》全面分析了基于数字智能技术的芳香疗法市场，探讨了最新趋势、技术进步、市场细分和竞争格局。报告旨在为相关利益相关者提供有价值的信息资源，促进芳香疗法行业的数字化和定制化发展。《HB. 20 日本数智健康科技在养老照护领域的服务实践与启示》介绍了日本少子老龄化社会现状及其对养老照护行业的影响，重点分析了数智健康科技（如 ICT、照护机器人、AI 照护软件）在养老照护领域的服务实践。同时，报告也指出了在产品开发、实践和推广过程中存在的问题，为中国在养老照护领域应用数智健康科技提供了宝贵的经验和教训。

关键词：数智健康；数智医疗；数智康养；数智科技；蓝皮书

目　录

壹　总报告

贰　数智科技篇

叁 数智医疗篇

肆 数智康养篇

壹

总报告

HB.01 中国数智健康发展现状与未来前景

本书编委会

摘　要： 数智健康产业通过整合移动通信、数据分析、人工智能、云计算等数字化技术，重新定义了健康和医疗服务的提供方式，致力于提高医疗服务的效率、精准度和便捷性。该产业的发展受到了科技进步和人口老龄化的双重推动，表现为迅速崛起和市场需求的持续增长。本报告系统梳理了数智健康产业的演进历程，研究与教育等产业实践、发展现状等，总结分析了数智健康产业发展过程中存在的主要问题，提出了保障个人信息隐私，建立统一技术标准，提升公众健康素养和培养跨领域型人才等有针对性的建议。本报告认为，在未来通过相关法规的完善和相应措施的实施，数智健康产业将持续推动技术创新，促进健康公平，加强对慢性病和突发公共卫生事件的应对能力，从而为全球公共健康和经济发展贡献力量。

关键词： 数智健康；数字医疗；人工智能；发展现状；未来前景

在这个快速变化的时代中，得益于数智健康产业的快速发展，健康产业的界限正在重新被定义。数智健康可以定义为利用一系列数字化技术（包括但不限于移动通信、数据分析、人工智能、云计算等），在全球范围内管理和提供健康及医疗服务的综合性领域。这个定义不仅包含了利用先进的人工智能和大数据技术来提高医疗健康服务的效率和精度的应用，也广泛涵盖了其他数字化技术的应用，如远程医疗、移动医疗、电子病历等，旨在通过数字化手段提供更高效、精准、便捷的医疗健康服务。其不仅着眼于技术的创新与应用，更关注这些技术如何促进健康管理、医疗服务和康养服务的产业化发展，包括新产品的研发、市场的拓展、服务流程的优化以及健康信息的安全管理等。它强调技术与产业的融合，通过提高服务效率和质量，促进健康产业的可持续发展。

随着技术创新和跨行业融合推动了健康产业的快速发展，引发了一场全新的革命。这场革命不仅关乎医疗技术的进步，更重要的是如何将这些进步通过高度整合，转化为广泛可及、高效且个性化的健康解决方案。作为这场革命的核心，数智健康产业正以其独特方式，重塑我们对健康与医疗的理解。

数智健康产业正通过智能穿戴设备、高级医疗影像分析、电子健康档案和基于大数据的疾病预测模型等手段，不断扩大其影响范围，提高医疗服务的可达性、可负担性和质量。在这一进程中，产业界、科研机构和政府部门的合作变得日益紧密，共同促进这一领域的进步和创新。

然而，数智健康产业的迅速发展也带来了新的挑战和问题，如数据隐私保护、缺乏统一技术标准以及专业人才匮乏等。解决这些问题，需要社会各界的共同努力和智慧。

本报告旨在提供一个宏观视角，综合分析数智健康产业的演进，探讨其面临的问题，给出其发展策略与建议，并展望未来的发展趋势，为该领域的持续进步提供指导。

一、数智健康产业的发展历程与现状

（一）数智健康产业起源和演进

20 世纪后期，随着互联网的普及和计算技术的飞速发展，数智健康产业迎来了其萌芽期。这个时期，电子健康档案（Electronic Health Records，EHR）系统的初步应用[1]，标志着医疗信息从传统的纸质记录向数字化、电子化转变的重大改变。这不仅极大提高了医疗记录的效率和安全性，还为后续的数据共享和分析奠定了基础。与此同时，尽管限于当时的技术条件，远程医疗服务仍然处于起步阶段，但电话咨询和简单的在线服务已经开始让医疗服务的边界得到扩展。

进入 21 世纪，随着智能手机和高速互联网技术的普及，移动健康（mHealth）应用迅速崛起。这些应用不仅使得健康监测变得更加便捷，还促进了健康意识的增强和健康信息的普及。用户可以轻松跟踪自己的运动量、饮食习惯、睡眠质量等多种健康指标，这些数据的积累对于个人健康管理具有重要价值。同时，云计算的发展为处理庞大的医疗数据提供了强大的后端支持，使得远程医疗、在线咨询和电子健康档案管理成为可能。

2010 年至 2019 年，远程患者监测（RPM）和远程医疗逐渐成熟，这些技术的应用极大地推动了医疗服务可及性的提升，特别是对偏远地区患者的影响显著。

2020 年以来，医疗人工智能、大数据分析和医疗物联网等前沿技术已经开始深度融合到健康产业的各个层面，引领产业进入一个新的智能化时代。这一时期，产业的重点转向通过智能化设备和算法，提供更加精准的诊断、个性化的治疗方案以及高效的健康管理。大数据分析和 AI 技术在医疗领域的应用进一步扩展。通过利用机器学习算法分析大规模健康数据，医生和研究人员可以更准确地预测疾病风险、优化治疗方案并实现个性化医疗。例如，基于人工智能的诊断系统能够帮助放射科医生更准确地识别图像中的异常，提高诊断的速度和准确性[2]。此外，物联网技术的应用，尤其是可穿戴健康设备的普及，使得持续性健康监测成为现实，为患者提供了更加全面和连续的健康管理方案[3]。

同时，养老服务领域也在此时期开始广泛整合数字化手段，以改善老年人群的生活质量和健康管理。在健康产品工业生产方面，智能制造技术使得生产流程更高效，大数据分析使产品更个性化，而 AI 和物联网技术在提高产品质量、优化供应链管理以及执行精准的库存和物流管理方面起到关键作用。在医疗康复器械领域，智能设备通过搜集和分析使用数据来提供个性化康复方案，远程监控技术让医生能实时调整康复计划，而虚拟现实和增强现实技术则在提升康复训练的效果和乐趣方面展现出巨大潜力。

中医药产业的转型则是数智健康产业另一突出的发展方向。21 世纪初，中医药行业主要依赖传统经验和手工作业，但随着大数据和人工智能技术的发展，中医药领域开始深度融合现代信息技术。通过对海量中医药经验、处方和治疗结果的数据分析，能够更精准地识别有效的治疗模式和药物组合，进一步促进了中医药的标准化、现代化。同时，借助智能穿戴设备和互联网平台，中医药的健康管理和远程诊疗服务也得到了显著的发展。

整体而言，这场技术革命使得健康产业不仅向智能化迈进，而且在满足个体和社会健康需求方面实现了显著的提升和优化，为应对人口老龄化所带来的挑战提供了可靠的解决路径。

（二）数智健康产业研究与教育

随着数智健康产业的高速发展，中国在这一领域取得了显著的成就和展现了巨大的潜力，这种发展不仅体现在技术创新和应用推广上，也显著地表现在科研和教育领域。通过对知网、万方和维普等中文数据库进行检索发现，自2019年以来，数智健康相关文献多达数百篇，且数量逐年增加，呈上升趋势。现有研究成果以定性和定量研究方法为主，主要是对数智健康产业的技术创新应用、数据管理与隐私保护策略、远程医疗服务的效果评估、智能医疗设备开发、个性化治疗方案的有效性、健康信息技术相关政策与法规、市场趋势及商业模式创新，以及患者体验与参与度等方面进行深入探讨。

人才是推动数智健康产业发展的重要推手，人才的创新能力和技术水平直接决定了数智健康产业的竞争力，通过培养和吸引顶尖人才，可以加速产业的技术进步和服务创新。此外，跨学科人才的整合能力，特别是将数智技术与医疗健康领域的深度融合，是推动产业可持续发展的关键因素。

教育机构，特别是那些与医疗健康科学领域密切相关的高等院校，已经开始调整课程设置，强化数据科学、人工智能、生物信息学等跨学科课程的教学，旨在培养未来数智健康产业所需的复合型人才。例如，清华大学、北京大学和浙江大学等高校纷纷开设了生物医学工程、大数据健康科学等专业，这些专业不仅涵盖了医学知识，更加入了大量的信息技术、数据处理及人工智能的课程内容，为学生提供了掌握未来健康产业关键技术的机会。

此外，中国还积极推动产学研结合，鼓励高校、研究机构与企业之间的合作，以促进理论与实践的紧密结合，加快科研成果的转化应用。例如，浙江大学与阿里巴巴集团签署了校企全面战略合作框架协议，并成立阿里巴巴－浙江大学未来数字医疗联合研究中心[4]，便是依托双方在医疗健康及信息技术方面的强大实力，旨在培养能够驾驭数字技术，推动健康产业创新发展的新型人才。这种校企合作模式不仅为学生提供了实践操作的平台，还极大地缩短了从学术研究到产业应用的距离，加速了数智健康产业的人才培养和技术创新。

（三）数智健康产业重要政策

随着移动互联网、大数据、AI、云计算等数智技术的广泛应用，数智健康产业迎来了前所未有的发展机遇。在全球范围内，不同国家通过实施各种政策来促进医疗健康领域的数字化转型，旨在通过现代信息技术提高医疗服务的质量与效率，实现全民健康保障。这些政策及措施不仅加速了医疗信息化的步伐，也将极大地促进了医疗健康服务向更加高效、便捷、普惠的方向发展。例如，我国发布的《关于进一步完善预约诊疗制度加强智慧医院建设的通知》[5]等政策文件（见表1），旨在加速医疗服务的现代化进程及医疗健康行业的创新。这些政策通过鼓励互联网和大数据的应用，不仅优化了服务流程，提高了医疗服务的效率和质量，还助力实现资源的高效配置和医疗服务的普及化，确保更广泛的公众能够享受到便捷、高效的医疗服务。相较之下，美国通过《21世纪治愈法案》（*21st Century Cures Act*）加速医疗创新，英国的NHS Digital致力于提升医疗信息技术应用，德国的《数字化医疗保健法》（Digitale - Versorgung - Gesetz，DVG）推动数字医疗解决方案的应用，而以色列通过实施《国家数字健康计划》（*National Digital Health Plan*）以促进医疗数据集成和服务创新。这些政策共同反映了全球范围内对利用信息技术改进医疗服务、提高医疗系统效率及实现健康公平的共同追求。

表1 中国数智健康产业的相关重要政策文件

发布时间	文件名称	发布部门	相关内容
2020年5月	《关于进一步推动互联网医疗服务发展和规范管理的通知》	国家卫生健康委办公厅	印发了系列配套文件，推动互联网诊疗、互联网医院、远程医疗服务以及预约诊疗等互联网医疗服务快速健康发展
2020年5月	《关于进一步完善预约诊疗制度加强智慧医院建设的通知》	国家卫生健康委办公厅	为持续巩固疫情防控成果和改善医疗服务，加快推进线上线下一体化的医疗服务新模式，不断增强人民群众就医获得感，现就进一步建立完善预约诊疗制度，加强智慧医院建设等有关工作通知如下：一、加快建立完善预约诊疗制度；二、创新建设完善智慧医院系统；三、大力推动互联网诊疗与互联网医院发展
2020年12月	《关于深入推进“互联网+医疗健康”“五个一”服务行动的通知》	国家卫生健康委、国家医疗保障局、国家中医药管理局	推进“互联网+医疗健康”战略，通过线上线下服务整合、智慧医疗流程优化、区域信息共享、一码通服务、一站式结算、政务服务效率提升及基层减负与抗疫服务加强，旨在通过信息技术创新提高医疗服务效率与质量，确保数据安全和个人隐私，使医疗健康服务更加便捷、普及和高效

续表

发布时间	文件名称	发布部门	相关内容
2021 年 3 月	《中华人民共和国国民经济和社会发展第十四个五年规划和2035 年远景目标纲要》		推动新兴数字产业，如云计算、区块链、物联网、人工智能和网络安全，蓬勃发展，构建以 5G 为基础的应用场景和产业生态。在智能交通、智能物流、智能能源、智能医疗等关键领域展开试点示范，促进其壮大和创新
2021 年 12 月	《“十四五”医疗装备产业发展规划》	工业和信息化部等十部门	力争到 2025 年，通过围绕 7 个关键领域实施 5 项任务和 5 个专项行动，采用 6 项保障措施，显著提升医疗装备产业的基础和现代化水平，实现主流和高端医疗装备的有效供给及质量提升，全面支撑公共卫生和医疗健康需求
2022 年 3 月	《“十四五”中医药发展规划》	国务院办公厅	推进智慧医疗、智慧服务、智慧管理的“三位一体”的智慧中医院建设。建设中医互联网医院，发展远程医疗和互联网诊疗。持续推进“互联网 + 医疗健康”“五个一”服务行动
2022 年 7 月	《关于加快场景创新以人工智能高水平应用促进经济高质量发展的指导意见》	科技部等六部门	医疗领域积极探索医疗影像智能辅助诊断、临床诊疗辅助决策支持、医用机器人、互联网医院、智能医疗设备管理、智慧医院、智能公共卫生服务等场景
2022 年 12 月	《“十四五”扩大内需战略实施方案》	国家发展改革委	推动商品和服务的数字化融合与创新，促进线上线下业态融合、加速传统产业数字化升级、规范平台经济、丰富 5G 和智能化产品应用，同时发展互联网 + 服务模式
2023 年 2 月	《关于进一步深化改革促进乡村医疗卫生体系健康发展的意见》	中共中央办公厅、国务院办公厅	加快县域医疗信息化，推动健康信息共享，发展远程医疗和人工智能辅助诊断，提高乡村医疗服务的数字化和智能化

续表

发布时间	文件名称	发布部门	相关内容
2023 年 3 月	《关于进一步完善医疗卫生服务体系的意见》	中共中央办公厅、国务院办公厅	运用互联网和 AI 优化医疗服务流程，建设智慧医院，推广电子化和移动支付服务，扩展远程医疗和日间服务，简化公共卫生服务及跨省就医结算
2023 年 12 月	《关于全面推进紧密型县域医疗卫生共同体建设的指导意见》	国家卫生健康委等十部门	统一县域医共体内信息系统，加强数据互通共享和业务协同，推动人工智能辅助诊断技术在县域医共体内的应用。将远程医疗延伸到乡村，推行基层检查、上级诊断、结果互认

资料来源：中国政府网等网站文件整理。

（四）数智健康产业的发展现状

1. 产业规模

随着科技进步和人口老龄化的双重推动，数智健康产业迅速崛起，市场需求日益增长。在此背景下，各国通过政策推动和技术创新激发了市场活力，投资规模和市场规模持续扩大。《2022 年度中国数字健康市场数据报告》显示，2022 年中国的互联网医疗市场与医药电商领域的市场规模分别达到了 3102 亿元和 2520 亿元，这两个领域在过去五年里的平均年增长率都超过了 40%。同时，火石创造的产业研究数据显示，中国 AI 医疗器械的市场规模已经突破了 18 亿元，其近五年的平均年增长速度为 66%。火石数字健康的监测数据显示，中国目前拥有 199 家上市数字健康企业，其中大约 20% 即 40 家企业是在 2020 年以后新上市的。2020—2022 年，这些上市企业的营收总体上呈现出增长趋势，从 28591 亿元增长至 34598 亿元。然而，尽管营收增加，企业的利润总额却经历了波动，2020 年的利润总额为 2471 亿元，到了 2021 年增至 3856 亿元，但到了 2022 年又有所下降，降至 3763 亿元[6]。中商产业研究院发布的多项报告显示，2023 年中国智慧医疗行业市场规模、智能药品研发市场规模、智慧医院市场规模分别达到 62.85 亿元、3.61 亿元、58.45 亿元；五年年均复合增长分别为 53.37%、46.67%、53.31%。中商产业研究院分析师预测 2024 年中国智慧医疗行业市场规模、智能药品研发市场规模、智慧医院市场规模将分别达到111.37亿元、6.03亿元、102.48亿元。政府在多个五年计划和相关政策中明确支持数字健康和智慧医疗的发展，大型企业如阿里健康、腾讯健康等的积极参与进一步推动了这一趋势。

相比之下，其他国家的数智健康产业也展现出强劲的增长势头。美国作为全球最大的数字健康市场之一。据中研普华产业研究院数据，全球数字医疗市场规模为2309亿美元（折合人民币约15858亿元）。其中，以美国为代表的北美地区约占全球近40%的市场。据Rock Health公司的数据，美国数字健康初创公司在2021年的729起交易中，共融资291亿美元，平均交易规模为3990万美元，总融资额接近2020年的两倍。近年对远程医疗和EHR系统的需求激增，促进了美国市场的进一步发展。欧洲市场，尤其是德国和英国，政府推动的数字健康法规和政策为市场增长提供了动力。德国的《数字医疗法案》和英国国家医疗服务体系的数字化转型，都是推进市场发展的关键因素。以色列凭借其技术创新生态系统，在数字健康领域吸引了全球的关注和投资，国家级健康数据集成和创新支持计划加速了健康产业的发展。

整体来看，无论是中国的快速增长，还是美国、欧洲和以色列等国家的市场扩张，都预示着未来数智健康产业将继续保持强劲的增长态势。

2. 技术应用

在中国，数智健康产业的快速发展受到了国家政策的大力支持，尤其体现在AI、大数据、云计算等技术在医疗健康领域的广泛应用。在数字医疗服务方面，中国利用移动互联网、大数据、人工智能等技术推动远程医疗、在线诊疗和智能导诊等服务变革，改善患者体验并提高医疗效率。同时，中国的健康产品工业生产通过智能制造和物联网技术升级，优化生产过程，保障产品质量与安全。在医疗康复器械领域，中国精准推进高科技研发，如高精度传感器和机器人技术，开发个性化和智能化康复设备，满足市场需求。针对养老服务，智能监控和应急响应技术的应用大幅提高了居家养老服务的质量和效率，反映出对老年人群体的细致关怀。这些进展体现了中国在推动健康产业数智化转型方面迈出的坚实步伐，虽然仍需面对数据保护和用户隐私等挑战，但展现了积极寻求解决方案的态势。

在国际层面，不同国家在数字医疗、健康产品生产、医疗康复器械及养老服务领域也有了值得关注的进展和实例。美国的远程医疗服务得益于Teledoc等平台的广泛采用，这些平台通过提供视频诊疗服务，让患者无须离家就能接受医生的咨询和诊断。在健康产品生产领域，GE Healthcare 等公司运用智能制造和 3D 打印技术生产高精度的医疗设备和器械。医疗康复器械方面，德国的 Otto Bock 是全球知名的康复器械公司，研发制造了多款高端假肢和矫形器产品，极大地改善了伤残患者的生活质量。在养老服务领域，日本作为老龄化社会的典型，推动了包括智能机器人在内的多种技术应用于日常养老服务，如用于陪伴和简单护理的机器人“Pepper”，为老年人提供了情感交流和日常生活的辅助。这些实例不仅体现了各国在各关键健康产业领域的创新和发展，也凸显了在全球范围内共同面对健康产业挑战时的巨大潜力和可能性。

3. 数智中医药

数智中医药领域的现状证明了其在融合现代科学技术中取得的显著进步，同时描绘出一个广阔的发展前景。在技术和研发维度上，数智中医医疗服务利用先进的人工智能技术，如北京中医医院推出的基于大数据的“互联网 + 中医”服务平台，该平台能够根据患者的病情和体质提供个性化的诊疗建议。中药领域，如“云南白药”采用物联网技术实现药材种植的全程监控，确保药材质量。在中医器械与中药生产方面，智能化生产线和精确度量仪器的引入，有效提高了中药的标准化和制药效率。例如，某些中药企业使用自动控制系统和在线质量检测技术，大大提高了生产效率和产品一致性。

政策法规方面，中国政府发布了《中医药发展战略规划纲要（2016—2030 年）》，旨在支持中医药的发展和国际化，鼓励研发和创新，以及推动中医药标准化和信息化建设。这为数智中医药的发展提供了有力的政策支撑。

应用实践层面，中医康复器械如智能穴位探测仪、穴位电刺激装置等结合了现代传感器技术和信息反馈系统，为患者提供了便捷高效的康复治疗方案。养老服务方面，通过大数据和 AI 技术，可以为老年人提供更为精准的健康管理和慢性病防控服务，如西安中医脑病医院利用大数据分析，开发出一套早期识别阿尔茨海默病的诊断工具。

在投资方面，数智中医药领域吸引了大量资本的关注。以“好大夫在线”为例，这是一个集中医远程咨询、在线挂号、健康管理等功能于一体的互联网医疗平台，成功融资数亿元，体现了市场对数智中医药高度的认可和未来潜力的看好。

总的来说，通过科技手段的引入和创新应用，数智中医药不仅在提升传统中医药的现代化水平、提高医疗效率与服务质量上取得了显著成效，同时也引领着中医药行业向着数字化、智能化的方向稳步前进。面对未来，数智中医药的发展将继续深化科技与中医药的融合程度，拓展新的服务模式和领域，同时也要积极面对数据安全、知识产权保护等挑战，以实现持续健康发展。

二、数智健康产业面临的问题与挑战

（一）数据隐私缺乏保护，数据安全值得关注

在数智健康产业的快速发展中，数据隐私与安全是众多挑战中的一个关键点，它不仅是个体隐私权保护的核心，也是确保整个行业健康、可持续发展的基石。这一挑战的核心在于如何在收集、使用和存储海量敏感健康信息的过程中，有效地保护个人隐私，同时防范数据安全风险，以维护行业的信誉和公众的信任[7]。

首先，敏感健康数据的广泛收集带来了极高的隐私保护需求。个人健康信息的泄露不仅侵犯了个人隐私，还可能带来一系列社会和经济后果。其次，随着技术进步，数据安全威胁不断演化，包括但不限于黑客攻击、恶意软件入侵，以及内部数据滥用等，这些都严重威胁到数据的安全性和完整性。此外，现有的法律法规和技术手段在应对这些挑战时显得力不从心，一方面是因为法规更新滞后于技术发展，另一方面是因为公众对于自身数据保护的意识相对薄弱，缺乏有效的自我保护措施。

（二）技术标准无法统一，互操作性无法满足

数智健康产业的技术标准和互操作性问题至关重要，它们直接影响到产业的长期健康和效率。面对快速发展的背景，产业内普遍缺乏统一的技术标准，导致不同系统间的数据互不兼容，从而阻碍了信息流动和高效利用。随着技术不断进步，现有标准更新滞后，难以适应新技术发展，制约了技术融合与创新的步伐。此外，各个健康信息系统间互操作性不足，形成“信息孤岛”，不仅降低工作效率，还可能损害患者体验。数据在不同系统传输时面临的一致性和完整性问题进一步加剧了这些挑战。

（三）公众健康意识淡薄，普遍难以获得认同

公众的广泛接受和积极参与是推动数智健康解决方案有效实施、实现其预期健康效益的关键前提。然而，数智健康产业发展面临的主要挑战包括公众对于这些技术的认知不足，对个人健康信息的数据隐私和安全性担忧，以及健康素养的普遍不足，这些因素都可能阻碍数智健康解决方案的接受和使用。此外，经济条件、地理位置和技术能力上的差异，也是制约数智健康解决方案普及的一个重要因素。这些问题共同阻碍了数智健康产业健康、蓬勃地发展。

（四）技术专才严重缺乏，创新能力明显不足

在数智健康产业快速成长的背景下，技术人才短缺和创新能力不足的问题逐渐凸显，成为该领域面临的主要挑战之一。随着技术的迅速进步，对于具备高级技术技能和跨学科知识的专业人才的需求日益增加。然而，教育和培训体系未能与行业需求同步增长，导致了专业人才供不应求的状况。缺乏足够的技术人才限制了新技术的研发和应用，影响了创新速度和质量。

虽然技术不断发展，但在数智健康领域，将这些技术转化为实际应用的能力仍然有限。这部分原因归咎于行业内部的创新机制不够健全，缺乏足够的激励措施和支持环境来鼓励创新。同时，跨学科合作不足，导致医疗健康领域的问题无法得到有效的技术支持和创新解决方案。此外，企业和研究机构在研发投入上的不足，以及对于风险投资的依赖，也限制了创新活动的开展和创新成果的产出。

三、数智健康产业发展策略与建议

（一）保障个人信息隐私，确保数据安全无虞

在数智健康产业的发展中，数据隐私与安全是一个不可或缺的重要组成部分，其处理和管理策略直接影响着产业的健康和可持续发展。因此，制定一个以数据隐私与安全为核心的发展策略显得尤为重要。

首先，建立和完善数据隐私保护的法律框架是基础。应当制定更为严格和

具有前瞻性的数据保护法律，明确个人数据的收集、存储、使用和传输规范，为数智健康产业的发展提供坚实的法律支撑。同时，这一法律框架应当能够适应快速变化的技术环境，确保能及时应对新出现的数据安全威胁。

其次，推动技术创新和应用是保障数据安全的关键。应用先进的数据加密技术、匿名化技术以及区块链等，能够在保证数据可用性的同时，最大限度地保护个人隐私和数据安全[8]。同时，鼓励产业内部的技术创新和跨界合作，以技术手段解决数据安全与隐私保护的问题。

再次，增强公众的数据隐私保护意识和能力同样重要。通过公共教育、媒体宣传等途径，加强公众对个人数据价值和隐私保护重要性的认识，提高他们在日常生活中的自我保护能力。公众的参与和监督是推动健康产业可持续发展的重要力量。

最后，加强行业内部的自律和监管，建立起一套有效的行业标准和监管机制。在促进数据共享和交流的同时，确保所有参与方都能遵守数据保护的规则和标准。此外，加强跨部门和跨行业的合作，形成一个联动的数据安全防护体系，共同应对数据隐私与安全挑战。

通过上述措施，可以为中国数智健康产业的健康发展提供一个安全的数据环境，确保个人隐私得到有效保护，从而增强公众对整个产业的信任和支持。

（二）建立统一技术标准，提高系统间互通性

数智健康产业的技术标准和互操作性不仅是该产业健康发展的基石，也是推动医疗服务质量提高和创新的关键驱动力。在快速发展的当下，确立和执行统一的技术标准变得尤为重要，它能够解决数据互不兼容的问题，促进信息的流动和高效利用，从而显著提高医疗服务的效率和质量。此外，加强系统间的互操作性能够有效消除“信息孤岛”，确保患者信息的及时共享和医疗决策的准确性，提升患者的医疗体验。同时，随着技术的不断进步，更新和维护技术标准以适应新兴技术的发展，对促进技术融合与创新至关重要。为此，政府与行业组织需要携手合作，制定全面且具有前瞻性的技术标准和规范，并通过建立强有力的执行机制和监管体系，确保这些标准的广泛采纳和有效实施。同时，通过跨部门和跨界合作，汇聚各方资源和智慧，共同推动数智健康产业的持续健康发展。

（三）提升公众健康素养，获得社会大众认可

提升公众健康素养与增强他们对数智健康产业方案的接受度，对于推进该产业的蓬勃发展和扩大其社会影响至关重要。这两个关键因素是确保健康解决方案不仅被广泛采纳且能够有效发挥旨在提高公众健康福祉的预期效果的根基。通过教育和有效传播，提升健康素养能够帮助公众更加精准地理解、评估和运用健康信息，从而作出更明智的健康选择并采取积极的健康行为。与此同时，为了提升公众的接受度，数智健康产业必须致力于开发既高效又易用，同时又能针对个体健康需求进行定制的解决方案。此外，增强数据保护和隐私安全、确保用户数据的透明处理，遵循相关法律法规，是建立公众信任及提升其对新兴健康技术和服务接受度的关键。因此，这两方面的综合推进，对于数智健康产业实现其创新发展目标以及促进广泛的公共健康进步至关重要。

（四）培养跨领域型人才，持续提升创新能力

人才和创新能力是推动数智健康产业发展的核心动力。面对技术人才的紧缺与创新挑战，我们必须采取措施，从根本上优化产业结构，增强行业的竞争力。通过重点投资STEM（即科学、技术、工程和数学）领域和医疗健康与信息技术的跨学科教育项目，我们能够培育出既具有深厚学术背景又能跨领域合作的专业人才。同时，完善的创新支持政策，如研究经费的提供、税收优惠及创业辅导服务，将显著降低尝试新事物的风险，吸引更多投资，促进技术的创新与应用。

此外，通过加强不同学科之间的合作，以及促进产学研之间的紧密协作，可以有效地加速技术的研发和创新过程，确保创新成果能够更好地符合市场需求。激活风险投资市场和优化投资策略，为创新项目和初创公司提供资金支持，也是促进行业持续健康发展的关键。通过实施这些综合措施，我们不仅能有效应对当前的挑战，而且还能促进人才的培养和技术创新，保证数智健康产业的长期繁荣与发展。

四、总结与未来展望

数智健康产业的发展正在经历一个关键的增长阶段，其通过融合大数据、

人工智能和云计算等技术，极大提高了医疗健康服务的效率和精度，并使得健康管理更加个性化和智能化。这一变革不仅优化了疾病治疗，更重要的是促进了健康预防和管理的理念转变。尽管面临数据隐私、技术标准统一、公众健康意识增强及跨学科人才培养等挑战，但通过建立健全数据保护机制、推进技术标准化和互操作性、提高公众认知度及加强人才培养和创新能力，数智健康产业有望在促进公共健康、提高医疗服务质量与效率以及推动经济社会发展等方面发挥更加重要的角色。未来，随着全球人口老龄化趋势的加剧和慢性疾病患者数量的持续增加，数智健康产业在应对这些社会挑战中扮演的角色日益重要。技术的进步，如更先进的机器学习算法和人工智能应用将进一步提升预测疾病风险[9]、实现早期诊断[10]和个性化治疗的能力[11]。此外，大数据的应用将在全球范围内促进疾病监测和控制，尤其是在传染病管理和流行病预防中发挥关键作用[12]。

数智中医药作为数智健康产业的重要组成部分，在全球卫生医疗体系中发挥着越发重要的角色。随着大数据、人工智能、云计算等先进技术的深度融合，数智中医药不仅在提高医疗服务效率和精度、促进个性化和智能化健康管理方面展现出巨大潜力，也在疾病预防、治疗与康复过程中发挥了关键作用。面对数据隐私、技术标准化、公众健康意识和人才培养等挑战，通过建立健全数据保护机制、推动技术及服务标准化、提高公众对中医药价值的认知和支持跨学科人才的培养与创新，数智中医药有望进一步促进中医药的现代化进程，推动传统与现代医疗的有效融合。随着技术不断进步和市场需求的持续增长，数智中医药将继续引领健康医疗领域的创新发展，加强全球健康公平，提升对慢性病和突发公共卫生事件的应对能力，为全球公共健康和经济发展作出更大贡献。

在市场和法规方面，预计将出现更多针对数字健康应用的法律法规和政策支持，以确保患者数据的安全和隐私保护，同时也鼓励创新和投资。随着这些政策的推动，将有更多的跨国公司和初创企业加入这一领域，推动数字健康技术的全球化交流和合作。

在服务模式上，远程医疗、虚拟护理和家庭医疗设备的普及将继续扩大，使得医疗服务更加无缝和便捷。这不仅能够减轻传统医疗机构的负担，还能将高质量的医疗资源带到偏远地区，提升全球医疗服务的整体可及性和平等性。

技术和市场的发展将伴随着人才需求的增加，特别是在数据科学、人工智能、生物医学工程和跨学科研究领域。教育体系可能需要调整课程和培训项目，以培养能够在高科技和高触觉技能需求的健康产业工作的专业人才。

通过这些措施和发展趋势的实施，数智健康产业不仅能够推动技术创新，还能够在全球范围内促进健康公平，加强对慢性病和突发公共卫生事件的应对能力，从而在未来数十年里，为全球公共健康和经济发展贡献力量。

参考文献

[1] 何霆，吴雅婷，王华珍，等．基于 EHR 的医疗知识图谱研究与应用综述［J］．哈尔滨工业大学学报，2018，50（11）：137－144.

[2] Aggarwal R，Sounderajah V，Martin G，et al. Diagnostic accuracy of deep learning in medical imaging：a systematic review and meta－analysis［J］．NPJ digital medicine，2021，4（1）：65.

[3] 彭仲康，崔兴然，张政波，等．可穿戴设备：评估与监测人体生理状态的展望［J］．生物医学工程学杂志，2023，40（6）：1045－1052.

[4] 阿里巴巴－浙江大学未来数字医疗联合研究中心启动仪式举行－浙江大学教育培训网［EB/OL］．［2024－04－07］．http：//zdpx. zju. edu. cn/news1_8344_301. html.

[5] 国家卫生健康委办公厅．国家卫生健康委办公厅关于进一步完善预约诊疗制度加强智慧医院建设的通知_国务院部门文件_中国政府网［EB/OL］．（2020－05－21）［2024－04－07］．https：//www. gov. cn/zhengce/zhengceku/2020－05/22/content_5513897. htm.

[6] 陈凯，王桃清．数字健康产业发展现状及对策建议［J］．科技中国，2023（8）：29－33.

[7] Ali O，Abdelbaki W，Shrestha A，et al. A systematic literature review of artificial intelligence in the healthcare sector：Benefits，challenges，methodologies，and functionalities［J］．Journal of Innovation & Knowledge，2023，8（1）：100333.

[8] 姜鑫，王春东．基于区块链的医疗数据安全共享模型研究［D］．天津：天津理工大学，2023.

[9] 杨文静，杜然然，吕章艳，等．人工智能在疾病预测研究中可视化分析［J］．中国公共卫生，2021，37（5）：871－874.

[10] 淦凤萍，肖雪花，胡美娟. 人工智能超声对乳腺癌早期诊断及预后评估的价值分析 [J]. 癌症进展，2022，20（14）：1480－1482，1486.
[11] 魏炜，何坤山，胡振远，等. 人工智能在结直肠癌诊疗中的研究进展及前景展望 [J]. 中华胃肠外科杂志，2024，27（1）：15－23.
[12] 高铖铖. 网络大数据传染病预警的群智能同步进化集成模型构建及系统开发 [D]. 重庆：陆军军医大学，2023.

贰

数智科技篇

HB.02 大语言模型在医疗领域中的应用实践报告

秦 科[①] 殷 晋[②]

摘　要： 健康产业已经成为21世纪引导全球经济发展和社会进步的重要产业之一。随着人工智能技术的飞速发展，大语言模型（LLM）作为一项前沿技术，正在医疗健康领域展现出巨大的应用潜力和价值。本报告详细介绍了大语言模型的发展历程，从早期的神经语言模型、预训练模型到当前的大规模预训练模型，以及它们如何在医疗领域中找到应用，如生命科学研究、药物发现、医学影像分析，以及医疗问答和智能问诊等。通过对具体应用案例的分析，报告展示了大语言模型在提高诊断效率、精准医疗、疾病预测及个性化治疗方案制订等方面的贡献。同时，也指出了当前大语言模型在医疗应用中存在的挑战和局限，如数据隐私保护、模型解释性等，并对未来发展方向提出了展望。

关键词： 大语言模型；医疗健康；预训练模型；生命科学；应用与实践

一、大语言模型的演进过程

大语言模型的发展是一个循序渐进、不断深化的过程。从早期的统计学习方法，到深度学习阶段，预训练模型，再到大语言模型阶段，近年来以生成式

---

① 秦科，计算机科学与技术博士，电子科技大学计算机科学与工程学院（网络空间安全学院）、智能计算研究院博士生导师，教授，研究方向：大语言模型、大数据、神经网络、信息安全等领域的研究。

② 殷晋，计算机科学与技术博士，四川大学华西医院生物医学大数据中心青年科学家，研究方向：医学大数据分析和医学人工智能辅助诊疗研究。

预训练模型（Generative Pretrained，GPT）为代表的深度学习模型，经历了显著的变革。随着技术的不断进步和数据的不断积累，人工智能将在未来展现出更加广阔的应用前景和更高的性能水平。

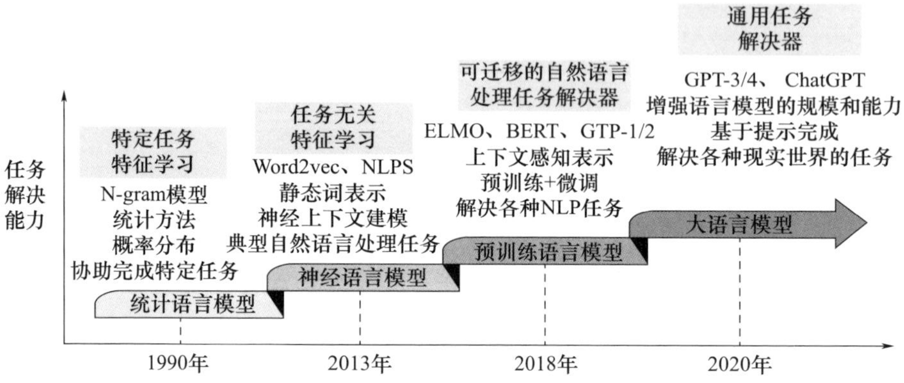

图1　从任务的角度看四代语言模型（LM）的演变过程[1]

（一）神经语言模型

随着神经网络的发展，神经语言模型（Neural Network Language Models，NNLM）展现出了比统计语言模型更强的学习能力，克服了 N－gram 语言模型的维度随着 n 的增加需要处理的数据呈指数级增长，并且大大提升了传统语言模型的性能。神经网络先进的结构使其能有效的建模长距离上下文依赖，以词向量（Word Embedding）为代表的分布式表示的语言模型，深刻地影响了自然语言处理领域的其他模型与应用。

1. 前馈神经网络语言模型

前馈神经网络语言模型在 2003 年由论文 *A Neural Probabilistic Language Model* 提出，是一种基于神经网络结构的语言模型，旨在预测给定输入序列的下一个单词。该模型接受一个单词序列作为输入，经过一系列全连接层的处理，最终输出下一个单词的概率分布。在训练过程中，模型通过最小化预测结果与真实标签之间的交叉熵损失来学习单词之间的语义和上下文信息。前馈神经网络语言模型被广泛应用于自然语言处理任务，如语言建模、文本生成和词语预测等。

长距离依赖，具有更强的约束性，避免数据稀疏所带来的 OOV（Out－

Of – Vocabulary）问题，好的词表征能够提高模型泛化能力。但其仅包含了有限的前文信息，并且无法解决长距离依赖。并且，模型训练时间长，神经网络黑盒子的可解释性较差。

2. 循环神经网络语言模型

循环神经网络语言模型由 Bengio 等在 2010 年提出，是一种基于循环神经网络（Recurrent Neural Network，RNN）结构的语言模型，专门用于处理序列数据，如文本。与前馈神经网络不同，RNN 具有循环连接，允许信息在网络内部传递，并在不同时间步共享参数。

这种语言模型的输入是一个单词序列，每个单词通过词向量（Word Embeddings）表示。在训练过程中，RNN 逐个单词地处理输入序列，并在每个时间步生成隐藏状态，用于捕捉单词之间的依赖关系和上下文信息。最终，RNN 通过全连接层将隐藏状态映射到一个输出层，生成下一个单词的概率分布。

通过反向传播算法和梯度下降优化方法，模型学习如何根据之前的单词来预测下一个单词。这种模型能够自然地处理变长的输入序列，并在生成文本、语言建模、机器翻译等任务中表现出色。然而，传统的 RNN 也存在着梯度消失和梯度爆炸等问题，因此，在实践中，更先进的循环神经网络结构，如长短期记忆网络（Long Short – Term Memory，LSTM）和门控循环单元（GRU），常常被用来代替简单的 RNN 结构。

3. 长短期记忆循环神经网络语言模型

长短期记忆（LSTM）循环神经网络语言模型在 2012 年由论文 *LSTM Neural Networks for Language Modeling* 提出，长短期记忆循环神经网络语言模型是一种在自然语言处理领域广泛应用的深度学习模型。与传统的循环神经网络相比，LSTM 具有更强大的记忆能力，能够有效地处理长期依赖关系。

LSTM 模型通过引入门控单元来控制信息的流动，包括遗忘门、输入门和输出门。这些门控制了信息是否被遗忘、新信息如何被加入记忆中以及何时将记忆输出到下一层网络。这种设计使得 LSTM 能够有效地处理序列数据，并更好地捕捉文本中的语义和上下文信息。在训练过程中，LSTM 通过最小化预测输出与真实标签之间的损失来学习模型参数。通过反向传播算法和优化方法，模型能够自适应地调整参数，以最大限度地提高预测性能。

LSTM 模型在各种自然语言处理任务中表现出色，包括语言建模、文本生成、情感分析等。它已成为自然语言处理领域的重要工具，并为诸多应用场景提供了有效的解决方案。

4. 词向量技术

词向量技术（Word2Vec）是一种用于将单词表示为向量的技术，由 Tomas Mikolov 等于 2013 年提出。它可以将单词嵌入一个低维向量空间中，使得具有相似语义的单词在向量空间中距离较近，从而保留了单词之间的语义关系。

词向量模型有两种主要的训练方法，即连续词袋（Continuous Bag of Words，CBOW）模型与跳字（Skip - gram）模型，CBOW 模型的训练目标是根据上下文单词来预测当前单词。它从上下文单词的词向量中学习目标单词的概率分布，最终得到每个单词的词向量。Skip - gram 模型与 CBOW 模型相反，它的训练目标是根据当前单词来预测其周围的上下文单词，从而学习单词之间的语义关系。

词向量模型通常在大规模文本语料库上进行训练，通过学习单词的分布式表示，使得单词的语义信息能够以向量的形式进行表示和计算。这些向量可以用于诸如计算单词之间的相似度、寻找单词的近义词或者用于其他自然语言处理任务等。词向量技术已经成为自然语言处理领域中非常重要的技术之一，对于诸多应用场景具有广泛的价值和意义。

（二）预训练模型

在自然语言处理（Natural Language Processing，NLP）领域的发展历程中，预训练模型（Pre - trained Language Models，PLMs）的出现无疑是一次革命性的进步。这些模型通过在大规模文本数据上学习语言的通用表示，从而捕捉到丰富的语言规律和知识，为多种 NLP 任务提供强大的基础。此处将侧重于介绍预训练模型的关键工作，主要介绍 GloVe、BERT 和 GPT 三个代表模型。

1. GloVe 模型

GloVe（Global Vectors for Word Representation）模型是一种基于全局词频统计的词表示方法。GloVe 的研究者认为，单词之间的深层语义和语法关系可以通过分析它们在大量文本数据中的共现频率来揭示。为了实现这一目的，GloVe 模型构建了一个巨大的全局共现矩阵，其中记录了整个语料库中每对单词共同出现的次数。随后，对 GloVe 进行优化以最小化词向量与共现概率之间的差异，最终得到能够反映单词意义的高维词向量。这种方法不仅使得学习到的词向量能够捕捉到丰富的语义信息，而且还保留了单词之间的复杂关系。

与仅依赖局部上下文的模型相比，GloVe 模型的全局统计方法为词嵌入的研究提供了新的视角。它不受限于固定大小的上下文窗口，而是考虑了单词在整个语料库中的分布，这使得 GloVe 模型能够更全面地理解和表示单词的使用模式和语义特征。这一优势在处理那些在特定上下文中可能意义不明确或用法多变的单词时尤为重要。不过，由于 GloVe 模型的词向量是基于整体统计的结果，因此它们是静态的，无法直接适应具体上下文中的动态变化。

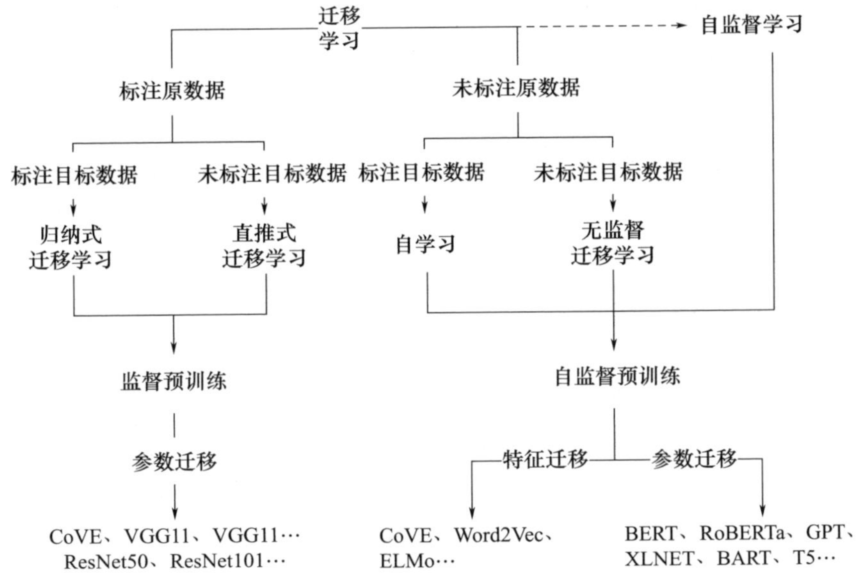

图 2　从迁移学习、自我监督学习到最新的预训练模型[2]

2. BERT 模型

BERT 模型的出现不仅标志着预训练语言模型（PLM）新时代的到来，更代表了自然语言处理技术在理解语言深层次结构和含义方面的一个重大突破。BERT 模型的核心创新之一在于其对上下文信息的动态捕捉能力，即能够根据单词在文本中的上下文动态调整其表示。这意味着同一个词在不同的句子中可以有不同的含义表达，这种能力使得 BERT 模型能够更加准确地理解和处理自然语言，捕获语言的丰富性和复杂性。

在预训练阶段，BERT 模型在大规模文本语料库上进行训练，通过解决两个自监督任务——遮蔽语言模型（Masked Language Model，MLM）和下一个句子预测（Next Sentence Prediction，NSP）——来学习语言的通用表示。在这一过程中，模型构建了一个深层的双向语言表示，其中包括了词、句子乃至整个文档的语义信息。随后，训练完成的模型将被迁移到特定 NLP 任务上进行微调，模型通过少量的任务特定数据对预训练得到的表示进行调整，以适应具体的应用需求。

BERT 模型的双向上下文理解机制为语言表示的研究提供了新的视角。它能够更准确地理解和表示单词的使用模式和语义特征，尤其是在处理具有多义性或上下文依赖性强的单词时显示出其优势。但是，也正是由于 BERT 模型的双向编码器主要侧重于理解增强对上下文的理解，其在文本生成等注重顺序逻辑的领域表现不佳。

3. GPT 模型

随着 GPT（Generative Pre - trained Transformer）系列模型的推出，PLM 的应用范围和能力得到了显著的扩展和提升。和基于双向编码器的 BERT 模型不同，GPT 系列模型采用了一种创新的生成式预训练方法，这不仅使得模型能够在深层次理解复杂的语言上下文，还赋予了它根据给定上下文生成连贯、逻辑性强的文本的能力。这一能力使得 GPT 模型能够在给定一段文本片段的情况下，预测接下来最可能出现的文本序列，生成与原文风格一致、内容连贯的文本。这种能力在自动文本生成、对话系统、内容创作等领域具有重要的应用价值。与此同时，和其他预训练模型相似，GPT 模型通过微调机制能够快速适应新的任务和领域，无须从头开始训练，极大地节约了时间和计算资源。

GPT 模型的出现，不仅推动了 PLM 技术的快速发展，还扩大了机器理解和生成自然语言的可能性，为自然语言处理技术的应用开辟了新的道路。它标志着 PLM 发展进入了一个新阶段，即不仅仅是理解自然语言，更重要的是能够像人类一样自然地生成符合逻辑、语法正确的语言输出。

（三）大规模预训练模型

随着技术的进步和计算资源的增强，PLM 逐渐发展成为大规模预训练模型。这些模型通过在更庞大的文本数据上进行预训练，学习到了语言更深层次的结构和语义，从而在多种 NLP 任务上展现出了更卓越的性能。此处将简单介绍几个代表性的大规模预训练模型：ChatGPT、文心一言（ERNIE）、Claude 和 Kimi。这些模型代表了大规模预训练模型在不同语言和场景中的应用创新。图 3 展示了近年来语言模型的演化时间表。

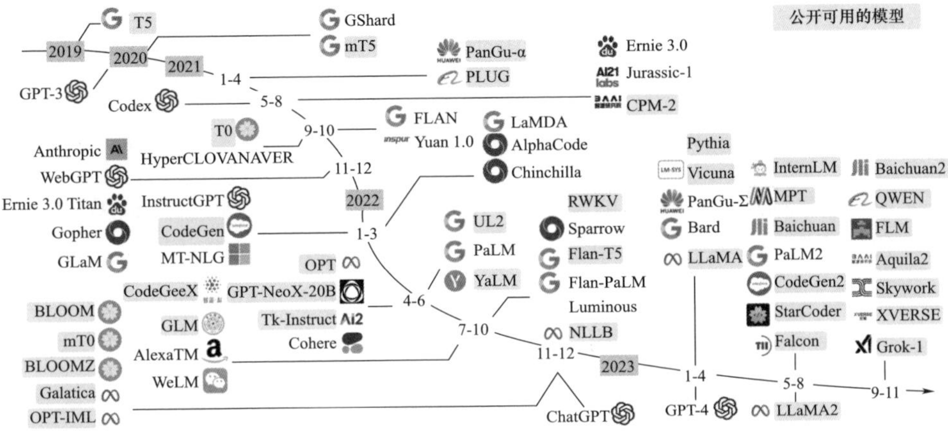

图 3　近年来型语言模型（大小大于 10B）的演化时间表[1]

1. ChatGPT

ChatGPT 是由 OpenAI 开发的，基于 GPT－3 模型构建的对话系统。该系统通过大量对话式文本的预训练，能够生成流畅自然、逻辑连贯的对话文本，适用于多种应用场景，如客服机器人、虚拟助手和内容创作等。ChatGPT 的显著特点在于其能够理解用户复杂的意图，并在此基础上生成符合自然语言习惯的回应。这一特点使其在客服机器人、虚拟助手等对话系统中表现卓越，极大地提高了机器人对话的自然度和用户体验。

2. 文心一言

文心一言（ERNIE）是百度推出的面向中文的大规模预训练模型。与其他模型相比，文心一言在处理中文特有的语言特点（如成语、短语和多义词等）上具有显著优势。它通过引入知识增强的预训练机制，结合大规模文本数据和知识图谱信息，有效提升了模型对中文文本的理解和生成能力。和 ChatGPT 相比，文心一言对于中文场景进行了特殊的适应性训练，并通过知识增强融入了丰富的事实知识和逻辑关系。

3. Claude

Claude 是由 Anthropic 开发的大规模语言模型，强调安全性和可解释性。Claude 采用了先进的训练技术和对抗性测试，旨在减少模型偏见和提高模型输出的质量。它在设计时特别考虑了用户交互的友好性，通过生成准确、负责任的回答，提升了 AI 系统的可靠性和用户信任。和传统大规模与训练模型相比，Claude 在处理潜在敏感或易引发争议的话题时更加谨慎和准确，能够减少误导信息或偏见表达的风险。

4. Kimi

Kimi 是一款针对普通用户（C 端）的智能助手，专注于提供高效的信息查询和对话服务，其创始公司名为“月之暗面”（Moonshot AI）。Kimi 在技术上特别支持“长文本”处理，可以理解和回应用户上传的大量内容，如几百页的报告或书籍。这是由于其高达 2000 亿的模型参数和复杂的数据流处理能力。Kimi 的中文处理能力得益于其大量的中文训练数据，其算力平台使用的是字节的火山引擎云算力平台。Kimi 的推出在 AI 行业引起了广泛关注，它不仅展示了中国大模型在长文本处理方面的潜力，也预示着中国在 AI 领域迈向更高水平的可能性。

二、大语言模型在医疗领域中的应用案例

（一）生命科学领域

人工智能大模型在生命科学领域发展迅速，具备早期起点、多样模型和快速迭代的特点。这些模型致力于解析生物大分子如 DNA、RNA 和蛋白质在生命过程中的功能，并处理结构、功能和合成等方面的复杂数据。传统方法除了研究成本高、周期长、生产难度大，还因数据庞大和复杂而受限。相较之下，大模型凭借其庞大参数和卓越学习能力，在处理基因组序列、蛋白结构、临床数据等多维复杂生物信息方面展现出特有优势，显著推动蛋白质表征和生命组学计算的进展，并辅以文本检索及信息提取，为科研工作提供重要支持。

AI 大模型可完成蛋白质语言理解和生成任务，助力蛋白质结构预测和从

头设计合成。大模型能够预测蛋白质的结构和功能，并设计出具有特定属性如最优催化温度、效率和稳定性的蛋白质。它们不仅能完成理解任务，如依据功能标签生成相应蛋白质，还能进行创造任务，如设计氨基酸序列来折叠成特定结构。基于 Transformer 架构的 AlphaFold2 和 ESMFold 及相关模型，能迅速准确地预测蛋白质结构。而 ProGen 这样的蛋白质语言模型，经过在包含数十亿蛋白质序列的大数据集上的训练，可以生成具有预测功能的蛋白质，支持从零开始设计蛋白质[3]。

AI 大模型赋能 DNA、RNA 等生命组学计算，为病因推断、疾病预测、精准医疗提供新思路。多组学研究包括分析 DNA 的复制、转录、翻译及其后修饰过程产生的所有基因（基因组学）、表达变化（表观遗传组学）、RNA（转录组学）和蛋白质（蛋白质组学），以及小分子代谢产物（代谢组学）。利用生物医学大数据，大模型不断训练和迭代，以模拟真实生命系统的结构和功能，助力微观层面上疾病机制的理解和精准医疗的发展。例如，计算工具 Geneformer 在数千万单细胞转录组数据上进行预训练，通过迁移学习加速识别生物网络中的关键因子和潜在治疗靶点[4]。单细胞生物学专用的大型语言模型 scGPT 在多样的下游任务，如多批次整合、多组学数据整合、细胞类型注释、遗传扰动预测和基因网络推断中，展示出捕获基因和细胞关键生物学信息的能力[5]。

AI 大模型作为科研助手辅助生物医学研究开发工作，优化科研流程。大模型在生物医学领域展现了信息检索、文本摘要编写、信息提取和科学推理等多种功能，辅助生物科学家和临床研究人员快速处理论文、编写综述、总结临床报告、整理药物资料和生成代码，从而提高科研效率。Meta AI 推出的科学领域大型语言模型 Galactica，利用庞大的人类科学知识库进行训练，能够总结学术文章、解决数学问题、撰写百科全书条目、编程和注释生物分子[6]。EyeGPT 由温州眼视光国际创新中心（中国眼谷）开发，是眼科专用大型语言模型，目前主要应用于科研场景以及临床医疗辅助等医学相关内容，以交互式问答形式提供服务，其在眼健康智能诊断一体化的应用如图 4 所示。AI 临床科研大数据平台利用大模型处理和解析患者数据、心电图、时间序列和环境数据等多模态信息，进行深度学习建模，以简化数据筛选过程，减少人工投入和时间消耗。

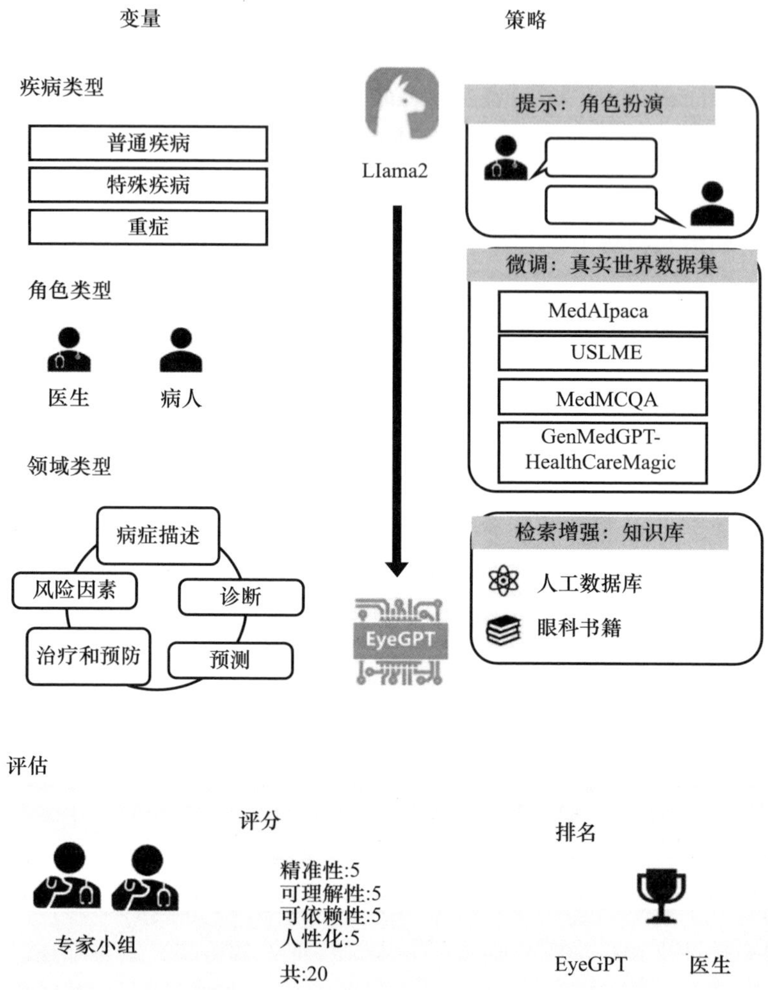

图 4　EyeGPT 在眼健康智能诊断一体化应用示范

（二）药械研发

AI 大模型技术在药品和医疗器械的研发到上市全流程中发挥关键作用，涉及药物发现、临床前研究、临床试验、注册申请、上市后评价等多个环节，旨在提升速度、降低成本并提高效率。同时，为药械企业提供医药信息情报及行业知识问答的大模型也在不断涌现，进一步推动产品研发和创新。特别是在制药领域，新药开发常面临高成本、长周期和低成功率的挑战。大模型凭借其高预测能力，在药物设计、筛选、优化和验证的关键环节实现效率和成效的显著提升，有助于缩短研发周期，减少费用。

从分子性质预测到靶点发现，AI 大模型助力药物研发早期阶段在分子性质预测方面。通过使用 SMILES 字符串或分子图表征结构预测分子性质，模型如 GROVER 已在超过一百万个未标注分子数据上训练，具备超亿参数，获取分子的结构和语义信息。在分子生成领域，药物分子生成模型能快速产生大量候选分子供药学家筛选，加速有效分子的发现。例如，MolGPT 模型基于 Transformer 解码器，生成具特定性质或用户指定骨架的分子。在靶点识别方面，大模型利用细胞、动物模型和人体组织数据进行 AI 建模，促进生物标记和靶点的发现。大模型也在药物 - 靶标相互作用预测、药物筛选和先导化合物优化等方面展现潜力。

AI 大模型可提高临床试验执行效率，节省时间和成本。在临床试验方案设计上，大模型通过分析大量文献，快速概括近期药物试验设计及结果，助力自动撰写研究文档，节省研究者时间，并可基于数据及时预测试验风险和提出优化建议。在患者招募上，大模型通过分析临床数据识别试验候选者，提高患者匹配效率及试验入组和成功率。例如，模型 CTmatch 和 TrialGPT 能匹配患者病情与相关试验。在质量控制方面，大模型快速分析病例、监测不良事件、预测风险，提出优化建议，支持临床试验的质量管理，提高效率和准确性。跨国公司如阿斯利康已在试验设计、招募、跟踪和数据分析等环节采用 GPT - 3 大模型。

（三）医学影像和图像领域

医学图像具有独特成像方式和特点，基于 SAM 的医学图像分割模型成热点方向。医学成像技术基于不同的物理特性和能量源（如光、电子、激光、X 射线、超声波、核物理、磁共振），与自然图像大相径庭。医学图像分割通过明确解剖或病理结构的变化，对于提高诊断效率和准确性非常关键。面对多样成像模式、复杂边界和不同尺度的物体，医学图像分割任务充满挑战。Meta AI 发布的通用图像分割基础模型 SAM 展现了广泛应用潜力，尽管在医学图像分割上尚不稳定。为此，诸如 SAMLST、MedSAM、SAM - Med2D、SAMUS 等基于 SAM 的医学图像分割改进模型相继开发，将 SAM 从自然图像领域适配至医学领域，以更好服务临床需求。

AI 大模型辅助医学影像诊断分析，并可自动生成影像诊断报告。大模型通过在医学影像与图文数据集上的训练，结合视觉理解和文本知识，能以对话形式解释医学图像如胸部 X 射线，并回答相关问题、生成诊断报告。面向医学影像问答的多模态医疗微调模型，如 VisualMed - Alpaca 和 XrayGLM，已经开发。KAD 胸部 X 射线基础模型在大量医学图像和报告数据上预训练，能在胸部 X 射线诊断任务上展现高精度，无须人工注释或监督微调。PLIP 病理语言 - 图像预训练模型，学习了社交媒体上超过 20 万张病理图像，能基于图像或文本检索相似内容，辅助病理学家查找相似病例作参考。

（四）医疗问答和智能问诊

AI 大模型以对话方式回答用户的医疗健康问题，支持连续自由对话和多场景功能。AI 大模型通过训练丰富的医学数据和知识，能够通过连续多轮对话深入了解用户的医疗健康疑问并提供专业、翔实的回答。这些模型支持功能多样化，包括病情预测、建议挂号科室、推荐医院和医生、提供健康科普及用药建议等。例如，医疗 AI 搜索引擎 MediSearch 结合大模型与医疗文献，以对话形式回答医疗健康或生物科学问题，并明确给出信息来源，旨在提供科学、准确且优于传统搜索引擎的用户体验。此外，有的大模型产品在更广泛的医疗数据上进行训练，掌握医疗专业术语，结合用户症状描述、健康记录及检查诊疗数据等，灵活提供病症解释和建议，实现轻问诊服务。

AI 大模型提升问诊类产品的准确性和智能化程度，对话式“数字医生”发展提速。传统在线或远程问诊平台积累了丰富的问诊数据和经验，通过引入大模型深度挖掘和分析这些数据，并结合真实医生的反馈进行微调训练，可以显著提升疾病特征识别和问诊准确性。企业将如 ChatGPT 等大模型技术融入问诊产品，使用户能以日常语言描述症状，通过互动问答后生成病情摘要和诊断建议，供医生参考，减少医生沟通成本，提高工作效率。腾讯医疗大模型由腾讯医疗健康（深圳）有限公司以全链路自研混元大模型为基座继续训练而来，其基本架构图如图 5 所示。已开发多款基于大模型的对话式数字医生和智能问诊产品，尽管这些产品能提供辅助诊断，但仍需人工监督或审核，不能完全替代人类医生判断和建议。

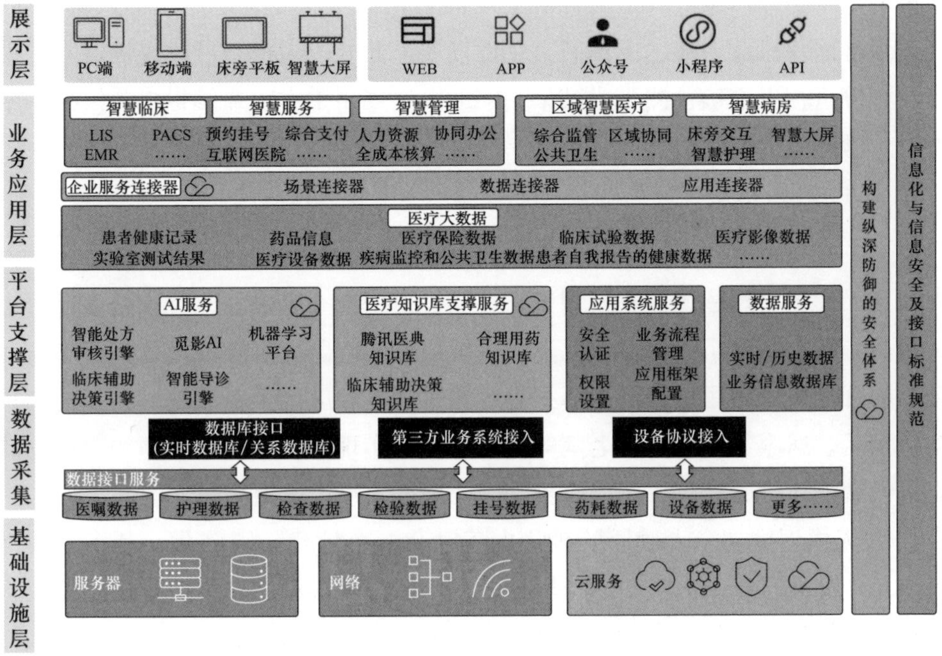

图5 腾讯“医疗+AI”大模型联合解决方案架构图

（五）辅助诊疗和临床决策

AI 大模型可预测疾病风险、生成诊断和治疗建议，为临床决策提供支持。AI 大模型能处理病理学、临床记录和基因组学数据，通过学习大量医学文献和临床数据库，结合患者信息和检测结果，提供诊断和治疗建议、治疗选项评估、疾病风险预测和紧急预警等，支持医生和研究人员的决策。具有高级推理能力的医疗大模型如 MedGPT、Med－BERT 和 NYUTron 能预测疾病风险和特定健康事件的可能性。这些模型也可自动化提出医学解释、诊断建议和治疗方案，升级临床决策支持系统（Clinical Decision Support System，CDSS）的智能化水平，辅助临床决策过程。

AI 大模型有望改善机器人视觉和交互能力，赋能术中导航和病灶识别判断。大模型在医疗机器人领域虽处初期阶段，但预示对提升其视觉、交互和自主性的显著影响。通过融合 AI 大模型，手术机器人能够增强病灶分割与 3D 视野导航，整合视觉和触觉信息，提升脑手术中的病灶识别精度。大模型还能优化康复与陪伴机器人，增强对人类意图、手势、语音和情绪的解读，改善康复服务和老年护理质量。其适应性和泛化能力正被用于提升通用机器人自主性，有望促进医疗机器人技术向更高自主性发展。此外，大模型可改进机器人的手术流程分析，更准确预测手术结果，辅助医生规划手术，并能生成及模拟手术场景，助医生提前练习、完善技巧。

（六）个人健康管理

个人健康管理领域的大模型分布广泛，模型种类繁多。此类模型多针对个人用户，旨在帮助个人在非医院场景中解决健康问题。可穿戴设备、营养与运动、心理健康、中医保健、生活指导等相关模型和应用不断涌现，并渗透到预防、诊后、居家、室外、养老院等多场景中，实现预防、咨询、预约、康复的全周期智能化健康管理，是未来推动个人健康发展的重要力量。

AI 大模型推动个人健康管理迈向主动化、个性化、智能化。基于大模型的应用产品能根据个人病史、基因构成、生活方式等因素，生成个性化健康管理计划，提高居家健康管理的精准度、效率和智能化水平。这些模型能将院外诊后管理和康复指导扩展至出院患者，提供病情随访、用药指导、慢性病管理、健康科普及咨询等个性化服务。例如，GoogleHealth 利用大型语言模型追踪病史、药物使用和症状，生成报告帮助患者了解健康状况。Livewello 应用整合 ChatGPT 模型，允许用户通过自然语言查询基因数据，询问健康状况、药物互动和疾病遗传风险等信息。

AI 大模型提供营养、运动辅导服务，多方面支持个人智能健康管理。大模型与可穿戴设备的结合，能深度分析健康监测数据，提供个性化运动指导和有效的健康管理。通过整合 ChatGPT 的智能手表、手环和减重 App，可以分析运动数据和身体指标，综合饮食、作息、运动方式提出专业建议，逐步优化用户健康，培养健康习惯，增加用户参与度和满意度。此外，一些营养健康 AI 大模型经过权威机构高质量素材训练，通过多项营养健康专业认证，能提供健康评估、营养计划、个性化建议、配餐服务、智能提醒、辅导激励及目标计划调整等全面营养保健服务。

AI 大模型提供更拟人化的情感疏导和支持，同时带来心理健康评估、疗愈新工具。大模型能识别并响应用户在对话中表现的情绪和心理状态，如焦虑、抑郁等，以共情方式倾听并用理解、温暖的语言回应，缓解情绪压力。它们还提供关于工作、人际关系和个人成长的生活建议，帮助用户应对压力和挑战。大模型可辅助心理健康评估，识别患者的心理问题，如焦虑、抑郁、创伤后应激障碍等，并给出治疗支持和指导建议。例如，心理大模型 MindChat 通过训练多轮心理对话数据，覆盖工作、家庭、学习等领域，帮助缓解心理压力，提高心理健康水平。中文儿童情感陪伴大模型 OiaoBan 针对中小学生及家长，提供陪伴、益智和教育功能。

AI 大模型赋能传统医学，生成中医药处方或多维度中医养生方案。大模型通过在中医知识图谱、古籍、专家医案、临床诊疗数据及脉象、舌象、经络、穴位数据上训练，能依据用户症状和体征提供辨证结果、中药处方或个性化健康状态辨识，以及多维养生调理方案如食疗、茶饮、推拿、艾灸。已有数字中医大模型产品开发中医问答、根据症状生成处方并解释主治症候，探索中医临床经验的智慧化复制。此外，某些中医药大模型具备中医药知识，能根据症状推荐方剂/中草药，助力中医药传承。

基于 AI 大模型的智慧康养应用前景广阔，满足老年人陪伴、看护、社交娱乐等多样化需求。老年人对陪伴的需求增强，但传统养老陪伴机器人在情感交互、内容生成、自我学习方面存在限制。大模型通过其先进的语言理解和文本生成能力，实现养老机器人与老年人进行自然语言的多轮深度对话，结合个人喜好和历史信息，更准确理解老年人的需求，提供精神慰藉和陪伴。居家看护机器人整合多模态大模型和技术如智能感知、大数据，解决独居老年人的生活和看护需求。大模型还使智能创作和社交娱乐产品更易于老年人使用，如将健康报告转为视频或自动生成创意内容，满足其文娱需求。此外，大模型技术有助于改善适老化 App 的智能客服体验和提高家庭机器人的智能化水平。

三、最新研究成果

（一）常用数据集

1. MedMCQA

MedMCQA 数据集是一个专门为解决现实世界医学入学考试问题而设计的大规模多项选择题问答（Multiple – Choice Question Answering）数据集。它旨在提供高质量的医学考试问题，以促进自然语言处理（NLP）领域在医学问答系统方面的研究和发展。

MedMCQA 数据集包含超过 194000 个精选的多项选择题，涵盖了 2400 余个医疗保健主题和如图 6 所示的 21 个医学主题，这些问题来自 1991 年至今的印度全国医学院入学考试（AIIMS）和研究生国家资格暨入学考试（NEET PG），平均 12.77 个令牌的长度。每个样本包含一个问题、正确答案和其他选项。此外，还提供了专家对答案的详细解释。MedMCQA 数据集可以用于训练模型进行多项选择题回答和开放领域问题回答。这些问题通常需要更深入的领域和语言理解，因为它们测试模型在广泛的医学科目和主题上的推理能力。

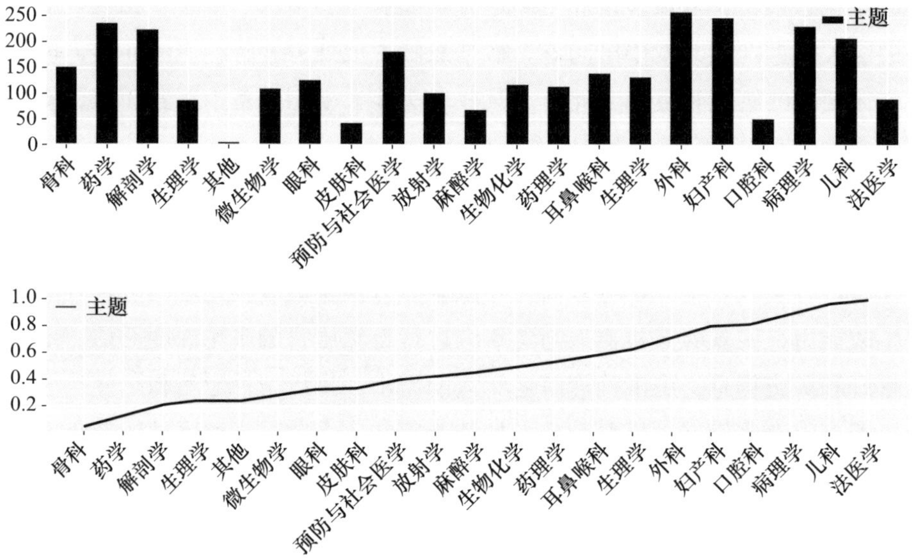

图 6　数据集中各主题中样本的分布情况和累计频数图[7]

2. MedQA

MedQA 是一个采用多项选择题格式的医学文本问答数据集，其问题选自美国、中国医学委员会的考试。这些考试旨在考查医生的专业知识及临床决策能力。试题内容丰富多样，答题通常需要对相关医学知识有深入的理解。MedQA 数据集包含了多种类型的医学问题，这些问题覆盖了广泛的医学领域，从而能够测试模型在不同医学子领域的理解和推理能力。由于问题源自真实的医学考试，因此它们具有很高的专业性，反映了医生在实际工作中可能遇到的问题。同时，数据集中的问题不仅涉及医学知识，还涉及临床决策能力，这对于评估模型在实际医疗场景中的应用潜力尤为重要。

MedQA 数据集可以用于多种研究和应用，包括但不限于①医学教育。②自然语言处理：用于开发和评估医学问答系统，特别是在理解和生成医学领域相关回答方面。③机器学习模型：为机器学习模型提供训练和测试数据，以提高它们在医学领域的准确性和可靠性。④评估基准：MedQA 作为一个医学问答数据集，提供了一个标准化的评估基准，用于测试和比较不同医疗大模型的性能。它包含了医学考试、消费者健康和医学研究相关问题，这些问题的多样性和复杂性使得 MedQA 成为一个挑战性的测试平台。⑤微调医疗大模型：通过在 MedQA 上的训练和评估，研究人员能够观察到模型性能的显著提升，例如，Med - PaLM 2 在 MedQA 上的性能提升非常显著，得分达到了 86.5%，这表明了模型在理解和回答医学问题方面的能力有了大幅度的提高。⑥人工评估：包括专业医生和非专业人士对模型生成答案的评估，这种评估方式有助于更全面地理解模型在医学领域的实用性和准确性，尤其是在事实性、医学推理能力和低风险性等方面。

MedQA 数据集作为一个专业的医学问答数据集，为医学教育、自然语言处理和机器学习等领域的研究提供了宝贵的资源。通过这些数据，可以开发出更加精准和实用的医学问答系统，从而提高医疗服务的质量和效率。

3. MMLU

MMLU（Massive Multitask Language Understanding）是由美国加州大学伯克利分校的研究人员在 2020 年 9 月推出的一项大规模、多任务的语言理解评估项目。它旨在全面评估和提升语言模型在各种语言理解任务上的能力。MMLU 的测试题目涵盖了 57 个不同的领域，其中有 6 个领域与医学知识相关，包括解剖学、临床知识、专业医学、遗传学、大学医学和大学生物学。所有问题均参考截至 2020 年 1 月 1 日的人类知识，确保内容的更新和相关性。问题设计反映了医学专业人士在实际工作中可能遇到的问题，要求模型具备专业级别的理解和推理能力。这些数据集提供了一个标准化的基准，用于测试和比较不同模型在处理医疗信息方面的表现，这对于开发准确的医疗 AI 系统至关重要，尤其是在临床决策支持、医学教育和患者咨询等领域。

（二）医疗大语言模型发展现状

1. 医疗大语言模型性能

截至 2023 年年底，由 DeepMind 的医疗健康团队开发的大型语言模型

Med－PaLM 2 和基于 Medprompt 提示策略的 GPT－4 模型在医疗大模型领域处于领先地位。Med－PaLM 2[8] 专门针对医学领域的问答任务进行优化。它是 PaLM 2 模型的一个衍生版本，经过在医学领域的数据上进行微调，以提高其在医疗相关任务上的性能。该模型引入了一种新的集成方法，称为集成精炼方法（Ensemble Refinement），它通过结合多个模型输出来提高最终答案的准确性。同时，Med－PaLM 2 使用了先进的提示工程技术，包括小样本（few－shot）提示、思维链（Chain－of－thought，CoT）技术、自一致性（Self－Consistency，SC）机制，以及集成优化（Ensemble Refinement，ER）方法，以提高模型的推理能力和准确性。该模型是第一个在美国医疗执照考试（USMLE）上达到“专家”水平的大型语言模型，在 MedQA 数据集上的得分达到了 86.5%，在 MedMCQA 数据集上得分达到了 72.3%，比其前代模型 Med－PaLM 均有显著提高，且在 MMLU 的多任务选择中得分超过了基础的 GPT4 模型。在人工评估中，Med－PaLM 2 在多个与临床效用相关的轴线上（如事实性、医学推理能力和低风险性）的表现优于人类医师。随着技术的不断进步，Med－PaLM 2 及其后续版本有望在医疗实践中发挥更大的作用。

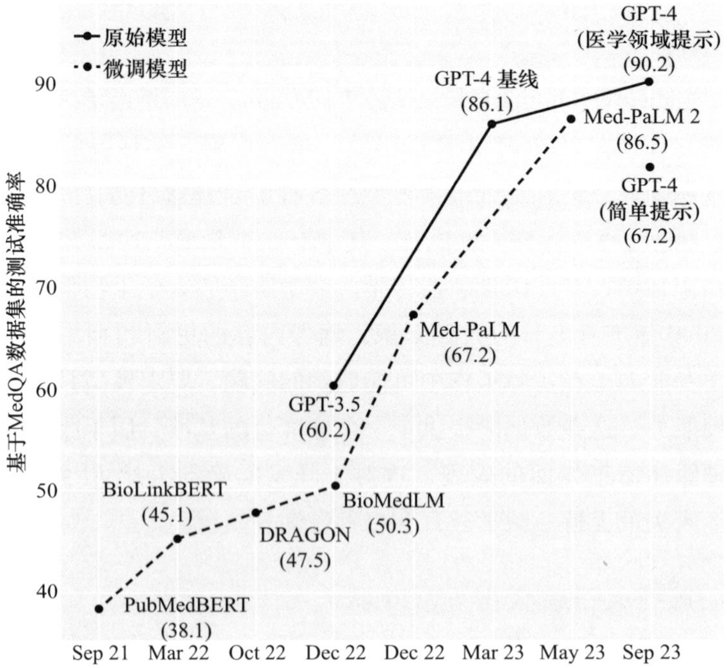

图 7　基于 MedQA 数据集的性能对比[9]

GPT-4是由OpenAI开发的最新一代大型多模态语言模型，它在多个方面相较于前一代GPT-3.5有了显著的提升和创新。GPT-4的技术报告中提到，它使用了与GPT-3.5/ChatGPT相同的技术路线，通过预测文档中的下一个单词进行预训练，并使用人类反馈进行强化学习微调。此外，GPT-4的开发中注重了可预测扩展的深度学习栈，以及通过对抗性测试程序对模型进行迭代调整，提高了模型的真实性和可控性。Medprompt作为一种创新的提示策略，使得GPT-4在医疗专业领域的表现得到了显著提升。这种策略由微软研究院提出，它结合了多种不同的提示技术，以引导GPT-4在特定任务上展现出专家级的能力。该策略要求GPT-4为训练示例生成思维链，模拟专家的推理过程，并使用验证标签作为过滤器，减少错误推理步骤。改进后的GPT-4在MedQA数据集上的准确率首次超过90%，达到了新的最高水平；在MultiMed QA的九个测试集中取得最优结果，超越了其他微调方法，如BioGPT和Med-PaLM 2等；在MMLU基准中的六个不同数据集上，Medprompt策略的平均准确率提高了7.3%。同时，与专业模型相比，使用Medprompt引导的GPT-4在模型调用上减少了一个数量级，达到了更高的效率。这类模型能够根据用户的输入检索医学知识，并进行推理以回答医学问题，有潜力辅助医生完成日常报表，甚至协助进行智能问诊、医学研究、消费者健康咨询等多个场景。

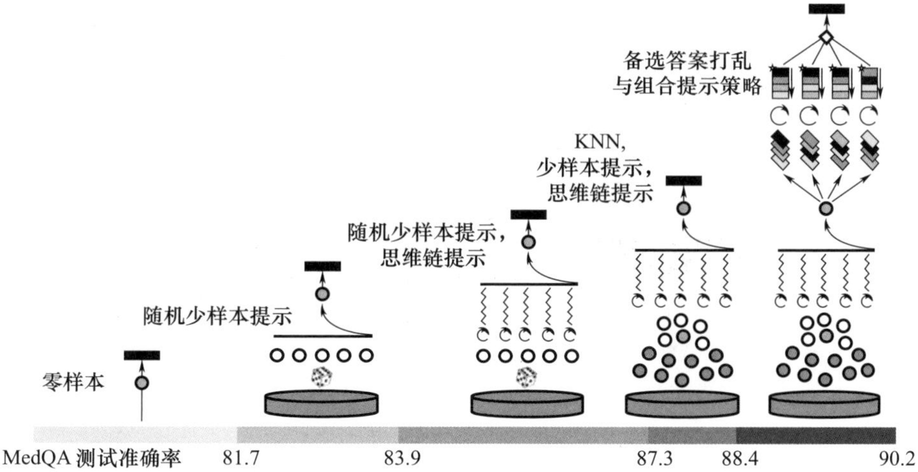

图8　Medprompt策略示意图及其对模型性能的提升[9]

2. 中文医疗大语言模型

在中文医疗大语言模型方面，由香港中文大学（深圳）和深圳市大数据研究院的王本友教授团队开发的 HuatuoGPT[10]是表现优秀的大模型之一。该模型的目的是使语言模型具备类似医生的诊断能力和提供有用医疗信息的能力。HuatuoGPT 通过结合 ChatGPT 生成的“蒸馏数据”和真实世界医生的回复数据，在监督微调阶段利用这些数据，以提升模型在医疗咨询方面的性能。HuatuoGPT 使用了四种不同的数据集进行微调，包括真实医生指令数据集、加入了科室和角色信息的蒸馏 ChatGPT 指令数据集、蒸馏 ChatGPT 对话数据集等。此外，HuatuoGPT 应用了基于 AI 反馈的强化学习技术（RLAIF），使用 ChatGPT 对模型生成的内容进行评分，同时结合医生的回答作为参考，以增强模型生成丰富、详尽且正确的医疗诊断的能力。

在性能评估方面，HuatuoGPT 在单轮问答场景和多轮交互式诊断场景中的测试结果显示，相较于其他开源中文医疗模型，HuatuoGPT 表现出显著的优势。在人工评估方面，专业医生对模型输出结果的评估也验证了模型性能的一致性和可靠性。HuatuoGPT 的代码、数据和模型已经开源在 GitHub 上，同时提供了在线演示。这个模型的开发旨在通过在线方式为全球人民提供高质量的医疗资源，特别是在医疗资源不足的地区，以减少因医疗资源不平等而导致的生命损失。HuatuoGPT 的开发和开源，不仅体现了其在医疗咨询方面的先进性能，还强调了其在促进医疗平等和提供高质量医疗服务方面的潜在价值。

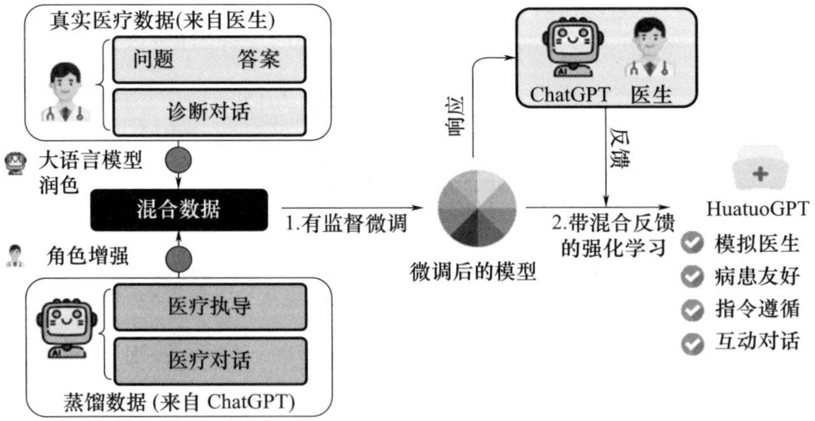

图 9 HuatuoGPT（华佗）大模型示意图[10]

3. 基于开源大语言模型的微调

科研院校大多基于开源模型进行微调，其中以 LLaMA（Large Language

Model Meta AI)[11]为底座的模型呈引领之势。LLaMA 是由 Meta AI（原 Facebook AI 研究实验室）发布的一系列预训练语言模型，参数量从 70 亿到 650 亿不等。LLaMA 模型以其较小的参数规模和优秀的性能而著称，旨在降低大型语言模型的使用成本，同时保持竞争力的性能。这类开源大模型成本更低、迭代速度快、定制化上限高，目前学术界已经出现了以不同开源基础模型底座发展起来的一众医疗大模型，这些模型可完成医疗问答等常见任务。其中，以 Meta 的 LLaMA 为底座的模型最多，如 MedAlpaca、NHS – LLM、ChatDoctor、DoctorGPT。其次是以 ChatGLM 为底座的模型，如 DoctorGLM、SoulChat 等。再次是以 bloomz 为底座的模型，如 ClinicalGPT、MING 等。此外，少数医疗健康大模型使用 Baichuan、元语智能（ ChatYuan）作为底座。

四、局限性

大规模语言模型在训练时并没有专注于特定领域，因此它们可能缺乏医学领域特定的知识。这可能导致在医学文本中出现误解、不准确的信息或者无法捕捉到医学术语的上下文含义。医学领域具有高度专业化、复杂化的术语和概念，而大规模语言模型可能无法充分理解这些复杂性。这可能导致模型在处理医学文本时出现错误理解或者无法准确把握文本中的语境。医学领域的知识不断更新，而大规模语言模型通常是在训练之后被部署，因此可能无法及时捕捉到最新的医学知识和研究进展。

（一）数据集维度不完善

现有的数据集覆盖范围与数据量都不算全面，未来会计划扩大测试范围，在临床环境中的信息获取和综合评估是未来研究的重点，同时不同语言的数据也要照顾到。医学领域的数据通常相对有限且受保护，这导致大规模语言模型在医学领域的训练数据可能不足。不足的数据可能会限制模型在医学领域的性能，并且可能无法涵盖医学领域的所有方面。

（二）大模型表现达不到临床医生的水平

大语言模型在多个医学选择题回答基准测试中达到了最先进的性能，但人工评估明确表明这些模型在许多临床重要方面上并达不到临床专家水平。为了弥补这一差距，需要研究和开发几种新的 LLM 能力，包括将回答与权威医学来源联系起来，考虑医学共识的变化性，对临床医生还是普通用户都要有效地检测和传达医学的不确定性。

（三）评价大模型

评估框架本身难以全面且主观。医学科学共识的概念是随时间变化的，反映了对人类健康、疾病和生理学的理解，基于种族、族裔、性别、年龄、能力等方面的认识。医学科学共识通常只存在于某些群体（如数量更多或更有权力的群体）关心的话题上，某些受到影响的亚群体可能缺乏共识，如有争议的话题、发生率较低、资金较少。不同的共识可能给亚人群带去伤害。

可以通过纳入数量显著更大且意图多样的人工评分者来测试工具的普适性和可靠性，以及评估其维度、重测信度和有效性。可以采用最佳实践方法来进一步完善我们开发的评分框架，包括参与式研究、专家评估和技术接受者评估等。值得注意的是，LLM 回答的空间或“覆盖范围”非常广阔，这在设计评估工具和框架时带来了额外的困难。

针对不同的使用场景和目的，可以开发多个经过验证的评分量表。在进行实际应用之前，需要进行大量的用户体验和人机交互研究。进一步研究可以探讨不同评分者的教育水平、医疗状况、护理者身份、健康护理经验等因素，对其模型输出质量的感知的独立影响。

（四）对患者的公平性考虑

在医疗保健领域中，大型语言模型的应用尤其复杂，需要考虑社会和结构性偏见对健康不平等的影响。当前评估医疗偏见的方法有限，需要开发更全面的评估偏见和公平性的程序。未来的研究应该探索系统性识别和减轻大型语言模型在医疗保健领域中的下游危害和影响。

需要使用参与式方法设计评估，以反映可能受益或受害的患者的价值观。需要跨学科合作，以确保各种科学观点和方法可以应用于了解健康的社会环境方面。需要进一步研究如何扩大参与提示构建和示例答案选择的临床医生范围，以及探索参与者的多个轴线上的变化如何影响 LLM 行为。

（五）伦理隐私

语言模型应用于医疗保健需要进一步研究以确保技术的安全性、可靠性、有效性和隐私性。需要考虑伦理部署和严格的质量评估，以避免过度依赖医疗助手的输出。此外，还需要研究语言模型在医疗保健中的偏见和安全漏洞问题，并开发更新临床信息的方法。

尽管如此，大规模语言模型仍然可以作为辅助工具，用于医学领域的文本生成、信息提取、自动摘要等任务。但在应用中，需要谨慎考虑模型的局限性，并结合领域专家的知识和人工审核来确保结果的准确性和可靠性。

参考文献

[1] Zhao W X, Zhou K, Li J, et al. A survey of large language models [J]. arXiv preprint arXiv: 2303.18223, 2023.

[2] Han X, Zhang Z, Ding N, et al. Pre – trained models: Past, present and future [J]. AI Open, 2021, 2: 225 – 250.

[3] Madani A, Krause B, Greene E R, et al. Large language models generate functional protein sequences across diverse families [J]. Nature Biotechnology, 2023, 41 (8): 1099 – 1106.

[4] Theodoris C V, Xiao L, Chopra A, et al. Transfer learning enables predictions in network biology [J]. Nature, 2023, 618 (7965): 616 – 624.

[5] Cui H, Wang C, Maan H, et al. scGPT: toward building a foundation model for single – cell multi – omics using generative AI [J]. Nature Methods, 2024: 1 – 11.

[6] Taylor R, Kardas M, Cucurull G, et al. Galactica: A large language model for science [J]. arXiv preprint arXiv: 2211.09085, 2022.

[7] Pal A, Umapathi L K, Sankarasubbu M. Medmcqa: A large – scale multi – subject multi – choice dataset for medical domain question answering [C] //Conference on health, inference, and learning. PMLR, 2022: 248 – 260.

[8] Singhal K, Tu T, Gottweis J, et al. Towards expert – level medical question answering with large language models [J]. arXiv preprint arXiv: 2305.09617, 2023.

[9] Nori H, Lee Y T, Zhang S, et al. Can generalist foundation models outcompete spe-

cial – purpose tuning? case study in medicine [J]. arXiv preprint arXiv: 2311. 16452, 2023.

[10] Zhang H, Chen J, Jiang F, et al. Huatuogpt, towards taming language model to be a doctor [J]. arXiv preprint arXiv: 2305. 15075, 2023.

[11] Touvron H, Lavril T, Izacard G, et al. Llama: Open and efficient foundation language models [J]. arXiv preprint arXiv: 2302. 13971, 2023.

HB.03 国内外医疗大语言模型的比较分析研究

郭凤英[①] 王若佳[②] 刘婉姮[③] 李 鑫[④] 张 童[⑤]

摘　要： 了解国内外垂直领域医疗大语言模型的应用现状，分析其存在问题并给出合理化建议，为大语言模型在医疗领域的应用落地提供参考。本报告通过文献研究、应用研究、典型案例研究等方法，对近年来医疗大语言模型在医学领域的研究热点进行分析；对医疗大语言模型在临床、医学研究、公共卫生领域的应用进行分析；对大语言模型目前使用的技术进行分析；对国内外典型大语言模型案例进行测评分析。研究结果显示，医疗大语言模型的应用是主要研究热点，国内外已经相继推出各类医疗大语言模型，并将其应用于智能医疗问答、辅助临床诊断和决策、通过执业医师资格考试和医疗数据挖掘等方面，且取得较好效果；思维链、检索增强生成和 agent 等技术是目前医疗大语言模型能力提升的关键技术；模型测评研究发现国内医疗大语言模型中 ChatGLM2－6B（44.88）、Baichuan－13B－chat（41.40）在医学测试中表现较好，ShenNong－TCM（65.72）顺利通过中医数据集测试，国外大语言模型中LLAMA2－13B（48.85）表现最好；大语言模型目前仍面临准确性不足、医疗数据质量不佳、医疗隐私信息泄露等问题，未来各方应从个性化医疗、与知识图谱深度结合、完善政策法规、人才培养与产学研联动等方面对大语言模型进行发展和规范。

关键词： 大语言模型；医疗；比较分析；评价

---

① 郭凤英：工学硕士，北京中医药大学管理学院副教授，教研室主任，研究方向：自然语言处理、大数据处理与分析、人工智能等在医学领域的应用。

② 王若佳：管理学博士，北京中医药大学管理学院讲师，研究方向：数据挖掘、健康信息学。

③ 刘婉姮：工学博士，国家骨科运动康复临床医学研究中心大数据标准部主任，助理研究员，研究方向：大数据、人工智能、自然语言处理。

④ 李鑫：陕西何止网络科技有限公司总经理，研究方向：智能无人系统。

⑤ 张童：北京中医药大学管理学院研究生，研究方向：健康大数据管理。

自2022年ChatGPT发布以来，生成式大语言模型（Large Language Model，LLM）（以下简称大语言模型）引起各界广泛关注，大语言模型通常是指利用大量文本数据进行预训练得到的深度生成模型，即通过在大规模文本语料上进行预训练，学习语言的内在规律并迁移到下游的自然语言处理任务中并表现出优秀的语言生成能力和语义理解能力[1]。其爆发带动了一系列通用人工智能技术（Artificial General Intelligence，AGI）的飞速发展。2017年，Google公司研发了Transformer架构，标志着大语言模型发展的一个重要里程碑[2]。Transformer摒弃了传统的循环结构，通过自注意力机制高效处理长距离依赖问题，大大提升了模型性能。基于Transformer的GPT（Generative Pre－training Transformer）系列模型由OpenAI推出，尤其是2018年发布的GPT－2、2020年发布的GPT－3、2023年发布的GPT－4，其优秀的生成能力和广泛的应用引发了全球关注。近年来，医疗行业不断发展，在国民生活质量提高的同时，医疗领域出现了就医人数大幅增长、医疗数据量大幅提升等现象[3]，造成了医疗资源紧缺，医护人员工作负担过大的问题，为解决这一问题，国家积极鼓励将人工智能与医疗健康相结合，发展“智慧医疗”与“医智联合”，将大语言模型等先进技术应用于临床实践中[4]。

中国陆续出台《“十四五”全民信息健康规划》[5]《生成式人工智能服务管理暂行办法》[6]等文件支持人工智能技术与医疗健康领域融合发展。与此同时，中国信息通信研究院牵头，联合国家卫生健康委医疗服务指导管理中心、北京协和医院、中国人民解放军总医院、国家骨科与运动康复临床医学研究中心、讯飞医疗科技股份有限公司等20余家产学研用单位共同制定了《医疗健康行业大模型合成服务治理规范 第一部分：数据处理》《医疗健康行业大模型安全管理能力要求 第一部分：应用安全》两项标准，首次提出医疗健康行业大模型在内容治理和安全管理等方面的规范参考，这些政策标准的出台，将大语言模型在医疗卫生领域的应用和发展摆在重要位置。

在医疗卫生领域，大语言模型与大数据技术集成应用将具有巨大的潜力和价值。医疗大数据是指在医疗诊疗以及科学研究过程中产生的大量数据，包括病历、检查报告、生理参数、影像、组学等多种形式的数据[7]。随着电子病历的普及和医学检验技术的发展，产生了大量多模态的医疗健康数据。这些海量异构数据中蕴含了丰富的知识，但是使用人工提取方法难以高效利用。大模型的出现能较好地解决这些问题，它们可以通过自然语言处理技术将医疗数据转化为可理解、可分析的形式，为医生诊疗及医学研究提供更为高效和准确的支持。目前，从基本的医疗信息抽取、医疗实体标准化，到常用的文本分类、信息检索、医疗问答和对话等应用，再到医疗领域特有的执业医师资格考试、患者病历生成、诊疗结果预测、药物研发以及医学影像分析，均有大语言模型的应用并取得良好成效。利用大语言模型对医疗数据进行深度理解和知识提取，可以为分担医生工作，提供临床决策支持，提高医疗服务效率提供帮助，开拓医生诊疗思路。

一、医疗大语言模型现状分析

（一）文献研究现状分析

随着深度学习技术的不断进步，国内外众多科研机构和企业纷纷投入巨资研发更为先进、更具表现力的语言模型，以期在智能信息处理的浪潮中占据先机。国际上，研究开发了众多大语言模型，如 OpenAI 的 GPT 系列、Google 的 BERT 模型等，这些模型在学术界引起了广泛关注，在各领域得到了实际应用，在医学领域推动了智能对话、智能诊疗、个性化推荐等多个方向的发展。随着人工智能国家战略的实施，中国的大语言模型研发也呈现出蓬勃的发展态势，阿里巴巴的 ELECTRA - ZH、华为的 NEZHA、百度的 ERNIE 等模型在多语言处理、中文语境理解等方面取得了显著成果，为大语言模型提供了强有力的技术支持。其中，GPT - 4（Generative Pretrained Transfomer 4）在医学教育、临床实践中表现优秀[8]；BioGPT 模型可以有效识别预测治疗靶点，表明使用特定任务文本对 LLM 模型进行预训练可以提高其性能[9]；Med - PaLM 在临床表现上虽无法达到临床医生的水平，但其在医学问答数据集 MultiMedQA 表现优秀，具有较高的临床可能性[10]。

在医疗评测方面，Joseph Chervenak 等[11]在给出与生育相关的临床提示（Fertility - related clinical prompts）时，将 ChatGPT 与可靠来源的回答进行比较，证明了生成性人工智能对与生育相关的临床查询可以产生相关、有意义的响应的能力，但由于 ChatGPT 无法可靠地引用真实信息，存在编造信息、无法预测真实度等可能性限制，未来可能会限制其临床应用；Adi Lahat 等[12]对大语言模型在识别肠胃病问题的效果进行了评估，他们向 ChatGPT 询问了 4 个方面的问题，包括炎症性肠病、微生物组、胃肠道人工智能和胃肠道高级内窥镜检查，并由经验丰富的胃肠病学家小组分别审查和评分，最终结果评分为 3.6 ±1.4（评分区间 1 ~5 分），ChatGPT 生成了相关且清晰的回答，但专家小组认为回答非原创。这一研究表明，大型语言模型可能是确定 GI 领域研究重点的有用工具，但还需要做更多的工作来提高生成的研究问题的原创性；Qing Lyu 等[13]将 62 例低剂量胸部 CT 肺癌筛查扫描和 76 例脑部 MRI 转移筛查扫描的放射学报告用 ChatGPT 和 GPT -4 翻译成通俗易懂的语言并测试其能否给出建议。通过放射科医生进行打分，ChatGPT 在 5 分制中平均得分为 4.27 分，ChatGPT 提供的建议与真实情况相关，且会进行主动建议与医生保持联系并密切监测任何症状。研究证明了在临床教育中使用大语言模型是可行的，但仍需要进一步努力解决局限性并最大限度地发挥其潜力。

综上所述，当前大语言模型在医疗领域已有许多实践和科研成果，展现了大语言模型的潜在应用能力，为大语言模型与人工智能的跨领域融合提供了良好技术支撑。

（二）应用现状分析

1. 医疗大语言模型在临床实践中的应用

（1）智能医疗问答

智能医疗问答通常用于提供疾病相关信息和讨论临床诊疗结果。在临床实践中使用大语言模型进行智能问答，可以为医疗保健人员提供疾病基本信息、诊疗方案，为患者提供疾病筛查、健康管理和咨询[14]。目前在视网膜疾病、妇产科相关问题、癌症等方面的应用已有相关实验研究，例如，Potapenko 等[15]通过糖尿病视网膜病变、视网膜静脉闭塞、视网膜动脉闭塞等一些问题评估了 ChatGPT 在提供常见视网膜疾病信息方面的准确性；Grünebaum 等[16]向 ChatGPT 提出了一系列有关妇产科的问题，并对每个问题的答案进行了评估；Johnson S 等[17]使用常见癌症误区中的问题将 ChatGPT 与美国国家癌症研究所（NCI）对问题回答的准确性进行对比研究。大语言模型在这些研究中均表现出通过提供可靠信息和指导协助医疗保健人员的优势。

（2）辅助临床诊断和决策

临床决策是一个复杂的过程。这个过程涉及众多因素，如医生的临床思维、临床推理、个人判断以及患者病情[18]。这些因素可能造成医生在诊疗过程中的推断失误，为患者造成本可避免的伤害。医疗大语言模型能通过学习理解并生成医学专业术语，还能对病患的病历、检查报告、生理参数等医疗数据进行自然语言处理和分析，辅助医生进行疾病诊断和治疗决策，协助改善治疗效果[19,20]。例如，可以通过对患者的病历进行自动摘要和分类，提取关键信息和特征，辅助医生做出正确的诊断和治疗决策；通过对医学影像进行自动分析和识别，帮助医生发现疾病的早期征兆和异常信号，提高诊断准确率和效率。在药物治疗方面，利用人工智能大语言模型对药物剂量、作用机制、副作用等进行分析和预测，为医生制订治疗方案提供参考。

（3）医疗记录

对于医疗服务提供者来说，撰写医疗记录是一个烦琐且耗时的过程，医疗文档中的错误也很常见。医疗记录要求高度准确，这要求医生应能捕捉并准确记录访谈中讨论的所有医疗信息，医疗大语言模型是一种有效的医疗记录工具，使用其作为语言助手或提供模板可以大大减少临床医生记录医疗信息的时间并提高准确性[21]。例如，Chintagunta B 等[22]利用 GPT－3 输出的可变性，对医学知识进行集合和注入，研究表明，通过 ChatGPT 医生可以输入要包含的具体信息、要阐述的概念和要解释说明的简短描述，并在几秒钟内输出正式的出院小结，且质量较优。

（4）通过医生资格考试

医疗大语言模型在国内外医生资格考试中已有研究，相关研究表明，ChatGPT 基本能通过美国执业医师资格考试（United States Medical Licensing Exam，USMLE），并能提供较好的解释；但未能通过中国国家医师资格考试（Chinese National Medical Licen- sing Examination，CNMLE）[23]。常见国内医疗大语言模型见表 1。

表 1　常见国内医疗大语言模型

名称	研发单位	功能
盘古药物分子大模型	华为技术有限公司、中国科学院上海药物研究所	实现针对小分子药物全流程的人工智能辅助药物设计，从分子的图表示与分子的字符序列表示来理解分子，一致地从两种角度中特征化分子，有助于各种下游的药物研发任务

续表

名称	研发单位	功能
Deepwise MetAI	北京深睿博联科技有限责任公司	可以自动从原始影像和报告信息中学习理解医学影像，不需要过多的人为标注，将影像科日常应用产生的数据结构化、形成优质的数据资产，可以在技师、医生、科室的管理者之间自由流通、实现重建、打印、诊断、会诊、教学、科研的一站式影像数智化
通义千问（Qwen－7B）	阿里云计算有限公司	可实现医疗问答、医疗知识图谱、医疗报告生成等功能，提供专业的医疗咨询和辅助诊断
ClouD GPT	杭州康明信息技术有限公司	智云 AI 辅助诊断和 AI 药物、器械研发医疗应用场景
砭石大模型	智慧眼科技股份有限公司	能够实现对问诊的文本数据、医疗影像数据、用户的面部体征视频数据和用户睡眠音频数据的多模态处理，实现医疗辅助诊断、智能认知、健康管理等多样化的任务
MedGPT	成都医云科技有限公司	在真实医疗场景中发挥实际诊疗价值，实现从疾病预防、诊断、治疗、康复的全流程智能化诊疗能力，并在医疗问诊场景中支持多模态的输入和输出，在疾病的预防、诊断、治疗、康复四个重要环节全面实现智能化
朗玛·39AI 全科医生	贵阳朗玛信息技术股份有限公司	能够解决百姓日常生活中大多数的医学问答、健康科普、健康管理等相关问题
添翼医疗大模型	东软集团股份有限公司	医生通过自然语言与添翼交互，快速、精准地完成医疗报告与病历、医嘱开立。面向患者，让问诊更便捷，成为患者全天私人专属医生，提供全面的诊后健康饮食、营养与运动建议等服务
紫东太初	中国科学院自动化研究所	现数据智能标注、高效模型训练、模型灵活部署，实现骨科器械/耗材的自动识别和清点，实现智能化、精细化管理，效率相比传统方式提高了 6 倍，准确率高达 97% 以上

续表

名称	研发单位	功能
HuaTuoGPT	深圳市大数据研究院、香港中文大学（深圳）	主要应用于医疗咨询和情感陪伴，包括患者培训、健康咨询、就医分诊等
基于“GLM－130B”的数字中医大模型	北京智谱华章科技有限公司、北京中医药大学东方医院	探索高危肺结节人工智能临床诊疗和临床评价研究等解决方案，实现中医临床经验的智慧化复制新模式
全病程智医诊疗大模型	联影智能、复旦大学附属中山医院	覆盖患者入院到出院的全生命周期的智能化辅助系统
京医千询	京东集团京东健康	可以根据用户侧个性化的诊疗建议、健康管理、自诊，医生侧的知识管理和文献挖掘、自动报告生成和病例生成来辅助医生的工作
CareGPT	微脉技术有限公司	支持医疗健康场景下多模态输入和输出，发挥健康管理价值，实现预防、咨询、预约、康复的全周期智能化健康管理能力
“本草”中文医学大模型	哈尔滨工业大学	中文医疗问诊
岐黄问道·大模型	南京大经中医药信息技术有限公司	包含三个模型：基于已确诊疾病的临床诊疗大模型；仅仅基于症状、体征的临床诊疗大模型；中医养生调理大模型。可通过症状、体征等信息输出辨证结果、治则治法和中药方剂、多维度养生方案
神农（ShenNong－TCM）	华东师范大学计算机科学与技术学院智能知识管理与服务团队	一款专注于医学领域的强大工具，它利用深度学习和自然语言处理技术，能够深度理解医学文本、回答医学相关问题，并辅助医生进行临床决策。提升大型语言型的在中医药方面的知识与回答医学咨询的能力
TCMLLM－PR	北京交通大学计算机与信息技术学院医学智能团队	一款中医处方推荐指令微调大模型，通过大模型方式实现中医临床辅助诊疗（病证诊断、处方推荐等）中医药知识问答等任务

续表

名称	研发单位	功能
仲景中医大语言模型（CMLM - ZhongJing）	复旦大学、同济大学	模型基于中医妇科方药表格数据生成包括患者治疗故事、诊断分析、诊断治疗预期结果、处方功用、互动故事、患者治疗故事、叙事医学、舌脉象、诊疗方案制订、批判性思维、随访、处方、药物用量、个例研究、真实世界问题、病因病机等 15 个场景，以促进模型对中医方药数据及诊断思维逻辑的推理能力
黄帝（HuangDi）模型	南京大学信息管理学院、郑州大学人工智能学院	通过海量的中医古籍指令对话数据及通用指令数据、在线中医网站数据、中医教材数据进行有监督微调，使得模型具备中医古籍知识问答能力
孙思邈中文医疗大模型（Sunsimiao）	华东理工大学信息科学与工程学院	重视民间医疗经验，不断累积中文医疗数据，并将数据附加给模型，致力于提供安全、可靠、普惠的中文医疗大模型.
扁鹊 - 1.0（BianQue - 1.0）	华南理工大学未来技术学院	支持医学智能多轮问诊、拥有 CoQ 思维链提示
启真（QiZhenGPT）	浙江大学	大幅提高了模型在中文医疗场景下效果，针对药品知识问答发布了评测数据集
百度灵医大模型	百度在线网络技术（北京）有限公司	国内首个“产业级”医疗大模型，灵医大模型聚焦智能健康管家、智能医生助手、智能企业服务三大方向，能够结合自由文本秒级生成结构化病历，可实现通过多轮对话了解患者病情，实时辅助医生确诊疾病，推荐治疗方案
腾讯混元大模型	腾讯科技（深圳）有限公司	线上问诊、医学问答、导诊、医学考题、病历生成、出院小结、检查建议、诊断结果和用药建议

2. 医疗大语言模型在医学研究中的应用

医疗大语言模型在处理医学文献、患者病历、病理报告等数据方面已有应用，它能有效实现文本摘要、实体识别和关系抽取，帮助医学研究人员从大量文本中快速提取有价值的信息。这样的自动化文本处理手段加速了医学知识的积累和交流。微软的医学问答系统 Med - BERT 可以快速准确地回答医学研究相关的提问，帮助用户检索医学文献信息。同时，大语言模型在知识图谱构建和医学知识库更新方面具有潜在优势。通过处理多源医学数据，大语言模型能够帮助构建更全面、更准确的知识图谱和知识库，促进医学研究的深入和精进。

3. 医疗大语言模型在公共卫生领域的应用

第一，医疗大语言模型可以利用海量公卫数据对流行病学趋势进行分析和预测，并根据个体的健康状况和行为特征评估其患某种疾病的风险已达到医疗资源的合理配置。例如，通过对大量历史疫情数据的分析，识别出疫情的发展趋势和潜在风险，同时，它还可以实时监测社交媒体、新闻报道等公共信息来源，以便及时发现新的疫情暴发[24]。此外，大语言模型可以分析历史疫情数据，为政府制定疫情防控政策提供依据并评估政策的实施效果，为后续调整提供参考。

第二，医疗大语言模型可以对公共卫生方面现在已有的疫苗和药物数据进行深入挖掘，通过数据训练，发现相似的治疗靶点和药物候选分。通过历史数据，完成预测新药，为药物研发提供重要参考。除此之外，大语言模型可以根据不同人群的特点，生成有针对性的健康教育和宣传材料，增强公众的健康意识和防范疾病能力。

目前，医疗大语言模型在公共卫生领域的应用还处于早期阶段，但已经取得初步成果，美国疾病预防与控制中心已经开发了一种基于大语言模型的工具，该工具在实际应用中表现出良好的效果。大语言模型在公共卫生领域具有巨大的潜力，有望为疫情防控、疫苗研发、健康教育等领域带来重要的价值。在探索挖掘的同时，我们也应关注其潜在的伦理和隐私问题，确保其在实际应用中能够兼顾公平性和安全性。

（三）大语言模型技术现状分析

1. 思维链（Chain of Thought，CoT）

如今，语言模型的规模越来越大，但是即便是现在最大的语言模型，它们也往往很难在涉及推理方面的任务取得很好的表现，思维链的出现为解决此类问题提供新思路。思维链是一种改进的提示策略，用于提高 LLM 在复杂推理任务中的性能，如算术推理、常识推理和符号推理。它是人类在遇到一系列问题时所产生的推理步骤，其表现形式为一系列的短句子，在大模型应用中，相关学者将这种方法称为思维链提示[25]，如图 1 所示。思维链并非简单地用输入输出对构建提示，而是结合中间推理步骤，这些步骤可以将最终输出引入提示，一个完整的思维链应具备逻辑性、全面性、可行性和可验证性。研究表明，LLMs 可以通过 Zero - Shot - CoT 或 Manual - CoT 进行 CoT 推理。

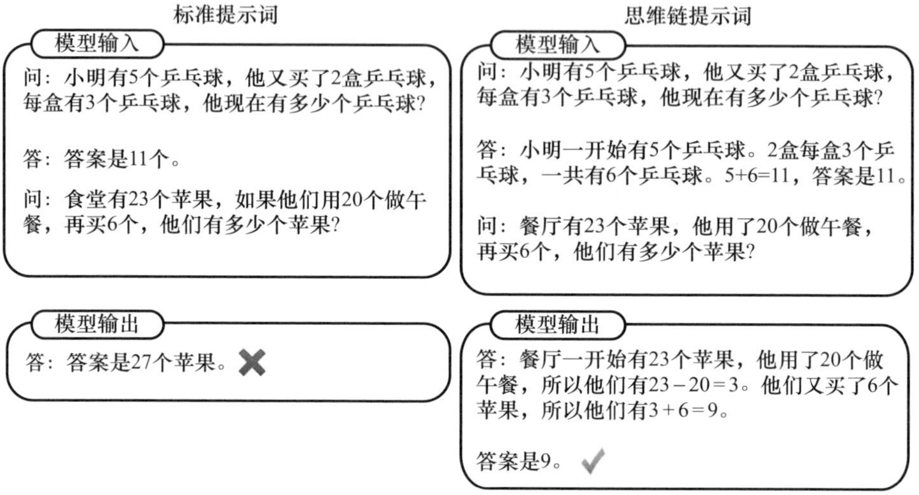

图 1 思维链示意图

思维链的应用，首先，使得模型将多步推理问题分解为中间步骤，使模型更好地理解问题的结构，提高问题的细节处理能力；其次，使大语言模型更具可解释性，更加可信，并提供了调试推理路径错误的机会；最后，能够被用于复杂逻辑推理任务，并且可能适用任何人类需要通过语言解决的问题。思维链技术在医疗大模型中的应用具有广阔的潜力，其应用能帮助医疗大模型从患者的症状、体征、检查结果等多维度数据中进行推理，得出疾病诊断；根据患者的病情、身体状况、药物代谢等因素，制订个性化的治疗方案；从大量的药物数据中进行推理，从而发现新的药物靶点和治疗方案。未来有望在疾病诊断、治疗方案的制订以及药物研发等方面发挥重要作用。

2. 检索增强生成（Retrieval Augmented Generation，RAG）

检索增强生成独特地结合了检索和生成两个环节。它不仅是一个生成模型，更是一个结合了 BERT 向量搜索和 BART 生成的系统。首先，RAG 利用 BERT 模型将问题和知识库内容转换为向量，并基于相似性找到 top - k 的相关文档。接着，这些文档被提供 BART 这一基于 Transformer 的生成模型，进而生成答案。这种技术不仅提高了答案的质量，更为模型的输出提供了可解释性。研究表明，RAG 技术已逐渐应用于各种类型的大语言模型来解决幻觉问题。

将 RAG 技术与医疗大语言模型结合，一方面能够提高医疗大语言模型的准确性和可靠性。RAG 技术通过检索增强生成，可以帮助医疗大语言模型更好地理解和回答医疗相关的问题。例如，对于一个关于某种疾病的治疗方案的问题，RAG 技术可以通过检索相关的文献和数据，生成更准确和可靠的答案。另一方面能够扩大医疗大语言模型的应用范围。RAG 技术可以帮助医疗大语言模型更好地理解和处理复杂的医疗问题。例如，对于一个关于某种疾病的诊断和治疗方案的综合性问题，RAG 技术可以帮助医疗大语言模型更好地理解问题的上下文，并生成更全面和有用的答案。此外，还能降低医疗大语言模型的开发和使用成本。RAG 技术可以帮助医疗大语言模型更有效地利用现有的数据资源。例如，RAG 技术可以通过检索相关的文献和数据，为医疗大语言模型提供更丰富的训练数据，从而降低医疗大语言模型的开发成本。

3. 智能体（Agent）

为满足大语言模型能够在更广泛的领域解决更复杂的任务的需求，研究过程中 Agent 的思想逐渐清晰，Agent 技术随即被作为独立的方法提出。

YunTao Bai 等在研究[26]中，提出了一种名为 Constitutional AI 的 AI 设计范式，旨在用 AI 来对 AI 的模型进行约束，并进一步提高了模型行为的可解释性。在仅采用一系列人工设计的规则作为最初约束后，之后的监督学习和强化学习的阶段均是由 AI 本身完成。该研究充分体现了 Agent 思想，将 AI 本身视作“一个在不同环境下自主决策并采取行动，以完成目标的个体”。此外，Nicholas Crispino 等在研究中[27]，设计了一种自主代理的方式，用以指导大语言模型的推理过程，释放大模型在更多零样本任务的推理能力。使用这种方法，在 29 个数据集中的其中 20 都取得最先进的零样本推理性能。

Agent 技术基于 Agent 研究方法发展而来，本身并不能作为一种特殊技术独立存在，必须与其他技术相结合使用。使用 Agent 技术，人工智能更好地发挥其交叉学科的优势，在社会层面、金融层面、日常办公层面均诞生了有价值的应用，在医疗领域也不例外。Medfusion 是一个根据患者的医疗管理记录，来和患者沟通并跟踪用药的依从性平台。Livongo 是一个监控使用者身体指标，提供健康指导和慢性病管理的数字平台。Isabel Healthcare 是一个使用人工智能来进行辅助诊断，并生成可能病因和治疗结果的列表的服务。尽管使用的技术不尽相同，但都体现了 Agent 思想。结合 ERG 技术与模型微调，Agent 技术可以在医疗系统检索、临床知识库和辅助诊断上发挥巨大的作用。

二、典型案例分析

（一）测评数据集

由于医疗领域特有的专业性和严谨性，医疗大语言模型的评估面临着一些挑战。目前，专家学者通常会采用自动评估法利用公开数据集对医疗大语言模型进行评估，根据其生成回答的正确率进行打分。

基于此项研究，为了系统地检验所构建医疗大语言模型在中英文双语医疗知识理解和应用能力方面的效能，本报告选取了代表性的公开数据集进行严谨的评估验证。其中，对于中文医疗知识掌握程度的考察，采用了 CMB－EXAM 的专业验证集。CMB－EXAM 验证集是一个反映真实医疗领域的考核体系的数据集，它涵盖中国医疗试题库的历年真题、模拟题、课程练习题和章节测试题，覆盖了广泛的医学专科和基础知识，具有极高的权威性和代表性，能有效地衡量模型在中文环境下解答医疗相关问题的能力以及对复杂医学概念的理解深度。数据集见表 2。

表 2　CMB－EXAM 数据集示例

问题	选项	答案
男性，40 岁，发热 3 天伴腹痛、腹泻，大便每天 20 余次，量少，有黏胨及脓血。大便光镜检有红细胞（＋＋），白细胞（＋＋），黏液（＋＋），诊断为急性细菌性痢疾。为预防菌痢传播应以以下哪一措施为主?	A：合理治疗患者 B：以切断传播途径为主的综合措施 C：及时发现与治疗带菌者 D：药物预防 E：管理粪便	B
中年男性患者，入睡打鼾伴憋气 10 余年，加重半年，常有憋醒，白天嗜睡，精神疲劳，伴头昏。电子鼻咽喉镜下 Müller 试验（＋）。最符合的诊断是	A：中枢性睡眠呼吸暂停低通气综合征 B：阻塞性睡眠呼吸暂停低通气综合征 C：发作性睡病 D：鼻咽狭窄 E：甲状腺功能减退	B
男性，37 岁。左肾绞痛 3 天，经解痉药应用好转，排泄性尿路造影，双肾显示好左肾有轻度积水，左输尿管上段有结石 1cm×0.8cm，非手术治疗两周，结石下移 1cm，该患者现最佳治疗应是	A：继续非手术治疗 B：肾镜取石 C：体外震波碎石 D：尿管镜取石 E：输尿管切开取石	C

针对模型在英文医疗专业知识方面的表现，研究采用了国际公认的 MedQA－USMLE 验证集。MedQA－USMLE 集合了大量由美国执业医师资格考试（United States Medical Licensing Examination，USMLE）官方发布的考题，该考试是由美国联邦医学教育认证委员会（Accreditation Council for Graduate Medical Education，ACGME）下属的专业医学委员会设计，旨在测试医学生和医生的基本医学科学知识、临床技能以及职业行为能力。通过 MedQA－USMLE 验证集的检验，可以准确评估模型在英语语境下处理复杂医疗情境、精确阐述医学原理和临床决策能力。数据示例见表 3。

表 3　MedQA－USMLE 数据集示例

问题	选项	答案
A 3－month－old baby died suddenly at night while asleep. His mother noticed that he had died only after she awoke in the morning. No cause of death was determined based on the autopsy. Which of the following precautions could have prevented the death of the baby?	A：Placing the infant in a supine position on a firm mattress while sleeping B：Keeping the infant covered and maintaining a high room temperature C：Application of a device to maintain the sleeping position D：Avoiding pacifier use during sleep	A
A 35－year－old male presents to his primary care physician with complaints of seasonalallergies. He has been using intranasal vasoconstrictors several times per day for several weeks. What is a likely sequela of the chronic use of topical nasal decongestants?	{"A":" Epistaxis"," B":" Permanent loss of smell"," C":" Persistent nasal crusting"," D":" Persistent congestion"}	D
Red－green color blindness，an X－linked recessive disorder，has an incidence of 1/200 in males in a certain population. What is the probability of a phenotypically normal male and female having a child with red－green color blindness?	{"A":" 1/200"," B":" 199/200"," C":" 1/100"," D":" 1/400"}	D

通过这两种不同语言环境下的高标准验证集的严格测试，本报告旨在全面审视医疗大语言模型在医疗教育与实践场景中的实用性与准确性，从而为其在实际医疗领域中的广泛应用提供有力的科学依据。

本报告对整个考试数据集进行了人工筛选，筛选出中医相关考试题，作为中文中医数据集进行中医大语言模型 ShenNong 测评。数据集主要包括两部分，第一部分为中医知识问答题，第二部分为中医医疗选择题，数据示例见表 4、表 5。

表4 中医知识问答题示例

问题	回答
石菖蒲有哪些功效？如何使用？	石菖蒲是一种常见的中药材，具有多种功效。以下是石菖蒲的主要功效和使用方法。 （1）镇痛止痒：石菖蒲具有镇痛、止痒的功效，可以用于治疗皮肤瘙痒、湿疹等症状。使用方法：将石菖蒲研成细末，加入适量的清水搅拌均匀，涂抹在患处即可。 （2）消肿散瘀：石菖蒲可以促进血液循环，消肿散瘀，适用于跌打损伤、瘀血等症状。使用方法：将石菖蒲研成细末，加入适量的酒或米醋，涂抹在患处即可。 （3）驱虫杀菌：石菖蒲具有驱虫、杀菌的功效，可以用于治疗肠道寄生虫、口腔溃疡等症状。使用方法：将石菖蒲研成细末，加入适量的水煎服。 需要注意的是，石菖蒲具有一定的毒性，不宜长期大量使用。同时，孕妇、哺乳期妇女、小儿等人群应慎用。在使用前最好咨询医生或中药师的意见
我最近老是感觉恶心并且呕吐，但是并没有吃什么不好的食物，这是为什么？	恶心和呕吐可以是许多不同疾病的症状，包括消化问题、感染、过敏反应、药物反应等。如果你没有吃过任何不好的食物，可能需要看医生进行检查以确定病因。在等待看医生的时候，可以试着避免吃太多油腻、刺激性的食物，多喝水，保持休息和放松
我最近患上了慢惊，有没有什么中药可以推荐？要求：（1）请考虑所有症状。（2）请根据中医知识输出一步步的推理过程	慢性惊恐障碍（慢惊）是一种精神疾病，具有长期的惊恐发作和恐惧感。中医认为慢惊的发生与肝气郁结、心脾不和、肾虚等有关，因此，中药治疗可以从以下几个方面入手。 （1）肝气郁结：可以使用柴胡加芍药汤，该方能疏肝解郁，调畅气机，化瘀止痛。 （2）心脾不和：可以使用六君子汤，该方能健脾益气，调和胃气，安神止惊。 （3）肾虚：可以使用左归丸，该方能补肾益精，固本培元，调整身体的阴阳平衡。 以上中药方剂需要根据个人的具体情况进行选用。同时，为了配合中药治疗，建议患者平时要注意心理调节，保持良好的生活习惯，避免过度劳累，保证充足的睡眠

表5 中医医疗选择题示例

问题	回答
请根据问题，从以下选项中选出正确的一项。 问题：男性，11岁，患儿自幼常有夜间遗尿，每晚有时一至两次，需家人将其唤醒，形体较瘦弱，精神不振，肢冷畏寒，智力迟钝，腰腿乏力，脉沉细，舌淡。治疗应取以下哪组穴最佳： A：“四神聪、神庭、关元、太白” B：“关元、中极、三阴交、膀胱俞、肾俞” C：“中极、阴陵泉、足三里” D：“关元、阴陵泉、三阴交” E：“以上都不是”	B

续表

问题	回答
请根据问题，从以下选项中选出正确的一项。 问题：患者男性，56 岁，胸闷痛反复发作 2 年，加重 1 年，现胸闷如窒而痛，气短，喘憋，舌苔黄腻，脉滑数。根据上述临床表现及病史，按照中医的辨证理论，考虑诊断及辨证分型为 A：“痰热瘀阻之胸痹” B：“痰浊壅塞之胸痹” C：“气滞血瘀之胸痹” D：“肝胆火盛之胸痹” E：“阴虚火旺之胸痹”	A
请根据问题，从以下选项中选出正确的一项。 问题：证见泄泻清稀，甚至如水样，腹痛肠鸣，胸脘痞闷，纳少泛呕，肢体倦怠，舌苔白腻，脉濡缓，治宜选用 A：“藿香正气散” B：“平胃散” C：“五苓散” D：“胃苓汤” E：“理中汤”	A

（二）提示词工程（Prompt）

本研究采用了创新的 Prompt 设计策略，在测试过程中，设置了统一的 Prompt 模板，减少模型在回答问题时受提示词引导而进行推理的过程，而是聚焦于其能否精准提取和再现所需知识点的能力。基于医疗专业知识体系，自主设计专业问答 Prompt 模板，如下。

{System_ prompt}

< {Role_ 1} >：以下是中国 {exam_ type} 中 {exam_ class} 考试的一道 {question_ type}，不需要做任何分析和解释，直接输出答案选项。

{题目}

A. {选项A}

B. {选项B}

...

< {Role_ 2} >：A

[n – shot demo , n is 0 for the zero – shot case]

< {Role_ 1} > : 以下是中国 {exam_ type} 中 {exam_ class} 考试的一道 {question_ type}，不需要做任何分析和解释，直接输出答案选项。

{题目}

A. {选项A}

B. {选项B}

. . .

< {Role_ 2} > :

{ "exam_ type" :" 医师考试 " ,

"exam_ class" :" 执业医师 " ,

"exam_ subject" :" 口腔执业医师 " ,

"question" :" 患者，男性，11 岁。近2 个月来时有低热 (37～38℃)，全身无明显症状。查体无明显阳性体征。X 线检查发现右肺中部有一直径约 0. 8cm 类圆形病灶，边缘稍模糊，肺门淋巴结肿大。此男孩可能患" ,

"answer" :"D" ,

"question_ type" :" 单项选择题 " ,

"option" : {

"A" :" 小叶型肺炎 " ,

"B" :" 浸润性肺结核 " ,

"C" :" 继发性肺结核 " ,

"D" :" 原发性肺结核 " ,

"E" :" 粟粒型肺结核 "

}}

（三）模型介绍

1. Baichuan – 13B

由北京百川智能科技有限公司开发的包含 130 亿参数的开源大规模语言模型，在高质量的语料上训练了 1. 4 万亿 tokens，使用 ALiBi 位置编码，上下文窗口长度可达 4096tokens。

2. ChatGLM2－6B

由清华大学开发的60亿参数模型，它使用了GLM的混合目标函数，经过了1.4T中英标识符的预训练与人类偏好对齐训练，并基于FlashAttention技术，将基座模型的上下文长度（Context Length）从2K扩展到了32K，并在对话阶段使用8K的上下文长度训练。

3. Sunsimiao

由华东理工大学团队开发的Sunsimiao是根据Baichuan－7B、ChatGLM－6B等大语言模型对100000条优质中文医疗对话数据进行微调而得到的。

4. HuatuoGPT

由深圳市大数据研究院和香港中文大学（深圳）联合研发的HuatuoGPT，主要应用于医疗咨询和情感陪伴，包括患者培训、健康咨询、就医分诊等。

5. ChatMed－Consult

由华东示范大学基于中文医疗在线问诊数据集ChatMed_ Consult数据集的50万条在线问诊加ChatGPT回复作为训练集，并使用LLaMA－7b为底座并采用LoRA微调的医疗对话模型。

6. ChatDoctor

使用医学领域知识在大型语言模型LLaMA上进行微调的医疗大模型。收集了700多种疾病及其对应的症状与所需医学检查以及推荐的药物，以此生成了5000条医患对话数据集。此外，还从在线问答医疗咨询网站获得了20万条真实的医患对话数据集。使用20.5万条医患对话数据集对LLM进行微调所得到的模型。

（四）模型技术区别

1. 自回归语言建模

只依赖历史序列，而不依赖未来序列，并且按时间步逐次生成词语，会利用当前时间步的预测影响下一个时间步的输入。因此模型对生成序列的顺序比较敏感，不同顺序会影响预测概率。采用该训练技术的模型包含LLAMA、BaiChuan等，这类模型被称为因果语言模型，如图2所示。

2. 自回归空白填充

该方法要求消隐一段连续的文本，之后再重建消隐的文本，会包含一个较短的 Mask 和一个较长的 Mask，可能会随机删除句子末尾的长文本。该训练技术虽然也属于仅编码器的谱系，却采用了 Attention Mask 来实现类似双向注意力机制。采用该技术的模型包含 chatGLM 等，如图 3 所示。

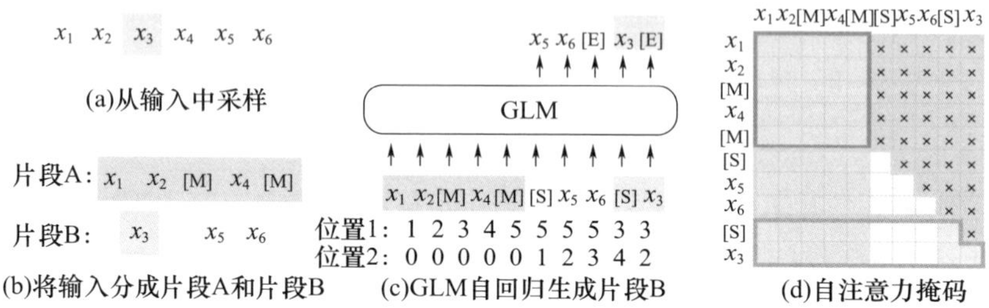

图 2　自回归语言建模

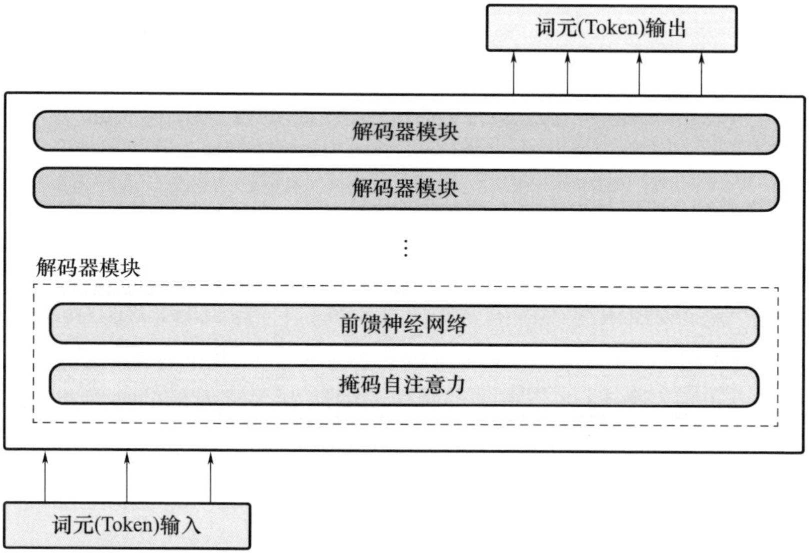

图 3　自回归空白填充

（五）测试结果

利用西医中文测试集对模型进行测评，结果表明 ChatGLM2 - 6B（44. 88）表现最好，在护理考试（53. 88）中得分最高，所有考试的得分均高于各考试平均分，整体表现优秀；排名第二的模型为 Baichuan - 13B - chat，其中护理考试（48. 31）的得分最高，医技考试的表现最差；Sunsimiao 和 HuatuoGPT 表现一般，同样在护理考试中表现较好；排名最后的为 ChatMed - Consult，其所有考试得分均低于各考试平均分，且在专业知识考试（20.38）上表现最差，详细结果见表6。测评发现，微调后的医疗模型在问答问题的得分并不会比通用模型的得分高，其中比较明显的两个医疗模型，HuatuoGPT 和 ChatMed－Consult 甚至会出现难以理解问题意图的情况，这可能与模型训练的方式和模型所能接收的最大输入长度有关，通用模型在泛用性和知识深度方面均具有优势，比微调后的模型参数量大。利用各考试中的中医题目单独对中医模型 ShenNong－TCM 进行测评发现，平均分高于合格线，顺利通过了考试，其在中药师考试（78.25）中得分最高，提升整体平均分，在中医综合这种涉及复杂中医问题的考试中表现差，低于考试合格线，该模型应加强在处理复杂问题和中医诊断方面的训练，提升回答正确性，详细测评结果见表7。选取三个英文模型进行英文西医数据集测评，结果表明所有模型中 LLAMA2－13B（48.85）表现最好，MedLLAMA2－7B 得分最低，详细结果见表8；但是由于测试的模型基本都有商用属性，模型选用数据较为精细，差距并不明显，同时，开源医疗模型效果与其选用的基座模型存在一定关系，但具体影响程度需要进一步探究。

表6　西医中文测评结果

	平均分	医师考试	护理考试	药师考试	医技考试	专业知识考试	医学考研
ChatGLM2－6B	44.88	44.40	53.88	43.41	41.58	41.13	44.88
Baichuan－13B－chat	41.40	39.00	48.31	42.94	38.50	41.06	38.56
Sunsimiao	35.32	36.80	39.94	36.81	30.25	33.63	34.50
HuatuoGPT	31.52	31.85	35.00	30.56	32.17	31.31	28.25
ChatMed－Consult	21.85	21.40	22.63	21.44	23.67	20.38	21.63
平均分	34.994	34.69	39.952	35.032	33.234	33.502	33.564

表7　ShenNong－TCM 测评结果

模型名称	平均分	中药师	中医学与中药学	中医综合
ShenNong－TCM	65.72	78.25	67.35	42.565

表8　英文西医测评结果

模型名称	来源	得分
LLAMA2－13B	Meta AI	48.85
ChatDoctor	UT Southwestern Medical Center，USA	43.1
MedLLAMA2－7B	llSourcell	40.35

三、问题与对策

（一）医疗大模型准确性问题

医疗大模型自身的特殊性，使其应具有更高的准确性及可靠性。医疗领域的严肃性体现在医疗领域容错率低、合规性要求高，复杂性体现在医生在诊疗过程中，不仅要考虑患者目前状况，还要考虑其既往病史并通过患者表现判断其所述情况是否真实，这些情况通常依赖专家多年执业的隐性知识储备解决，大模型难以从文字信息中习得这类隐性知识，与医疗专家水平仍存在差距。

（二）医疗数据质量和标注问题

医疗数据的质量和标注困难是医学大语言模型面临的问题之一。医疗数据往往存在噪声、缺失或不一致性，这可能导致模型的性能下降或决策的不准确性，需要采取有效的措施来清洗和预处理数据[28]。此外，医疗数据的标注也需要专业的医学知识和专家的参与，标注过程复杂且耗时。解决该问题的对策包括建立标准化的数据清洗和预处理流程，以去除噪声和纠正数据错误；采用半监督学习和主动学习等方法，减少标注数据的需求；建立多学科的合作团队，整合医学专家的知识和专业判断，提高数据的标注质量和准确性；利用自动化的方法进行数据标注，减少人工标注的工作量和时间。

（三）医疗信息隐私保护与数据安全

医学大语言模型应用中的隐私和数据安全问题包括数据泄露、未经授权的数据访问，以及数据滥用等[29]。医疗数据属于患者的敏感信息，如病历、基因组数据和个人身份信息，因此必须采取有效的措施来保护数据的安全性和隐私性。解决该问题的对策包括采用数据加密技术保护数据的传输和存储；建立严格的数据访问和权限控制机制，确保只有授权人员可以访问敏感数据；制定合适的数据共享政策和合同，明确数据使用的目的和限制，并与相关法律法规保持一致；加强对数据安全的监控和审计，及时发现并应对安全漏洞和威胁。

（四）医学伦理道德问题

为了确保生成式大语言模型的开发和应用符合道德准则和法规，建立相应伦理审查和监管机制将有助于提高医疗 AI 大模型系统的可信度。应建立专门的伦理审查委员会，对生成式大语言模型数据收集、存储和处理，数据中偏见影响的评估等方面进行全面跟踪监管，以确保生成式大语言模型的合法性和可信度[30]。

四、未来展望

未来，随着医疗大数据的不断积累和大语言模型技术的不断进步，医疗领域将迎来更加广阔的发展空间和机遇[31]。我们期待在不久的将来，通过医疗大语言模型，实现更加精准、高效、智能化的医疗诊断和治疗，为医学研究、公共卫生政策制定、医疗服务提供和医院服务模式创新带来巨大的机遇。

（一）个性化医疗

随着个性化医疗的发展，大语言模型在医疗领域的应用也将更加个性化。未来，可以根据患者的个性化需求和特征，定制开发适用于不同场景和人群的大语言模型应用，如个性化健康管理、个性化药物研发等。为了实现这一目标，一方面，可以尝试将患者的既往病历或体检报告等医疗记录作为大语言模型的上下文（这需要模型能有效支持非常规的上下文长度）；另一方面，可以尝试采用更细粒度的数据分析和挖掘技术，挖掘患者的个性化特征和需求，为个性化医疗提供精准支持。

（二）与知识图谱深度结合

医疗知识图谱涵盖细粒度、高质量的人类医学专家知识，恰好能与生成式大语言模型形成互补。因此，将大语言模型与知识图谱相结合有可能解决大语言模型的幻觉问题，提高生成内容的可控性和可解释性。然而目前知识图谱在大语言模型领域的应用主要还停留在信息检索方面，如何将大语言模型输入、输出的文字和知识图谱细粒度对齐以实现文本生成过程与知识图谱的深层次耦合是未来值得探索的方向。

（三）国内发展策略与布局

在国内医疗行业，大语言模型的应用前景广阔且充满潜力。随着人工智能国家战略的推进，应继续加大投入研发具有自主知识产权的医疗大语言模型，集成国内丰富的临床数据资源，针对中国人群特有的遗传背景、疾病谱系以及医疗服务体系特点进行优化。同时，增加医疗机构、科技企业和学术机构之间的跨界合作，共同推动大语言模型在基层医疗服务、远程医疗咨询、慢性病管理等方面发挥更大作用。

（四）政策法规与伦理考量

伴随医疗大语言模型的实际应用深化，相关的法律法规与伦理规范建设将成为必不可少的一环。政府和行业组织应逐步出台更为完善的指导原则，确保医疗大语言模型在保护患者隐私、数据安全、模型决策透明度及算法公平性等方面严格遵循高标准，从而促进医疗大语言模型在合法合规的前提下稳健发展。

（五）人才培养与产学研联动

为了适应医疗大语言模型带来的变革，教育体系与产业界应联手培养兼具医学专业素养与人工智能技术能力的复合型人才，确保有足够的人才储备来驱动该领域持续创新。同时，鼓励更多的产学研项目落地，通过实战演练和案例分析提升大语言模型在真实医疗场景中的适用性，进一步发掘其在疾病预防、早期筛查、康复指导等方面的巨大价值。

综上所述，无论是从技术革新、应用场景拓展还是政策引导、人才培养的角度看，医疗大语言模型都将在未来展现无可估量的发展势头，为全球医疗健康事业开辟全新的智能时代篇章。

参考文献

［1］王海峰，孙宇，吴华．知识增强预训练模型［J］．中兴通讯技术，2022，28

(2)：16 –24.

[2] 孟尔凡．基于预训练语言模型的军事命名实体识别方法研究［D］．哈尔滨：哈尔滨工业大学，2021. DOI：10. 27061/d. cnki. ghgdu. 2021. 002903.

[3] 陈剑锋．大语言模型在临床医学的可应用性探讨［J］．医学与哲学，2023，44（21）：1 –6.

[4] 林婧，连钰婷．个人健康医疗数据可携权的本土化［J］．北京科技大学学报（社会科学版），2023，39（4）：466 –474. DOI：10. 19979/j. cnki. issn10082689. 2022100087.

[5] 国务院办公厅．关于印发"十四五"国民健康规划的通知［EB/OL］．（2022 –05 –20）［2024 –03 –07］. https：//www. gov. cn/zhengce/zhengceku/2022 –05/20/content_ 5691424. htm

[6] 国家网信办，国家发展改革委，教育部，等．生成式人工智能服务管理暂行办法［EB/OL］．（2023 –07 –10）［2024 –03 –07］.

[7] 陈润生．医疗大数据结合大语言模型的应用展望［J］．四川大学学报（医学版），2023，54（5）：855 –856.

[8] Nori H，King N，McKinney S M，et al. Capabilities of gpt –4 on medical challenge problems［J］. arv preprint arv：2303. 13375，2023.

[9] Luo R，Sun L，a Y，et al. BioGPT：generative pre – trained transformer for biomedical text generation and mining［J］. Briefings in Bioinformatics，2022，23（6）：bbac409.

[10] Singhal K，Azizi S，Tu T，et al. Large language models encode clinical knowledge［J］. Nature，2023，620（7972）：172 –180.

[11] Chervenak J，Lieman H，Blanco –Breindel M，et al. The promise and peril of using a large language model to obtain clinical information：ChatGPT performs strongly as a fertility counseling tool with limitations［J］. Fertility and Sterility，2023.

[12] Lahat A，Shachar E，Avidan B，et al. Evaluating the use of large language model in identifying top research questions in gastroenterology［J］. Sci. Rep. 13，4164（2023）.

[13] Lyu Q，Tan J，Zapadka M E，et al. Translating radiology reports into plain language using ChatGPT and GPT –4 with prompt learning：Results，limitations，and potential［J］. Visual Computing for Industry，Biomedicine，and Art，2023，6（1）：9.

[14] Milne - Ives M, de Cock C, Lim E, Shehadeh MH, de Pennington N, Mole G, et al. The effectiveness of artificial intelligence conversational agents in health care: systematic review.

[15] Potapenko I, Boberg - Ans LC, Stormly Hansen M, Klefter ON, van Dijk EHC, Subhi Y. Artificial intelligence - based chatbot patient information on common retinal diseases using ChatGPT.

[16] Zhiyong Yang, Jinhua Feng, Shuya Mei, et al. A deep learning model for predicting COVID - 19 ARDS in critically ill patients. Frontiers in Medicine. 2023.

[17] Johnson S, King A, Warner E, et al. Using ChatGPT to evaluate cancer myths and misconceptions: artificial intelligence and cancer information.

[18] Calvin Wang, Joshua Ong, C. Y. J. Wang, et al. Potential for GPT Technology to Optimize Future Clinical Decision - Making Using Retrieval - Augmented Generation. Annals of Biomedical Engineering. 2023.

[19] Lorenz Adlung, Y. Cohen, Uria Mor, et al. Machine learning in clinical decision making. Med. 2021; 2 (6): 642 - 665.

[20] 陈凌云，姚宽达，王茜，等. ChatGPT：研究进展、模型创新及医学信息研究应用场景优化［J］. 医学信息学杂志，2023，44（7）：18 - 23，29.

[21] 王飞跃. 平行医生与平行医院：ChatGPT 与通用人工智能技术对未来医疗的冲击与展望［J］. 协和医学杂志，2023，14（4）：673 - 679.

[22] Chintagunta B, Katariya N, Amatriain X, et al. Medically aware GPT - 3 as a data generator for medical dialogue summarization [C] //Machine Learning for Healthcare Conference. PMLR, 2021: 354 - 372.

[23] 赵世明，周东海. 临床医学专业医师资格考试成绩的学科诊断分析［J］. 医学教育探索，2002（1）：37 - 39，45.

[24] 牛福莲，安孟瑶，王强，等. 从诊室到云端：医疗大模型的应用挑战与未来探索［J］. 中国发展观察，2024（1）：77 - 85.

[25] 周椟忠，罗俊仁，谷学强，等. 大语言模型视角下的智能规划方法综述［J/OL］. 系统仿真学报：1 - 19［2024 - 03 - 25］. https://doi.org/10.16182/j.issn1004731x.joss.23 - 1468.

[26] Bai Y, Jones A, Ndousse K, et al. Training a helpful and harmless assistant with reinforcement learning from human feedback [J]. arXiv preprint arXiv: 2204.05862, 2022.

[27] Crispino N, Montgomery K, Zeng F, et al. Agent instructs large language models to be general zero – shot reasoners [J]. arXiv preprint arXiv: 2310. 03710, 2023.
[28] 万程，周鹏，吴陆辉，等. 基于生成对抗网络的糖尿病视网膜病变眼底图像生成 [J]. 中华实验眼科杂志，2019，37（8）：613 –618.
[29] 刘辉，雷崎山. 生成式人工智能的数据风险及其法律规制 [J/OL]. 重庆邮电大学学报（社会科学版），1 –15 [2024 –03 –25].
[30] 潘高洄，叶冠志，方韶韩，等. ChatGPT 在医学临床实践应用与伦理探索 [J/OL]. 中国胸心血管外科临床杂志，1 –6 [2024 –03 –25].
[31] 何海龙，王进达，常笛，等. 5G 通信技术在眼科领域的应用前景展望 [J]. 中华眼视光学与视觉科学杂志，2020，22（12）：956 –960.

HB.04 生成式人工智能在医疗健康领域的应用与展望

翟 兴[①] 朱欣宇[②]

摘 要： 本报告基于文献研究，对生成式人工智能在医疗健康领域的应用现状、优势和不足进行了分析。研究发现，生成式人工智能在医疗健康领域有着广泛的应用价值，对提高人民的医疗健康水平，促进医疗服务质量提高等方面能够起到积极的作用。但是，生成式人工智能在医疗健康领域的应用也存在着数据质量不高、隐私安全、可解释性差等问题。最后，本报告对今后如何将生成式人工智能更好地应用于医疗健康领域，从而促进医疗健康的智慧化发展提出了建议。

关键词： 生成式人工智能；医疗健康；应用与展望

生成式人工智能（Generative AI）指可以基于算法创造新文字、图像、音频、视频的智能应用模式。而近期成为热点的 ChatGPT 大型语言交互模型，是由谷歌公司 2017 年所发表论文 *Attention Is All You . r Need* 中所提出的 Transformer 算法模型建构而来。该算法模型基于注意力筛选法，对海量数据进行针对性的特征提取、归纳，其运行依据语言、图像、声音中的特征点，在前置训练数据集基础上创造新信息内容[1]。可以说，创造性、独特性是人工智能生成内容（Artificial Intelligence Generated Content，AIGC）的重要特征[2]。随着以 ChatGPT 为代表的商业应用模式成熟和推广，生成式 Al 的应用价值与经济潜力凸显，基于生成式算法模型的 AI 产品迅速推陈出新、迭代升级，俨然成为人类社会中“必不可少”的生产力工具[3]。

生成式人工智能（Generative AI）是一种能够自主生成内容的技术，它

---

① 翟兴：管理学博士，北京中医药大学管理学院副教授，研究方向：信息分析、健康信息学。

② 朱欣宇：北京中医药大学管理学院研究生，研究方向：健康大数据管理。

在多个领域都有广泛的应用。例如，在图像生成领域，Stable Diffusion XL 是 Stability AI 公司推出的一款人工智能图像生成模型，它可以创建出真正逼真的高质量图像。生成式人工智能也被广泛应用于文本生成领域。诸如，生成式预训练 Transformer（GPT）模型，这些模型利用 Transformer 架构和对文本数据的大规模预训练来生成连贯且上下文相关的文本，进行自然语言理解和生成任务，包括聊天机器人、内容生成、翻译等。在视频游戏开发领域，生成式人工智能可以通过创建游戏环境、角色甚至对话，来减少游戏开发所需的时间和资源。在金融业和营销领域，生成式人工智能可以帮助金融机构进行风险评估和信贷决策，帮助市场营销人员创建个性化的广告和销售策略。在教育领域，生成式人工智能可以通过生成量身定制的作业、测验和学习材料，使教育内容适应个别学生的需求，从而促进个性化的学习体验。

在医疗健康领域，生成式人工智能同样有着广泛的应用。例如，被广泛应用于医学诊断、治疗、监测、规划工作流程和健康促进等方面[4,5]，尽管生成式人工智能在医疗健康领域的应用带来了诸多益处，但也需要注意一些潜在的风险，生成式人工智能可能会生成的虚假、不准确、有偏见或不完整陈述，对使用这些信息做出健康决策的人造成损害。因此，在应用生成式人工智能的过程中，需要充分考虑潜在问题，以确保其在医疗健康领域的应用。总的来说，生成式人工智能对医疗健康领域进行着变革性的拓展，这对于保证人民健康、提高总体医疗水平、改善人类生存质量具有重要意义。

一、生成式人工智能在医疗健康领域的应用

（一）基因的表达与分析

基因的表达与分析是生物学研究的核心之一，在药物学等领域也具有广泛的应用价值。例如，基因如何在细胞中转化为具有生物活性的蛋白质并如何调控其过程。生成式人工智能在基因的表达和分析方面，既可以跟踪预测具有特定功能的结构基因组、蛋白质组和代谢组等，又可以挖掘分析生命体中所含的基因序列、基因变异和基因表达信息，还可以使用更精确的方法来修改细胞和

生物体的遗传物质，从而理解、解释人类健康信息，不断解读和探索基因表达的模式和演化规律。近期生成式人工智能在肺腺癌病理学亚型分型及基因的表达分析中就起到了重大的作用[4]。这表明生成式人工智能技术模型在基因的表达和分析上具有极大的应用价值。

（二）临床疾病的诊疗与预防

1. 临床决策支持和辅助护理

随着社会的不断发展与高度信息化，以及医学知识的爆炸增长和多种新型疾病的出现，使得医生临床决策能力面临着严峻的挑战[5]。临床决策失误所致的用药错误或处置不当，是造成医疗差错甚至医疗事故的重要原因之一。生成式人工智能技术可以通过学习大量的医学数据和科学研究成果，借助计算机精准快速的信息提取、计算能力，模拟医生诊断治疗思维，为医生提供准确的疾病诊断建议和治疗方案。其可以有效解决临床医生知识局限性，减少人为错误，提高药物利用率，从而降低医疗事故发生率，提高医疗服务水平。例如，在国外生成式人工智能技术已经应用于人们的日常生活护理之中[6]。在极大减轻了护理人员的负担的同时，又为患者提供了及时有效的服务。此外，生成式人工智能还可以模仿心理医生引导患者进行心理疏导[7]，实时捕捉患者表情、动作和语音，以获得被治疗者的心理表征，进而推测其情感状态，从而能感知被治疗者的情绪，治疗创伤后的压力精神紊乱症。

2. 辅助数据影像与病理诊断

医疗数据处理指对医疗健康大数据（主要指病历、体检结果、健康档案等）进行深度治理和挖掘并释放数据价值的过程[8]。生成式人工智能技术可以自动识别患者影像数据，分析患者的病历和医学影像资料，进行定性定量分析，提高效率，并结合全球医疗数据库，提供个性化的诊断和治疗方案，帮助医生做出更明智的决策[8]。由于过去医疗系统不完善，医院有着大量的积压病历无法入库和分析[8]，而生成式人工智能技术则可以自动识别病历中的临床变量和指标，将这些非结构化的病历转化成统一标准的数据供医生分析[7]。在中国，也有人开始尝试将生成式人工智能技术应用在如皮肤癌分类检测、乳腺和肺癌的早期筛查、脑梗死的早期诊断等领域[9]。

（三）药物的研发及预测

生成式人工智能可以应用在药物开发的不同环节，如药物有效性和安全性测试、新型药物分子构建、生物标志物筛选等[10,11]。通过从采用人工智能的深度学习技术处理数据，运用智能算法模型，自动筛选化合物，设计新药合成路线，开展药物有效性、安全性预测。同时，生成式人工智能在药物分子设计、生物标志物筛选等工作中也发挥着积极作用。生成式人工智能技术可以辅助预测目标的蛋白分子结构[12]，预测药物与蛋白质的相互作用，从而助力新型药物的设计。

二、生成式人工智能（在医疗健康领域）存在的问题

（一）缺乏标准化数据和算法

生成式人工智能模型（以 ChatGPT 为例）需要大样本训练以提升模型性能，而训练数据质量的高低，包括数据的准确度、安全性、标准化等直接影响 ChatGPT 训练的质量。但是临床医疗数据质量可能存在差异。例如，不同医生在问诊时对患者问题的记录方式、术语使用以及数据录入的准确性都可能不同，这就导致数据质量的不一致性，没有统一的标准化数据[15]。模型训练的数据质量不高，可能会进一步导致模型在某些领域表现不佳，或者无法准确预测某些结果。同时，国内大部分医疗机构独立并且数据共享程度低，不同医疗机构的数据标准和结构存在差异，临床数据标准化程度较低，导致数据整合困难[16]；此外，不同领域的数据特点和分布也不同，医疗健康数据可能具有丰富的患者病历信息、医学影像信息以及研究实验数据等，这些不同医疗领域的数据特征和分布大不相同，不同医疗领域的模型在迁移过程可能会面临不匹配，这时模型需要大量标记的新领域数据和相应技术来适应新领域，而每个医疗细分领域中又有其自身独特的临床实践方式和标准等，可能会导致模型在迁移后性能下降、结果不准确等问题，这就限制了 ChatGPT 在不同数据集之间迁移和应用[17]。在算法上，目前来看，在医疗健康领域人工智能的算法标准缺失，未形成统一的算法标准，不同的医疗健康问题需要不同的算法来处理，缺

乏一个泛用性强能够适应各种场景的算法。

（二）数据隐私和安全问题

1. 个人健康数据隐私

医疗数据包含大量敏感信息，如患者的病史和治疗方案等。ChatGPT 的匹配算法就可能会带来更为严重的个人数据隐私问题。首先，在对患者进行诊断和治疗时，医生需要访问和收集大量个人敏感信息，包括病史、药物治疗方案、基因型等。所以在使用生成式大语言模型时，需要确保数据的隐私和安全得到充分保护，避免患者信息泄露和滥用，否则会给患者精神和心理等造成极大损害，导致患者对医疗机构的信任度下降、产生甚至激化医患纠纷等一系列重大问题[17]。

根据《中华人民共和国个人信息保护法》，在涉及个人医疗健康敏感信息时，信息处理者应清楚告知当事人处理活动的性质和目的，并取得个人同意[18]。为了满足算法透明性要求，处理活动的目的必须在开始时确定。然而，严格的目的限制原则可能限制医疗人工智能的技术创新并减损健康数据的潜在价值。因此，在医疗人工智能领域，严格的目的限制原则可能不完全适用。

2. 安全性问题

安全性是医疗健康领域另一个重要问题，在目前的医疗健康领域，人工智能技术的安全性还无法得到有效保障。部分人工智能技术在实际使用中无法确保可靠性，影响了医疗健康的质量和精确度，增加患者的安全隐患。此外，尚未制定完整具体的规范化信息统计，信息数据利用效率低，人工智能技术的准确性和真实性还无法得到有效保证。由于当前的科技水平限制，人工智能技术在医疗健康领域的全面应用还有待进一步发展。

由于医疗机构涉及大量个人敏感数据，攻击者可以通过针对 ChatGPT 本身或相关数据库的攻击手段获取和窃取敏感数据，从而导致数据安全风险。此外，在互联网传输和存储数据时，也存在风险，如黑客攻击和技术漏洞可能导致数据泄露和隐私侵犯[19]。在一些情况下，医疗领域需要多个组织之间共享数据以进行合作研究。确保这些共享数据的隐私和安全性是一个重要的问题，需要设计安全的数据共享协议和技术。因此，保护医疗数据的隐私和安全至关重要。

另外，在一些诊断中，医疗人工智能的自动决策会直接影响个人的权利。例如，基于个人健康数据的疾病预测可能会影响个人未来获得某种医疗保险的想法。为保护个人权益不受生成式人工智能自动化决策的影响，自动决策结果应由医生或医疗专家进行审查，纠正错误并重新考虑决策的正确性和可能的不利影响。

（三）可解释性问题

1. 模型黑箱问题

大语言模型的可解释性问题是人们关注的焦点。ChatGPT 作为深度学习模型的一种，其算法黑箱特性使其决策过程难以理解和解释。算法黑箱指的是人们无法直接了解算法决策的机制以及所依据的因素，这使得决策难以被了解、审查或验证。可解释性问题是指人类能够清楚地理解算法决策的思考过程，包括人工智能自动决策的原因、方法和内容等。与知识图谱和小模型相比，大语言模型的可解释性较弱[20]。知识图谱由实体和关系构成，具有直观可见性，而大语言模型则拥有更多参数和自发涌现的推理结构，使其产生更精准的输出。然而，这也导致大语言模型的自我调试和演化使其决策无法被完全预测，其可解释性受到限制。在医学伦理中，医生和患者需要知道机器为什么提出特定建议或结论，而算法黑箱特性是医患难以理解大语言模型在处理输入和生成输出时的具体过程。

2. 信任度问题

在临床应用中，ChatGPT 的精度和准确性是非常重要的。然而，由于训练数据的偏差和模型的黑箱性质，模型的结果可能存在潜在的风险和不确定性[15]。在医疗健康领域，模型的解释性是至关重要的，医生和患者需要了解模型的推理过程和生成结果的依据。然而，ChatGPT 被认为是黑箱模型，难以解释其生成结果的逻辑和依据，这降低了人们对模型结果的信任度。例如，医疗专业人士和患者难以理解模型为何做出特定的医疗决策或提供特定的诊断建议，因此，可解释性的缺乏会导致医生和患者对治疗方案不信任[17]。为了提高模型的可靠性和可接受性，必须确保公正、透明和客观的原则得到遵守，并解决深度学习模型可解释性差的问题。这样才能获得广泛认可和信任，并确保模型的正确性和有效性在临床实践中得到应用。

（四）幻觉问题

幻觉指大语言模型在处理常识问题时，生成的内容在语义或句法上符合逻辑，但内容不正确或无意义[17]。医疗领域错误或不准确的信息可能对患者健康产生严重影响。因此，应用生成式大语言模型时准确性和可靠性至关重要，而生成式大模型本质上是概率模型，仍有产生错误的可能[20]。ChatGPT 通过分析用户输入的文本指令，结合其背后的大模型和语料库，输出相应结论。但此大模型在训练时并未完全受到监督，所以语料库中的数据可能包含不合法、歧视性或真假难辨的内容，这可能导致 ChatGPT 生成虚假、不良信息[21]。大模型看似严谨的回答可能存在基本事实错误，在应用时仍然要付诸极大的代价判断信息真伪，增加了应用成本。而且实际医疗临床任务往往形态复杂，加上大模型对于特定领域的专业领域知识理解能力和掌握能力有限，进而就会在使用中产生相应幻觉。

（五）实际应用欠缺

1. 缺乏统一评估标准

医学依赖专家知识和经验，生成式大语言模型依赖于数据，医疗专家知识和经验往往蕴含在医疗数据中，这为生成式大语言模型缓解医疗资源短缺提供了可能性。未来生成式大语言模型在医疗领域应用前景广阔，但模型评估仍存在诸多挑战。虽然已有在公开数据集上的模型评估、基于 ChatGPT4.0 的自动评估，甚至还有专业医生的人工评估，但这些评估均存在规模小、不全面、封闭和难以复制等问题。目前，尽管已经涌现出各种各样的生成式大语言模型，但由于缺乏统一评估标准[17]，不同模型的性能难以客观全面地进行比较，这也导致不同研究结果难以互相验证和重现，从而大大降低模型可信度。

2. 无法完全习得专家经验

医疗是一类严肃而复杂的应用场景，对大语言模型的要求更高。对大语言模型的准确性、精确性、安全性、可靠性和认知能力提出了更高的要求。医疗领域对错误的容忍度很低，对合规性要求很高。在医疗决策过程中，医生不仅需要考虑患者的病史，还要通过场景判断患者所述是否真实，以及还要考虑患者收入和医保情况等因素。目前生成式大语言模型在复杂决策任务中的应用仍然是辅助决策的角色。在医学领域中，医疗专家凭借丰富的经验来解决问题[22]，而生成式大语言模型在解答病因分析等问题时可能会缺乏处理细微差别和灵活变通的能力[23]，与资深医疗专家水平上仍有不小差距。要成为专业的医疗助手工具，大语言模型仍需要丰富的专业知识、合理的角色定位、病情研判能力、复杂约束取舍能力和不完全信息下的推断能力等。

（六）伦理问题和责任问题

1. 责任归属问题

生成式人工智能在医疗健康领域快速发展，但是关于伦理方面的研究相对较少。由于医疗健康领域的独特性，使得其对医疗人工智能的应用有着更高的伦理要求[24]。ChatGPT 在医学伦理中的应用可能影响医患关系、责任界定和权利保护。模型的智能化和个性化特征可以扮演更重要的角色，在处理一些医学伦理问题时进一步改变医患间的信任度、隐私等社会关系[18]。而在实际医疗过程，随着模型的应用场景增多，弱化了医疗人员的职责定位，医患关系慢慢改变[16]。在处理复杂伦理决策中，模型可能提供矛盾或不确定建议，错误决策可能导致严重的后果，一旦发生必须追责[15]，但无法明确对决策中的风险隐患、医疗过失和事故进行定位追责[16]，这就需重新考虑责任如何归属和义务如何划分，针对这类问题目前中国医疗管理部门还未推出相应的管控方法和要求[25]。同时，需避免通过模型推卸责任或丧失个体自主性。在使用时，需要确保隐私保护、知情同意和公平公正等权益，严格遵守法律、道德和伦理标准，以减少潜在风险和伦理问题[15]。

2. 偏见与歧视

在临床医学中，公平性是一个很重要的伦理原则，医疗健康领域生成式人工智能的应用不当会加剧现实中的不平等。以 ChatGPT 为例，生成式人工智能出现的偏见和歧视问题值得关注。其学习依赖大量训练数据，但是这些数据可能不平衡或标签不准确，从而导致在处理某些问题时可能出现偏见或歧视，引发不公平现象[22]。在临床医学中，ChatGPT 可能因性别、种族、文化等偏见给出错误建议，如为女性患者提供保守或不准确的治疗方案[19]。实际中算法歧视的案例，在美国患有相同疾病，但是算法为有色人种设置较低风险评分，导致他们获得个性化医疗护理的机会减少。这种偏见和歧视会破坏医生和患者之间的信任，影响医疗服务的质量和效果。因此，在训练 ChatGPT 等大语言模型时，训练数据要更多样化，包括不同种族、性别以及文化差异等，来减少大语言模型的偏见和歧视。同时在使用过程中也需要考虑患者的特殊情况、价值观和偏好等，以保证结果对所有患者都是公平和可信的[26]。

三、生成式人工智能在医疗健康领域应用的展望

（一）提高医疗效率

生成式人工智能可以通过对大量的医学数据进行分析和学习，辅助医生进行疾病诊断。例如，通过医学影像技术的分析来帮助早期肿瘤的检测和识别。这种技术的准确性优于传统的医生诊断，提高了临床判断的效率。传统的药物研发过程需要耗费大量的时间和资源，但生成式人工智能能够通过深度学习和数据挖掘的方法，快速分析和筛选出候选药物，从而加速研发进程。人工智能技术能够对大量的数据进行分析和模拟实验，准确预测药物的效果和副作用，节省时间和人力成本，并推动药物研发的创新。生成式人工智能也在个性化治疗方面发挥着重要作用。通过对患者个人的基因、病历数据进行分析和比对，人工智能系统可以为患者提供个性化的治疗方案。这种个性化治疗的方法，能够更好地满足患者的需求，提高治疗的效果和可行性。

（二）辅助药械企业研发与业务发展

生成式人工智能在提高医药企业研发效率、优化医药企业的药品上市和商业化策略方面，显示出巨大应用潜力。在前临床阶段，生成式人工智能可以辅助快速设计新药分子，大幅缩短设计周期；在临床阶段，生成式人工智能可以分析大量文献，快速总结近年来药物临床试验设计和结果，供研发团队参考制订方案。在上市后阶段，生成式人工智能还可以辅助药械企业的患者教育部门高效生成患者洞察报告与患者教育材料；在网络环境中主动收集数据，分析药品反馈数据，生成药物不良反应报告。

（三）个性化健康管理

生成式人工智能可以深度学习患者数据，支持个性化健康管理方案。生成式人工智能可以根据用户的年龄、性别、体重指数等生成合适的膳食计划、运动方案；考虑用户本身的基础疾病因素，制定健康管理建议；随着用户状况变化，系统可以动态调整方案，使健康管理更智能化和个性化。

生成式人工智能可以通过多种方式实现个性化健康管理。通过分析大量的医疗数据集，以发现模式、预测结果并增强护理和健康 。医疗保健提供者可以使用这些个性化医疗技术来定制更明智的治疗计划以及为患者提供后续护理。除此之外，生成式人工智能可以实现更智能化、个性化的健康管理方案。将数字化创新作为在中国发展的底层驱动力，加强技术研发和创新，提高数字化服务的水平和质量，以满足消费者日益增长的健康需求。

（四）精准医疗和远程医疗

生成式人工智能可以通过分析大量的医疗数据，包括患者的遗传信息、生活习惯、病史等信息，为每个患者提供个性化的治疗方案。这不仅能够提高治疗的效果，也能够减少不必要的医疗资源浪费。与此同时，生成式人工智能可以通过分析患者的症状描述和生理数据，为患者提供初步的诊断和建议。

四、促进生成式人工智能在医疗健康领域发展的措施

（一）政府引导

1. 标准化管理

政府需结合事前审查、数据安全、隐私保护等多个层面，推动生成式人工智能在医疗领域应用在诸如生成式人工智能在开发阶段的数据来源、训练程序、算法技术和投入使用阶段的具体使用原则和尺度等多方面的标准化建设，推动标准化智能医疗健康平台的构建和共享。

2. 法律保障

政府应落实《中华人民共和国个人信息保护法》《中华人民共和国数据安全法》和《中华人民共和国知识产权保护法》等法律，保障医患人员的隐私信息安全，保护医疗信息安全和科研知识产权，确保生成式人工智能的数据来源安全合法[27]；同时，政府应根据当前生成式人工智能的应用现状以及医疗智能化的背景，出台相关的法律法规，为生成式人工智能在医疗健康领域的应用提供法律保障。

3. 政策支持鼓励

政府应在安全底线之上促进发展，为生成式人工智能算力、数据等技术的发展和完善提供政策支持[27]，鼓励医疗智能化，推进生成式人工智能进入医学科研和临床应用。遵循坚持发展和安全并重、促进创新和依法治理相结合的原则，出台相关的政策鼓励生成式人工智能和医疗健康的学科交叉和研究应用，发挥服务型政府的作用。

4. 舆论引导

政府作为权威机构，应发挥舆论引导作用，宣传和普及医疗智能化背景下生成式人工智能的积极作用，提高公众对生成式人工智能了解程度和信任程度，为医疗智能化和生成式人工智能与医疗健康融合营造良好的舆论环境。

（二）技术研发

通过研究和优化技术，提高生成式人工智能在辅助医疗健康决策和解决医疗健康问题的真实性和可靠性[27]，促进生成式人工智能在医疗领域的应用。

1. 高质量语料库和数据库的构建

生成式人工智能作为一种通过大规模数据集生成新的原创内容的新型人工智能，需要以大规模的语料库和数据库作为基础，虽然生成式人工智能可以弥补任务中语料不足的缺陷[28]，但原始语料库和数据库的构建依然重要。因此需要结合生物、化学、医学等多个学科，构建更加完善的医疗健康数据库以及语料库，为生成式人工智能在医疗健康领域的实际应用提供数据基础。

2. 训练和强化生成式人工智能的鉴别能力

生成式人工智能的非真实性风险来源于生成式人工智能难以保证其输出信息的真实和准确，同时难以保证生成内容的质量[27]。研究表明，生成式人工智能对网络健康信息的自动化鉴别能力有限，且对全领域健康信息的鉴别能力还有待研究[28]。且现实中虚假的信息往往比真实的信息更易传播扩散，生成式人工智能容易选择虚假的信息，导致虚假错误的信息进一步传播，影响生成式人工智能在医疗决策中的辅助作用，降低人们对生成式人工智能的可信度，造成恶性循环。因此，生成式人工智能提供者和研发者需要加强对生成式人工智能信息鉴别能力的训练，增加训练的问题覆盖面，提高生成式人工智能的真实性和可靠性，从而使生成式人工智能在医疗决策中起到有效的辅助作用，形成良性循环，促进生成式人工智能在医疗决策和解决医疗健康问题中的应用。

（三）教育培训

1. 教育机构和高等院校的人才培养

智能医疗健康不仅是“人工智能”和“医疗健康”两个领域的简单合并，更是人工智能和医疗健康两个学科的有机结合[29]，因此教育机构和高等院校应明确“智能医疗”的学科定位和培养目标。

教育机构和高等院校应创新医学教育培养体系，构建并完善复合型人才的培养方案，培养具有良好的数据科学思维和数据分析基础，熟悉医疗卫生领域的数据特点，系统掌握医疗健康大数据管理的技术与方法，掌握数据科学、医学、管理学的基本理论和方法，有助于培养医疗卫生行业、健康产业、国家卫生行政管理，以及互联网企业等部门从事医疗大数据管理、应用和决策分析的复合应用型人才。重视生成式人工智能和医疗健康的融合，加强人才培养，促进智能医疗交叉学科的一级建设[29]。

2. 对现有的团队进行培训

促进生成式人工智能在医疗健康领域的应用，需要人工智能开发人员和医疗健康工作者的共同努力。对医疗健康工作者需要进行生成式人工智能的使用培训，促进医疗的智能化转型，推进生成式人工智能在临床和医学研究的使用；人工智能开发人员也应了解学习医疗健康理论，进行医学知识培训，从而具备一定的医学知识基础并运用于生成式人工智能产品的开发，促进生成式人工智能在医疗领域的应用。

（四）伦理监管

1. 完善伦理制度和体系，创新伦理学理论

通过建立医学人工智能伦理委员会等伦理机构，对医疗领域生成式人工智能的使用制度进行完善，对医疗生成式人工智能的健康性和伦理性进行定期评估[30]，对人工智能临床与产品的伦理审查机制进行补足和完善。建立公开透明的技术标准和管理机制，实行设计问责和应用监督并重的双层监管体系，尽可能减少生成式人工智能的应用差错。建立并完善智能医疗纠纷解决办法，明确责任承担主体[29]。加强信息保护，保护个人隐私，明确数据的使用范围和

使用权限。

同时，医疗人工智能伦理已经进入发展阶段，正在同步推进建设具备专业性的医疗人工智能伦理研究体系。生成式人工智能在医疗领域的应用促进了医疗智能化的转型，而医疗智能化转型的“去人化”[31]使医疗人工智能伦理问题与传统医学伦理观念的“割裂”风险更为尖锐。因而医疗人工智能伦理需要对医疗人工智能伦理与社会问题的创新阐释，细化技术实施的伦理适用准则，针对医疗人工智能的整体性困境做出应对准备[32]，加速伦理学的创新发展，为生成式人工智能在医疗领域的应用提供伦理支持。

2. 加强伦理培训，树立智能医疗伦理观

加强医学伦理培训工作，提高医学人员和科研人员的伦理观念，树立医疗伦理观。生成式人工智能可以通过技术弥补人在记忆、分析处理大量数据上的不足，提高决策和解决问题的效率，而具备人文精神和医学素养的医疗工作人可以给医疗技术增加人文色彩[31]。人类可以依靠技术手段对生成式人工智能的道德伦理要求进行设定，使生成式人工智能在医疗领域的应用中更加符合人类的道德伦理标准，从而提高生成式人工智能的可信度，减少人们对生成式人工智能的疑虑和担忧，提升安全感。

参考文献

[1] VASWANI A，SHAZEER N，PARMAR N，et al. 注意力就是你所需要的 [EB/OL]. [2023-11-24]. https://pdf-reader-dkraft.s3.us-east-2.amazonaws.com/1706.03762.pdf.

[2] 陈永伟. 超越 ChatGPT：生成式 AI 的机遇、风险与挑战 [J]. 山东大学学报（哲学社会科学版），2023（03）：127-143.

[3] 李白杨，白云，詹希旎，等. 人工智能生成内容（AIGC）的技术特征与形态演进 [J]. 图书情报知识，2023，40（1）：66-74.

[4] 赵星，乔利利，叶鹰. 面向数据智能和知识发现的图书情报学跨界拓展：数据—学术—创造整合论 [J]. 中国图书馆学报，2020，46（6）：16-25.

[5] 陆伟，刘家伟，马永强，等. ChatGPT 为代表的大模型对信息资源管理的影响 [J]. 图书情报知识，2023，40（02）：6-9+70.

[6] 周连田，赵可辉，张志强．人工智能在肺腺癌病理学亚型分型及基因表达分析中应用的研究进展［J］．中国胸心血管外科临床杂志，2024，31（1）：145－152.
[7] 朱寿华．大数据人工智能在医疗健康领域中的应用：评《健康医疗大数据与人工智能》［J］．科技管理研究，2021，41（2）：234.
[8] 徐维维，彭沪，杨佳芳，等．人工智能在医疗健康领域的应用与发展前景分析［J］．中国医疗管理科学，2019，9（5）：37－41.
[9] 金春林，何达．人工智能在医疗健康领域的应用及挑战［J］．卫生经济研究，2018（11）：3－6.
[10] 袁加俊，赵列宾，田丹．新一代人工智能在医疗健康领域的应用与思考［J］．中国卫生信息管理杂志，2020，17（6）：780－785.
[11] 朱佳佳，徐杨．人工智能在医疗健康领域的应用研究［J］．电信网技术，2018（4）：21－24.
[12] 管庆霞，罗煜婷，刘宇萌，等．人工智能在抗肿瘤药物研发中的应用与进展［J］．中国现代应用药学，2023，40（23）：3318－3323.
[13] 强应海，陈坚，刘西北，等．人工智能技术在医疗健康领域中的应用探究［J］．电子元器件与信息技术，2022，6（11）：111－115.
[14] 马彦博，段小群．AI 技术在药物研发中的应用［J］．广东化工，2024，51（4）：80－82.
[15] 刘聪聪．变革与应对：生成式人工智能在健康传播领域的应用前景探析［J］．传播与版权，2023（20）：60－62.
[16] 马武仁，弓孟春，戴辉，等．以 ChatGPT 为代表的大语言模型在临床医学中的应用综述［J］．医学信息学杂志，2023，44（7）：9－17.
[17] 庹敏，侯梦婷，鲍娟．人工智能在医疗领域的应用现状和思考［J］．中国现代医生，2022，60（22）：72－75.
[18] 颜见智，何雨鑫，骆子烨，等．生成式大语言模型在医疗领域的潜在典型应用与面临的挑战［J］．医学信息学杂志，2023，44（9）：23－31.
[19] 韩成芳．医疗人工智能领域个人健康数据保护的困境及其破解［J］．科技与法律（中英文），2024（1）：54－60.
[20] 李东洋，刘秦民．论 ChatGPT 在医学领域可能带来的伦理风险与防范路径［J］．中国医学伦理学，2023，36（10）：1067－1073，1096.
[21] 徐继敏，严若冰．论大语言模型材料的证据属性：以 ChatGPT 和文心一言为例

[J]. 四川师范大学学报（社会科学版），2024，51（1）：60－73，202－203.
[22] 肖仰华，徐一丹．大规模生成式语言模型在医疗领域的应用：机遇与挑战[J]. 医学信息学杂志，2023，44（9）：1－11.
[23] 谢永江，杨永兴．ChatGPT 法律风险及其规制［J]. 南京邮电大学学报（社会科学版），2023，25（5）：29－39.
[24] 李佩芳，陈佳丽，宁宁，等．ChatGPT 在医学领域的应用进展及思考［J]. 华西医学，2023，38（10）：1456－1460.
[25] 汪琛．基于价值嵌入的医疗人工智能伦理治理研究［D]. 合肥：中国科学技术大学，2023.
[26] 强应海，陈坚，刘西北，等．人工智能技术在医疗健康领域中的应用探究[J]. 电子元器件与信息技术，2022，6（11）：111－115.
[27] 江婧，曹东，鄢来均．可解释人工智能医疗应用的伦理问题［J]. 中国医学伦理学，2022，35（12）：1322－1328.
[28] 陈兵．促进生成式人工智能规范发展的法治考量及实践架构：兼评《生成式人工智能服务管理暂行办法》相关条款［J]. 中国应用法学，2023（4）：108－125.
[29] 李雅静，孙佳佳．ChatGPT 在网络健康信息鉴别中的应用探讨［J]. 图书馆论坛，2023，43（6）：85－92.
[30] 庹敏，侯梦婷，鲍娟．人工智能在医疗领域的应用现状和思考［J]. 中国现代医生，2022，60（22）：72－75.
[31] 张姝艳，皮婷婷．医疗领域中人工智能应用的可解释性困境与治理［J]. 医学与哲学，2023，44（3）：25－29＋35.
[32] 汪琛，孙启贵，徐飞．医疗人工智能伦理研究的发展趋势：主题分布、知识基础与未来展望［J]. 自然辩证法通讯，2023，45（12）：18－29.

HB.05 数智技术在医学领域中的疾病风险预测与管理应用研究

杨　硕[①]　周泽坤[②]

摘　要： 随着全球人口老龄化和慢性病患者数量的不断增加，社会对疾病预防和管理的关注日益提升，数智技术的快速发展为医学领域带来前所未有的机遇和挑战。本报告运用文献研究、知识图谱分析的方法，聚焦于数智技术在医学领域中的疾病风险预测与管理应用研究，特别关注中国传统治疗模式向预防性诊疗模式转变的趋势。通过国内外案例分析，全面探讨数智技术在疾病风险预测与管理中的应用，包括医学影像分析、基因编辑、患者数据管理等多领域。分析文献发现，当前数智技术在医学领域中疾病风险预测与管理中仍然面临数据隐私与安全、模型可解释性不足等问题，并提出加强数据安全、推动模型可解释性研究、促进数据标准化等对策，以期数智技术为医学领域带来更多创新和发展，推动跨学科合作实现更广泛应用，为人类健康作出更大贡献。

关键词： 数智技术；疾病风险预测；疾病管理；应用研究

随着全球人口老龄化和慢性病患者数量的增加，社会对疾病预防和管理的关注不断提升。数智技术的迅猛发展为医学领域带来前所未有的机遇和挑战。当前，中国的公共卫生工作主要集中在应对疾病事中和事后的紧急处理，而发达国家已经将注意力转向疾病预防。以结核病为例，世界卫生组织在2023年8月发布的《结核病操作手册——模块1：预防：感染预防与控制》中提出的相关推荐为中国建立和发展传染病预测预警技术提供了有力的

① 杨硕，医学博士，中国中医科学院中医药信息研究所研究员，研究方向：中医循证知识表达与知识图谱构建，知识管理与服务，中医药标准研究。

② 周泽坤，中国中医科学院中医药信息研究所研究生，研究方向：中医循证知识表达与知识图谱构建。

指导，强调了提高预测预警的及时性和准确性对于传染病控制的重要性。在个人疾病筛查、预测和健康管理方面，心脑血管疾病、慢性阻塞性肺疾病、恶性肿瘤等慢性疾病在中国呈现急剧变化，导致社会和居民的医疗负担迅速上升。在这一背景下，中国以治疗为主的传统诊疗模式正在逐渐重新重视预防医疗并向着多模式的预防性现代诊疗模式转变。因此，临床亟须加强疾病预测和预防工作。“数智技术”利用数字化信息和先进的计算机技术，为疾病预测带来了新的突破，为及时发现患者病情、帮助患者采取有效治疗和管理措施提供了重要支持。

一、数智技术国内外发展现状

（一）数智技术的定义和特点变化

数智技术的定义和特点的变化反映了其在医疗实践中的不断演进和应用。陈剑等[1]学者将大数据、人工智能、云计算、物联网、边缘计算、区块链等数字和智能技术整合为“数智技术”，而陆伟等[2]学者则将“大数据＋人工智能”等信息技术统称为“数智技术”。在医学领域，数智技术不仅包括了这些技术，还涵盖了基因组学、生物信息学、医学影像处理等方面的应用。“数智技术”具有实时化、可量化、可视化、智能化等核心特征[3]，这些特征推动着数智技术的融合与创新，使得医疗数据的获取、存储、分析和应用变得更加高效、精准和个性化。数智技术在医学中的应用可以帮助医生做出更准确的诊断和治疗决策，推动医疗服务的智能化和个性化发展，提高医疗资源的利用效率，优化医疗服务流程，促进患者健康管理和预防措施的实施。

（二）数智技术研究的国内外应用现状

当前，数智技术在国内外的发展应用呈现出多领域、多层次的蓬勃发展，为各行各业带来了前所未有的创新和动力。国际上，数智技术的应用领域覆盖医疗保健、自动驾驶、金融科技、环境监测、教育技术等行业，数智技术在国际医疗保健领域的数智技术应用非常广泛，包括医学影像分析、基因编辑、患者数据管理等方面。国内的数智技术发展也取得了长足的进步，在医疗健康、城市智能化、电商和金融、人工智能教育、制造业智能化等领域的应用也越来越普遍和深入。在医疗领域应用的数智技术，在影像分析、基因测序、健康数据分析、远程医疗等方面较为突出。集合国内外医疗数智发展的突出领域，本报告重点对以下 4 个主要方面进行介绍。

1. 基于医学影像分析的疾病辅助诊断

数智技术在医学影像分析方面取得了重大进展。例如，借助人工智能技术可以在 X 光片中用于牙周炎的检测，国外研究者 Chang 等[4]开发出了一种基于卷积神经网络（CNN）的自动检测和分类方法，可以自动分析单个牙齿的牙槽骨吸收程度，并根据 2017 年牙周病和植体周病国际分类研讨会的新标准对牙周炎进行自动分期。研究结果显示，该方法与影像科医师诊断的相关系数达到 0.73（$P<0.01$），全口组内相关系数为 0.91（$P<0.01$），说明该种数智算法在牙槽骨吸收的自动诊断和牙周炎分期中具有较高的准确性和可靠性。此外，在骨关节疾病影像学诊断的应用中，国内研究者针对医学图像分割以快速地确定病灶部位和形态等特征，提出一种基于 U－Net 的注意机制分割网络对新型冠状病毒肺炎患者的 CT 图像进行分割，可以快速分割出病变区域[5]。通过利用人工智能和深度学习算法等数智技术对疾病进行病灶检测和分类，提高了医学影像的诊断准确性和效率。

2. 基于基因组学的个性化医疗

数智技术在基因组学领域的应用也备受关注，作为基因组学领域的分子遗传技术之一，全外显子测序（Whole Exome Sequencing，WES）是指利用序列捕获技术捕获基因组整个外显子区域的 DNA，并进行高通量富集后测序的基因组分析技术，用于研究蛋白质功能区的基因突变[6]。国外研究者 Ilinca 等[7]通过对 22 例缺血性脑血管病青年患者的研究发现，NOTCH3 基因突变可能与该疾病相关。研究团队首先对 22 例患者进行全外显子测序，发现 8 个可能致病的突变，随后通过 Sanger 测序确认为 6 个，最终通过基因分型确定了 NOTCH3 基因突变与脑血管病的关联。国内的 Chang 等[8]通过对 1 个脑海绵状血管畸形相关脑出血家族进行 WES 研究，发现了 1 个新的变异体 KRIT1。通过大规模基因组数据的分析和挖掘，可以及时发现与疾病相关的遗传变异，为患者提供更加精准的诊断、治疗方案和预防措施。

3. 基于健康数据分析的智能健康管理

借助大数据和人工智能技术，医疗机构能够更好地管理患者数据，实现患者信息的集成和共享，提高了医疗服务的质量和效率。例如，在针对慢性病患者健康管理应用中的药物管理服务上，国外的 Persell 等[9]利用人工智能为脑卒中和高血压患者提供了远程用药管理服务。对于脑卒中患者，他们使用算法来辨识患者口服抗凝药物的名称和剂量，并及时发送用药提醒；而对于高血压患者，则采用语音交互技术来鼓励按时、按量服用降压药，并定期监测血压。国内的彭一航等[10]则开发了更全面的智能药物管理系统，针对老年慢性病患者，该系统包括制订用药计划、实时监管和药物知识学习等功能。系统通过感应终端识别异常用药情况，并向家属和医护人员发出双向警报，显著提高了患者的自我用药效能。尽管人工智能在慢性病用药管理中表现出优势，但单一系统模型可能无法满足广泛、多品种的药物管理需求。此外，国内一些医疗器械公司正在利用智能化的医疗信息系统，以实现对患者数据的实时监测和制订个性化诊疗方案。例如，2024 年 1 月 17 日，美年健康集团与华为云计算技术有限公司、上海润达医疗科技股份有限公司在贵州省贵安新区华为云数据中心签署了全面合作协议。这一合作旨在基于华为云平台打造国内首款健康管理 AI 机器人——“健康小美”数智健管师，为健康体检行业提供更智能化的技术和业务解决方案[11]。这个合作意味着，国内医疗行业将迎来更加智能化的未来，为客户提供更加个性化的数字健康管理服务，从而提高健康管理与医疗服务的质量和效率，助力全民健康事业的发展。

4. 基于远程医疗的智能医疗设备

数智技术的发展也推动了远程医疗服务的普及和提升。例如，在智能可穿戴设备应用方面，国外的 Moulaei 等[12]研发的智能鞋通过监测患者脚部四个解剖部位，包括脚趾、第一跖骨头、第五跖骨头和脚跟的压力及湿度和温度，并将采集的数据发送到患者的手机上，当参数超过定义的阈值时会自动发出警报以提醒患者进行脚部的自我管理，可有效减少或预防足部溃疡的发生。国内在远程医疗手术上也取得了突破性的进展，2022 年 6 月，上海微创医疗机器人公司自主研发的图迈腔镜手术机器人，在新疆克州人民医院与江苏省人民医院之间的 5G 网络连接下，成功完成了两台泌尿外科超远程 5G 机器人手术[13]。这一里程碑事件展示了 5G 技术与机器人技术的卓越融合，不仅实现了世界范围内距离最远的5G远程机器人手术，也为中国在医疗科技领域的创新树立了新的标杆。通过5G超远程手术，可以克服地域限制，让专家资源实现跨地域、跨医院的共享，从而促进了优质医疗资源的下沉，弥补了医疗资源分配不均的不足。这项技术的成功应用，标志着中国在5G远程医疗领域迈出了重要的一步，为未来医疗科技的发展开辟了新的前景。

综上当前数智技术在医疗领域的国内外发展现状，尽管已取得了一系列突出成就，但医疗数智技术仍面临着一些挑战，如数据隐私保护、标准化、临床验证等问题，需要进一步研究和解决。

二、数智技术的疾病风险预测与管理研究热点及应用案例分析

（一）数智技术在医学领域中疾病预测热点的知识图谱构建

通过CNKI的中国学术期刊网络出版总库，以“疾病预测”为主题检索词，剔除会议通知、明显与人类疾病预测无关、非数智技术范畴、关键信息缺失等文献，导入文献计量信息可视化软件Citespace 6.3.1对其进行数据分析处理和知识图谱的绘制，时间跨度设置为2019年1月—2024年3月，获得共1602篇文献，去重后最终获得1424篇符合要求的文献，运用寻径网络算法（Pathfinder）并修剪切片网络（Pruning Sliced Network）、修剪合并网络（Pruning Merged Network）得到知识图谱。

1. 关键词共现与词频统计分析

关键词共现图谱如图1所示，图谱中的圆形节点对应关键词，圆形大小表示该关键词在网络中出现的频次，关键词共现频次越高圆形越大，表示其所在领域的研究越受关注；关键词间的连线代表共现强度，连线数量越多则强度越大。图中的节点数 $N=284$，连线数 $E=581$，网络密度 Density = 0.0145较小，即关键词共现图谱中各关键词间联系相对分散，表明数智技术在医学中疾病预测领域的研究内容丰富且范围较为广泛，既涉及慢性阻塞性肺疾病、妊娠期高血压疾病、心脑血管疾病等疾病的应用，又涉及机器学习、深度学习、注意力机制、卷积神经网络等数智技术，同时也涵盖了危险

因素、疾病负担、预测价值、影响因素等探讨数智技术在疾病病因分析和疾病管理方面的主题。

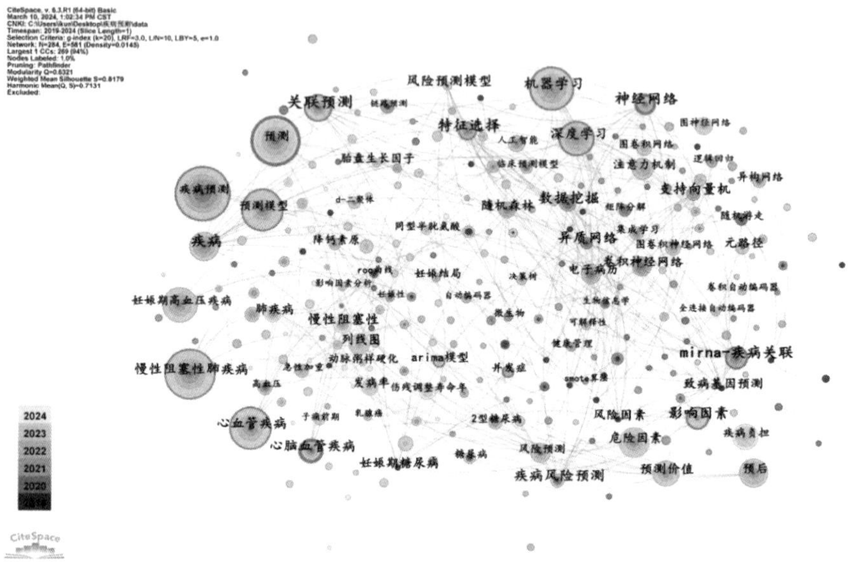

图 1　2019—2024 年数智技术在疾病预测中的关键词共现图

通过进一步对频次排名前 32 的关键词词频和中心性进行整理，得到数智技术在医学中疾病预测领域的高频关键词表，如表 1 所示。关键词的中心性代表该关键词在整个网络中的重要性和影响力，中心性越大则其重要性和影响力越强。一方面，表中的关键词频次都在 15 以上，其中词频最高的除了“疾病预测”“预测”“疾病”等与检索策略有关外，主要的高词频关键词包括“慢性阻塞性肺疾病”“机器学习”“预测模型”“心血管疾病”“妊娠期高血压疾病”“深度学习”“预后”和“危险因素”，频次均在 50 以上，这些高频关键词反映出了当前在医学领域中疾病预测所涉及的热门数智技术和疾病具体应用范围；另一方面，从关键词的中心性角度看，中心性排名前列的关键词主要包括“心脑血管疾病”“神经网络”“心血管疾病”“影响因素”“深度学习”“关联预测”“机器学习”等，这些高中心性的关键词反映出其在当前研究领域中的重要地位。

表 1　2019—2024 年数智技术在疾病预测中的高频关键词

序号	关键词	频次	中心性	序号	关键词	频次	中心性
1	疾病预测	144	0.12	17	心脑血管疾病	26	0.27
2	慢性阻塞性肺疾病	123	0.1	18	卷积神经网络	26	0.09
3	预测	111	0.21	19	风险预测	26	0.07
4	机器学习	108	0.13	20	肺疾病	26	0.02
5	预测模型	99	0.12	21	影响因素	24	0.18
6	心血管疾病	90	0.19	22	慢性阻塞性	23	0.05
7	妊娠期高血压疾病	77	0.06	23	mirna - 疾病关联	22	0.11
8	深度学习	61	0.16	24	电子病历	22	0.08
9	预后	56	0.1	25	图神经网络	22	0.03
10	危险因素	56	0.07	26	随机森林	21	0.03
11	疾病	52	0.09	27	神经网络	17	0.26
12	疾病负担	43	0.08	28	特征选择	17	0.11
13	预测价值	41	0.08	29	数据挖掘	16	0.08
14	列线图	38	0.07	30	发病率	16	0.08
15	关联预测	34	0.15	31	伤残调整寿命年	16	0.06
16	注意力机制	30	0.07	32	人工智能	16	0.03

2. 关键词聚类分析

为进一步了解数智技术在医学领域中疾病预测应用研究热点的知识结构，本报告采用对数似然算法（LLR）对共现关键词进行聚类，绘制出了从 2019—2024 年数智技术在医学领域中疾病预测应用研究的关键词聚类知识图谱，如图 2 所示。在 Citespace 软件中，通常通过模块值（Q 值）和平均轮廓值（S 值）两个指标衡量知识图谱的绘制效果，当 $Q>0.3$ 时，表示划分出的群落结构是显著的；当 $S>0.5$ 时，表示该聚类是合理的；当 $S>0.7$ 时，表示该聚类具有高置信度。根据本文绘制的关键词聚类知识图谱，共得到 9 个聚类群落，其中 $Q=0.656$、$S=0.8678$，说明这些关键词聚类结构合理且效果显著，有助于后续对数智技术在医学领域中疾病预测应用热点进一步展开概括和分析。

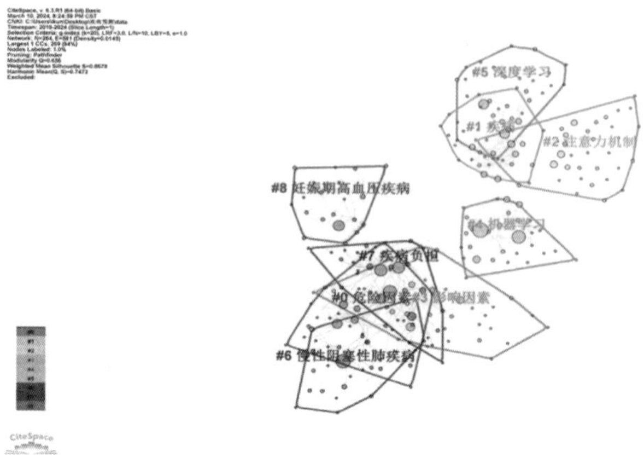

图 2　2019—2024 年数智技术在疾病预测中的关键词聚类图谱

通过对聚类群落中的关键词进一步整理，可列出 LLR 对数似然值最大的五个聚类标签，见表 2。结合以上关键词聚类图表中的数据，可以归纳出当前数智技术在医学领域中疾病预测应用研究的热点主要聚焦于以下 4 个方面：当前应用数智技术预测的主要疾病种类、疾病预测中应用的数智技术、数智技术在疾病病因风险分析的应用以及数智技术在疾病预后和管理上的应用。

表 2　2019—2024 年数智技术在疾病预测中的热点聚类

聚类号	平均轮廓值	LLR 对数似然值最大的五个聚类标签词
0	0.925	危险因素（72.37）；列线图（66.12）；肺疾病（63.33）；慢性阻塞性（60.55）；心血管疾病（46）
1	0.932	疾病（89.29）；关联预测（69.69）；卷积神经网络（30.27）；mirna（28.06）；mirna－疾病关联（21.92）
2	0.87	注意力机制（40.21）；随机游走（34.38）；卷积神经网络（29.67）；元路径（22.88）；卷积自动编码器（19.58）
3	0.904	影响因素（37.68）；预测价值（32.75）；心脑血管疾病（28.79）；网络药理学（18.65）；同型半胱氨酸（18.65）
4	0.806	机器学习（136.88）；疾病预测（116.31）；支持向量机（39.5）；人工智能（26.14）；随机森林（22.76）
5	0.707	深度学习（69.22）；电子病历（25.69）；图注意力网络（21.35）；并发症（16.49）；知识图谱（11.64）
6	0.774	慢性阻塞性肺疾病（125.51）；急性加重（52.62）；急性加重期（36.66）；肺功能（28.56）；临床预测模型（23.78）

续表

聚类号	平均轮廓值	LLR 对数似然值最大的五个聚类标签词
7	0.888	疾病负担（77.96）；死亡率（70.81）；发病率（70.81）；伤残调整寿命年（59.53）；患病率（23.9）
8	0.957	妊娠期高血压疾病（76.29）；妊娠结局（38.27）；胎盘生长因子（27.27）；不良妊娠结局（27.27）；子痫前期（27.15）

（二）当前应用数智技术预测的主要疾病种类案例

在知识图谱中，该主题下包含的热门聚类标签有 1 号疾病、6 号慢性阻塞性肺疾病、8 号妊娠期高血压疾病，主要的关键词包括 mirna – 疾病关联、肺功能、急性加重、妊娠结局、胎盘生长因子等。

1. 慢性阻塞性肺病

慢性阻塞性肺病（Chronic Obstructive Pulmonary Disease，COPD）是一种慢性进行性肺部疾病，主要包括慢性支气管炎和肺气肿两种病变。COPD 的症状包括咳嗽、咳痰、呼吸急促和胸闷感，严重影响患者的呼吸功能。目前该病的治疗手段主要包括戒烟、药物治疗、呼吸康复和氧疗，以减缓病情发展，并提高患者的生活质量。

案例：2024 年 2 月，成都医学院第一附属医院呼吸与危重症医学科的林希团队为探究慢阻肺急性加重患者继发肺部真菌感染的危险因素，应用列线图构建并验证用于辅助临床预测慢阻肺急性加重患者发生肺部真菌感染概率的可视化工具，该团队构建的慢阻肺急性加重患者继发肺部真菌感染的临床预测模型经过验证，具有较高的预测价值及实用性。

2. 妊娠期高血压疾病

妊娠期高血压疾病包括妊娠期高血压（Pregnancy – Induced Hypertension，PIH）和子痫前期，前者表现为孕后期出现的高血压，通常在分娩后恢复正常；而后者更为严重，伴有高血压、蛋白尿、水肿和器官功能障碍。患者可能经历头痛、视觉障碍等症状，管理包括定期监测、充分休息、控制体重、饮食调整，有时需考虑药物治疗。对于子痫前期，可能需要更紧急的医疗干预。

案例：2024 年 1 月，河北省承德市中心医院超声科的胡媛团队为探讨超声测量胎儿静脉导管血流动力学参数联合血清胎盘生长因子预测妊娠期高血压疾病患者妊娠结局的价值，采用多因素逐步 Logistic 回归模型分析妊娠期高血压疾病患者不良妊娠结局的危险因素，通过实证测得相关指标可有效预测妊娠结局，且联合检测价值更高。

（三）疾病预测中应用的数智技术案例

知识图谱的该主题下包含的热门聚类标签有 2 号注意力机制、4 号机器学习、5 号深度学习，主要的关键词包括随机游走、卷积神经网络、支持向量机、人工智能、电子病历、图注意力网络等。

1. 注意力机制

注意力机制是通过模拟人类对关键信息的关注，提高模型对生物学特征的辨识和利用能力的一种信息学方法。注意力机制在特征选择、时序数据处理、多模态数据融合和个性化医疗方面发挥关键作用，使模型更准确、可解释，并有助于个体化的疾病风险评估。此外，该技术能够解释模型决策，追踪模型关注的特定特征，从而增强对患者状况的理解。然而，在应用中仍需谨慎，确保模型的可靠性和解释性，以满足临床实践的需求。近年来，研究者广泛应用注意力机制于医学图像、基因组学、临床记录等多个领域，以提高模型性能和洞察潜在疾病因素。在医学图像分析方面，注意力机制帮助模型关注关键区域，提高了疾病检测的准确性；在基因组学和生物信息学领域，该技术应用于识别关键基因和突变，为个体化治疗提供有力支持。此外，时序数据中的应用也不断拓展，使模型更有效地处理患者的生理参数和医学记录。总体而言，注意力机制在疾病预测研究中的进展，为更精确、个性化的医学诊断和治疗提供了新的可能性，推动了医疗领域向智能化和精准化方向的发展。

案例 1：2021 年 10 月 18 日，太原理工大学张娅楠团队申请并获批了一项名为“一种基于注意力机制的新冠肺炎病程分期预测系统”的发明专利，包括数据预处理模块、基于注意力机制的系统网络模块和分类器模块。该系统实现了端到端的弱监督分类，可以很好应对新冠期间数据量不足的局面。

案例 2：2023 年 1 月，单文琦等以电子病历文本为研究对象，针对相关疾病预测模型很少注意到病历文本中记录独立分布的半结构化形式以及语义关系复杂的特点，提出了一种基于加权层级注意力机制的辅助诊断方法，设计加权累加法将普通句向量转换为结构弱关联句向量，并构成词、句、文档层级结构注意力机制来提高模型结构学习能力。此外，设计监督层用于缓解语义关系复杂造成的学习偏置问题，以辅助模型的训练效果。在真实数据集中进行验证表明，该文模型优于当前主流的深度学习模型，取得了较好效果。

2. 机器学习

机器学习技术的应用包括基于大规模数据的深度学习模型，其在医学图像诊断方面表现出色，能够准确识别肿瘤、病变等疾病迹象。机器学习算法在基因组学和生物信息学领域的应用使得疾病的遗传基础得以深入研究，为精准医学提供了基础。针对个体化治疗，机器学习技术能够根据患者的基因型、表型等信息，预测药物疗效和副作用，实现更精准的治疗方案。此外，机器学习还有助于早期风险识别和预防干预，通过分析生理参数、行为模式等数据，提前发现潜在健康风险，实现个性化的健康管理。这些成果推动了医疗领域向精准化、个性化方向迈进，为改善人类健康状况提供了新的可能性。

案例：2023 年 4 月，南京鼓楼医院集团宿迁医院肿瘤科黄栎有等为探讨基于对比增强 T1WI 图像纹理特征建立机器学习模型诊断脑转移瘤原发灶来源的价值，在该医院 112 例肺癌、乳腺癌和消化系统肿瘤脑转移患者数据的分析中，利用对比增强 T1WI 图像纹理特征建立了机器学习模型。训练过程中，采用了三种模型：Logistic 回归、随机森林和支持向量机，并在验证集上进行了评估。结果显示，随机森林模型在诊断效能上表现最佳，能有效诊断脑转移瘤的原发灶来源。

3. 深度学习

近年来，深度学习在疾病预测中取得了显著的成果。通过深度学习模型在医学影像分析中的应用，如卷积神经网络（CNN），可以实现对 X 射线、MRI、CT 等影像数据的自动识别和分类，帮助医生更快速、准确地发现疾病迹象，如肿瘤、心脏病变等。此外，深度学习模型还能够处理大规模的基因组数据和临床记录，发现潜在的生物标志物和疾病风险因子，为个性化的疾病预测和诊断提供支持。另外，深度学习在时序数据分析方面也有所突破，可以有效处理患者的生理参数、医学记录等数据，实现对疾病发展趋势的预测和监测。总的来说，深度学习在疾病预测领域的成果为精准医疗和个性化治疗提供了新的机会和挑战，有望推动医疗领域向智能化、精准化方向迈进。

案例：将深度学习技术应用于心血管疾病诊断领域，想要有效检测心血管疾病、建立适用于计划手术的心脏模型需要在心脏扫描图像上精确分割心室、心房、心外膜和心包组织，因此精确分割心脏图像有着重大意义。2022 年 9

月，刘从军团队提出了一种基于深度学习的新型神经网络，名为U形全卷积神经网络。该网络利用密集残差网络（Dense－Net）训练2维图像数据，并通过残差模块实现特征复用，解决了网络退化问题。同时，通过多个小卷积核替代大卷积核来增大感受野，提高了网络计算效率。此外，在卷积过程中加入了长距离依赖模块，以减少全局信息损失。该算法的性能在评价左心室、右心室和心肌时表现出色，展现了其在图像分割任务中的潜力。

（四）数智技术在疾病病因风险分析的应用案例

该主题下包含的热门聚类标签有0号危险因素、3号影响因素，主要的关键词包括列线图、预测价值等。数智技术在疾病病因风险分析中发挥着关键作用，通过整合个体基因组学、生活方式、环境暴露等危险因素和影响因素数据，机器学习算法能够准确评估疾病的发生概率。利用这些数据，可以建立预测模型，识别患病风险高的个体或群体，并提供相应的预防和干预措施。这种综合性分析不仅有助于深入理解疾病的发病机制，还为个性化健康管理提供了重要依据，具有很高的预测价值。例如，基于基因组学，通过分析个体基因组数据，数智技术能够准确评估患病风险，识别遗传变异与特定疾病的关联，从而为个性化医疗和精准预防提供重要支持，这种基于基因组学的风险评估有望为疾病预防和治疗带来新的突破和进展。

案例：为了精准预测个体未来罹患冠心病的风险，中国科学院北京基因组研究所汪敏先研究组与美国博德研究所（Broad Institute of MIT and Harvard）Amit V. Khera研究组合作开发了一种全新的基因组风险评分模型——GPSmult。该模型整合了来自不同族裔人群背景和多个冠心病临床危险因素信息，超越了传统的评估模型，大幅提高了基因组遗传信息预测个体未来患冠心病风险的准确度，能够进一步改善约40%个体的风险预测准确性。这一重要研究成果于2023年7月7日在国际期刊*Nature Medicine*上发表，对于冠心病高风险人群的早期识别和精准防治具有重要意义，有望在医学实践中产生深远影响。

（五）数智技术在疾病预后和管理上的应用案例

该主题下包含的热门聚类标签有7号疾病负担，主要的关键词包括死亡率、发病率、伤残调整寿命年、患病率等。数智技术在疾病预后和管理上的应用丰富多样，为降低疾病负担提供了重要的支持。通过整合临床数据、基因组学信息和医学影像等多源数据，机器学习模型能够准确预测患者的疾病预后和治疗效果，从而提高治疗的针对性和成功率，降低患者的死亡率和伤残调整寿命年。同时，数智技术还能够实现患者健康数据的实时监测和远程管理，通过智能设备和移动应用等平台，帮助患者自我管理疾病，提高生活质量，降低患病率。此外，数智技术还可用于优化医疗资源的分配和管理，通过大数据分析和预测模型，实现医院运营的高效化和成本的降低，提高医疗服务的效率，从而减轻医疗系统的压力。这些应用案例的不断发展和创新，为疾病预后和管理领域带来了新的机遇和挑战，推动了医疗健康管理向智能化和精准化方向迈进，有助于减轻疾病负担，改善人民健康水平。

案例：2021 年 12 月 24 日，《中国科学报》报道了青岛眼科医院与山东第一医科大学附属青岛眼科医院等开展的一项民生科技项目，即通过多家单位合作开展了基于人工智能技术的眼健康及慢性病风险筛查项目。通过在社区街道卫生服务中心部署便携式人工智能眼底照相设备，实现了对常见眼底疾病和高血压、糖尿病等慢性病的智能预测。患者于女士在参与筛查后接到医院回访电话，得知自己右眼存在视网膜静脉阻塞，及时接受进一步检查和治疗，恢复良好。这个项目不仅为居民提供了便捷的健康检查服务，还提高了慢性病风险的预警和管理水平，为冠心病等疾病的早期诊断和防治提供了重要支持。

三、问题与建议

（一）存在的主要问题

（1）数据隐私和安全。大量的患者数据涉及隐私敏感信息，如病历记录和生理参数。数据泄露可能导致严重的隐私问题。

（2）模型可解释性不足。某些机器学习模型难以解释其决策过程，降低了患者和医生对于预测结果的信任度。

（3）数据互操作性。不同医疗系统使用不同的数据标准和格式，导致数据互操作性问题，降低了系统集成的效率。

（4）缺乏标准化的疾病管理流程。缺乏统一的标准化疾病管理流程，导致不同医疗机构和系统之间难以协同工作。

（5）患者参与度和教育不足。部分患者对于数智技术的认知不足，缺乏对疾病管理工具的积极参与。

（6）技术依赖和数字鸿沟。部分患者可能因为技术依赖性或数字鸿沟问题而无法充分利用数智技术进行疾病管理。

（7）临床实用性不足。部分疾病风险预测模型在临床实践中的实用性尚未得到充分验证，医生可能难以将其应用到实际诊疗中。

（二）对策与建议

（1）采用加密技术、访问控制和安全认证等手段，确保患者数据的安全性。制定清晰的隐私政策，并与患者共享数据使用和存储方式。

（2）加强模型可解释性的研究，选择可解释性强的算法或采用解释性的后处理技术，以提高模型的透明度。

（3）推动行业标准，促进医疗数据的标准化，以确保不同系统之间的数据流畅共享。

（4）制定和推动疾病管理的标准流程，促使各个系统更好地协同工作，提高整体效率。

（5）加强患者教育，提高患者对于数智技术的认知。设计更加用户友好的界面，鼓励患者更主动地参与管理过程。

（6）开发引入更简便易用的技术工具，同时加强数字素养培训，减少数字鸿沟，确保更多患者能够受益于数智技术。

（7）进行更多的临床验证研究，确保模型的有效性和可操作性。与医疗专业人员密切合作，确保模型满足实际临床需求。

四、总结与展望

总的来说，本报告旨在分析数智技术在以慢性病为代表的各类疾病的风险预测与管理方面应用研究所取得的进展，各种以机器学习算法为代表的数智技术与手段在不同疾病中得到广泛应用，提高了对疾病风险预测的准确度，改善了对疾病管理的质量和效率。然而，数智技术在医学领域的发展和应用仍然面临着来自模型本身、机构、患者、数据等不同主体带来的系列问题。如何优化并解决这些问题需要不断改进现有算法，结合深度学习进行优化，或者探索新型算法等。近年来，数智技术已经成为一个多学科的交叉技术领域，通过进一步引入其他学科的思维和方法，有助于应对医学领域中各种复杂情况。展望未来，随着研究的深入，以大数据、人工智能、机器学习等技术为核心的数智技术将不断进步，为数智健康领域、为健康医疗大数据系统的成熟和更精准的医疗服务提供有力支持。

参考文献

[1] 陈剑，刘运辉. 数智化使能运营管理变革：从供应链到供应链生态系统［J］. 管理世界，2021，37（11）：227－240，214.

[2] 陆伟，杨金庆. 数智赋能的情报学学科发展趋势探析［J］. 信息资源管理学报，2022，12（2）：4－12.

[3] 刘志阳，邱振宇. 数智创业：从“半数智”时代迈向“全数智”时代［J］. 探索与争鸣，2021（2020－11）：141－149.

[4] Chang HJ，Lee SJ，Yong TH，et al. Deep learning hybrid method to automatically diagnose periodontal bone loss and stage periodontitis［J］. Sci Rep，2020，10（1）：7531.

[5] Zhou T，Canu S，Ruan S. Automatic COVID－19 CT segmentation using U－Net integrated spatial and channel attention mechanism［J］. Int J Imaging Syst Technol，2020，11（24）：10.1002/ima.22527.

[6] Jelin AC，Vora N. Whole exome sequencing：applications in prenatal genetics［J］. Obstet Gynecol Clin North Am，2018，45（1）：69.

[7] Ilinca A，Martinez－Majander N，Samuelsson S，et al. Whole－exome sequencing in 22 young ischemic stroke patients with familial clustering of stroke［J］. Stroke，2020，51（4）：1056.

[8] Chang LH，Chi NF，Chen CY，et al. Monogenic causes in familial stroke across intracerebral hemorrhage and ischemic stroke subtypes identified by whole－exome sequencing［J］. Cell Mol Neurobiol.（2022－12－29）［2023－02－20］. https：//pubmed.ncbi.nlm.nih.gov/36580209/.

[9] Persell SD，Peprah YA，Lipiszko D，et al. Effect of home blood pressure monito-

ring via a smartphone hypertension coaching application or tracking application on adults with uncontrolled hypertension: a randomized clinical trial [J]. JAMA Netw Open, 2020, 3 (3): e200255.

[10] 彭一航，谢莉玲，梁燕，等. 智能药物管理系统在养老机构老年人中的应用[J]. 中华护理杂志，2021，56（5）：680-686.

[11] 雷玄. 数字赋能普惠医疗服务打造 AI 机器人“健康小美”引领健康管理新业态[J]. 中国质量万里行，2024（1）：74-75.

[12] Moulaei K, Malek M, Sheikhtaheri A. A smart wearable device for monitoring and self-management of diabetic foot: A proof of concept study [J]. Int J Med Inform, 2021, 146: 104-343.

[13] 王圣易. 5G 技术研究及其在远程医疗、远程手术中的应用[J]. 上海电气技术，2023，16（4）：50-53，71.

HB.06 数智技术驱动下的在线医疗咨询服务现状与未来前景分析

王若佳[①]　程歆然[②]　郭凤英[③]

摘　要： 在数字化与智能化浪潮的推动下，数智技术已成为推动医疗服务模式创新的重要引擎。为全面了解数智技术驱动下的在线医疗咨询服务现状，本报告选取98家三甲医院及企业的在线医疗咨询平台进行调研分析。结果显示，数智技术服务在医疗领域的应用正在逐步扩大，但尚未实现全面覆盖，预约挂号、电子病历等基础数字化技术服务普及程度较高，但辅助诊疗、远程监测等前沿技术服务的普及程度相对较低。这一现象的产生，既与技术成熟度密切相关，也与各应用主体的资源状况和策略选择紧密相连。未来，随着虚拟现实、数字孪生、生成式人工智能及智慧医疗物联网技术的不断进步和国家政策的大力支持，数智技术将在医疗领域发挥更加关键的作用。同时，政府、企业和社会各界也应共同努力，加强合作与联动，推动在线医疗咨询服务的健康发展。

关键词： 数智技术；在线医疗咨询；服务现状；未来前景

在数字化和智能化的浪潮下，数智技术已成为各行各业转型升级的重要引擎，特别是在医疗领域，数智技术的深度融合与应用不仅推动了医疗服务模式的创新，也为广大患者带来了前所未有的便捷体验。在线医疗咨询服务利用互联网、大数据、人工智能等技术手段，实现了医疗资源的优化配置和高效利用，作为医疗服务的新兴形态，正受到越来越多的关注。

---

① 王若佳，管理学博士，北京中医药大学讲师，主要研究方向：健康信息学，大数据管理与应用。

② 程歆然，北京协和医学院硕士研究生，主要研究方向：健康大数据挖掘与利用。

③ 郭凤英，工学硕士，北京中医药大学管理学院副教授，主要研究方向：自然语言处理、大数据处理与分析、人工智能等在医学领域的应用。

近年来，国家政策对于数智技术在医疗领域的应用以及在线医疗咨询服务的发展给予了高度的重视和明确的政策支持。2016 年 10 月，中共中央、国务院印发《“健康中国 2030”规划纲要》[1]，纲要明确指出要探索推进可穿戴设备、智能健康电子产品和健康医疗移动应用服务等发展，强调医药技术的创新和智能化改造升级。这一战略规划为数智技术在医疗领域的广泛应用奠定了坚实的基础，为在线医疗咨询服务提供了具体应用场景和方向。2021 年 12 月，工业和信息化部等十部门联合印发《“十四五”医疗装备产业发展规划》[2]，规划指出医疗装备是智慧医疗的重要支撑，应加快智能医疗装备发展，通过信息技术实现智慧诊疗。该文件为在线医疗咨询服务提供了更多的技术支持和装备保障，有助于推动其向更高水平发展。2022 年 11 月，国家中医药管理局发布《“十四五”中医药信息化发展规划》[3]，指出应加强中医医院智慧化建设，推动中医药健康服务与互联网深度融合，如建设中医互联网医院，发展远程医疗和互联网诊疗，推动构建覆盖诊前、诊中、诊后的线上线下一体化中医医疗服务模式。这意味着，新一代信息技术的迅速发展可以为广大患者提供更加便捷、个性化的中医药服务，在线医疗咨询服务将成为中医药领域的重要发展方向。2023 年 5 月，国家卫生健康委、国家中医药管理局联合发布《改善就医感受 提升患者体验主题活动方案（2023—2025 年）》[4]，方案特别强调了充分运用新手段、新技术、新模式，打通人民群众看病就医的堵点淤点难点。在该方案的指导下，各级医院普遍开展互联网健康咨询、分时段预约就诊、远程复诊等线上服务，优化改造就医流程，使群众的看病就医问题得到了有效缓解。

综上所述，数智技术驱动下的在线医疗咨询服务正迎来前所未有的发展机遇。本报告旨在深入分析当前数智技术驱动下的在线医疗咨询服务现状，探讨其面临的挑战与机遇，并展望其未来前景，以期为推动中国医疗服务的智能化发展提供有益参考。

一、数智技术驱动下的在线医疗咨询服务现状调研

为了全面了解数智技术驱动下的在线医疗咨询服务现状，本报告首先明确了数智技术和在线医疗咨询服务的内涵与外延，然后采用 PPS 抽样法，对中国

各省市地区的三甲医院以及代表性企业型在线医疗咨询平台的数智技术使用情况进行了深入的抽样调查。

（一）概念内涵

1. 数智技术

数智技术是指以数据为基础、以智能技术为核心，通过数据采集、存储、处理、分析等技术手段，实现数据价值挖掘和智能决策支持的技术体系。从广义角度看，数智技术是指大数据与人工智能等新一代数据和智能技术的应用与发展，同时其他相关新技术也将获得“连带性”发展与应用并形成的技术体系。从狭义角度看，目前一般认为，数智技术是由“‘大智移云物区’+5G”这七大关键技术所构成的技术体系[5]。在医疗领域，数智技术能够实现对海量医疗数据的收集、存储、分析和应用，为患者提供更加智能化的医疗服务。

2. 在线医疗咨询服务

在线医疗咨询服务是指借助互联网、数字化及人工智能等技术，将传统的线下医疗咨询服务转化为线上形式的一种新型医疗服务模式。该服务模式已不仅仅局限于传统的在线医患问诊范畴，逐渐演变成为一个将智能化的医疗咨询、诊疗辅助、健康监测、信息管理、个性化推荐以及远程医疗服务等紧密集成的全面、综合的医疗服务体系。它打破了传统医疗服务的时空限制，使患者能够随时随地获取专业的医疗建议，同时也有助于缓解线下医疗资源的紧张状况。

根据目前市场已有的在线医疗咨询服务现状，抽出覆盖诊前、诊中、诊后的8项服务内容，分别为智能导诊、预约挂号、在线问诊、电子病历、辅助诊疗、远程监测、网络复诊及个性化推荐。对各项服务内涵进行描述如下。

（1）智能导诊。智能导诊作为在线医疗服务的起点，通过先进的自然语言处理技术和机器学习算法，自动分析患者输入的症状描述，并为其提供初步的诊断建议，同时根据症状推荐合适的科室或医生。这种智能化的导诊方式，大大减少了患者因不明确病情而盲目挂号的情况，提高了就医的准确性和效率。

（2）预约挂号。在线医疗服务平台可提供便捷的预约挂号功能，患者通过官方网站、移动应用、微信公众号等渠道选择合适的医院、科室、医生和就诊时间，甚至可以使用智能语音助手等设备进行语音预约。这一服务不仅避免了传统挂号方式中的长时间排队等待，还为患者提供了更加灵活和个性化的就医选择。同时，预约挂号也有助于医疗机构合理分配医疗资源，提高服务效率。

（3）在线问诊。在线问诊是指利用互联网或移动互联网技术，医生与患者之间通过文字、语音或视频等形式进行远程的、实时或非实时交流。患者基于在线问诊平台可以向医生咨询健康问题或获取治疗建议，医生则可以根据患者描述的症状和病情，结合自身的医学知识和经验，给出初步的诊断和治疗方案。该服务具有便捷性、实时性、个性化的特点，不仅方便了医生对患者的病情进行全面了解和分析，也有助于提高医疗服务的连续性和协同性。

（4）电子病历。电子病历是指在医疗过程中，通过数字化手段记录、存储、传输和管理的患者医疗信息。这些信息包括但不限于患者的基本信息、病史、诊断结果、治疗方案、药物使用、手术记录、检查检验结果等。电子病历是医疗信息化和数字化的重要组成部分，它不仅可以提高医疗效率和质量，还可以实现信息共享和协同工作，支持远程医疗和移动医疗，以及为数据挖掘和辅助决策提供支持。

（5）辅助诊疗。辅助诊疗是指利用大数据和人工智能算法，通过深度学习和自然语言处理等技术手段，对患者历史数据、医学文献和类似病例进行分析挖掘，从而为医生提供辅助诊断、辅助决策和个性化治疗建议的智能化服务。该服务能够帮助医生提高诊断准确性和治疗效果，同时为患者带来了更好的医疗体验。

（6）远程监测。远程监测是指通过使用传感器等技术手段，将患者的生理信号（如心率、血压、血糖）、病情变化等信息实时采集并传输给医护人员，使得医护人员可以在云平台或移动设备上实时获取这些信息，从而及时发现潜在的健康风险，并给出调整治疗方案。该服务有助于实现对患者病情的实时监控和远程管理，为医护人员提供了更加便捷、高效的服务方式。

（7）网络复诊。网络复诊服务为患者在完成初步治疗后提供了便捷的复诊渠道。患者可以通过平台提交他们的医疗史、症状、药物过敏等信息，与医生进行定期的复诊交流，从而及时获取后续治疗建议。该服务不仅有效避免了患者需要亲自前往医院或诊所进行复诊的麻烦，还有助于医生及时了解患者的康复情况，为患者的康复提供有力保障。

（8）个性化推荐。个性化推荐是一种基于大数据、人工智能等技术的营销推广方式，旨在通过深度分析患者健康状况、行为习惯和个性化需求等信息，提供智能化的健康方案推荐，如饮食建议、运动计划、疾病预防等内容，帮助患者实现个性化的健康管理。

（二）调研对象与方法

1. 调研对象

根据现有市场格局，在线医疗咨询服务平台可按其主要参与者分为企业主导型和医院主导型两大类。由于两类平台在服务模式、资源配置以及市场定位等方面不尽相同，因此本报告在选取调研对象时从各省市地区的三甲医院以及上市企业两方面进行选取。样本选取总体遵循了代表性、多样性和可获取性原则，其中代表性原则确保所选取的医院和企业能够充分反映中国在线医疗咨询服务的整体状况和趋势；原则要求所选对象在地域分布、规模大小以及服务内容等方面具有一定的差异性和广泛性，从而确保调研结果能够全面、客观地反映当前在线医疗咨询服务的现状；可获取性原则强调实际调研是否具有可行性。

（1）三甲医院抽样。PPS 抽样法（Probability Proportional to Size Sampling），即概率比例抽样法，是一种根据总体中各单位的某种特征或辅助变量的比例大小来确定样本量的抽样方法。本报告采用 PPS 抽样，以确保各省的样本医院能够在医院规模和服务量上具有代表性。同时，为确保样本的多样性，依据医院的地域、规模和专业等因素进行分层。在各层中，通过随机数生成器在全国各省市的三甲医院中进行 PPS 随机抽样，每个省份地区随机选取 3 家三甲医院，最终共计抽取 93 个样本医院。

（2）企业型平台选取。对于企业型在线医疗咨询平台，充分考虑各企业平台的市场占有率、用户口碑、服务内容等多个因素，从不同规模、业务领域和地域地区的企业中选取权威榜单或市场份额排名较为靠前的公司作为研究对象。最终，通过随机抽样，选取春雨医生、好大夫在线、平安健康、京东健康、丁香园 5 个具有知名影响力的企业平台，将其纳入样本库进行系统分析。

2. 思路方法

在初步确定样本范围后，报告以“省份名称 + 医院名称”“企业平台名称”为关键词，通过百度搜索、微信公众号、微信小程序、官网搜索、App 检索等途径，广泛收集了中国 31 个省（自治区、直辖市）以及新疆生产建设兵团卫生健康委（不包括港澳台地区）医院在线医疗平台及 5 家知名企业平台的在线医疗咨询服务状况。若上述途径无法获取平台信息或相关平台已停用，则通过查阅各样本医院或企业平台的官方网站及相关新闻报道，获取可能的平台相关信息。

在获取平台功能信息方面，研究人员在登录平台并完成实名认证后，对平台的相应功能进行了逐一点击与详细测试。对于存在多种不同类型平台的在线医疗咨询服务，优先测试基于 App 或微信小程序开发的平台。此外，为了深入了解在线医疗咨询服务中数智技术的使用情况，研究人员按照概念内涵章节中的智能导诊、预约挂号、在线问诊、电子病历、辅助诊疗、远程监测、网络复诊及个性化推荐 8 项服务类别进行了检索和归纳。结果如表 1 所示。

表 1　98 家在线医疗咨询平台样本的数智技术服务覆盖情况

医院/企业名称	智能导诊	预约挂号	在线问诊	电子病历	辅助诊疗	远程监测	网络复诊	个性化推荐
河北医科大学第二医院	√	√	√	√	√			
沧州市中心医院	√	√	√	√			√	
河北省人民医院	√	√	√	√				√
山西白求恩医院	√	√	√	√	√	√	√	√
山西省中医院		√	√			√		
太原市妇幼保健院	√	√	√	√		√		
中国医科大学附属第一医院	√	√	√	√	√		√	√
辽宁省肿瘤医院	√	√	√	√	√		√	√
中国人民解放军北部战区总医院		√	√	√	√	√		
吉林大学口腔医院		√	√	√	√		√	√
吉林大学第一医院		√	√	√	√	√	√	√
吉林市中心医院		√	√	√	√	√	√	√
黑龙江省医院	√	√	√	√	√	√	√	√
哈尔滨医科大学附属第二医院	√	√	√	√	√	√		
哈尔滨市第五医院	√	√	√	√	√		√	√

续表

医院/企业名称	智能导诊	预约挂号	在线问诊	电子病历	辅助诊疗	远程监测	网络复诊	个性化推荐
江苏省人民医院		√	√	√	√	√	√	√
南京鼓楼医院	√	√	√	√	√	√	√	√
江苏省中医院	√	√	√	√	√	√		√
浙江省人民医院	√	√	√	√	√	√	√	√
浙江省肿瘤医院	√	√	√	√	√	√	√	√
杭州市第一人民医院	√	√	√	√	√	√	√	√
合肥市第一人民医院		√	√	√	√		√	√
安徽医科大学第一附属医院		√	√	√				
安徽省第二人民医院	√	√	√	√				
福建医科大学附属第一医院		√		√				
福建医科大学附属协和医院		√	√	√				
福建省立医院		√	√	√				
南昌大学第一附属医院		√		√				
南方医院赣州医院		√	√	√			√	
赣南医学院第一附属医院		√		√			√	
山东大学齐鲁医院	√	√	√	√				
山东省立医院		√		√				
山东中医药大学附属医院	√	√	√	√	√			
河南省人民医院		√		√				
河南省肿瘤医院		√		√				
郑州人民医院		√		√				
武汉大学人民医院	√	√	√	√				
武汉大学中南医院		√		√				
武汉市中西医结合医院	√	√	√	√	√			
中南大学湘雅医院	√	√	√	√				
湖南省人民医院		√		√				
湖南省肿瘤医院		√		√				
深圳市人民医院		√		√				

续表

医院/企业名称	智能导诊	预约挂号	在线问诊	电子病历	辅助诊疗	远程监测	网络复诊	个性化推荐
广东省人民医院		√	√	√			√	
中山大学附属第一医院		√	√	√			√	
海南省人民医院	√	√	√	√				
海口市人民医院		√		√				
海南医学院第一附属医院	√	√		√				
四川大学华西医院	√	√	√	√				
四川大学华西口腔医院		√	√					
四川省人民医院	√	√	√					
贵州省人民医院	√	√		√				
贵州医科大学附属医院		√	√	√				
遵义医科大学附属医院		√	√	√				
云南大学附属医院		√	√	√			√	
昆明医科大学第一附属医院		√	√	√			√	
云南省肿瘤医院	√	√	√	√		√	√	
陕西省人民医院	√	√	√	√		√	√	
陕西省肿瘤医院	√	√	√	√			√	
西安市第一医院		√	√	√	√		√	
甘肃省人民医院	√	√	√	√			√	
甘肃省第二人民医院		√	√	√				
甘肃省妇幼保健院		√	√	√		√	√	√
西宁市第一医疗集团		√	√	√				
青海省人民医院		√						
西宁市第一人民医院		√	√	√				
呼伦贝尔市中蒙医院	√	√	√	√			√	
呼伦贝尔市人民医院		√	√	√				
呼伦贝尔市第四人民医院	√	√	√	√			√	
广西壮族自治区第二人民医院	√	√	√	√			√	
广西医科大学第一附属医院		√	√	√				

续表

医院/企业名称	智能导诊	预约挂号	在线问诊	电子病历	辅助诊疗	远程监测	网络复诊	个性化推荐
桂林医学院附属医院	√	√	√	√				
西藏自治区人民医院		√	√	√				
西藏军区总医院	√	√	√	√				
西藏自治区藏医院		√		√				
宁夏医科大学总医院	√	√	√	√			√	
宁夏回族自治区人民医院	√	√	√	√			√	
宁夏回族自治区妇幼保健院	√	√	√	√			√	
新疆医科大学第六附属医院		√	√	√			√	
新疆维吾尔自治区人民医院	√	√	√	√				
新疆医科大学第八附属医院		√	√	√				
北京大学第三医院	√	√	√	√		√	√	
中日友好医院	√	√	√	√	√	√		
中国中医科学院西苑医院		√		√			√	
天津医院		√	√	√				
天津医科大学总医院		√	√	√				
天津中医药大学第一附属医院		√	√	√				
上海市同济医院		√	√	√		√	√	
上海第九人民医院	√	√	√	√	√		√	
复旦大学附属中山医院	√	√	√	√	√		√	
重庆市人民医院		√	√	√			√	
重庆大学附属三峡医院		√	√	√				
重庆医科大学附属第一医院金山医院		√		√				
春雨医生	√	√	√	√	√	√	√	√
好大夫在线	√	√	√	√			√	√
平安健康	√		√	√	√		√	
京东健康		√	√	√			√	√
丁香园		√	√				√	√

（三）调研结果

1. 数智技术服务尚未全面覆盖，种类数量呈正态化分布

为了全面了解在线医疗平台在数智技术服务种类数量上的分布情况，报告对 98 家样本平台提供的服务数量进行了统计。图 1 以直方图形式对统计结果进行了直观展示。可以看出，在线医疗平台的数智技术服务尚未实现全覆盖，且其服务种类数量的分布呈现出近似正态性的特征，多数平台提供的数智技术服务数量集中在 2 ~ 5 附近，而极端高或低的数量相对较少。

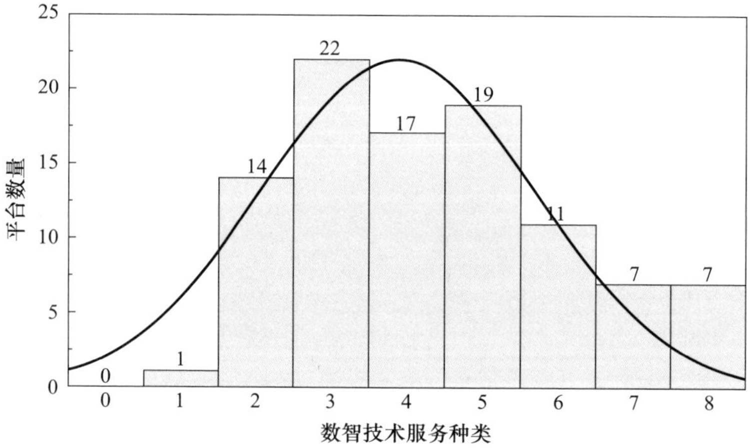

图 1　在线医疗平台在数智技术服务种类数量上的分布

具体来看，所有平台都提供了至少 1 种技术服务，其中仅有 1 家平台提供了 1 种技术服务，这可能与技术落后、资金不足或管理决策等因素有关。另外，有 7 家平台提供了 7 种数智技术服务，对数智技术的应用已达到较高水平，同时还有 7 家平台提供了全部 8 种数智技术服务，说明其在数智化转型方面已取得显著成效，实现了利用多种数智技术对医疗服务各个环节的全面优化。综上所述，调研样本在数智技术服务种类覆盖上存在不均衡现象，部分医院或企业平台在数智化转型方面仍有待加强。

2. 数智技术服务普及程度不均，创新应用展现多样特色

按照诊前、诊中、诊后的顺序，对智能导诊、预约挂号、在线问诊、电子病历、辅助诊疗、远程监测、网络复诊及个性化推荐共 8 项服务的普及程度进行统计。图 2 展示了不同数智技术服务在 98 家样本平台中的应用情况。

可以看到，基于基础数字化技术的服务如预约挂号、电子病历等普及程度较高，反映了数字化技术在医疗领域的广泛应用；而涉及人工智能、物联网等前沿技术的辅助诊疗、远程监测、个性化推荐服务普及程度相对较低，说明这些技术在医疗领域的应用尚处于初级阶段，也预示着其巨大的发展潜力和广阔的应用前景。

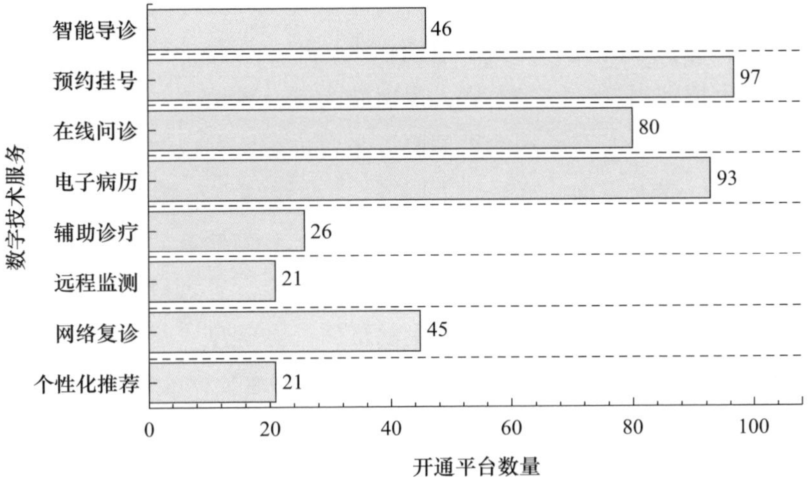

图 2　不同数智技术服务在 98 家样本平台中的应用情况

具体来看，在调研的 98 家在线医疗平台中，46 家平台提供了智能导诊服务（46. 94%），如中日友好医院的智能导诊系统可以帮助患者及时了解排队等待时间，以合理安排就诊流程；97 家平台提供了预约挂号服务（98. 98%），患者可以提前预约特定医生，避免现场排队的麻烦；80 家平台提供了在线问诊服务（81. 63%），如河北省人民医院的微信小程序中内嵌了在线咨询板块，患者可选择该医院医生进行图文问诊；93 家平台实现了电子病历管理（94. 90%），不仅方便医生查阅和记录患者信息，还大大提高了病历的安全性和保密性；仅有 26 家平台采用了辅助诊疗技术（26. 53%），如山西白求恩医院在微信公众号中提供了 AI 患者咨询功能，用户可直接向 AI 助手提问，获取辅助诊断结果和治疗方案；21 家平台支持远程监测功能（21. 43%），如北京大学第三医院利用 AR 智能眼镜实时获取监护仪、除颤仪、远程超声等各项实时指标，并借助 5G 远程医疗系统，远程指导其他院区医生完成模拟抢救治疗；45 家平台提供了网络复诊服务（45. 92%），让患者能够在家中与医生进行沟通和复诊；21 家平台集成了个性化推荐功能（21. 43%），如甘肃省妇幼保健院的微官网中开放了健康科普板块，可根据孕妇的产程和检查情况推荐对应科普短视频。

此外，在调研过程中，研究人员还发现了除先前提及的 8 项核心服务之外的其他创新型在线医疗咨询服务，如网约护理、在线续方等。其中，“网约护理”服务是指医疗机构通过互联网等信息技术手段，为患者或特定人群提供线上预约、线下服务的护理模式。这种服务模式主要针对行动不便、需要居家护理或特殊护理指导的人群，提供包括临床护理、专科护理、康复护理、健康咨询等多样化护理服务。以广东省人民医院为例，该医院与多家互联网公司紧密合作，共同开发和完善了网约护理服务平台，患者可以通过平台轻松预约到专业护士，进行线上咨询并享受线下服务。“在线续方”服务是指患者通过互联网平台直接与其医生沟通并请求更新或延续已有的处方。如桂林医学院附属医院通过官方微信公众号平台提供了在线续方功能，患者只需要填写必要的个人信息和续方请求，即可在线查看医生的最新处方信息。通过在线支付药品费用，医院或合作的药店会将药品送到患者指定的地址，实现医疗服务的无缝衔接。

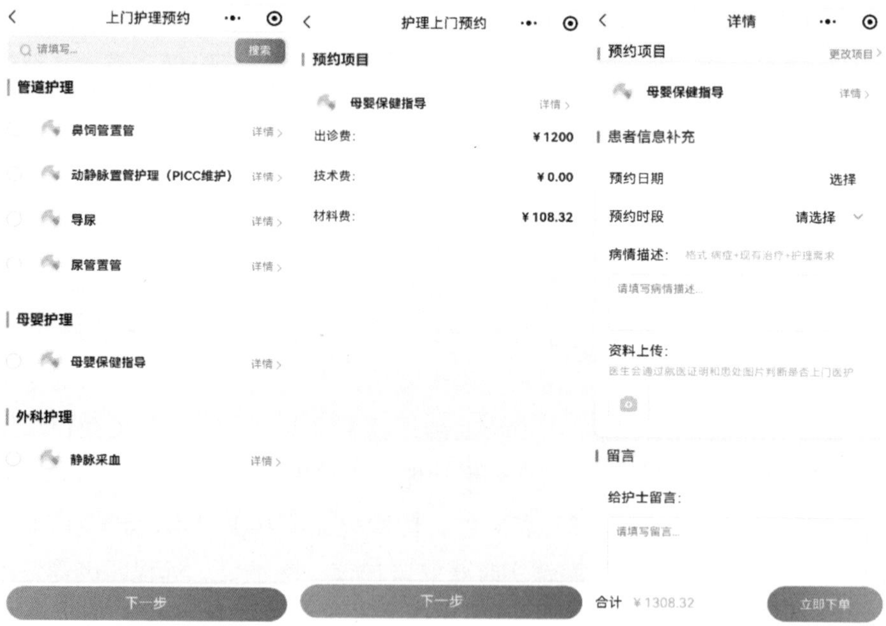

图 3　广东省人民医院的“网约护理”功能界面

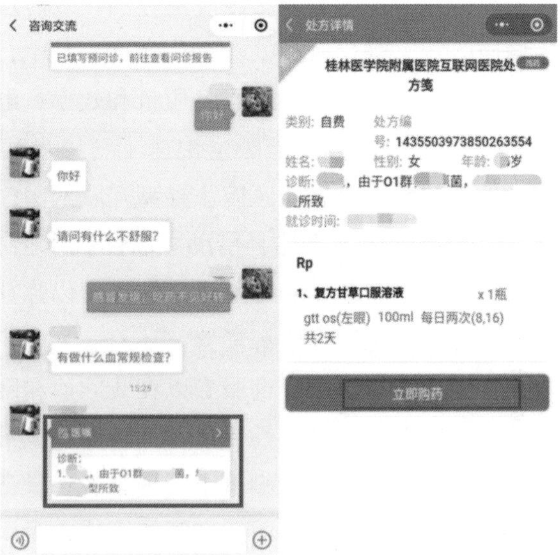

图 4　桂林医学院附属医院的“在线续方”功能界面

3. 数智技术服务存在主体差异，医院企业策略各有偏重

根据现有市场格局，在线医疗咨询服务平台可按其主要参与者分为企业主导型和医院主导型两大类。图 5 对比了两种类型平台在 8 种数智技术服务提供上的占比情况，可以看到两类主体所提供的在线医疗咨询服务在数智技术投入及内容模式等方面均存在一定差异。

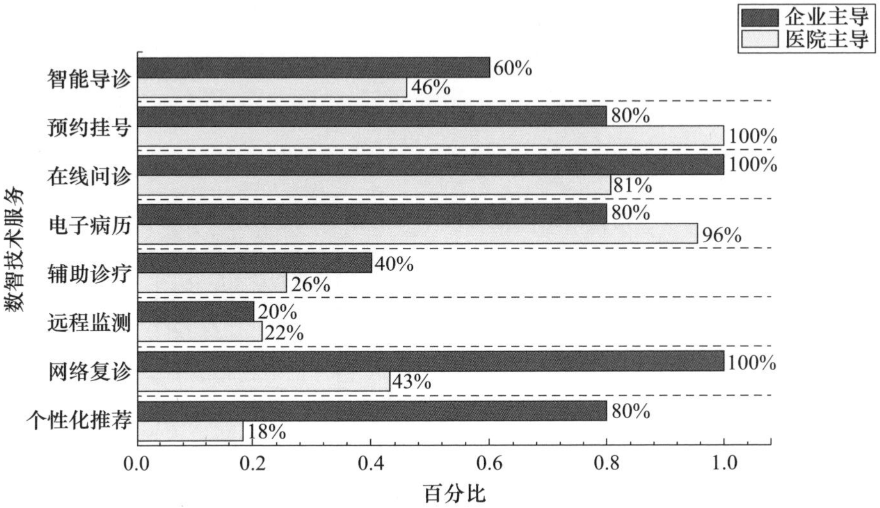

图 5　不同主体提供数智技术服务情况

由图 5 可知，在数智技术投入方面，医院主导的在线医疗咨询服务侧重关注预约挂号、电子病历等线下医疗服务的数字化实现。其中，预约挂号有助于减轻线下医疗机构的就诊压力，提高医疗服务质量和效率；电子病历系统可有效实现患者病历的数字化管理，有助于医生快速了解患者病情、制订诊疗方案，并提高医疗文书处理效率。可见，医院主导型互联网医疗服务作为实体医院的线上模式，通常以医疗机构为主体，借助互联网技术拓展服务时空范围，使患者能在任何时间、任何地点享受到专业医疗服务，以弥补传统医疗服务在时间和空间上的限制，从而优化医疗资源配置。

相较之下，企业主导的在线医疗咨询服务以在线问诊和网络复诊为核心功能，同时融入智能导诊、辅助诊疗、个性化推荐等智能化技术，更加注重用户的个性化及智能化体验。此类平台一般侧重于处理患者在日常生活中遇到的轻微病症和健康问题，同时依托专业医疗团队和智能算法，为用户提供个性化医疗咨询服务。如智能导诊技术可根据患者症状和需求，为其推荐合适的科室与医生；个性化推荐技术可协助患者了解更多符合其需求的医疗服务与健康产品。在资本、平台、流量等多重因素的叠加作用下，中国企业主导的在线医疗咨询服务平台的集中度正在迅速提高。在头部企业平台中，数智技术应用往往更为广泛，平台功能相对较为完整。相较于医院主导的在线医疗咨询服务而言，其竞争力往往较强。

4. 数智技术服务存在地域差异，发达地区具有显著优势

目前，中国医疗领域正处于数智技术服务应用的扩张期。表 2 统计了各省市区域三甲医院数智技术服务应用数量的总和，并与该区域的地区生产总值进行了比较。可以看到，除少数经济水平存在极大差异的地区外，大多数地区医院在数智技术应用方面的差距并不显著。

表 2　不同省市地区数智技术服务数量及地区生产总值

省份	数智技术服务总计数量	地区生产总值（亿元）	省份	数智技术服务总计数量	地区生产总值（亿元）
安徽	13	45045	辽宁	19	28975
北京	15	41611	内蒙古	13	23159
福建	8	53110	宁夏	15	5070
甘肃	14	11202	青海	7	3610
广东	10	129119	山东	11	87435

续表

省份	数智技术服务总计数量	地区生产总值（亿元）	省份	数智技术服务总计数量	地区生产总值（亿元）
广西	12	26301	山西	16	25643
贵州	9	20165	陕西	16	32773
海南	9	6818	上海	17	44653
河北	15	42370	四川	9	56750
河南	6	61345	天津	9	16311
黑龙江	21	15901	西藏	9	2133
湖北	11	53735	新疆	11	17741
湖南	8	48670	云南	14	28954
吉林	20	13070	浙江	24	77715
江苏	22	122876	重庆	9	29129
江西	9	32075			

为了进一步探讨不同区域环境下的在线医疗服务差异，本报告选择一家位于一线城市的三甲医院（以下简称 A 医院）和一家位于经济相对欠发达地区的三甲医院（以下简称 B 医院）作为具体案例进行深入剖析。

A 医院位于中国一线城市，得益于地区经济繁荣及政策扶持，其在数智技术应用方面具有明显优势。图 6 展示了 A 医院的在线 App 服务界面，可以看到该医院集成了智能自诊、远程会诊、视频问诊等多种技术服务。这些智能化技术不仅有助于提高医疗服务效率，更赋予了患者更为便捷、个性化的就医体验。

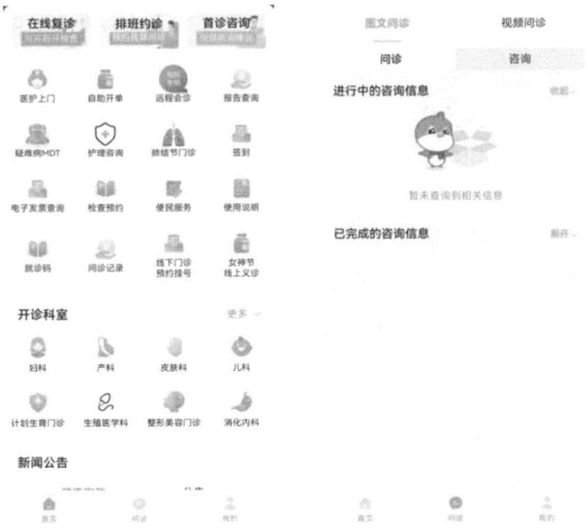

图 6　A 医院的在线 App 服务界面

B 医院地处经济相对滞后区域，受技术条件与人才资源的制约，其在数智技术领域的投入略显不足。如图 7 所示，该医院目前主要提供的服务尚局限于预约挂号、报告查询等基础层面。这种现状不仅制约了医院服务效率的提高，也未能充分利用现代科技为患者带来更为便捷和高效的医疗体验。此外，医院在管理和运营层面亦面临诸多挑战，如病历管理、药品库存控制、医疗资源配置等问题，均亟待通过数智技术的应用加以解决。

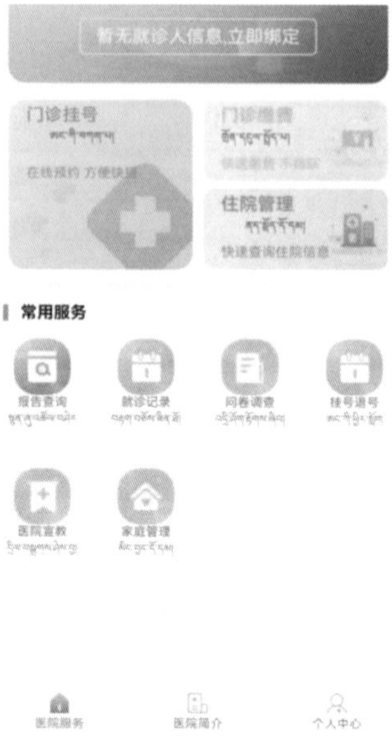

图 7　B 医院的在线 App 服务界面

综上，尽管数智技术在医疗领域的应用日益广泛，但在个别地域间的普及程度仍存在较大差异。这种差异不仅反映了地区间经济、技术和人才资源的差距，也揭示了医疗服务在经济发展水平不同地域间所存在的不均衡现象。因此，数智技术在全国范围内的普及仍任重而道远，政府、社会与企业三方需形成合力，共同推动医疗服务数智化能力提升。

二、数智技术驱动下的在线医疗咨询服务前景分析

（一）结合增强现实和虚拟现实技术的虚拟诊室服务

虚拟现实（Virtual Reality，VR）和增强现实（Augmented Reality，AR）技术是现代科技的杰出代表，它们通过模拟或增强现实环境，为用户提供沉浸式的体验。VR 技术主要创造出一个全新的虚拟世界，用户可以通过特殊的头盔显示器和手柄等设备与之互动。而 AR 技术则是在用户所处的现实环境中叠加虚拟元素，使其看起来就像真实存在一样。现阶段，中国医疗环境面临“二难、三低”难题，即入名院难、看名医难，社区医院高端设备覆盖率低、高端技术掌握度低、患者认可度低，VR 和 AR 技术的应用有助于解决这些难题。结合 VR 和 AR 技术的虚拟诊室服务通过模拟真实的医疗环境，让患者在

家中沉浸式地体验就诊过程，同时医生也可以方便、快捷地通过远程操控了解患者病情、开具处方。虚拟诊室服务的优势在于打破了医疗的时间和空间壁垒，让医疗资源能够更加均衡地分布。对于偏远地区或医疗资源匮乏的地方，这种服务模式的出现无疑是一大福音。同时，对于行动不便的患者，虚拟诊室也提供了更加便捷的就医方式，避免了舟车劳顿和长时间等待的困扰。

目前，已经有一些医院和公司开始尝试实现虚拟诊室服务。例如，复旦大学附属中山医院联合多家科技企业共同发布了“无界”智能虚拟元诊室。该项目基于计算机视觉和人工智能技术，通过捕捉真实医生的动作，实现高精度重建人体三维骨骼，使虚拟环境中的数字医生能够实时执行真实医生的指令。通过三维虚拟空间的交互指令，元诊室还能呈现患者脏器的三维重建模型，借助处理器及显卡的强大处理能力，使得三维虚拟场景下实现流畅自然的交互，帮助患者更直观地了解病情、选择诊疗方案、了解预后注意事项。在北京市第六届科技创新大赛决赛中，首都医科大学附属北京天坛医院主导的“多重感知人工智能系统为核心的元宇宙世界”项目提出了元宇宙诊室的畅想，通过元宇宙脑机接口等技术，医生可在任意场景下实施康复治疗，让患者足不出户接受最先进的诊疗服务，在降低医疗成本的同时，改善患者体验。这些尝试都表明了虚拟诊室服务在未来医疗领域的发展潜力。

（二）结合数字孪生与数字原生技术的远程医疗服务

数字孪生技术作为一种先进的数字化模拟手段，其核心在于通过构建物理实体（诸如医疗设备、人体器官等）的数字模型，在虚拟环境中实现实体对象从诞生至消亡的完整生命周期模拟。该技术融合了传感器数据采集、大数据分析和模拟仿真等尖端科技，得以在虚拟世界中精准模拟并预测物理实体的运行状态，从而为决策提供坚实的数据支撑。在医疗领域，数字孪生技术的应用尤为广泛。借助数字孪生技术，医院可基于医学数字成像和通信（Digital Imaging and Communications in Medicine，DICOM）数据建立高精度的人体三维立体模型，从而精准反映患者的生理结构及其病变情况，为科室远程会诊和智能化决策打下重要基础。此外，数字孪生平台还具备提供与相关部位症状查询比对的功能，医生可以通过这些模型，更加直观、全面地掌握患者的病情，从而制订出更精准的治疗方案。

目前，数字孪生技术已在国际医疗领域取得了显著的应用成果。美国克利夫兰诊所（Cleveland Clinic）利用数字孪生技术开展了远程心脏病诊疗服务，通过数字模型和远程监测设备，远程监控患者的心脏状况并提供相关诊疗建议。西门子医疗（Siemens Healthineers）与印度初创公司 Qure. ai 合作，利用数字孪生技术开发远程影像诊断平台，帮助医生远程访问患者的影像数据，从而进行诊断和治疗规划。在国内，上海交通大学医学院附属第九人民医院、中日友好医院、北京协和医院等医疗机构利用数字孪生技术开展远程手术指导服务，远程专家可通过数字模型和实时影像数据，跨地域指导手术机器人完成操作，为偏远地区的医疗机构提供相关技术支持。

（三）基于生成式人工智能技术的心理健康支持服务

生成式人工智能（Artificial Intelligence Generated Content，AIGC）是近年来人工智能领域的一个新兴分支，它侧重于利用机器学习、深度学习和自然语言处理等技术，从大量数据中学习并生成新的、有价值的信息。该技术可以模仿人类创造力，产生如文本、图像、音频、视频等多种模态的新内容。生成式人工智能的核心在于其“生成性”，即不是简单地复制或模仿已有信息，而是能够创造出前所未有的内容。目前，生成式人工智能技术已初步应用于心理健康支持服务领域。该技术通过系统分析患者的言语、情感及行为表现，为患者提供智能心理评估服务。基于评估结果，生成式人工智能技术可为不同患者量身打造个性化心理干预方案，利用认知行为疗法、放松训练、情绪调节等多种手段帮助患者有效缓解心理压力，为医生的诊疗工作提供有力支持。此外，在预后与恢复阶段，生成式人工智能技术还能实时监控患者的情绪变化，并通过智能算法深入剖析情绪变化背后的潜在原因。医生可据此灵活调整治疗方案，或借助智能设备为患者提供更具针对性的情绪管理建议和方法。

当前，已有部分企业实现了技术落地。上海领本机器人科技有限公司依托中国 1000 万青少年大数据及全国 1 万多名知名学者、专家的经验数据，成功研发出一款针对青少年领域的生成式人工智能技术 GPT 模型——EmoGPT。该模型能够精准分析用户的微表情、微动作、声音、文本、行为数据和生理指标，为用户提供更精确的诊断和评估，从而提供全面的青少年心理服务。壹点灵与百度文心一言进行合作，将人工智能产品应用于实际生活场景，率先实现对用户心理状态的智能化评估和个性化服务，为咨询师提供了强大的辅助支持。此外，还有一些国外研究团队通过智能手机应用 Harlie 与用户进行对话，通过捕捉用户的言语模式信息，与健康研究团队进行信息共享，并据此提供针对性的治疗建议[6]。

（四）基于智慧医疗物联网技术的全过程立体化服务

智慧医疗物联网技术是指将物联网技术深度融入医疗领域，通过构建医疗设备、传感器、医疗器械与医疗信息系统的全面连接网络，实现医疗资源的智能化调配与管理。其核心在于实现各类医疗设备和系统间的互联互通，以此推动医疗服务质量与效率的全面提高。一方面，借助智慧医疗互联网技术，系统能够实时收集患者的生理参数、病情数据以及医疗设备的运行状态等信息。基于这些实时数据，医疗机构可系统生成个性化的医疗方案和监护建议，为医生诊疗提供有力支持。另一方面，智慧医疗物联网技术亦为患者自身健康管理提供了极大便利，患者可以利用智能医疗设备和手机应用进行日常健康监测，从而为远程医疗咨询和就医诊断提供长期体质健康的依据。

目前，以智慧医疗物联网技术为核心的数智化医疗服务已崭露头角。开云健康公司通过深度融合医学与移动互联网、大数据、云计算等尖端科技，创新性地构建了“硬件 + 软件 + 服务”的三维一体化闭环健康管理模式。用户可借助蓝牙技术连接血压计、血糖仪、体脂仪等多种医疗设备，实现测量数据自动同步至手机 App，自动生成详尽图表等功能，从而为用户构建个性化的健康管理档案。华为公司利用传感网络构建物联网应用架构，亦推出了创新的医疗物联网解决方案，为精细化管理人、物、流程提供了有力支持。此外，在国家医疗卫生体系中，浙江省卫生健康员会全面推进“管理、服务”双向协同和“居民、医生、治理”三端联动，通过建立省、市、县医疗机构协同、中医处方共享、数据互联互通的服务新模式，推动中医医疗机构临床、科研、服务、监管的系统性重塑；广东省人民医院则与中国移动公司紧密合作，充分发挥中国移动 5G + AICDE、信息化平台等数智化能力优势，全力推进“5G + 智慧医疗”建设，以推动医疗设备的数字化、网络化、智能化改造。

三、结语

在数智技术的驱动下，在线医疗咨询服务正经历着一场前所未有的变革。本报告选取 98 家三甲医院及企业的在线医疗咨询平台，通过对其数智技术使用情况的深入调查，全面剖析了中国当前在线医疗咨询服务的现状。报告结果显示，数智技术服务在医疗领域的应用正在逐步扩大，但尚未实现全面覆盖，且普及程度仍存在一定的不均衡现象。这一现象的产生，既与技术成熟度密切相关，也与各应用主体的资源状况和策略选择紧密相连。以企业为主导的在线医疗服务平台，运用的数智技术相对更加全面，不仅整合了海量的医疗资源，还借助大数据分析、云计算等技术手段，实现了医疗咨询服务的智能化和个性化。相比之下，由医院主导的在线医疗咨询服务则在数智技术的应用方面较为滞后，主要聚焦于传统医疗服务的数字化实现。此外，受经济发展水平不均等因素影响，部分地区在医院数智技术应用方面存在明显差异。不过值得一提的是，随着政府对智慧医疗政策的不断加码和医疗信息化的深入推进，越来越多的医院开始认识到数智技术的重要性，并积极探索与之融合的有效途径。

展望未来，数智技术将在中国今后的在线医疗咨询服务中发挥更加重要的作用。在医疗领域，我们期待充分结合增强现实和虚拟现实技术，打造虚拟诊室服务，使患者在家中亦能体验到专业的医疗服务；通过数字孪生与数字原生技术，为偏远地区患者提供远程医疗服务，突破地域限制，促进优质医疗资源的均衡分布；运用生成式人工智能技术，助力心理健康支持服务，为患者提供更为便捷、高效的心理咨询与治疗；引入智慧医疗物联网技术，全面提升医疗服务智能化水平，实现看病就医的全过程立体化。

参考文献

[1] 中华人民共和国中央人民政府．中共中央 国务院印发《“健康中国2030”规划纲要》[EB/OL]．[2024－3－10]．https：//www.gov.cn/zhengce/2016－10/25/content_5124174.htm？eqid＝f087d66a0002cff600000004646c2ca1.

[2] 工业和信息化部．十部门关于印发《“十四五”医疗装备产业发展规划》的通知[EB/OL]．[2024－3－10]．https：//www.gov.cn/zhengce/zhengceku/2021－12/28/content_5664991.htm.

[3] 国家中医药管理局．国家中医药管理局关于印发“十四五”中医药信息化发展规划的通知[EB/OL]．[2024－3－10]．https：//www.gov.cn/zhengce/zhengceku/2022－12/06/content_5730292.htm.

[4] 国家卫生健康委．改善就医感受 提升患者体验主题活动方案（2023—2025

年） [EB/OL]. [2024 - 3 - 10]. https://www.gov.cn/zhengce/zhengceku/202305/content_6883385.htm.

[5] 王秉. 何为数智：数智概念的多重含义研究 [J]. 情报杂志，2023，42（7）：71 - 76.

[6] Ireland D, Atay C, Liddle J, et al. Hello Harlie: Enabling Speech Monitoring Through Chat - Bot Conversations [J]. Stud Health Technol Inform. 2016, 227: 55 - 60.

叁

数智医疗篇

HB.07 中国数字疗法研究与应用进展和前景

张　维[①]　张　勰[②]　宋金霞[③]

摘　要： 本报告系统介绍中国数字疗法的发展现状、政策环境、应用领域、市场规模、技术领域、面临的挑战以及发展策略等。数字疗法作为一种新兴的医疗模式，利用软件程序为患者提供预防、管理和治疗服务，涵盖多个学科领域。在中国，数字疗法市场正在快速增长，政府也正在积极推动其发展，但这一领域仍面临监管、技术和社会环境等方面的挑战，由此提出了完善政策法规、建立行业标准、激励创新、优化支付保险政策、加强人才培养和确保隐私安全等发展策略非常重要。

关键词： 数字疗法；发展现状；政策环境；应用领域；发展策略

数字疗法（Digital Therapeutics）产业作为医疗健康领域中一个成长潜力巨大、影响广泛且具有引领性的新兴战略产业，它代表了数据技术在医疗健康行业应用的发展趋势。数字疗法在技术的进步和政策的双重推动下，有效地促使高质量的医疗资源向更广泛的地区普及，推动着从传统的“医生—医疗器械”模式向“患者—医疗器械”模式的转变。目前，这一产业的发展迅猛，产业生态已基本建立，应用场景持续拓展，但就产业生命周期而言，数字疗法还处于初级阶段，仍需面对众多挑战和难题。人民的健康是民族繁荣和国家富强的关键指标，在全面推进健康中国的建设过程中，有效促进并对数字疗法产业开展科学治理至关重要。

---

① 张维，管理学硕士，甘肃中医药大学卫生管理学院副教授，研究方向：卫生事业管理、医疗保障制度。

② 张勰，管理学博士，甘肃中医药大学卫生管理学院副教授，研究方向：卫生事业管理、健康产业发展。

③ 宋金霞，甘肃中医药大学公共卫生学院硕士研究生，研究方向：卫生事业管理。

一、数字疗法内涵与发展背景

（一）数字疗法定义与概念

2012 年，美国 Click Therapeutics，Inc. 公司向美国专利商标局申请了“Digital Therapeutics”这一标准字符商标，数字疗法正式开启产业化之路。2017 年，全球数字疗法行业领军者组成的国际数字疗法联盟（Digital Therapeutics Alliance）正式成立并将数字疗法定义为：指由软件驱动，为患者或医疗机构提供具有循证医学依据的疾病干预措施，用于疾病的预防、管理和治疗。2017 年，美国食品药品监督管理局（FDA）批准了世界上第一款以数字疗法的定义通过认证的处方数字疗法产品——Pear Therapeutics 公司的 ReSET App，用于治疗药物滥用障碍症对兴奋剂、大麻、可卡因或者酒精依赖治疗中起到辅助作用。

数字疗法涉及使用数字技术来预防、管理和治疗疾病。它通常由软件程序驱动，基于循证医学的干预方案，可以单独使用或与药物、医疗器械等其他疗法结合使用。数字疗法的产品形式主要是软件，可以独立存在，也可以与其他计算设备或医疗器械结合使用。这些软件通过信息（如图像、视频、音频等）、物理因素（如光线、声音、振动等）和药物对患者产生影响，以达到疾病干预的目的。数字疗法采用多种医学理论，如心理学、神经科学、康复医学和药理学等，对患者进行疾病干预。例如，心理学的认知行为疗法、神经科学的生物反馈疗法、康复医学的运动疗法、药理学的个性化用药指导等。数字疗法主要用于心理、精神、运动－神经系统、感觉器官、慢性病等类疾病的干预（见表 1）。

表 1　数字疗法的核心特征

核心要素	特征
服务对象	服务患者、家属，服务医生诊疗
证据基础	基于循证医学证据，而非经验医学
治疗目的	预防和管理各种疾病及紊乱，优化患者诊疗途径，巩固患者健康成果
治疗方法	基于法律法规认证的软件驱动
应用途径	可单独通过手机、电脑应用软件使用，也可与药物、设备、其他软件和服务协同使用

数字疗法与数字健康和数字医疗有所不同。数字健康是一个更广泛的概念，包括干预消费者生活方式、健康状况和其他与健康相关的技术、平台和系统。数字医疗则是具有循证依据基础的，适用于医疗流程的技术、平台或者产品，如数字化诊断、数字化生命标志物、远程监控等。相较之下，数字疗法更侧重于由软件驱动的，针对特定疾病提供的预防、管理和治疗等干预措施。表2是三者的区别。

表2　数字医疗与数字疗法、数字健康的区别

	数字医疗	数字疗法	数字健康
适用对象	特定疾病患者	特定疾病患者	全体人群
服务内容	基于循证的医疗服务，预防为主	全疗程医疗服务，开具医疗处方	以健康咨询、指导为主，提供非疗程化的医疗建议
效果要求	循证医学证明其有效性	循证医学证明其有效性	无硬性要求
证据基础	需临床证据	需临床证据	无须临床证据
监管要求	属于医疗器械的产品须认证，发药械或相关医疗产品需接受监管	必须接受监管机构的审查、批准或认证	无须满足医疗器械监管标准； 不需要接受医疗相关部门监督

全球范围内，对于数字疗法的监管仍在不断发展和完善中。例如，美国食品药品监督管理局（FDA）和欧盟等监管机构正在制定相关的监管政策和指南，以确保数字疗法产品的安全性和有效性。在中国，数字疗法也正在逐渐发展，国家药品监督管理局等监管机构正在制定相关的政策和标准。中国的一些科技公司，如华为、腾讯、阿里巴巴等，也在数字疗法领域持续开展研究和应用开发工作，推动这一领域的发展。

总体而言，数字疗法是一个新兴且迅速发展的领域，它结合了医学知识和数字技术，为疾病的治疗和管理提供了新的可能性。随着技术的进步和监管框架的完善，预计数字疗法将在未来的医疗保健领域扮演越来越重要的角色。

（二）国内外数字疗法发展背景

数字疗法作为一个新兴领域，在全球范围备受关注。数字疗法融合了多种数字技术，如人工智能、云计算、大数据等，这些技术的应用为数字疗法的发展提供了支持。数字疗法的基础技术支撑来源主要有三个方面：软件交互、大数据、算法，用于提升产品耐受性、便易性，方便患者、医生使用操作，提高患者黏性；大数据、AI 算法，主要是提高反馈机制的准确性、有效性；生物信号模拟，主要通过光、声等信号模拟或增强，监测身体技能的反馈程度。当然虚拟现实技术及终端设备发展、家用医疗器械产业发展以及云计算、物联网、边缘计算、传感器等产业发展也促进了数字疗法的发展。在此过程中，政策、市场教育、患者认知等领域也在互动发展。

自数字疗法概念兴起至产业发展，欧美国家一直紧密关注该领域的发展。美国是最早提出并发展数字疗法的国家之一，其兴起与政策监管、数据治理法律法规相对健全、智能手机和移动互联网的快速普及有关。

中国的数字疗法发展起步较晚，但近年来发展迅速。2021 年被视为中国数字疗法的元年，整个行业开始受到广泛关注。中国数字疗法的发展得益于国家政策的支持和技术进步，同时在医疗健康领域的应用也在不断拓展。此后，中国政府对于数字疗法的重视程度逐渐提高。例如，海南省将“数字疗法”写入省级规划的先行地区之一，显示出对数字疗法产业的高度重视。数字疗法在中国仍处于发展早期，面临诸多挑战，但产业生态正在形成，应用场景不断创新。

总的来说，数字疗法在全球范围内正迅速发展，中国也正在逐步加强在数字疗法领域的研发和应用。随着技术的进步和政策的支持，数字疗法有望在未来的医疗健康领域中发挥更大的作用。

（三）中国数字疗法发展现状

数字疗法可用于预防、管理或治疗各种疾病，这些数字化干预方案可以独立使用，也可与其他疗法联合使用，提供全面的治疗解决方案。中国已认识到数字疗法将为健康领域的各利益相关方带来巨大的长期价值，如对政府而言，数字疗法的有效性实现后，可以低成本、规模化推广到基层。此外，数字疗法基于大数据/算法的精准医疗，可提供精准用药；对患者，数字疗法 App 的应用场景之一是医院外，可提高患者就医的可及性。便捷的交互方式、检测将方便患者个性化用药，提高健康水平，节省就医费用，也可对长周期的疾病，如精神、肿瘤、慢性病领域带来更多诊疗可能性；对医疗服务而言，数字疗法软件/SaaS 的应用，同时也是医疗机构服务流程的优化和改善，有效的远程医患互动，可提高医疗机构的工作效率、患者满意度、医患间的黏性等；对保险支付而言，数字疗法的数据与精准性，可实现患者的病情监控及合理用药，同时也为优化治疗方案提供快速决策能力，这与保险的控费需求不谋而合，监测也可降低患者并发症的发病率，减少大病支出；对于药品及药械、耗材供应企业而言，数字疗法可基于药、械及软件的数据反馈，进行真实世界研究和疾病管理，从而反哺其管线研发、产品升级等层面。尽管前景光明，但数字疗法在应用和商业化层面仍面临诸多挑战。未来，数字疗法有望在提高医疗效率、降低成本以及改善患者体验方面发挥重要作用，成为医疗保健领域的一个重要分支。

综上所述，中国数字疗法迅速发展，展现出强大的市场潜力和应用前景（见表3）。随着技术的进步和政策的支持，数字疗法将在未来的医疗保健领域中扮演更加重要的角色。

表3　中国数字疗法行业概览

内容分类	详细描述
数字疗法产品	中国首款数字疗法产品“术康 App”在2020年通过国家药品监督管理局批准。此后，中国政府围绕《“健康中国2030”规划纲要》，推动医疗领域数字化建设和新型医药产品研发，支持数字医疗软硬件产业的发展和创新
技术发展	数字疗法涉及心理学、神经科学、药理学等多个学科，通过集成人工智能、大数据、云计算、VR/AR等新兴数字技术，提高患者参与度，并实现全流程个性化疾病干预和患者管理
商业模式	当前，中国数字疗法的商业模式仍在探索阶段，但市场需求旺盛。主要的商业模式包括面向个体患者的B2C模式，面向企业/团体的B2B模式，医生处方的B2H模式，以及药企与数字疗法平台合作的B2P模式
市场增长和投资	中国数字疗法行业正处于快速增长阶段，资本市场对中国数字疗法领域的兴趣和信心日益增长。截至2021年，中国数字疗法平台的用户数量已达到7.07亿人，反映出数字疗法在中国的广泛应用和受欢迎程度

综上所述，中国数字疗法发展的环境和政策体系正在不断完善，为数字疗法的创新、应用和普及提供了有力的支持（见表4）。随着政策法规的进一步细化和市场需求的不断增长，数字疗法在中国有望实现更广泛的应用和发展。

表 4　中国积极促进数字疗法产业发展

分类	详细内容
国家战略支持	《“数字中国”建设整体布局规划》：中共中央、国务院印发的《数字中国建设整体布局规划》为数字疗法的发展提供了宏观指导和政策支持。 《“健康中国 2030”规划纲要》：明确了健康中国建设的目标和任务，其中包括推动数字健康服务体系建设，为数字疗法发展创造了有利条件
法律法规框架	药品管理法：对数字疗法产品的监管提供了法律基础。 网络安全法：保障患者数据安全和隐私保护，为数字疗法的发展提供了法律保障。 医疗健康数据管理办法：对医疗健康数据的收集、存储、使用和共享提出了管理要求，有助于数字疗法行业的规范发展
行业标准建设	国家标准和行业标准正在逐步完善，包括数字疗法产品的质量标准、安全性标准、临床应用指南等。 标准化工作的推进有助于提高数字疗法的可信度和市场接受度
市场需求和产业基础	庞大的人口基数和日益增长的健康需求为数字疗法提供了广阔的市场空间。 中国在人工智能、大数据、云计算等领域拥有较强的技术实力和产业基础，为数字疗法的发展提供了技术支撑
政策推动和试点项目	政府在地方层面推动数字疗法试点项目，通过实践探索数字疗法的发展路径和政策框架。 政策鼓励创新和研发，为数字疗法企业提供资金支持和技术援助
国际合作与交流	中国积极参与国际数字健康领域的合作与交流，学习借鉴国际经验，推动数字疗法的发展
社会文化与教育普及	提高公众对数字疗法的认识和接受度，需要通过教育和宣传活动来普及数字健康知识。 社会文化的适应和转变也是数字疗法能够广泛推广的重要因素

二、中国数字疗法的政策环境

（一）国家政策对数字疗法的支持与引导

中国国家政策对数字疗法的支持与引导表现在多个方面（见表 5）。在《“十四五”生物经济发展规划》中提出要提高数字疗法等先进治疗技术的临床应用。此外，海南、北京、广东、浙江等地也在积极推动数字疗法的发展，国内已获批的数字疗法产品近百款。在监管政策方面，中国对数字疗法的态度从保守转向开放。2020 年 11 月，中国审批通过了国内首款数字疗法产品，标志着国内数字疗法新赛道的开启。这一举措显示了政府在数字疗法领域的积极态度和对其潜在价值的认识。

表 5　中国构建数字疗法产业发展的政策环境具体举措

内容分类	详细描述
政策推动与行业规范化	对数字疗法逐渐从保守转向开放，对数字疗法的态度发生了显著变化。2020 年 11 月，中国审批通过了国内首款数字疗法产品，表明中国政府对数字疗法的认可和接受程度在提高，为数字疗法的发展提供了政策基础
白皮书发布与行业指导	《中国数字疗法白皮书 2.0》的发布，提供了数字疗法从研发到商业全流程的关键成功因素，对行业进行了全面的分析和指导。白皮书强调了数字疗法的定义、分类、靶点等关键概念，为行业的发展提供了理论支撑和方向指引
产业发展与技术融合	全面推进健康中国建设，发布健康产业高质量发展行动纲要。聚焦智能医疗服务、健康产业集群、健康融合服务等方向，为数字疗法等新兴技术在医疗健康领域的应用提供了强有力的政策支持
监管体系的建设	积极构建相关的监管体系。包括对数字疗法的定义、分类、审批流程、临床应用等方面的规范，旨在确保数字疗法的有效性和安全性，同时促进行业的健康发展

尽管如此，中国的数字疗法产业仍面临一些挑战。例如，产品分类监管、临床试验标准、商业模式落地、医疗数据共享、医疗保险覆盖等方面还存在着制约。因此，需要探索制度创新、加强政策引导，以促进高质量数字疗法产品的研发和应用。总体来看，中国国家政策对数字疗法的支持与引导呈现出积极的态势，从产品审批、行业规范化、技术融合到监管体系建设，多方面推动了数字疗法在中国的发展。随着政策的进一步明确和深化，预计数字疗法在中国的发展将进入一个新的快车道。

（二）各级政府数字疗法政策实践与案例

中国各级政府在数字疗法的政策实践方面表现出了显著的积极性和创新性。这些政策实践活动主要表现促进数字医疗的发展、规范数字疗法的分类与应用、引导数字疗法产业的发展等方面。如海南省人民政府办公厅发布了《海南省加快推进数字疗法产业发展的若干措施》，这是中国首个为数字疗法全周期提供支持和保障的政策性文件。该政策包含开展数字疗法临床科研示范基地建设，即通过政策鼓励建设数字疗法临床试验中心，支持技术攻关与临床转化，打造优良的数字疗法科研环境和服务支撑；加快数字疗法产品注册审批，即通过制定产品分类监管和注册审批指导文件、设立产品注册辅导专项通道、建立绿色审批通道等方式，实现数字疗法产品的快速注册审批；积极推广数字疗法产品应用，即通过建设数字疗法应用推广基地、推进数字疗法与互联网医院融合发展、建设数字疗法应用示范区域等方式，全方位推广应用数字疗法产品；探索多种支付方式，即从商保创新、定价收费、医保支付等方面进行探索；为数字疗法的推广应用提供支付保障，即加强数字疗法宣传和产业集群建设：通过实施全产业链精准招商，引入海内外优秀数字疗法创新企业，举办世界数字疗法大会，推动数字疗法产业在海南集聚；规范发展与其他保障，即通过制定行业标准、强化数据安全监管、加强数据资源利用、加强人才保障等措施，为数字疗法产业高质量发展保驾护航。这些措施表明中国政府在地方层面上对数字疗法的重视，以及其在推动数字疗法产业发展方面的决心和努力。各地典型政策实践可总结如表 6 所列。

表 6　中国各级政府在数字疗法方面的政策实践

内容分类	详细描述
政策支持和推广	浙江省杭州市推出了《杭州市数字疗法产业行动计划》，旨在打造数字疗法产业的高地，推动数字疗法在医疗、健康等领域的应用。 广东省深圳市发布了《深圳市数字健康产业发展规划（2020—2025年）》，提出了一系列政策措施，以推动数字健康产业的发展，包括数字疗法在内的多个领域
数字疗法试点项目	福建省泉州市开展了数字疗法试点项目，通过远程医疗、智能设备等方式，提供个性化的医疗服务，提高医疗服务的可及性和效率。 四川省成都市推出了数字疗法试点项目，利用大数据和人工智能技术，为患者提供个性化的治疗方案，提高治疗效果
数字疗法产业园区建设	浙江省杭州市余杭区建立了数字疗法产业园区，吸引了一大批数字疗法企业入驻，推动产业链的集聚和发展。 广东省广州市设立了数字健康产业园区，聚焦数字疗法、大数据、人工智能等领域的企业聚集发展

续表

内容分类	详细描述
政策资金支持和人才培养	浙江省设立了数字经济发展基金，为数字疗法等新兴产业提供资金支持。同时，加强人才培养，与高校、研究机构合作，培养具有医疗和技术背景的复合型人才。 广东省推出了人才政策，吸引国内外顶尖人才来粤创新创业，为数字疗法等领域的发展提供人才保障
国际合作与交流	上海市积极参与国际数字健康领域的合作与交流，引进国际先进技术和管理经验，推动数字疗法的发展

这些政策和实践案例表明，中国各级政府正在积极推动数字疗法的发展，通过政策支持、资金投入、人才培养和国际合作等多种方式，为数字疗法的创新、应用和普及提供有力的支持。随着技术的不断进步和政策的进一步实施，数字疗法在中国有望实现更广泛的应用和发展。

三、中国数字疗法的主要应用领域

中国数字疗法在多个医疗领域迅速发展，应对不断增长的市场需求，并受到政府政策支持和资本投入的推动。目前，心理健康、慢性病管理、康复医疗等领域的数字疗法研发和应用出现快速发展的势头，前景广阔，为未来医疗健康服务提供了新的方向。

（一）心理健康数字疗法

随着中国心理健康服务需求的快速增长，市场供需不平衡的问题日益突出。数字化技术的应用为解决这一问题提供了新的途径。目前，中国的心理健康服务资源不仅匮乏，而且分布不均，主要分布在省级和市级，基层资源非常有限。数字化心理健康服务通过互联网、大数据、AI 和 VR 等技术，在心理健康的预防与教育、筛查、评估、干预和治疗等方面提供新的服务模式及工具。

数字化医疗在精神心理领域的应用具有独特优势，尤其是在破除医疗服务时空壁垒、提升治疗效果、提高诊疗效率、凸显个性化和智能化等方面。与躯体疾病不同，精神心理疾病大多不依赖于仪器设备检查和生化指标检验，而是通过医患间的交流，以及依托医生的理论知识和实践经验来进行判断。数字化医疗与 VR、AI、大数据等智能科技的融合，使治疗更为精确、安全、有效。近年来，中国政府在心理健康领域的政策支持不断加强，为数字化心理健康服务行业的发展提供了助推。政策的引导和支持，加上资本的投入，使得越来越多的企业专注于数字化心理健康服务领域。此外，新冠疫情的暴发也加速了数字化心理健康服务的发展，线上诊疗用户数量显著增加。

中国数字疗法在心理健康领域的应用正快速发展，旨在通过技术创新和服务模式改革，提高心理健康服务的可及性和有效性，以应对日益增长的市场需求。

（二）慢性病管理数字疗法

慢性病管理面临的挑战与数字化解决方案：慢性病在中国呈现高发态势，防控形势严峻。由于医疗资源分配不均，数字化精准慢性病管理服务应运而生，旨在提高慢性病管理效率，减轻公共医疗系统的负担。这种服务为慢性病患者和医生提供了便利，同时也为药企提供了接触患者和医生的渠道。未来，随着人工智能技术的深入应用，慢性病全病程管理预计将进一步完善，覆盖更多人群和病种。目前，数字疗法在主要用于辅助治疗慢性病、成瘾性行为及精神障碍，并逐渐被纳入监管和医保报销体系。

随着互联网技术的进步和医疗政策的驱动，出现了多种“互联网 +”慢性病健康管理的新模式。这些模式包括“互联网 +”医疗服务、“互联网 +”家庭医生签约服务以及“互联网 +”慢性病智慧化健康管理。例如，一些公司开发了 AI 医疗智慧平台和智能穿戴医疗设备，用于慢性病管理和风险提示。

中国慢性病管理中的数字疗法正处于快速发展阶段，旨在通过技术创新和服务模式改革，提高慢性病管理的可及性和有效性，以应对日益增长的市场需求。

（三）康复医疗数字疗法

康复医疗作为医学专业学科在中国已发展四十余年，形成了以三级综合医院康复学科为引领、二级康复专科医院为核心、社区卫生服务机构为基础的三级康复医疗体系。然而，目前康复医疗行业面临认知不足、人才短缺、转诊与支付尚未达到平衡等痛点问题。

数字疗法正在康复医疗领域快速渗透，为康复市场的发展带来了新的机遇。政策支持、医院建设、人才培养等方面的进展为康复行业的发展铺平了道路。康复医院和康复科诊疗量近年来快速上升，显示出康复医疗服务的需求增长。康复医疗信息化是建立统一标准的基础工具，对于行业发展至关重要。目前，康复医疗信息化行业处于导入期，企业数量较少。康复医疗信息化产品在院端推广应用仍面临多重困难，但随着康复医院补充建设及电子病历评级的要求提升，行业对康复医疗信息化产品的需求预计将增加。

中国康复医疗中的数字疗法面临着人才短缺、支付体系不完善等挑战，但同时也迎来了新的发展机遇和政策支持。康复医疗信息化的发展将是推动行业科学发展的关键。

（四）其他应用领域及创新案例

数字疗法在中国的发展呈现出多方面的应用和创新。以下是一些关键领域和案例的概述。

数字疗法产业吸引了众多医疗机构、研发企业的关注，促进了各领域的数字疗法研发。北京清华长庚医院展出了包括脑机接口主动康复系统在内的多项先进性医疗研究成果。这些成果主要用于人体康复和睡眠领域，展示了数字疗法在精准康复中的应用，如慕眠 Sleeppower 疗法结合 CBT－i 疗法、AI 技术和音乐疗法，专注于失眠的非药物治疗与自我调节，并通过使用智能硬件和数据服务，提供了 6D－SMART 睡眠解决方案。还有多动症数字疗法“强化训练号”，作为一款基于游戏和脑机结合技术的数字疗法，用于治疗注意缺陷与多动障碍（ADHD）。

中国的数字疗法市场正在快速发展，吸引了众多企业的参与。目前，国内超过百余家企业涉足数字疗法，其中包括精神类、行为和认知障碍、内分泌、营养和代谢紊乱疾病等多个领域。数字疗法的广阔前景也吸引了资本的关注，多个数字疗法项目获得了融资。

尽管数字疗法在中国取得了快速发展，但行业仍面临一些挑战，如缺乏行业统一标准、临床试验政策法规指引、分层分类监管等。但这些挑战同时也为行业的发展提供了机遇，促进了技术创新和服务模式的改革。数字疗法在中国的发展展现了多方面的应用和创新，不仅在医疗领域产生了显著影响，也为未来医疗健康服务的发展提供了新的方向。

四、中国数字疗法市场规模与趋势

数字疗法作为一种基于高质量软件程序驱动的治疗性干预措施，不仅可独立使用，也可与其他药物联用，为患者提供个性化和精准化的诊疗方案。中国政府在推动医疗领域数字化建设、新型医药产品研发方面发挥了积极作用，特别是在新冠疫情期间，数字疗法作为远程医疗的一个重要组成部分，得到了迅速发展。

（一）市场规模及增长速度

中国数字疗法市场目前正处于快速增长阶段。预计伴随着人工智能、大数据等产业的进步，该市场将在未来呈现出指数级增长。这一增长趋势得益于国家政策的支持、新兴技术的迭代发展，以及市场对数字疗法的认可和应用普及程度的提升。

在商业模式方面，中国数字疗法行业仍处于探索阶段，但市场需求旺盛。目前主流的商业模式包括面向个体患者的 B2C 模式、面向企业/团体的 B2B 模式、医生处方的 B2H 模式，以及药企与数字疗法平台合作的 B2P 模式等。这些模式在不同的应用场景和市场环境中展现出不同的优势和挑战。中国数字疗法市场虽然起步稍晚，但展现出强大的增长潜力和应用前景。随着技术的进步和政策的支持，预计数字疗法在中国的发展将进入一个新的快车道，为医疗保健领域带来重要的影响和发展机遇

（二）各类数字疗法产品市场分布

中国数字疗法产品的市场分布呈现一定的特点和趋势。目前，国内数字疗法产品主要集中在单病种领域，其中视觉相关疾病产品和认知功能障碍治疗类产品的占比最高。2022 年 10 月的数据显示，国内已获批的数字疗法产品中，视觉相关疾病产品占比 47. 1%，认知功能障碍治疗类产品占比 35. 3%。

截至 2023 年，中国已有 200 家企业涉足数字疗法领域，这些企业涵盖了眼科、精神障碍、行为和认知障碍、慢性呼吸系统疾病、肿瘤等疾病领域。国内数字疗法企业的适应证分布前三名为精神障碍（33%）、行为和认知障碍

（24%）、眼科系统疾病（15%），而海外企业则更多聚焦在抑郁、焦虑等精神障碍问题。截至 2023 年年底，中国已批准了 29 款数字疗法产品，其中 12 款有关视觉训练的产品，10 款针对行为和认知障碍的产品。这些产品的审批正在提速，涉及的产品丰富度也在提高。此外，数字疗法的产品功能和临床应用正在逐渐丰富。例如，已经有一些针对乙肝传染阻断、心肺功能康复、PTSD、糖尿病管理类的产品问世。这表明中国在数字疗法领域的产品丰富度和市场应用正在逐步提高。

数字疗法市场正在中国快速发展，产品种类和应用领域逐渐增多，特别是在眼科和认知功能障碍治疗领域。随着技术的进步和政策的支持，数字疗法在中国的市场规模将继续扩大。

（三）市场发展前景与趋势预测

中国数字疗法市场目前正处于快速增长阶段。截至 2023 年年底，中国数字疗法市场的规模约为 4 亿美元，预计到 2025 年将会实现显著增长。数字疗法产品的应用领域正在逐渐丰富。未来，预计数字疗法的应用将更加广泛，包括乙肝传染阻断、心肺功能康复、PTSD、糖尿病管理等领域。数字疗法的发展与人工智能、大数据、云计算等新兴技术的融合日益紧密。随着技术的不断进步和法规的完善，数字疗法预计将在全球范围内得到更广泛的应用，从而为患者提供更加个性化、高效的治疗方案。

从产业链的结构来看，数字疗法作为数字医疗产业链的一个重要分支，涵盖了从上游的技术服务、软件硬件设备制造，到中游的数字疗法解决方案提供商，再到下游的终端用户，包括患者、医疗机构、医生、支付方等。在上游，数字疗法产业链包括软件硬件设备制造商（提供用于数字疗法的关键技术和设备，如可穿戴设备、医疗监测仪器等）、医疗云平台服务商（提供数据存储、处理和分析的平台）、药械厂商（与数字疗法企业合作，将传统药品和医疗器械与数字技术相结合）、网络运营商和科研机构（提供网络服务支持和算法开发、临床试验等科研支持）。在中游，数字疗法解决方案提供商将上游提供的资源进行整合和创新，开发出符合市场需求的数字疗法产品和服务。这些企业不仅需要技术创新能力，还需要具备市场洞察能力，以判断并满足不同用户群体的需求。在下游，终端用户包括患者、医疗机构、医生、支付方等，他们是数字疗法产品和服务的直接受益者。患者作为数字疗法产品的最终使用者，其使用体验和治疗效果直接影响产品的市场接受度。医疗机构和医生在疗法的实施过程中起着关键作用，不仅提供专业的医疗服务，还参与数字疗法产品的推广和应用。支付方包括保险公司和政府医疗保障机构，他们的支付政策对数字疗法的商业模式和市场推广至关重要。

中国政府对数字疗法的重视程度逐渐提高，正在积极推动相关监管体系的完善。这包括对数字疗法的定义、分类、审批流程、临床应用等方面的规范，旨在确保数字疗法的有效性和安全性，同时促进行业的健康发展。尽管数字疗法在应用和商业化层面仍面临诸多挑战，如技术完善、市场接受度提升以及商业模式的创新等，但数字疗法在提高医疗效率、降低成本以及改善患者体验方面具有巨大潜力，预计将成为医疗保健领域的一个重要分支。

总的来说，随着技术的进步和政策的支持，中国数字疗法市场预计将继续快速发展，为医疗保健领域带来重要的影响和发展机遇。

五、中国数字疗法技术应用的重点领域

应用推动了数字疗法的发展，提高了医疗服务的效率、可及性和个性化水平，同时也为患者带来了更优质、更便捷的医疗服务。

（一）人工智能在数字疗法中的应用

数字疗法结合了疾病、数据和算法，帮助医护人员远程监测患者的病情，并且可以与药物治疗相结合，以提高治疗效果、降低治疗成本，从而更好地进行疾病管理。AI 在数字疗法中的应用正逐渐发展和扩展，AI 技术的融入，使得数字疗法在多个方面展现出巨大的潜力。根据相关报告和研究，AI 技术在数字疗法中的应用主要体现在以下方面。

（1）疾病管理与治疗。AI 技术可以帮助更准确地诊断和治疗疾病。例如，在医学影像领域，AI 技术能够辅助医生分析影像资料，提高诊断的准确性和效率。

（2）数据分析和挖掘。通过大数据和 AI 技术，可以深入分析和挖掘患者数据，从而为患者提供更加个性化和精准的治疗方案。

（3）远程监测和治疗。AI 技术使得远程监测患者病情成为可能，这对于慢性病管理和康复治疗等领域尤其重要。

（4）药物研发。AI 还可以应用于新药的研发，帮助加速药物筛选和发现过程。

（5）患者教育与参与。AI 技术可以用于开发互动性更强的患者教育工具，提高患者对自身疾病的认识和自我管理能力。

随着中国监管政策的逐步完善，人工智能医学影像已经进入价值验证阶段。在未来，随着人工智能医疗应用场景的不断拓展，其社会和商业价值预计将会进一步增大。同时，AI 技术的应用也将推动传统医疗向更高效、更个性化的方向发展，从而惠及更多患者。

（二）大数据与云计算在数字疗法中的应用

大数据与云计算在数字疗法中的应用正逐渐发展和扩展，特别是在提高医疗服务数智化水平方面发挥着重要作用。以下是这两个技术在数字疗法中的应用情况。

（1）大数据的应用：大数据技术在数字疗法中的一个重要应用是患者数据的挖掘和分析。通过收集和分析患者的行为数据、健康记录、环境因素等，可以更好地理解患者的健康状况，为患者提供更加个性化和精准的治疗方案。此外，大数据还能帮助医疗机构更好地管理慢性疾病，提高患者的自我管理效率。

（2）云计算的应用：云计算技术在智慧医疗平台的建设中发挥着关键作用。它不仅提高了医疗系统数据和信息的安全性，还降低了平台的维护成本。通过云计算，医疗机构能够更高效地存储、处理和分析大量医疗数据，从而提高了诊断的准确性和效率。

大数据与云计算的结合为数字疗法的发展提供了强大的技术支持，使得医疗服务更加个性化和高效。随着技术的不断进步和应用场景的不断拓展，预计大数据与云计算将在数字疗法中发挥更加重要的作用，推动医疗行业向更高效、更个性化的方向发展

（三）物联网技术在数字疗法中的应用

物联网是指通过互联网连接各种物体，实现信息交换和通信的技术系统。它由物理对象、传感器、软件和网络组成，通过这些组件实现物体的智能化、自动化和互联互通。在数字疗法领域，物联网的应用主要集中在医疗设备和患者之

间，包括可穿戴设备、智能手表、健康监测仪、呼吸机等，以及通过传感器实时采集患者的生理参数，并通过网络进行数据传输、存储和分析，从而实现远程监控和健康管理。物联网技术在数字疗法中的应用主要体现在以下几个方面。

（1）设备互联与数据采集。物联网技术通过各种医疗设备和传感器，实现患者健康数据的实时采集和远程监测。这些设备可以包括智能手表、健康监测仪、呼吸机等，能够监测患者的生命体征、运动状态、睡眠质量等数据。

（2）数据传输与分析。收集到的数据通过物联网技术进行传输，可以在云端或其他远程服务器上进行存储和分析。这些数据对于医生来说是非常宝贵的，可以帮助他们更准确地诊断病情，制订个性化的治疗方案。

（3）智能决策支持。基于大数据和人工智能技术，可以对收集到的患者数据进行深入分析，为医生提供治疗决策支持。例如，通过分析患者的生理数据和疾病历史，AI 系统可以预测疾病的发展趋势，为医生提供早期干预的建议。

（4）远程医疗服务。物联网技术使得远程医疗服务成为可能。通过连接医疗设备和患者，医生可以实时监控患者的健康状况，并及时提供远程咨询和指导。这对于偏远地区或行动不便的患者尤其有益。

（5）药物研发与临床试验。物联网技术还可以应用于新药的研发和临床试验。通过监测患者的反应和药物效果，可以更快地开发新药并优化治疗方案。

随着物联网技术的不断发展和成熟，其在数字疗法中的应用将更加广泛和深入，为医疗行业带来革命性的变化。物联网技术的发展也将推动数字疗法向更高效、更个性化的方向发展，最终提高患者的治疗效果和医疗体验。

（四）技术创新对数字疗法的影响

技术创新是科技发展的基本形态，技术创新的目的是提高产品质量、降低成本、提高效率、开拓新市场、提高竞争力等。技术创新是数字疗法产业发展的关键途径，也是推动相关产业持续发展的重要动力。技术创新对数字疗法的影响是深远且持续性的，主要体现在以下几个方面。

（1）治疗效率的提高。技术创新使得数字疗法可以更高效地处理和分析大量数据，从而为医生和患者提供更准确的诊断和治疗方案。例如，人工智能技术可以帮助医生快速分析医学影像，提高诊断的准确性和速度。

（2）个性化医疗的实现。技术创新使得数字疗法能够更好地满足患者的个性化需求。通过分析患者的基因、生活习惯和疾病历史等信息，技术创新可以提供定制化的治疗方案，从而提高治疗效果。

（3）医疗可及性的提升。技术创新可以帮助缩小城乡、区域之间的医疗资源差距。通过远程医疗、移动医疗等技术创新，患者无论他们身处何地都可以享受到更高质量的医疗服务。

（4）治疗成本的降低。技术创新有助于降低医疗成本。例如，通过电子病历系统，可以减少医生和护士的工作时间，降低医院的运营成本。同时，数字疗法可以帮助患者减少不必要的检查和治疗，从而节省治疗费用。

（5）医疗服务的创新。技术创新推动了医疗服务的创新。例如，通过虚拟现实技术，患者可以享受到更加沉浸式的治疗体验，从而提高治疗效果。

（6）医疗监管的加强。技术创新也有助于加强医疗监管。通过建立数字疗法产品的注册和审批流程，可以更好地监管数字疗法产品的质量和效果，保障患者的安全。

总的来说，技术创新对数字疗法的影响是全方位的，它不仅提高了治疗效果，也提高了治疗的效率和可及性，同时也推动了医疗服务的创新和监管的加强。随着技术的不断进步，数字疗法有望为患者提供更加便捷、高效和个性化的医疗服务。

六、中国数字疗法面临的挑战与问题

数字疗法在快速发展的同时，面临着监管、技术和社会环境三大挑战。监管挑战主要包括缺乏专业监管机构、标准化问题和法律伦理规范不足。技术挑战则体现在技术创新不足、人才缺乏等方面。社会环境挑战则包括市场接受度、社会保险制度和城乡发展差距等问题。政府、社会各界和医疗机构需要共同努力，通过建立专业监管机构、加大技术研发投入、培养复合型人才、加强宣传和教育工作、修订医疗保险政策等手段，共同推动数字疗法产业的健康发展。

（一）监管方面的挑战

数字疗法产业正处于规范发展阶段，首先，政府应设立专业的监管机构，负责数字疗法产品的监督和管理，应建立数字疗法产品注册和审批流程，明确监管要求和标准，同时应加强对数字疗法产品的市场监测，及时发现和处理潜在风险。其次，针对数字疗法的标准化问题，政府应制定数字疗法产品和技术的国家标准，确保产品质量和互操作性，建立数字疗法临床应用指南，规范医生和患者的使用行为，推动行业组织制定统一的评估和认证标准，提高行业自律。最后，在相关法律和伦理规范方面，应加强对知识产权的保护，鼓励创新同时防止侵权行为，制定详细的隐私保护法规，确保患者数据的安全和隐私，建立伦理审查机制，对数字疗法的研究和应用进行伦理评估。

（二）技术方面的挑战

数字疗法的基础支撑是技术创新与发展，而政府在技术引导中的作用和价值将直接决定该领域的发展水平，社会各界应建立规范的治理机制来应对技术挑战。首先，要加大对人工智能、大数据等技术的研发投入，提高技术水平，建立技术平台和数据中心，促进数据共享和分析，加强技术培训，提高医疗人员的技术应用能力。其次，在人才培养方面，要开设跨学科的专业课程，培养具有医疗和技术背景的复合型人才，鼓励医疗机构与高校、研究机构合作，建立人才培养基地，实施人才引进计划，吸引国际顶尖人才来华工作和合作。

（三）社会环境的挑战

数字疗法产业的发展离不开社会环境基础，在应对技术和监管挑战的同时，应对数字疗法的影响环境进行干预和协调。首先，在市场接受度方面，要加强数字疗法的宣传和教育工作，提高公众的认知水平，通过试点项目和示范案例，展示数字疗法的疗效和价值，与保险公司合作，开发覆盖数字疗法的保险产品，降低患者负担。其次，在社会保险制度方面，应修订医疗保险政策，将更多数字疗法产品和服务纳入保险支付范围，探索建立专门针对数字疗法的保险产品，满足特定需求，促进医疗保险与数字疗法服务的融合，实现个性化保险方案。最后，在缩小城乡发展差距方面，要加大对农村和偏远地区数字疗法基础设施的投入，提高服务可及性，利用远程医疗技术，缩小城乡之间的数字疗法服务差距，实施城乡数字疗法服务均等化项目，促进资源共享和均衡发展。

七、中国数字疗法发展策略与建议

新技术和新产业带来的挑战，需要政府、行业和社会的共同努力应对，通过有效治理，不断完善政策法规、建立行业标准、激励创新、优化支付保险政策、加强人才培养和确保隐私安全等措施，共同推动数字疗法产业的健康发展。

（一）完善政策法规框架

政府需制定明确的数字疗法政策法规，具体界定数字疗法的概念、涵盖范围、分类以及监管架构。首先，需要对中国数字疗法给出一个明确的定义，并将其细分为不同的类别，如远程医疗、移动健康应用、电子病历系统等。这将有助于制定更具针对性的政策和法规。其次，政府和相关机构应制定数字疗法产品和服务的标准和指南，包括数据保护、用户隐私、接口兼容性、安全性和有效性等关键方面。这些标准和指南将为行业发展提供明确的方向。再次，应创建专门的监管框架，对数字疗法的产品开发、市场准入、临床试验和产品发布进行监管。这包括设立审批流程、备案制度以及后续监测机制，以确保产品质量和安全性。最后，对数字疗法产业的发展进行持续的监测和评估，以便及时调整政策和法规，应对新的挑战和机遇。借鉴药品管理的成功经验，引入数字疗法产品的备案或审批流程，确保所有产品均经过严格的临床验证，以保证其安全性和有效性。

（二）建立行业标准和操作指南

数字疗法的研发、制造及应用需遵守一套严格的标准和操作指南。这包括但不限于产品技术规范、质量控制流程、临床实验标准及治疗效果评估方法。首先，应从国家层面制定数字疗法产品和服务的技术标准，包括硬件设备、软件程序、数据交换格式、用户界面设计等。其次，应逐步完善操作指南和最佳实践，涵盖患者评估、治疗计划制订、治疗执行和结果跟踪等方面。再次，应建立质量控制和认证程序，确保数字疗法产品和服务的质量和安全性。这可能包括对产品进行测试、审计和第三方认证。最后，通过推广活动和培训项目，帮助从业者了解和掌握最新的行业标准和操作指南，提高整个行业的专业水平和服务质量。

（三）激励创新与促进合作

政府应支持企业、研究机构以及医疗机构在数字疗法领域的探索，培育创新环境。首先，政府可以提供税收优惠、资金补助、研发补贴等激励措施，鼓励企业、科研机构和医疗机构投入数字疗法的研发和创新。加强知识产权法律体系建设，为数字疗法相关的创新成果提供充分的保护，确保创新者的合法权益得到维护。其次，建立产学研合作平台，促进企业、高校和研究机构之间的合作，实现资源共享、技术交流和人才培养。鼓励国内企业和机构参与国际科研项目和技术交流，引进国外先进技术和管理经验，提升国内数字疗法的国际竞争力。再次，支持数字疗法产品的临床试验和转化医学研究，帮助科研成果快速转化为临床应用，缩短产品上市周期。建立数字疗法示范项目，通过实际应用展示数字疗法的效果和潜力，吸引更多企业和投资者的关注。最后，应建立数字疗法相关的创业孵化器，吸引社会投资，为创新项目和初创企业提供资金和资源支持。加强对数字疗法相关专业人才的培养，吸引海外高层次人才回国工作，为数字疗法产业提供人才保障。同时，加强与国际先进水平的接轨，通过合作交流引入国外创新技术和经验，增强国内数字疗法的国际竞争力。

（四）优化支付和保险政策

政府和社会各界应关注并优化与数字疗法相关的支付和保险政策，降低患者经济负担，增加其对数字疗法的可承受性和采纳率。首先，政府和相关机构应推动支付体系的创新，包括移动支付、在线支付等，为数字疗法服务提供便捷的支付渠道。鼓励保险公司通过大数据、人工智能等技术手段，创新保险产品和服务，为数字疗法产业提供更加精准的保险解决方案。其次，鼓励保险公司开发和提供针对数字疗法服务的保险产品，降低患者的风险承担，提高数字疗法服务的覆盖范围。制定数字疗法服务相关的保险赔偿标准，确保保险公司在提供保险服务时具有明确的可操作依据。优化公共医疗保险支付报销机制，将符合条件的数字疗法服务纳入报销范围，减轻患者经济负担。最后，建立数字疗法服务风险评估体系，帮助保险公司和患者更好地理解数字疗法服务的风险和收益。政府和保险监管机构应加强对数字疗法服务支付和保险活动的监管，确保支付和保险政策的实施效果。

（五）加强人才培养与普及教育

政府应增加对数字疗法相关专业人才的培养投入，通过高等教育和职业培训提高人才质量。其一，应鼓励高校和研究机构应开设与数字疗法相关的专业课程，培养具有医学、计算机科学、数据科学等多学科背景的专业人才。为在职医疗专业人员提供继续教育和培训课程，提升他们在数字疗法领域的知识和技能。其二，应建立产学研合作的教育模式，让学生在真实的工作环境中学习，提高他们的实践能力和创新能力。鼓励学生和研究人员参与国际交流项目，学习国外先进的数字疗法知识和经验，促进国际间的合作。其三，通过媒体和公共宣传活动，向公众普及数字疗法的好处，提高公众对数字疗法的接受度和使用率。其四，可尝试建立数字疗法相关的职业认证体系，为从业者提供职业发展的路径，提高行业的专业水平。

（六）确保患者隐私和数据安全

数字疗法在实施过程中将涉及大量敏感的患者数据。政府和企业必须共同采取措施，强化患者隐私保护法规，并采用最新技术确保数据安全，防止信息泄露或被滥用。首先，应制定和完善相关法律法规，如《中华人民共和国个人信息保护法》《中华人民共和国数据安全法》等，为患者隐私和数据安全提供法律保障，加强对数字疗法领域的监管，确保企业和机构遵守隐私保护和数据安全的相关规定。其次，采用加密技术、匿名化处理、访问控制等手段，确保患者数据在存储、传输和处理过程中的安全性。在开展数字疗法服务前，进行数据保护影响评估，明确企业和机构在数据安全方面的责任。最后，提高数据处理的透明度，让患者清楚自己的数据如何被收集、使用和保护。在收集和使用患者数据时，确保获得患者的明确授权和同意，让患者对自己的数据有充分的控制权。

综上所述，数字疗法在中国具有巨大的发展潜力，同时中国也急需构建一个稳固的政策法规基础，建立行业标准，激励创新与协作，优化支付环境，培养专业人才，并保障患者隐私与数据安全，共同推动数字疗法行业在中国的发展，为民众提供更加先进、高效、安全的医疗服务。

参考文献

［1］王静，潘晓阳．数字疗法在精神心理疾病治疗中的应用［J］．中华精神科杂志，2020，53（2）：113－116.

［2］张雪，李政宏．中国数字疗法行业发展现状与趋势分析［J］．医疗器械导报，2021（4）：12－14.

［3］周晓英，刘燕南．数字疗法在慢性病管理中的应用［J］．中华医学信息导报，2020，35（11）：19－20.

［4］赵宇，李建民．中国数字疗法行业研究报告［R］．艾瑞咨询，2020.

［5］魏雨晴，郭晶．中国数字疗法行业政策及监管分析［J］．医疗器械导报，2021（6）：23－25.

［6］梁建，周明．数字疗法在康复医疗中的应用及前景［J］．中国康复医学杂志，2021，36（1）：80－82.

［7］刘芳，刘明宇．中国数字疗法行业市场规模及增长趋势分析［J］．中国医药导报，2021，17（3）：25－27.

［8］李锐，邓一飞．数字疗法技术进展及在医疗领域的应用［J］．医疗设备信息，2021（1）：19－21.

［9］赵鑫，刘宁．中国数字疗法产业链分析及投资机会［J］．资本市场，2021（2）：46－48.

［10］崔东宇，郑光宇．中国数字疗法行业投资并购分析［J］．投资界，2021（6）：30－32.

HB.08 数字医疗与健康行为干预研究进展与趋势分析

吴一波[①]　郝明彦[②]　郑旭彤[③]　果　迪[④]　杨晨昕[⑤]

摘　要：在数字医疗与健康行为干预研究进展与趋势分析中，本报告重点关注信息技术如何推动医疗服务的数字化和智能化，以及健康行为干预措施在公共健康危机中的重要性。穿戴式设备和移动健康应用的应用，为个体健康行为的监测和评估提供了实时和丰富的数据基础。同时，基于数字技术的健康行为干预通过定制化健康信息和行为改变策略，展现了促进健康行为改变的巨大潜力。本报告还深入探讨了数字医疗与健康行为干预的国内外发展情况，揭示了两者之间的共同点与不同点，强调了多学科合作的重要性，并探讨了面临的挑战，如干预的有效性、用户隐私与数据安全，以及提高用户参与度和干预持续性的重要性。政策和法规框架的建立，被视为支持数字医疗发展的关键因素，同时也面临着如何确保技术应用的安全有效、保护用户权益，以及鼓励创新和实践的挑战。报告最后展望了未来数字医疗与健康行为干预的发展方向，包括利用前沿技术改善慢性病管理、推动医疗服务的个性化和精准化以及如何通过法律法规确保数据的合理使用等，指出未来研究需要进一步探索的方向和潜在的解决方案，以提高干预措施的有效性和可持续性，实现健康公平。

关键词：数字医疗；健康行为干预；信息技术；公共健康危机；人工智能

① 吴一波，北京大学公共卫生学院博士研究生、上海交通大学健康长三角研究院行业研究员，研究方向：健康行为、健康促进。

② 郝明彦，山西医科大学公共卫生学院博士研究生，山西省肿瘤医院院办，研究方向：慢性病防控、健康促进。

③ 郑旭彤，中国医科大学护理学院博士研究生，研究方向：慢性病护理、数字医疗、人工智能。

④ 果迪，理学学士，北京医院心内科护士长，研究方向：心血管疾病护理、慢性病防治、数字医疗。

⑤ 杨晨昕，中国医科大学公共卫生学院博士研究生，研究方向：卫生事业管理、数字健康技术。

一、提出与内涵

（一）提出背景

1. 信息技术高速发展下推动数字医疗走向成熟

随着信息技术革命的兴起与信息技术的日新月异，千百年来人们习以为常的物理世界逐渐转换为数字世界，人类也由此迈进了数字时代。数字医疗是指利用现代计算机技术和信息技术，将整个医疗过程数字化、信息化，以提高医疗服务的效率和质量。

数字医疗的发展历程可以追溯到20世纪70年代末期，当时的医疗信息化是数字医疗的雏形。随着技术的不断进步，数字医疗逐渐发展起来，并经历了几个重要的阶段[1-5]。

（1）医疗信息化初期（20世纪70年代末—80年代）：这一时期主要关注于医疗记录的电子化，包括患者记录和医疗影像的数字化存储。这一阶段的目标是提高医疗记录的可访问性和管理效率。

（2）集成和网络化（20世纪90年代）：随着互联网和局域网技术的发展，医疗信息系统开始实现集成和网络化。这一阶段，医院内部的信息系统开始相互连接，实现数据共享和交流，同时也开始与外部系统如保险公司和其他医疗机构的系统进行连接。

（3）电子健康记录（Electronic Health Records，EHR）和电子医疗记录的广泛采用（21世纪初期）：政府和卫生组织开始推动电子健康记录和电子医疗记录的采用，以进一步提高医疗服务的质量和效率。这一阶段，数据标准化和互操作性成为关键议题。

（4）移动健康（mHealth）和远程医疗（2010年至2019年）：随着智能手机和移动互联网技术的普及，移动健康应用（MHealth Apps）和远程医疗服务开始快速发展。这一阶段，患者可以通过移动设备访问健康服务，医生可以远程监测患者的健康状况。

（5）人工智能和大数据（2020年至今）：人工智能和大数据技术的应用开始在医疗领域显现出巨大潜力，包括在疾病诊断、治疗计划制订、患者管理和医疗研究等方面。这一阶段，数字医疗开始向更加个性化和精准的医疗服务转变。在数字医疗的发展过程中，政策支持、市场需求和技术进步是推动其发展的主要动力。各国政府纷纷出台政策鼓励数字医疗的发展，市场需求也不断增长，推动了数字医疗服务的普及和提升。同时，新一代信息技术的不断进步为数字医疗的创新提供了强大的技术支持。

2. 公共健康危机影响下亟须相应健康行为干预措施

在公共健康危机中，有效的健康行为干预措施对于减轻危机对社会和个体健康的影响至关重要。健康行为干预是指通过一系列有计划、有组织、有系统的活动，旨在改变或影响个体或群体的健康相关行为，以达到预防疾病、促进健康的目的。研究表明，面对传染病暴发、自然灾害和人为灾难等危机，采取基于证据的健康行为干预可以显著提高干预的效果和效率[6,7]。随着技术的发展，数字健康行为干预技术，如在线心理咨询和移动健康应用，为快速响应公共健康危机提供了新的可能性。这些技术能够提供及时的支持和资源，帮助人们在危机中保持心理健康[8,9]。此外，利用行为科学的原理和方法可以增强公共健康干预的有效性。例如，通过改变人们的行为和态度，可以提高卫生实践的遵循度，减少疾病传播[10]。特别是针对儿童、老年人和其他易受影响群体的定制化健康行为干预措施，对于满足这些群体在公共健康危机中的特殊需求至关重要[11]。因此，公共健康危机下的健康行为干预不仅需要科学的依据，还需要考虑技术的应用和行为科学的原理，以确保干预措施的有效性和及时性。

（二）内涵阐释

1. 数字医疗内涵阐释

数字医疗代表了医疗保健领域的一次革命性变革，它通过整合现代信息和通信技术进入医疗服务和公共健康管理，极大地扩展了医疗服务的范围和效率。这一领域的核心在于利用电子健康记录、远程医疗、移动健康应用、穿戴式设备、人工智能和大数据分析等技术，以提高医疗服务的可访问性、效率和个性化，同时促进患者积极参与自己的健康管理[8,9]。数字医疗不仅改善了患者与医疗服务提供者之间的互动，还通过精准医疗推动了治疗方案的个性化，使得基于患者特定健康状况的定制化治疗成为可能。

此外，数字医疗在公共健康监测和疾病预防方面发挥着重要作用。通过收集和分析来自各种来源的健康数据，医疗专业人员能够更有效地监测疾病趋势、识别健康风险，并采取预防措施来避免疾病暴发。这种数据驱动的方法不仅提高了公共健康干预的效率，还有助于制订更加针对性的健康政策和计划，从而提高整个社会的健康水平。

随着技术的不断进步，数字医疗领域仍有巨大的发展潜力。例如，通过进一步整合人工智能和机器学习技术，可以实现更加精准的疾病诊断和治疗，同时提高医疗资源的分配效率。此外，随着更多的健康数据变得可用，对数据隐私和安全的关注也日益增加，这要求在发展数字医疗解决方案时，必须采取严格的数据保护措施，以确保患者信息的安全和隐私。

数字医疗通过提供创新的技术解决方案，不仅改善了个体的健康管理和医疗服务的质量，还为公共健康提供了强大的支持。随着技术的不断发展和应用，预计数字医疗将在提高全球健康水平方面发挥关键作用。

2. 健康行为干预内涵阐释

健康行为干预是指通过改变人们的行为来预防或控制健康问题。这种干预通常包括改变饮食习惯、增加体育锻炼、减少吸烟和饮酒等不良习惯，以及提高心理健康水平等。健康行为干预的目标是帮助人们建立健康的生活方式，预防慢性病，提高生活质量。

健康行为干预的深刻内涵在于其综合性和多维度的方法，旨在通过直接和间接的方式影响个体和群体的健康行为，以促进健康和预防疾病。这些干预措施基于对健康行为背后复杂心理社会因素的深入理解，利用行为科学的理论和模型，如社会认知理论、计划行为理论和健康信念模型，设计出旨在改变行为的策略[12]。健康行为干预不仅包括个体层面的教育和心理支持，还涵盖了创建健康促进的社会和物理环境、制定支持性政策和法规等社会和政策层面的措施。

此外，数字健康行为干预如移动健康应用和在线健康促进平台，利用信息和通信技术来提供个性化的健康信息和干预，已成为健康促进和疾病预防的重要工具[8]。这些技术使得健康行为干预能够跨越时间和空间的限制，为更广泛的人群提供即时、可访问的健康支持。

有效的健康行为干预能够显著降低慢性病的发病率，改善生活质量，减少医疗保健成本，对公共卫生产生深远的影响[13,14]。因此，开发、实施和评估基于证据的健康行为干预措施，是公共卫生领域的重要任务。

二、国内外研究进展

（一）数字医疗与健康行为国内外综合研究进展

数字医疗在全球范围内迅速发展，为健康行为的监测、评估和干预提供了新的可能性。这些技术不仅跨越了地理和时间的限制，还提供了个性化和实时反馈的机会，从而在促进健康行为改变方面显示出巨大潜力。数字医疗在健康行为的应用主要体现在以下两个方面。

1. 监测和评估

在健康行为的监测和评估方面，穿戴式设备和移动健康应用已成为重要工具。这些设备和应用能够实时收集关于个体身体活动、睡眠模式、饮食习惯和生理参数（如心率和血压）的数据。例如，研究表明，使用智能手表或健康追踪器可以有效地监测个体的身体活动水平，进而评估其与慢性病风险之间的关系[15]。这种实时和连续的监测为个体健康行为的评估提供了丰富的数据基础。

2. 干预

基于数字医疗的健康行为干预研究也取得了显著进展。通过移动应用、在线健康社区和远程医疗服务，可以向用户提供定制化的健康信息、行为改变策略和心理支持。例如，一些研究集中于开发和测试针对特定健康行为（如戒烟、增加身体活动或健康饮食）的移动应用，这些应用通过提供目标设定、进度追踪和即时反馈等功能，帮助用户实现持久的行为改变[16,17]。

基于数字医疗的健康行为监测、评估和干预在全球范围内都取得了显著进展，展现出促进健康行为改变的巨大潜力。未来的研究需要进一步探索如何克服现有挑战，提高干预措施的有效性和可持续性。

（二）国内外数字医疗与健康行为干预共同点分析

数字医疗和健康行为干预都大量应用了数字技术，包括移动应用、人工智能、大数据等。这些技术的应用都使得医疗服务更加便捷、高效，能够更好地满足人们的需求。两者都注重个性化服务的提供，根据患者的不同情况和需求，制订个性化的治疗方案或干预措施。数字医疗和健康行为干预都需要多学科的合作，包括医学、心理学、计算机科学、数据科学等。这种跨学科的合作能够充分发挥各学科的优势，实现更好的服务效果。通过数字技术和互联网，数字医疗和健康行为干预可以实现资源共享，使得医疗资源可以更加均衡地分布和使用，提高医疗服务的公平性和可及性。

1. 技术驱动的个性化干预

数字医疗通过移动应用、穿戴式设备和在线平台提供个性化干预，这种方法能够根据用户的实时数据和行为偏好，提供量身定制的健康建议和干预方案。这种个性化的干预方式已被证明能够提高用户的参与度和干预的有效性[16]。例如，穿戴式设备可以监测用户的身体活动和睡眠质量，基于这些数据，应用程序可以提供个性化的运动和睡眠改善建议。这种技术驱动的个性化干预方法在全球范围内得到了广泛应用，显示出跨文化和地区的普适性。

2. 利用大数据和人工智能

大数据和 AI 技术的应用在健康行为干预中正变得越来越重要。通过分析海量的健康数据，AI 算法能够识别出个体的健康风险因素，预测未来的健康趋势，并提供基于证据的个性化干预建议[18]。这种方法不仅提高了干预的精准度，还能够实现实时监测和预警，为用户提供及时有效的健康管理方案。在全球范围内，无论是发达国家还是发展中国家，都在积极探索将 AI 技术应用于健康行为干预的可能性。

3. 远程医疗和在线支持

远程医疗和在线健康支持服务使得用户可以在任何时间和地点接受专业的健康咨询和心理支持。这种服务模式特别适合那些地理位置偏远或无法方便访问传统医疗资源的用户[17]。在新冠疫情期间，远程医疗和在线支持显示出其在应对公共卫生危机中的重要作用，能够保证用户在隔离或社交距离限制条件下仍能接受连续的健康管理和心理干预。这种模式的有效性和便利性在全球范围内得到了认可和推广。

4. 社区和社交网络的整合

社区和社交网络的整合为用户提供了一个分享经验、获取支持和激励的平台。这种社交互动不仅能够增强用户的健康行为改变动机，还能够创建一种积极的社区氛围，促进健康知识的传播和健康行为的模仿[1]。在不同国家和地区，基于社区和社交网络的健康行为干预项目已经展现出了促进健康生活方式和增强公共卫生意识的潜力。

5. 政策和法规框架

为了支持数字医疗的发展并确保其安全有效地应用于健康行为干预，各国政府和国际组织都在努力制定相关的政策和法规框架。这些政策不仅关注技术的创新和应用，还涵盖了数据安全、隐私保护和服务质量等方面[19]。通过建立这样一个支持性的政策环境，可以促进数字医疗技术的健康发展，保护用户的权益，同时鼓励更多的创新和实践。

然而，无论是在中国还是其他国家，数字医疗在健康行为改变方面面临的挑战相似，包括如何确保干预的有效性、如何保护用户的隐私和数据安全，以及如何提高用户的参与度和干预的持续性。此外，研究也表明，要实现数字医疗干预的最大效果，需要跨学科的合作，包括公共卫生专家、行为科学家、信息技术专家和政策制定者的共同努力[18]。

（三）国内外数字医疗与健康行为干预不同点分析

国内外的数字医疗和健康行为干预发展阶段存在差异。一些发达国家在这方面起步较早，技术和服务相对成熟，而国内的发展则相对较晚，但发展速度较快，具有很大的发展潜力。不同国家对数字医疗和健康行为干预的政策支持力度和方向有所不同。国家和地区的文化背景和价值观存在差异，这可能影响人们对数字医疗和健康行为干预的接受程度和偏好。例如，一些西方国家可能更加注重个人自主和自我管理，更倾向于接受健康行为干预，而一些亚洲国家可能更加注重集体主义和权威医疗机构的认可，更倾向于接受数字医疗。国内外的数字医疗和健康行为干预服务模式可能存在差异。一些国家可能更加注重个体化的服务模式，如一对一的心理辅导或营养咨询等，而另一些国家则可能更加注重普及化和群体化的服务模式，如通过移动应用或在线课程进行健康教育和行为干预。

尽管数字医疗在全球范围内应用于健康行为干预存在许多共同点，但在具体实施和发展过程中，中国与其他国家之间也存在一些显著的不同点。以下从几个关键方面进行分析。

1. 政策和监管环境

中国的数字医疗发展得到国家政策的强力推动和监管。中国政府积极出台相关政策，支持数字医疗技术的发展和应用，同时建立了较为严格的监管框架，确保数字医疗服务的质量和数据安全。相比之下，其他国家如美国和欧洲国家在数字医疗的政策和监管方面可能更加注重平衡创新与用户隐私保护之间的关系，监管环境相对宽松，赋予了市场更大的自由度[19]。

2. 技术应用和普及程度

中国在移动支付和移动互联网应用方面的普及程度较高，这为移动健康应用提供了良好的基础。中国用户习惯使用移动设备进行日常活动，包括健康管理和医疗服务，这促进了数字医疗应用的快速发展和广泛应用[20]。而在一些其他国家，尽管数字医疗技术也在迅速发展，但在移动支付和移动互联网的普及程度、用户习惯以及技术应用方面可能与中国存在差异，这影响了数字医疗应用的普及和接受程度。

3. 用户接受度和文化差异

中国用户对数字医疗技术的接受度较高。在中国，数字医疗应用如健康监测、在线咨询和电子处方等服务，已成为许多人日常生活的一部分[21]。相比之下，其他国家的用户可能更加关注数字医疗应用对隐私和数据安全的影响，对新技术的接受和信任程度可能因文化差异而有所不同。

4. 健康信息化基础设施

中国在建设健康信息化基础设施方面投入巨大，通过国家级的健康信息平台和医疗健康大数据中心，促进了健康信息的集成和共享[22]。而其他国家在健康信息化基础设施的建设上可能存在差异，一些国家的健康信息系统可能更加分散，数据共享和整合的程度较低，这影响了数字医疗应用于健康行为干预的效率和效果。

总的来说，虽然数字医疗在全球范围内都在应用于健康行为干预，但在政策和监管环境、技术应用和普及程度、用户接受度和文化差异以及健康信息化基础设施建设等方面，中国与其他国家之间存在显著的不同点。这些差异反映了各国在数字医疗发展过程中面临的独特挑战和机遇。

三、存在的问题与挑战

随着数字时代的来临，数字医疗无疑成为数字中国建设的重点领域，数字医学模式也越来越受关注和重视，但当前中国数字医疗的建设还处于起步阶段，尚处在真实世界医疗向数字医疗转化的过程中，数字医疗建设仍然任重道远。主要体现在以下几个方面。

（一）基建设施匮乏，监管面临挑战

医疗健康关乎民生福祉，数字技术可重塑医疗健康，是未来医疗发展的方向。近年来，数字医疗的快速发展使众多领域发生了翻天覆地的变化，医疗卫生领域的发展面临重大变革。数字医疗在疾病诊断、评估和干预、治疗和疗效监测以及收集和整合临床信息等方面体现出突出优势。与传统医疗保健相比，数字医疗可能会更精确、更不易出错且更高效[23]。然而，目前数字医疗的底层技术针对性尚不成熟，基建设施不足，研发顶层设计任重道远，如普遍存在数据共享障碍，缺乏统一数据封装格式和隐私保护机制，算法偏差，数据异构性，干预质量较差、数量较少等问题，为大模型构建带来挑战[24-27]。数字医疗赋能健康行为干预是未来的发展趋势，但科研领域的创新突破成果，常因缺乏技术工程化、系统化和供应链整合的平台和能力，导致科研成果束之高阁。另外，移动医疗应用程序的主流评论很大程度上基于个人经验，很少对实际的临床表现和数据安全进行基于证据的、公正的评估，现实世界个体所使用的应用程序的临床风险和益处尚待研究[28]。

医疗作为与人的生命健康密切相关的特殊行业，一直是严格监管的行业。数字医疗作为医疗新模式新业态，在带给个体健康管理巨大方便和健康福祉的同时也带来了新的监管问题，如健康相关干预产品审评审批制度、监管法规仍不完善，尚缺乏统一的标准和规范等，甚至可能产生重大风险。尽管一些国家已经建立了监管框架，考虑到相关监管框架尚未完全建立，以及各国立法和做法的差异和多样性，数字医疗技术在国际范围内的应用变得复杂[29]。为解决数字医疗发展中遇到的新监管问题，建立与数字医疗持续健康发展相适应的治理方式，创新协调治理模式，构建协同高效、包容审慎的数字医疗监管机制尤

为重要。一方面，由于数字医疗发展中的风险具有技术性、隐蔽性等特点，传统的人工调查难以有效的发现风险，科技监管工具也是提升监管效能的必然发展趋势，应创新基于新技术新手段的监管模式，建立健全触发式监管机制。另一方面，建议加强对数字医疗的平台治理、人工智能伦理、数字主权等问题研究，及时跟踪数字技术创新应用发展趋势，推动完善数字医疗中介服务、云计算等数字技术和服务监管规则，防范技术应用带来的医疗质量与安全隐患及经济、社会风险。

此外，有研究指出缺乏严格的质量或有效性保证法规或临床有效性验证不足，可能会严重损害公众及社会对数字医疗的总体印象，表明政策层面仍需要进一步完善[30]。未来仍需要加强和改进数字医疗立法调研工作，结合中国本土需求和国际发展趋势完善相关立法，制定并完善健康医疗数据建设、开放、共享、交易等制度，明确数字医疗中各参与主体的权利与义务的内容与边界，加强算法治理，完善数字医疗风险分担机制等，通过立法确保中国数字医疗的健康可持续发展。

（二）信息安全缺位，伦理问题再现

随着医疗信息化进程的推进、互联互通建设的深入、临床科研等需求的不断增加，医疗行业产生的数据体量呈爆发式增长，数据中包含大量敏感信息，关乎个人隐私、公共利益甚至国家安全。因此，在医疗数字化、信息化提速发展的当下，数据安全保障当为重中之重。然而，尽管为了保障医疗数字化健康、安全、有序的发展，国家发布了一系列针对医疗信息安全相关的政策法规，当前数据安全问题仍较为严峻，医疗结构安全基础设施较为薄弱，发展与安全平衡难以把握。健康医疗数据很大一部分的组成是各种患者的个人信息集合，其中包括个人基本信息、个人身份信息、个人生物识别信息、个人健康生理信息等，所有的这些数据内容都涉及个人隐私，而这些信息存在被未经授权的人员访问或破坏的风险，从而导致隐私问题、潜在的身份盗窃和其他形式的损害[31]。这些个人信息一旦泄露和传播，将对患者个人生活和精神状态造成严重影响。数字医疗引发新的伦理问题面临挑战，数字医疗需要适应循证标准、隐私、监督、问责制和公众信任等要求，以及对数据的治理及管理等。因此，在数据传输、存储和处理过程中，确保数字医疗技术符合数据隐私法规、采取相应的安全措施以防止数据泄露和滥用至关重要。从健康数据采集到存储

信息安全，以及算法伦理和现实—虚拟、人—虚拟的关系尺度问题都需要建立健全全新的伦理规范，以确保人与虚拟协同、以人为主体地位以及角色变换的有效驾驭。

数据所有权的不确定性也是当前和未来面临的重要问题之一[32]。让患者积极参与医疗数字化过程，充分听取患者对数字医疗的期待与建议，保障公众对数字医疗建设的知情权、参与权，甚至某些事项的表决权，是数字医疗能否行稳致远的关键。此外，允许患者以明确和直接的方式选择退出数据收集和共享同等重要。医务人员是医疗卫生事业发展的核心力量和主力军，在保障医务人员合法权益的前提下，必须遵循数字医疗的本质是为医护人员赋能，充分调动医务人员参与数字医疗建设的积极性，实现更好地服务患者为核心准则，而不是单纯地指导医护和健康管理人员如何干活，才能促进数字医疗顺利推进。此外，作为医疗数据的收集者与使用者，医疗机构应当保证所收集的信息的真实准确，同时还应当根据现行的信息安全等级保护要求履行一定的安全保护义务，不得泄露患者医疗数据信息，要求医疗数据必须合法收集，严格执行信息安全和医疗数据保密制度，在使用时注意脱敏清洗和标准化处理，不得侵犯患者隐私和商业秘密。

（三）医疗资源分配不均，专业人才队伍缺乏

由于中国幅员辽阔，各地医疗水平参差不齐，优质医疗资源主要集中在大城市的大医院，偏远地区和基层医疗资源匮乏等问题突出，导致不同地区、人群在医疗保健可及性方面存在不平等。研究显示，70%的农村人口长期缺乏初级卫生保健服务[33]。医疗资源分配不均是由地理位置、人口数量、经济发展水平等诸多因素导致的。以5G网络、穿戴和人工智能（AI）等新一代信息技术为手段并进行融合，可突破时空限制，拓宽服务空间，为个体提供快速、准确的个人健康管理、远程医疗诊断、辅助诊断和疾病预测。例如，一项研究利用数字技术，社区卫生服务中心的医护人员对居家的高龄老人和慢性病患者进行远程监护和健康管理。数字医疗不仅可以使个体随时监测自己的健康状况，如心率、血压、睡眠质量等，以便获得更精准的健康评估、指导和管理，而且医生可以与患者进行远程交流和诊断，减少因地域限制而造成的就医难题，远程监护技术可以对患者的生命体征和健康状况进行实时监测，及时发现异常情况并进行干预和随访。通过AI技术结合大数据分析，还能够帮助医生加快诊

断速度、提高准确性，并能根据患者的历史数据和风险评估模型，预测患者患某种疾病的风险。此外，使用虚拟化身医生的认知自动化，可缓解服务不足地区医疗专家的短缺问题，实现高效的护理服务。然而，对于资源匮乏地区，缺乏数字医疗相关知识、数字素养技能欠缺的个体仍可能会被排除在外，可及性和成本可能是造成健康不公平进一步加剧的主要原因[34,35]。因此，数字医疗背景下如何缩小不同地区医疗保健方面的差距，保证健康公平是亟须思考的关键问题。

此外，数字医疗快速发展下面临人才短缺的难题。一方面，数字医疗领域仍缺乏技术开发、内容设计、人工智能以及催生的数字孪生等新型人才培养和引进。另一方面，医护人员缺乏相应的赋能技术、手段和支付政策的支持。尽管医疗反馈主要来自数据驱动，但仍需由经验丰富的临床人员标记代表基准真实的数据集，以充分发挥数字医疗的潜力[36]。因此，医疗保健专业人员有必要接受有关数字医疗技术使用的充分培训。一项研究明确指出未来的护士需要理解 AI 的潜力、对医疗保健交付的影响以及它如何适应精准健康范式，而未来新型数字医疗应用于健康行为干预的范式也将会颠覆传统的组织形式和协作模式[37]。此外，医院也必须顺应数字化医疗需求，采用数字化的方式去描述、管理、评价医疗服务，推动医疗资源的去中心化发展，最终借助数字医疗实现医院高质量发展。

（四）有效证据支持缺乏，应用推广面临困境

研发推广健康管理类人工智能和可穿戴设备，充分利用互联网技术，在合法合规、充分保护个人隐私的前提下，对健康状态进行实时、连续监测，可实现在线实时管理、预警和行为干预。尽管诸多利好政策和实操经验为数字医疗落地提供支撑，但是在真实世界中健康行为干预研究方面的应用和推广仍面临参与度和留存率低、缺乏可用性和有效性等证据支持、对相关研究与应用较少、过于关注技术、缺乏以用户为中心的设计、未充分考虑真实世界的实施与维持等困境[38]。例如，数字医疗技术的可靠性和权威性，仍需要通过大量临床试验验证，并与患者电子健康档案整合。在适用性方面，针对特定问题或场景，尚缺乏更多非侵入式、持续、客观和易于读懂的监测数据和报告，研发精准智能算法和个体化智能模型。

多项研究表明，诸多复杂因素影响着数字医疗在健康行为干预方面的接受

度和有效性[39]，包括用户个人相关因素（如自身健康意识、疾病严重程度、技术接受程度、感知有效性等）、干预相关因素（如内容设计、可用性、隐私性、人工支持、提醒或激励形式等）以及组织环境相关因素（如与已有工作流程的结合、成本、可及性等）。有研究显示，糟糕的应用程序设计、员工技术水平、变革阻力、成本以及患者年龄和教育水平可能会阻碍数字医疗技术的实施或发展[40]。因此，面对健康服务多样化和生态化、医疗服务体系智能化、个体健康需求碎片化和个性化等特点，未来，数字医疗可以从尽可能满足个体健康行为个性化的干预需求、与医疗团队合作、提供兼具深度与广度的新知识或新技能、提升自我管理能力、促进自我赋能和自信等诸多方面来进一步提高用户的参与度和保证健康行为的有效性。此外，在提供健康行为干预的形式上，保障用户界面友好、功能易用、易于个体融入日常生活和工作流程是非常重要的促进因素。

四、探讨与展望

随着科技进步、市场需求增长以及政策支持的力度加大，数字医疗将为患者带来更优质的诊疗体验，为医疗事业的发展开辟新的道路。展望未来，数字医疗在慢性病领域将会发挥更大的作用，进而推动医疗服务质量的持续提高，为人类的健康事业做出更大的贡献。目前数字健康干预（Digital health intervention，DHI）作为可扩展工具具有巨大的潜力，可以通过提高有效性、效率、可及性、安全性和个性化来改善健康和医疗保健服务[41]。针对当下数字医疗与健康行为干预融合过程中存在的许多问题与挑战，总结出以下几个方面的展望。

（一）助推前沿技术的应用

基因编辑是影响现代医疗服务的最大前沿技术之一。2012 年基因编辑技术的发展让科学家意识到基因序列可以被编辑，以消除导致遗传性疾病的异常现象。这同时意味着研究人员改变 DNA 序列和修改基因功能，将衍生出许多潜在的应用，包括纠正遗传缺陷、治疗和预防疾病的传播，以及改善作物的生长等。在这一过程中，需确保编辑的准确性，避免未知的副作用，助推前沿技术的发展与完善。

（二）助力慢性病的全周期管理

数字健康干预是指通过数字化平台、微信、短信、手机应用软件及数字设备等为患者提供健康知识、咨询指导、心理支持的方法。基于数字工具的健康干预可明显提高慢性病患者的我管理能力。随着信息通信技术的发展，人们越来越关注借助新技术提供新型医疗服务，在健康服务与管理需求的催生下，移动健康技术在慢性病管理中的应用得以快速发展。研究表明，移动医疗干预措施对改善心血管危险因素（如血压控制、戒烟和身体活动）具有显著效果[42-43]。传统慢性病管理模式由于工作量大、管理效率低等问题，已无法满足人们随着环境快速变化而迅速增长的疾病管理需求。而移动健康技术可以克服时间和地理障碍，形成患者、家庭、医疗团队的协同管理机制，通过医疗资源共享和业务高效协同，大幅度提高了慢性病管理效率。研究表明，移动健康应用程序可以通过提供特性或功能来增强患者与提供者之间的互动沟通，并更容易地了解医疗信息，从而为服务不足的癌症患者及其护理人员提供支持[44]。随着人工智能和大数据技术的不断发展，数字医疗将为医疗各领域提供更为精确的检测和诊断方法。新式数字医疗服务被大量开发和应用，并在患者教育、疾病自我管理和远程监测方面发挥着重要作用，掀起相关的研究热潮。例如，通过深度学习等技术，可以实现对影像学、生理学等数据的自动分析，辅助医师进行更为准确的诊断，可以根据患者的具体情况和需求，提供个性化的治疗方案和康复建议。机器学习算法可以分析大规模的健康数据，为医生和患者提供更准确的信息和建议。同时，数字健康干预基于物联网、健康大数据和智能机器人等新技术，通过资源整合和应用创新，能够实现患者自我管理、心理健康和生活质量的改善和提高[45-46]。通过综合性、协同性的措施，可以更好地应对慢性疾病的挑战，提高患者的生活质量，减轻医疗系统的负担。

（三）交叉融合发展，推动医疗水平提高

数字医疗的发展需要多学科协同合作，包括计算机科学、生物医学工程、医学、心理学、护理学等多个领域。传统医疗在长期积累的临床经验、专业技能和人文关怀等方面具有独特优势，而数字医疗在数据分析、模型建立、自动化和智能化等方面具有潜力。跨学科的交叉融合发展将促进技术创新和融合发展，推动医疗领域的数智化发展。例如，通过利用行为经济学原理，数字医疗

工具可以更好地设计激励机制，促使患者更积极地参与健康行为，改善治疗依从性。在心理学方面，与传统治疗手段相比，数字医疗/数字化疗法（Digital Therapeutics，DT）具有明显优势，如能够动态监测患者生理和心理状态，灵活制订个体化治疗方案，持续鼓励患者坚持健康的生活方式，减少患者与医师见面次数以降低治疗成本等。另外，通过数字化健康干预：电子游戏、虚拟显示技术、虚拟纳米机器人等虚拟体验可提高青少年癌症患者安宁疗护的可及性及质量，常用于健康宣教、症状评估、心理支持及哀伤辅导、ACP 制定等方面。

（四）制定相应法律、法规，规范数据合理使用

随着数字化医疗的普及，患者的个人信息和健康数据成为关注的焦点。数字医疗的一大特点是利用患者大数据进行疾病的治疗和预测。为此，必须在维护个人信息安全的同时，有效利用大数据[47]。数字医疗的伦理风险不仅需要从法律层面加以干预和规制，还需要从伦理层面加以引导和监督。政府应制定相关法规和政策，规范数据使用和保护措施。通过完善数据保护立法和规范数据使用行为，加强数据安全保护措施，采用加密技术、数据备份等手段，以确保患者隐私的保护，技术的可靠性以及医疗的安全性[48]。增强健康数据的互通和共享，改善数字医疗系统之间的互通性，促进健康数据的共享，有助于提供更全面、一体化的医疗服务，实现医疗信息的流畅传递。

此外，数字医疗技术的应用前提是知情且自愿，还需要规避技术歧视问题。例如，在提供医疗服务时为了实现数字化转型而优先考虑那些熟练使用数字技术的人，这种歧视可能会导致那些使用传统医疗技术的人无法获得公平的医疗服务。数字健康本质上面临着一个监控社会的风险，当收集的信息被用于公共卫生决策的目的时，基于数字技术进行的医疗健康信息收集总体是有益的。例如，公共卫生专家通过大数据技术对社交媒体上的信息整合，据此做出统计学模型对流行病的传播进行科学预测并制定相应预案。然而可穿戴移动设备所获取到的用户个人信息，应当充分尊重用户的知情同意权，确保潜在的风险责任对用户的透明度。因此，确保个人在公平使用数据的前提下享有自主权就成为数字医疗最尖锐的伦理问题之一。

（五）利用数字发展解决资源缺陷

根据 Norman Daniels 关于健康正义的观点，每个人都应该享有公平的健康

权利，社会应当在医疗服务的可及性方面确保每个人的机会均等，这意味着需要建立公平的程序。例如，数字医疗技术的广泛应用突破了医疗服务的地域限制，使得医疗服务范围覆盖到更广的范围，患者可以通过在线诊疗方式享受远程医疗服务，提高医疗服务的同时还节省了医疗成本。然而，鉴于个体对新兴技术的接受能力和应用程度不同，数字医疗技术在实际应用过程中会导致不公平的结果。而通过数字技术进一步发展虚拟医疗和远程医疗技术，将使患者能够远程接受医疗服务缓解医疗资源不足的问题，提高医疗服务的可及性。促进社交支持和社区参与，通过结合社交媒体和在线社区，数字医疗工具可以促进患者之间的信息共享经验交流，提供更全面的社会支持，有助于患者更好地管理健康。远程医疗系统是新型医疗模式，应在信息技术、配套设施、法律法规政策不断完善的前提下，对其应用范围和发展空间进行全方位拓展，使其能够为患者提供更优质、更高效和更便捷的医疗诊治服务体系。

（六）实现数字时代的健康公平

数字健康技术应用广泛，包括电子病历、远程医疗、可穿戴设备、医疗大数据等。医疗机构在设计电子医疗服务时，必须采用基于普遍预防的方法，为所有患者提供无障碍服务。数字医疗服务虽然能广泛地为患者提供信息，但也存在一个明显的问题，即这些服务有时可能会加剧信息获取的障碍或扩大不同群体间的差距，特别是在同时利用相同技术来解决不同健康问题时。对于那些希望参与数字医疗，但因条件所限而无法参与的患者，医疗机构应为其提供设备。因此，数字医疗战略需要持续的评估和研究，以确定哪些干预措施能有效改善所有人的医疗体验。明确数字健康技术与社会弱势群体健康公平之间的关系，正如世界卫生组织（WHO）在其2020—2025年全球数字健康战略中所指出的："数字健康应成为健康优先事项的一个组成部分，并以合乎道德、安全、可靠、公平和可持续的方式造福人类[49]。"这包括强调透明度、可获取性、可扩展性、隐私性、安全性和保密性等关键原则——所有这些因素都有助于公平地设计、开发、使用数字卫生工具并使其产生影响。因此，数字医疗工具必须努力做到：①公平地改善健康结果；②缓解或积极减少普遍的数字不平等；③公平地设计、开发和实施。数字健康必须进行大量的研究和工作，以缩小医疗保健服务与公平、可及性和包容性之间的差距。发展多种形式的数字医疗具有优化医疗保健的潜力[50]。

（七）数字医疗与质量安全

数字医疗已应用到基层医疗领域，与临床诊断、治疗和整个医院工作关系越来越紧密，而医疗质量安全又是医疗工作的重点，所以数字医疗与质量安全紧密相关，影响医疗质量提高与医疗安全保障。数字医疗可对医疗质量安全产生积极影响。任何一种数字医疗设备都具有一定的使用风险，即使被批准上市的数字医疗设备也只是个“风险可接受”的产品。所以，针对数字医疗设备设计一份综合风险评估表，进行定性比较和量化评估是很必要的。建立数字医疗设备的质量安全控制体系，为质量安全控制工作建立了一个标准。同时，加强数字医疗设备的安全管理，建立数字医疗设备的维修档案，方便日后获取可利用的资料信息。实施数字医疗服务将需要良好的治理，以确保数据隐私，并有效管理可用资源，同时保持尽可能高的社会和道德标准[51,52]。

数字医疗技术作为一门新兴的前沿技术。无论是应用技术的广泛性，还是涉及学科领域的交叉性．它的基础理论、知识结构、学科内涵、特点特性等还需要临床技术人员逐渐认识、深入探讨和系统研究。数字医疗技术属于医学工程技术的范畴．与以往的医疗技术相比，其理论知识与技术方法具有全新的数字化时代的特性。认真学习、深刻研究和总结归纳这些突破性的变化是一个不断创新的过程。

参考文献

[1] Mohr D C, Lyon A R, Lattie E G, et al. Accelerating digital mental health research from early design and creation to successful implementation and sustainment [J]. Journal of Medical Internet Research, 2017, 19 (5): e7725.

[2] Stephanie L, Sharma R S. Digital health eco – systems: An epochal review of practice – oriented research [J]. International Journal of Information Management, 2020, 53: 102032.

[3] Blaya J A, Fraser H S F, Holt B. E – Health technologies show promise in developing countries [J]. Health Affairs, Health Affairs, 2010, 29 (2): 244 – 251.

[4] Dhingra D, Dabas A. Global strategy on digital health [J]. Indian Pediatrics,

2020，57（4）：356－358.

[5] Bucksch J，Sigmundova D，Hamrik Z，et al. International trends in adolescent Screen－time behaviors from 2002 to 2010 [J]. Journal of Adolescent Health，2016，58（4）：417－425.

[6] Blanchet K，Ramesh A，Frison S，et al. Evidence on public health interventions in humanitarian crises [J]. The Lancet，2017，390（10109）：2287－2296.

[7] Checchi F，Warsame A，Treacy－Wong V，et al. Public health information in crisis－affected populations：A review of methods and their use for advocacy and action [J]. The Lancet，2017，390（10109）：2297－2313.

[8] Patrick K，Hekler E B，Estrin D，et al. The pace of technologic change：Implications for digital health behavior intervention research [J]. American Journal of Preventive Medicine，2016，51（5）：816－824.

[9] da Silva J A M，Siegmund G，Bredemeier J. Crisis interventions in online psychological counseling [J]. Trends in Psychiatry and Psychotherapy，2015，37（4）：171－182.

[10] Lunn P，Belton C，McGowan F，et al. Using behavioural science to help fight the coronavirus：A rapid，narrative review [J]. Journal of Behavioral Public Administration，2020（3）：2020.

[11] Gómez G，Basagoitia A，Burrone M S，et al. Child－focused mental health interventions for disasters recovery：A rapid review of experiences to inform return－to－school strategies after COVID－19 [J]. Frontiers in Psychiatry，2021（12）：713407.

[12] Glanz K，Bishop D B. The role of behavioral science theory in development and implementation of public health interventions [J]. Annual Review of Public Health，2010（31）：399－418.

[13] Prochaska J O，Velicer W F. The transtheoretical model of health behavior change [J]. American journal of health promotion：AJHP，1997，12（1）：38－48.

[14] Michie S，West R，Campbell R，et al. ABC of Behaviour Change Theories [M]. 2014.

[15] Patel M S，Asch D A，Volpp K G. Wearable devices as facilitators，not drivers，of health behavior change [J]. JAMA，2015，313（5）：459－460.

[16] Fjeldsoe B S，Marshall A L，Miller Y D. Behavior change interventions delivered by mobile telephone short－message service [J]. American Journal of Preventive

Medicine, 2009, 36 (2): 165 - 173.

[17] Free C, Phillips G, Watson L, et al. The effectiveness of mobile - health technologies to improve health care service delivery processes: a systematic review and meta - analysis [J]. PLoS medicine, 2013, 10 (1): e1001363.

[18] Krebs P, Duncan D T. Health App use among US mobile phone owners: A national survey [J]. JMIR mHealth and uHealth, 2015, 3 (4): e101.

[19] Luxton D D, Kayl R A, Mishkind M C. MHealth data security: the need for HIPAA - compliant standardization [J]. Telemedicine Journal and E - Health: The Official Journal of the American Telemedicine Association, 2012, 18 (4): 284 - 288.

[20] Zhang Y, Ma Z F. Impact of the COVID - 19 pandemic on mental health and quality of life among local residents in Liaoning Province, China: A cross - sectional study [J]. International Journal of Environmental Research and Public Health, 2020, 17 (7): 2381.

[21] Shan R, Sarkar S, Martin S S. Digital health technology and mobile devices for the management of diabetes mellitus: state of the art [J]. Diabetologia, 2019, 62 (6): 877 - 887.

[22] Chevance G, Hekler E B, Efoui - Hess M, et al. Digital health at the age of the Anthropocene [J]. The Lancet. Digital Health, 2020, 2 (6): e290 - e291.

[23] Bertalan M, Zsófia D, Éva B, et al. Digital health is a cultural transformation of traditional healthcare [J]. mHealth, 2017, 3 (9): 38.

[24] Sim I, Stebbins M, Bierer EB, et al. Time for NIH to lead on data sharing [J]. Science, 2020, 367 (6484): 1308 - 1309.

[25] Effy V. Value from health data: European opportunity to catalyse progress in digital health [J]. The Lancet, 2021, 397 (10275): 652 - 653.

[26] Marhold K, Fell J. Electronic vaccination certificates: Avoiding a repeat of the contact - tracing 'format wars' [J]. Nat Med, 2021, 27 (5): 738 - 739.

[27] Andrade FB, Domingos A, Nathalia C, et al. Data quality in health research: integrative literature review [J]. Journal of medical Internet research, 2023, 25e41446 - e41446.

[28] Paul W, Emil C. "Trust but verify" —five approaches to ensure safe medicalapps [J]. BMC medicine, 2015, 13 (1): 205.

叁 数智医疗篇

[29] Perakslis ED, Ranney ML, Goldsack JC. Characterizing cyber harms from digital health [J]. Nature medicine, 2023, 29 (3): 528 –531.

[30] Laura M, Louise GV, Elaine L, et al. Suicide prevention and depression apps' suicide risk assessment and management: A systematic assessment of adherence to clinical guidelines [J]. BMC medicine, 2019, 17 (1): 231.

[31] Chuanrui C, Shichao D, Joseph W. Digital health for aging populations [J]. Nature medicine, 2023, 29 (7): 1623 –1630.

[32] Galvin HK, DeMuro PR. Developments in privacy and data ownership in mobile health technologies, 2016 –2019 [J]. Yearbook of medical informatics, 2020, 29 (1): 32 –43.

[33] Vishal L, Aswathy R, Harini S, et al. Health care equity through intelligent edge computing and augmented reality/virtual reality: a systematic review [J]. Journal of multidisciplinary healthcare, 2023, 162839 –2859.

[34] Efrat N, Esther B. EHealth literacy: Extending the digital divide to the realm of health information [J]. Journal of medical Internet research, 2012, 14 (1): e19.

[35] Lancet T. Can digital technologies improve health? [J]. Lancet (London, England), 2021, 398 (10312): 1663 –1663.

[36] Kim HS, Yoon KH. Lessons from use of continuous glucose monitoring systems in digital healthcare [J]. Endocrinol Metab (Seoul), 2020, 35 (3): 541 –548.

[37] Fritz LR, Dermody G. A nurse –driven method for developing artificial intelligence in "smart" homes for aging –in –place [J]. Nursing Outlook, 2019, 67 (2): 140 –153.

[38] Melanie B, Mengji C, Vladimir C, et al. Systematic scoping review of the implementation, adoption, use, and effectiveness of digital contact tracing interventions for COVID –19 in the Western Pacific Region [J]. The Lancet regional health. Western Pacific, 2023, 34100647 –100647.

[39] Sara S, Ben G, Faith M, et al. Barriers to and facilitators of engagement with remote measurement technology for managing health: systematic review andcontent analysis of findings [J]. Journal of medical Internet research, 2018, 20 (7): e10480.

[40] Clemens KS, Priyanka K, Kelli S, et al. Evaluating barriers to adopting telemedicine worldwide: a systematic review [J]. Journal of telemedicine and telecare, 2018, 24 (1): 4 –12.

［41］Murray E，Hekler EB，Andersson G，et al. Evaluating digital health interventions：Key questions and approaches. Am J Prev Med. 2016 Nov；51（5）：843－851.

［42］Eapen ZJ，Turakhia MP，McConnell MV，et al. Defining a mobile health roadmap for cardiovascular health and disease. J Am Heart Assoc. 2016，5（7）.

［43］Smith B，Magnani JW. New technologies，new disparities：The intersection of electronic health and digital health literacy. Int J Cardiol. 2019 Oct（1）：280－282.

［44］McKay FH，Cheng C，Wright A，et al. Evaluating mobile phone applications for health behaviour change：A systematic review. J Telemed Telecare. 2018 Jan；24（1）：22－30.

［45］Kim H，Goldsmith JV，Sengupta S，et al. Mobile health application and e－health literacy：Opportunities and concerns for cancer patients and caregivers. J Cancer Educ. 2019 Feb；34（1）：3－8.

［46］施博文，马慧敏，潘言志，等. 移动健康技术在慢性病管理中应用进展的文献计量学分析［J］. 中国全科医学，2024，27（4）：485－492.

［47］Nadal C，Sas C，Doherty G. Technology Acceptance in Mobile Health：Scoping Review of Definitions，Models，and Measurement. J Med Internet Res. 2020 Jul 6；22（7）：e17256.

［48］Park Y，Park S，Lee M. Digital Health Care Industry Ecosystem：Network Analysis. J Med Internet Res. 2022 Aug 17；24（8）：e37622.

［49］杨烨阳，苏果云. 数字医疗技术应用中的伦理困境及其实践边界［J］. 医学与哲学，2023（13）：34－39.

［50］薛鹏，白安颖，江宇，等. WHO 数字健康全球战略及对中国的启示［J］. 中华预防医学杂志，2022，56（2）：218－221.

［51］Zhang Y，Flannery M，Zhang Z，et al. Digital Health Psychosocial Intervention in Adult Patients With Cancer and Their Families：Systematic Review and Meta－Analysis. JMIR Cancer. 2024 Feb 5；10：e46116.

［52］Dhingra D，Dabas A. Global Strategy on Digital Health. Indian Pediatr. 2020 Apr 15；57（4）：356－358.

HB.09 数字健康在慢性病管理领域的应用与前景

段棣飞[①] 马登艳[②] 刘 敏[③] 李 玲[④]

摘 要： 慢性病是我国重要的公共卫生问题，亟须有效的管理策略来应对。本报告深入探讨了数字健康技术（Digital health technologies，DHTs）在慢性病管理中的应用前景和面临的挑战，突出了DHTs通过提供持续的疾病监测、促进患者自我管理、实现远程医疗服务等方式，如何帮助改善慢性病管理效果。同时，本报告也指出了数据安全、隐私保护、技术接受度以及法规制度等方面的挑战，并对未来数字健康技术的发展趋势进行了展望，强调了政策支持、技术创新以及跨领域合作的重要性。本报告的分析为理解和推动DHTs在中国慢性病管理领域的应用提供了一些见解，以期为基于数字化慢性病管理的后续发展提供参考与支持。

关键词： 数字健康技术；数字健康；慢性病管理；应用前景

随着中国社会的快速发展和人口结构的变化，慢性病已成为重大的公共卫生问题。中国的老龄化加速和城市化生活方式的普及导致心脏病、糖尿病、高血压及慢性呼吸道疾病等慢性病患病率不断上升，对个人、家庭及社会造成了巨大负担[1,2]。据《中国居民营养与慢性病状况报告（2020年）》报告[3]，2019年中国居民慢性病死亡率为685/10万，因慢性病导致的死亡占总死亡的

---

① 段棣飞，护理学硕士，主管护师，四川大学华西医院肾脏内科副科护士长，研究方向：数字健康、症状管理、慢性肾脏病患者管理。

② 马登艳，护理学硕士，副教授，四川大学华西医院肾脏内科科护士长，研究方向：护理管理、慢性病管理。

③ 刘敏，护理学硕士，主管护师，四川大学华西医院肾脏内科高级实践护士，研究方向：护理教育、慢性肾脏病患者管理。

④ 李玲，临床医学博士，四川大学华西医院肾脏内科副主任医师，研究方向：糖尿病肾脏诊疗。

88.5%，其中因心脑血管、癌症和慢性呼吸系统疾病死亡的占比为80.7%。面对这一挑战，中国政府和卫生部门已将慢性病管理作为国家卫生和健康战略的重要组成部分，在相继出台的《"健康中国2030"规划纲要》和《中华人民共和国国民经济和社会发展第十四个五年规划和2035年远景目标纲要》等文件中[4,5]，也强调提出了积极探索和推广包括数字健康技术在内的创新管理方法。

在这一背景下，数字健康技术的应用显得尤为关键。利用移动互联网、大数据、人工智能等现代信息技术，不仅可以提高慢性病管理的效率和效果，还能实现精准医疗和个性化治疗。特别是在推广健康教育、实现早期诊断、监测病情变化、指导病情管理等方面，数字健康技术展现出巨大的潜力和价值[6,7]。这些技术的应用，不仅与中国政府推动的"健康中国2030"战略相契合，也为解决慢性病管理中的种种挑战提供了新的解决方案。

本报告重点探讨了数字健康在中国慢性病管理领域的应用现状、面临的挑战以及未来的发展前景。通过分析数字健康如何助力慢性病管理的创新，旨在为政策制定者、医疗保健专业人员以及技术开发者提供深入的见解和建议，共同推进数字健康技术在慢性病管理中的广泛应用和持续发展。

一、慢性病管理的现状与挑战

（一）慢性病的流行病学背景

在全球范围内，慢性病已成为主要的健康挑战，根据世界卫生组织（WHO）的报告，心血管疾病、糖尿病、慢性呼吸道疾病和癌症等慢性病每年导致全球约4100万人死亡，占全球总死亡数的74%。每年有1700万人在70岁之前死于非传染性疾病；在这些过早死亡病例中，86%发生在低收入和中等收入国家。在所有非传染性疾病死亡病例中，77%发生在低收入和中等收入国家。在非传染性疾病死亡人数中，心血管疾病占比最大，每年有1790万人死亡，其次是癌症（930万人）、慢性呼吸道疾病（410万人）和糖尿病（200万人，包括糖尿病引起的肾脏疾病死亡人数）。这四类疾病占所有非传染性疾病过早死亡的80%以上[8]。这些疾病的流行与多种风险因素相关，包括但不限于不健康的饮食习惯、缺乏体育活动、烟草使用和有害的酒精消费等。随着全球化和社会经济的发展，这些风险因素在全球范围内变得愈发普遍，导致慢性病的负担持续增加。

在中国，慢性病的负担同样显著，随着经济的快速发展和生活方式的改变，中国正面临着严峻的慢性病挑战（见表1、表2）。根据中国疾病预防控制中心的数据，慢性病已成为中国居民死亡的主要原因，其中心血管疾病、癌症和慢性呼吸道疾病位列前三[9]。此外，中国的慢性病患病率和死亡率在不同地区之间存在显著差异，城市地区通常高于农村地区，而东部沿海发达地区的情况又与中西部地区有所不同[10]。这些差异反映了经济发展水平、生活方式和卫生保健资源分配不均等因素的影响。

表1　1993—2018年中国实际慢性病患病率与年龄标化慢性病患病率[11]

	各年龄段慢性病患病率（%）					
	1993年	1998年	2003年	2008年	2013年	2018年
0～4岁	1.92	1.34	0.63	0.64	—	—
5～14岁	1.92	1.86	0.96	0.87	—	—
15～24岁	2.60	2.58	1.80	2.02	1.44	3.66
25～34岁	6.64	7.25	5.83	5.13	3.83	7.07
35～44岁	16.20	14.22	11.71	12.17	11.50	15.06
45～54岁	26.34	23.20	21.95	25.95	23.54	31.26
55～64岁	43.05	38.65	36.21	41.99	38.90	48.39
65岁及以上	54.03	51.79	53.88	64.54	53.99	62.33
实际患病率	16.98	12.82	12.33	15.74	24.52	34.29
年龄标化患病率	13.06	12.10	10.96	12.34	14.67	19.27

表2　1998—2018年中国疾病别慢性病患病率[11]

病种	1998年		2003年		2008年		2013年		2018年	
	患病率（%）	排名	患病率（%）	排名	患病率（%）	排名	患病率（%）	排名	患病率（%）	排名
循环系统疾病	3.88	1	5		8.55	1	18.03	1	25.1	1
内分泌、营养、代谢及免疫疾病	0.47	8	0.75	6	1.29	5	3.91	2	6.25	2
肌肉、骨骼、结缔组织疾病	2.34	3	2.31	3	3.10	2	3.73	3	5.86	3

续表

病种	1998 年		2003 年		2008 年		2013 年		2018 年	
	患病率（%）	排名	患病率（%）	排名	患病率（%）	排名	患病率（%）	排名	患病率（%）	排名
消化系统疾病	3.25	2	2.55	2	2.45	3	2.49	4	4.38	4
呼吸系统疾病	1.98	4	1.55	4	1.47	4	1.56	5	2.61	5
泌尿生殖系病	0.83	5	0.84	5	0.93	6	1.03	6	1.63	6
神经系病	0.50	6	0.39	7	0.42	7	0.43	7	0.84	7
精神病	0.19	13	0.19	11	0.21	10	0.30	8	0.62	8
恶性肿瘤	0.12	14	0.13	13	0.20	11	0.29	9	0.51	9
血液、造血器官疾病	0.29	10	0.19	11	0.20	11	0.21	12	0.39	10

面对慢性病日益严峻的挑战，中国政府已采取多项措施应对，包括推广健康生活方式、改善公共卫生服务和加强慢性病的早期筛查与管理。截至 2023 年 10 月，中国慢性病防控大会公布数据显示，中国累计建成国家慢性病综合防控示范区 488 个，县区覆盖率超 17%；累计有 2880 个县区开展全民健康生活方式行动，覆盖率达 97.3%；公民健康素养水平从 2012 年的 8.8% 提升到 2022 年的 27.8%[12]。但根据近期的慢性病流行病学相关研究报告，推算中国 CVD 现患人数为 3.3 亿人，其中高血压患者 2.45 亿人[13]。慢性阻塞性肺病患者约有 1 亿人[14]。糖尿病患病率为 12.4%，糖尿病前期患病率为 38.1%[15]，慢性肾脏病患病率为 8.2%[16]。由此可见，尽管中国慢性病防控取得积极了进展，但防控管理压力和挑战依然巨大，医疗资源的不均等分配、公众对慢性病预防和管理知识的普及不足，以及数字健康技术在慢性病管理中应用的欠佳，仍是中国在慢性病管理方面需要克服的主要挑战。解决这一问题需要全社会的共同努力，包括政府、医疗保健机构、社会组织和公众个体的广泛参与，通过促进健康生活方式、改善医疗服务和加强慢性病预防与管理措施，共同应对慢性病带来的挑战。

（二）慢性病管理的主要模式

在慢性病管理领域，传统的医疗管理方法仍占据重要地位，其核心在于通过面对面的临床诊疗、药物治疗、患者教育以及定期随访等方式来控制病情、减轻症状和提高患者生活质量。这些方法在国内外被广泛采用。各个国家会依据自身需求设计并实施慢性病管理的照护模式，其中比较经典的模式有如下几种。

（1）慢性病护理模型（Chronic Care Model，CCM）[17]。CCM是一种广泛应用于慢性病管理的模型，它强调健康系统、自我管理支持、交付系统设计、决策支持和临床信息系统之间的相互作用。该模型通过创建与社区的伙伴关系，重新构建医疗服务，以提高慢性病患者群的护理质量。例如，应用CCM进行糖尿病管理在美国的初级保健设置中显示出对患者结果的正面影响。

（2）综合慢性病管理模型（Integrated Chronic Disease Management Model）[18]。该模型通过提供系统化的框架，在健康系统内引入根本性的变革，旨在改变健康服务的取向，特别强调通过培训、监督和实施综合干预措施来建立服务链接的基础。

（3）慢性病自我管理（Chronic Disease Self - Management）[19]。这种方法强调患者的积极参与和自我管理在慢性病控制中的重要性。通过提供教育、技能训练和情感支持，促使患者在医疗管理、情感管理和日常生活调整中扮演更积极的角色。

（4）多病种慢性护理模型（Multidisease Chronic Care Model）[20]。该模型是对CCM的扩展，旨在管理具有多种慢性疾病的患者。它利用电子健康记录来提供灵活的数据访问、个性化的决策支持，以及方便的提供者之间的沟通，从而提供流线型、关注多种疾病的综合护理。

除此之外，某些专业的慢性病管理，如针对特定疾病（如糖尿病、心衰、慢性阻塞性肺疾病）或特定情景下（养老机构）的管理[21]，会在这些模式的基础上，额外通过提供专门的护理路径、专业团队和健康教育，以改善患者的健康结果和生活质量。

随着研究和管理实践的持续深入，慢性病管理的模式正经历着不断的升级和优化。在这个过程中，慢性病管理的核心要素也在持续扩展和丰富。这些核心要素包括交付系统设计、自我管理策略、临床信息系统、决策支持系统以及社区资源的有效利用。这些要素的不断优化和完善是为了更有效地应对慢性病的挑战，提高患者的生活质量。除了上述核心要素外，慢性病管理领域的研究和管理人员还关注于其他重要的要点。这包括跨学科专家的合作，以便整合不同领域的知识和技能；个案管理师的角色，他们通过个性化的服务协助患者管理其病情；药物管理，确保患者得到最适合自己病情的治疗方案；行为干预，旨在改变患者的生活习惯，以促进更好的健康状况；计费和资金管理实践，这涉及保证慢性病管理计划的经济可持续性，以及数字医疗技术的应用[22]，后者在现代慢性病管理中扮演着越来越重要的角色，通过高效的数据收集和分析，支持个性化治疗计划的制订和执行。

慢性病管理的模式正变得越来越综合和个性化，旨在通过综合各种策略和技术，为患者提供全面、协调和持续的支持。这不仅涉及医疗和技术方面的创新，也包括对患者行为和生活方式的积极干预，以及对慢性病管理框架的持续改进和优化。

（三）传统慢性病管理的瓶颈与问题

在慢性病管理中，传统线下医疗管理模式面临着多方面的挑战与问题，这些挑战在很大程度上影响了慢性病患者的治疗效果和生活质量。

首先，资源分配不均是慢性病管理中一个显著的问题[23,24]。在很多情况下，高质量的医疗资源，包括先进的医疗设备和高水平的医疗专家，主要集中在大城市和经济发达地区。而在农村和经济欠发达地区，医疗资源相对匮乏。除了地理资源和社会经济资源的差异，医疗保健系统内部资源分配，不同地区慢性病管理项目和专业人员也存在显著差异，而且这些导致资源欠缺地区的慢性病患者难以获得及时和有效的治疗。

其次，尽管现行的慢性病防控策略一直在积极提倡疾病的预防，而非事后“反应性”的治疗。但及时早期发现并开始有效干预，受到患者自身与医疗保健方等多种因素影响。例如，初级保健服务的过度负载、人力资源不足、临床实践指南更新缺乏和培训不足等[25,26]。

再次，患者教育和社区支持在传统模式下常常被忽视。对于慢性病患者而言，有效的自我管理是管理病情、提高生活质量的关键。然而，缺乏对患者进行必要的健康教育和心理支持，使得许多患者在面对慢性病管理时感到无助和困惑。尤其在老年群体中，身体和认知衰退、低健康素养、低教育水平、与医疗专业人员的关系等都成患者教育和获得社区支持的障碍[27]。

最后，慢性病管理的连续性和协调性不足也是一个问题。现有的研究已经表明，提升慢性病照护的连续性，与提高随访预约的遵守率、更频繁的癌症筛查、预防项目的使用、减少急诊室访问、减少住院等多种有益的健康结局相关[28]。连续性护理被发现依赖于微观、中观和宏观系统层面上的专业和跨学科合作。连续性依赖于长期且以人为中心的关系（微观层面）、组织结构的动态稳定（中观层面）以及对协同护理和知识与信息交流统一解决方案的共同责任（宏观层面）。实现创造连续且长期以人为中心的护理，需要知识和信息共享，这超越了学科和组织的界限。在微观、中观和宏观系统层面，需要横向和纵向的协作责任，而不是仅仅关注微观层面上个人责任和关系[29]。

二、数字健康技术与慢性病管理

（一）数字健康技术的分类与概述

数字健康技术（DHTs）成了提高慢性病管理质量的关键。这些技术创新性地用于监测健康状况、执行治疗方案、加强患者教育以及促进患者与医疗服务提供者之间的有效沟通。根据 WHO 的定义[30]，数字健康利用数字技术在促进健康、卫生知识和实践领域的发展和应用。数字健康将传统电子健康（eHealth）的概念拓展至更广泛的应用范围，包括数字化消费者健康信息、智能设备和联网设备的应用。

数字健康涵盖的领域包括人工智能、大数据、区块链技术、健康数据管理、卫生信息系统、信息技术在疫情管理中的应用、物联网（IoT）、数据互操作性以及远程医疗服务等。这些工具在提高疾病诊断和治疗准确性、增强医疗服务个性化和有效性方面展现了巨大潜力。

数字健康技术旨在为个人及更广泛的健康社会保健系统带来益处的数字产品，是医疗保健创新的核心组成部分。这些技术不仅显著提高了疾病诊治的精确度，还优化了医疗保健服务的提供，确保了患者护理的高效性和个性化。

在英国，国家卫生与临床优化研究所（NICE）制定的数字健康技术证据标准框架，旨在为英国健康和社会护理系统中评估 DHTs 的价值提供证据标准，涵盖技术性能和经济影响证据，并考虑设计与部署因素。此框架虽非强制性，却补充了现有监管与技术标准，着重保证 DHTs 具有成本效益且符合预期表现。这些标准鼓励健康和护理系统采纳创新的 DHTs，按照其预期目的与风险层次，DHTs 大致分为三类[31]，见表 3。

表 3　DHTs 相关分类与风险层次分类

层级	描述	功能 1	功能 2	功能 3	功能 4
第三层	用于治疗和诊断医疗状况或指导护理选择的 DHTs	告知临床管理	推动临床管理	治疗特定状况	诊断特定状况
第二层	帮助公民和患者管理自身健康与福祉的 DHTs	就健康和护理沟通	健康护理日记	促进良好健康	
第一层	旨在节省成本或减少员工时间，不直接影响患者、健康或护理结果的 DHTs	系统服务			

而美国食品药品监督管理局（FDA）对 DHTs 的进展表示出更加积极的关注，并大力鼓励对医疗设备与连接性和消费者技术的融合。同时，也一直致力于就数字健康领域的主题提供明确的解释。根据 FDA 更加详细的分类，数字健康相关技术可以大致分为九类[32]，见表 4。

表 4　数字健康相关技术分类及应用举例

名称	定义	应用举例
医疗器械软件（Software as a Medical Device，SaMD）	根据国际医疗器械监管论坛（IMDRF）的定义，SaMD 指的是那些被用于一个或多个医疗目的，而这些目的无须通过硬件医疗设备来实现的软件。SaMD 可以在广泛的技术平台上使用，包括医疗设备平台、商用“现成”平台和虚拟网络等	在慢性病管理方面，决策支持系统是一类设计用于支持医疗决策的 SaMD。它通过分析患者的医疗历史和临床数据，为医生提供治疗建议，有助于制订针对特定慢性病患者的个性化治疗方案
人工智能和机器学习技术	人工智能是一种基于机器的系统，可以针对给定的人类定义目标，做出影响真实或虚拟环境的预测、建议或决策。机器学习是一组技术，可用于训练人工智能算法，以基于数据提高任务性能	在慢性病管理方面，分析患者的遗传信息、病史和治疗反应，可以为患者制订个性化的治疗方案。这种方法尤其适用于那些对标准治疗方案反应不佳的患者。例如，在心血管疾病管理中，机器学习模型能够基于患者的具体情况推荐最合适的药物和治疗计划，提高治疗效果

续表

名称	定义	应用举例
网络安全	是指保护计算机系统和网络免受信息泄露、盗窃或损坏的各种技术、过程和实践。在医疗设备领域，这涉及确保设备和与之相关的软件在设计、开发、使用和维护过程中免受网络攻击和其他形式的数字威胁	在慢性病管理方面，网络安全的应用实例包括确保患者健康信息的安全、保护远程监测设备的数据传输安全以及防止电子健康记录系统遭受黑客攻击
设备软件功能包括移动医疗应用	移动医疗应用是指移动应用程序，这些应用程序包含符合《食品、药物和化妆品法》的设备软件功能，并且是受监管医疗设备的附件或将移动平台转变为受监管医疗设备的装置	在慢性病管理方面，这些应用提供针对特定慢性病的教育资源和自我管理工具。它们可能包括健康提示、饮食建议、运动计划以及如何应对慢性疾病相关的心理社会挑战的策略
健康信息技术（Health IT）	指的是使用计算机和互联网技术来存储、分享和分析健康信息的实践	在慢性病管理中，Health IT 可以通过远程监测设备帮助医生实时跟踪患者的健康状况。例如，使用智能血糖仪和手机应用来监控糖尿病患者的血糖水平，从而实现更个性化的治疗方案
医疗设备数据系统（Medical Device Data Systems，MDDS）	指用于从医疗设备收集、存储、传输或转换数据的硬件或软件	在慢性病管理中，MDDS 可以应用于自动收集和传输患者的血糖监测数据到医疗保健提供者，以便进行远程监测和管理，从而优化治疗方案并提高患者的生活质量
医疗设备互操作性	指不同医疗设备和系统能够无缝交换和利用信息的能力	在慢性病管理中，这可以允许各种设备（如心脏监测器、血糖计等）与电子健康记录系统无缝连接，使医生能够实时获取患者的健康数据，提供更准确的诊断和个性化治疗方案
远程医疗	指的是通过电子通信和信息技术提供跨地域的临床健康照护	在慢性病管理中，远程医疗可以使患者在家中通过网络会议、健康监测应用等方式接受医生的咨询和管理，从而避免频繁的面对面就诊，提高治疗的便利性和效率。这对于需要长期监控和管理的慢性病患者尤为有益

续表

名称	定义	应用举例
无线医疗设备	指的是能够通过无线技术发送和接收数据的医疗器械	医生可以远程访问和监控患者数据，而无须知道实际的患者位置。利用物联网/云技术、远程数据访问和现代分析工具，可以部署远程智能系统，根据分析结果提供精确的药物剂量。如 Wi - Fi 或基于云的智能胰岛素输送设备

在研究 DHTs 的分类及其证据标准框架的制定过程中，美国 FDA 与英国 NICE 的努力均对 DHTs 的进一步优化及其在市场和医疗保健领域中的可持续性投入起到了积极作用。在中国，负责监督管理数字健康相关技术的是国家药品监督管理局。尽管该领域的分类和评估标准仍在制定与完善过程中，但得益于相对宽松的政策环境、庞大的人口基数以及广阔的应用场景，中国的数字健康发展速度迅猛，位居世界前列。此外，政府、产业界、资本界及社会公众对数字健康重要性认识的加深，极大地推动了该领域的快速发展。根据国家卫生健康委员会发布的数据，医院的互联网诊疗服务同比增长了 17 倍，部分第三方平台的互联网诊疗咨询量增长了 20 多倍，处方量增长近 10 倍。当前，中国的数字健康行业正处于发展的机遇期。

（二）数字健康在慢性病管理中的应用

1. 慢性病疾病预测

数字医疗的利用和整合在机器学习和人工智能技术在远程医疗、远程/虚拟治疗和实时数据分析中的应用后大幅增加。事实上，人工智能的应用推动了医疗保健和医疗器械行业的数字化。基于人工智能技术的软件超越了医疗器械中的软件的概念，它与传统硬件结合使用，形成了被认可为能够诊断、预防、缓解和/或治疗疾病的 SaMD[33]。它被积极用于辅助临床医生在临床环境中使用。特别是，基于人工智能的 SaMD 正在通过学习或修改大量数据来加速创建更好的治疗模型，这些模型可以用于推断患者当前的状况[34]。此外，由于数字疗法中的 SaMD 没有传统药物的毒性和副作用，因此 SaMD 作为数字治疗的应用正在增加。Lee 等研究验证了一种利用视网膜图像对心血管疾病风险进行分层的人工智能医疗器械软件（AI - SaMD） - Reti - CVD[35]，通过回顾性分析 CMERC – HI 队列数据，与传统及先进的 CVD 生物标志物进行对比。研究纳入了 1106 名参与者，展示了 Reti – CVD 有效地将个体分类为 CVD 事件的低风险、中风险和高风险组，这些类别之间的危险比趋势显著（Hazard ratio trend =2.02；95% Confidence Interval，1.26 –3.24）。进一步的分析结合了冠状动脉钙化、颈动脉内中膜厚度、踝臂脉搏波速度以及其他传统风险因素，重新确认了 Reti – CVD 风险组对 CVD 事件预测的优越性。Reti – CVD 的有效性促成了其获得韩国监管机构的授权，标志着利用视网膜成像作为心血管风险评估生物标志物的重大进步。

2. 居家监测管理

可穿戴技术专为监测运动、心率及其他功能性或生理性变量而设计的设备，已广泛融入日常生活。智能运动手环与智能手表等设备，由包括华为、小米在内的国内品牌，以及苹果、三星等国际品牌推出，深受消费者喜爱。Statista 的报告指出，在美国，每六位消费者就有一位使用这类设备。《中国可穿戴设备市场季度跟踪报告》显示，2023 年第三季度，中国的可穿戴设备市场出货量高达 3470 万台[36]。随着对实时医疗信息及现实世界数据价值的日益重视，可穿戴设备在慢性病监测、早期检测或预警，诸如房颤或中风等临床事件方面的应用越发受到关注。在糖尿病管理领域，可穿戴设备有望成为一类具有显著影响的应用实例[37]。已经普及的可穿戴式胰岛素测量设备，未来可能进一步实现胰岛素的自动调节输送，极大地减少了人工干预的需求。以 Tandem Diabetes Care 和 Basal – IQ™技术为例，这一经美国和加拿大相关卫生部门认证的系统，采用了基于 Dexcom G6 连续血糖监测仪数据的预测性低血糖暂停算法，有效减少了低血糖事件的频率和持续时间。Basal – IQ™通过分析连续监测数据，预测 30 分钟内的血糖水平，自动暂停或恢复胰岛素输送，避免了手指刺破血糖检测的需要。胰岛素泵在 2.5 小时内最多可暂停胰岛素输送 2 小时，为糖尿病患者的治疗过程提供了优化，减轻了低血糖的风险。

3. 特征检测和诊断支持

人工智能和机器学习在医疗保健领域的另一个重要应用是 AI 辅助诊断。这些技术能够处理各种临床和非临床数据及图像，包括 X 射线、CT、MRI、眼科图像等。近几十年来，随着医学图像解读需求的系统性增长，对放射科医生的需求也随之增加，这对医疗系统构成了压力。尽管放射科医师接受了广泛的专业培训，但医学图像解读仍容易受到偏见和误差的影响，而这些误差在过去几十年并未显著减少，常常导致误诊[38]。机器学习通过对大量医学影像数据进行高效、准确的分析来突破这一僵局，从而大幅节约医生的时间。机器学习方法的一大优势是它们可以直接应用于图像数据，无须先提取数值变量，即可进行特征提取和分类。在 AI 辅助诊断的诸多应用中，其中一项最为复杂的是 CT－Flow（HeartFlow）软件，该软件依据冠状动脉计算机断层扫描图像及患者特征，提供非侵入性诊断与冠状动脉疾病的管理方案。传统冠状动脉造影技术用以评估血管内血流情况，但该方法可能引起不良后果。相比之下，HeartFlow 提供了一种更为安全的备选方案。当冠状动脉 CT 显示出冠心病迹象时，相关图像会被传送至基于云的 HeartFlow 服务器，在那里经过一系列由经验丰富的分析师支持的算法进行后期处理。随后，利用机器学习和深度学习算法，结合 CT 扫描数据和计算流体动力学，构建出反映患者心脏生理状态的模型。这些模型用于估算血压、速度和流动量，进而评估冠状动脉内的血流状况。在处理的最终阶段，基于患者独有的冠状动脉情况，构建出个性化、彩色编码的三维模型，为医生提供每个狭窄区域的功能性信息，从而辅助诊断和治疗决策。

4. 精准剂量选择

多款基于人工神经网络的软件已被开发以优化药物剂量的精确配给。Barbieri 等开发了一种名为“贫血控制模型”（Anemia Control Model，ACM）的工具[39]，专为支持在贫血症以及需要血液透析的终末期肾病患者中使用达比诺泊丁（一种促红细胞生成剂）的药物调配。该临床目标旨在维持稳定的血红蛋白浓度，以改善贫血引起的症状，如气短、疲劳及运动耐受性降低。考虑到红细胞寿命约三个月，ACM 模型模拟了在此期间达比诺泊丁剂量的影响，并综合考虑了采样时间、透析治疗、炎症标志物、铁水平研究以及其他生化指标。该软件评估不同的促红细胞生成素剂量，以确定达到目标 Hb 浓度的最优药物配给方案，并能够根据所遇数据进行学习和调整。ACM 的计算模型由称为神经元的连接单元层组成，这些神经元通过加权连接交换信息。肾脏科医生根据 ACM 提供的达比诺泊丁剂量建议进行决策（值得注意的是，医生可选择接受或拒绝 ACM 的建议）。研究的主要结果包括：①在观察阶段，月度达比诺泊丁的平均剂量更低（0.46μg/kg/月，相比于控制阶段的 0.62μg/kg/月）；②达到目标血红蛋白浓度的患者比例更高（从 70.6% 增至 82.3%）；③血红蛋白的波动性降低（患者内标准差从 0.95g/dl 降至 0.83g/dl）。

5. 患者自我管理

尽管慢性病患者对 DHTs 在改善其个人临床结果上的证据和作用认识有限，但普遍认为这些技术能够简化疾病管理过程，增强自我管理能力[40]。这种自我管理的提升不仅增强了患者处理疾病时的自觉性和主动性，也提升了他们的自信心。尤其是慢性病患者，他们通过获取更多关于自身症状的信息和对疾病的深入了解，采取自我教育方式，以期更有效地参与疾病管理。此外，DHTs 的一个非预期好处是可以增强了慢性病患者的自主感[40]。患者及其家庭在承担原本属于医疗团队职责的活动（如测量生命体征）时，感受到成就感。拥有对监测技术数据的访问权限使用户能够在医疗预约前“准备具体问题”，因而不会询问他们已能自行获取的信息，从而提高了他们的自我效能感。

慢性病患者表示，数字健康 App 具有激励作用，提醒他们采取建议的行动，并具有跟踪进展和设定目标的能力。用户认为数字健康提高了他们的信心和自我管理疾病的能力，尤其是当他们所获得的信息是针对他们个人的时候。这种对增加自我管理的定性看法也得到了定量证据的支持。一项对 39 项随机对照试验进行的荟萃分析评估数字干预治疗糖尿病患者显示[41]，使用数字健康工具后，患者对自己疾病的了解显著增加。另一项在慢性肾脏疾病领域进行的系统性评论也显示[42]，使用数字技术在自我管理方面取得了积极的成果，如更好地控制血压、更一致地服药。尽管在包括的评论中未发现患者报告的健康结果影响，数字健康非常适合收集患者报告的结果。未来的数字健康干预将受益于使用更多来自患者角度评估的患者报告结果，这些结果可以提升临床医生和患者之间、比较健康服务水平，甚至在人群和政策制定水平上的质量和安全性。

6. 远程医疗

近年来，远程医疗技术在慢性病管理领域获得了快速进展和广泛应用。众多研究表明，远程医疗能够实现患者与医疗专业人员之间的实时在线交流，显著提高医疗服务的可达性与效率。这一进展对于糖尿病、心脏病等慢性病患者尤为重要，远程医疗不仅为他们提供了日常健康管理和药物治疗调整的指导，还通过视频会诊等方式，提供了类似于面对面咨询的医疗体验。《糖尿病远程医疗管理专家共识》一文中对糖尿病远程医疗管理提出了 38 项建议，并强调了利用最新的信息和通信技术进行远程患者的饮食、运动、行为及药物治疗管理的重要性[43]。利用音频远程医疗进行慢性病管理的有效性也被研究所证实。

Moran 等的研究表明[44]，音频远程医疗在慢性病管理中与面对面或混合模式相比，并无劣势，展现了其作为患者护理选项的可行性和便利性。更进一步的研究发现，远程医疗服务能够显著提升患者对治疗的满意度，并有助于降低医院的再入院率，展示了远程医疗在慢性病长期管理中的重要价值和潜力[45]。根据 2020 年国家医保局联合国家卫生健康委员会发布的相关指导意见[46]，符合条件的互联网医疗机构现可为参保人提供常见病和慢性病的线上复诊服务，并且已有北京、天津、黑龙江等地的政府卫生健康部门与第三方平台合作，鼓励患者利用线上咨询和诊疗服务，同时加强在线医保的支持力度。

三、数字健康技术的挑战与展望

（一）在慢性病管理中的挑战

数字健康技术在慢性病管理领域的应用提高了管理效率、实现了治疗方案的个性化，并有效提高了患者参与度。同时，可以减少不必要的面对面诊疗，预测患者对特定治疗的反应，不仅提升治疗效果，还减少副作用，改善患者生活质量。但是，数字健康技术也面临着数据安全与隐私、技术接受度和法规限制等挑战。

技术接受度和数字素养在推广数字健康技术于慢性病管理中扮演着至关重要的角色，其挑战主要来源于医疗保健专业人员和患者对新技术的接受程度及其数字技能的不均[47]。首先，医疗保健专业人员对于新技术的融入持谨慎态度，部分因素包括对技术潜在益处的不了解或缺乏信心，以及对增加工作量或负面影响患者关系的担忧。此外，患者的数字素养和数字健康素养，即他们利用和理解数字技术的能力，对数字健康技术的采纳率有着直接影响。特别是年长患者或不常使用智能设备的个体，可能面临更大的挑战，因为他们在理解和操作数字健康工具方面可能感到困难。

在数字健康技术领域，数据质量与隐私保护构成了两项主要挑战。随着信息与通信技术的迅猛发展，患者健康数据的大规模共享显著提升了隐私泄露风险，亟须强效安全措施以确保患者隐私不受侵犯[48]。数字化医疗记录的广泛应用加剧了对患者信息隐私的关注，患者对医疗数据共享的意愿受到隐私顾虑的显著影响[49]。在确保数据安全、隐私和保密性的同时，提供高质量医疗保健服务成为一大挑战。对比电子医疗环境与传统医疗办公室的数据流动模式，并制定有效策略以助医疗保健提供者维护和管理隐私安全政策，成为当务之急。此外，虽然数字健康技术在临床护理和研究中提供了巨大机遇，但数据质量、隐私和监管等挑战依然凸显，制定适当的框架来明确数字健康技术的应用范围也变得尤为重要[50]。这些研究凸显了在部署和扩大数字健康服务过程中，全面考虑并解决数据质量与隐私问题的必要性。

证据支持度对数字健康技术（DHTs）的使用产生了重要影响，大量未经专业解释的健康信息容易令患者感到焦虑，导致部分人选择避免信息过载[40]。DHTs 的应用潜力受到人员态度、缺乏监管和法律框架的制约。医疗保健专业人员和患者对新技术的接受程度不足[51]，原因主要是对技术的不熟悉、对隐私和数据安全的担忧，以及对改变传统工作方式的抵触情绪。此外，明确的监管和法律框架缺失，进一步阻碍了数字健康解决方案的有效实施与普及[52]。当前，针对 DHTs 的规定具体性不足，对于哪些应用需要监管的界定也不够明确，迫切需要更适宜的法规和监管框架。这些框架应促进数字健康市场的增长，最大化提升用户利益，同时最小化风险。因此，提升技术接受度并构建支持性的监管环境，是推动数字健康技术在慢性病管理中成功应用的关键。克服这些障碍需要医疗保健提供者、技术开发者和政策制定者之间的紧密合作，以及对患者和医疗保健专业人员进行更有效的教育和培训，确保数字健康技术的设计和实施更加人性化、安全并且满足患者需求。

（二）未来展望与趋势

1. 持续推进慢性病管理模式改革

在数字医疗领域，为患者、医生及支付方创造显著治疗成效仍是一个巨大挑战，需通过实证研究、与传统治疗途径的比较试验及临床研究等手段，对这些成效进行有效性验证。一旦这些治疗成效获得充足的证据支持，DHTs 便有望促进慢性病患者的门诊、家庭保健及护理模式的持续创新，从而提高门诊与急诊护理的可获得性、改革初级护理模式以及提升居家治疗管理的便捷性[53]。因此，应用 DHTs 所构建的创新模式，预期将进一步推动个性化医疗和护理的发展，实现更高效率及更合理成本的医疗保健服务。

2. 进一步改善健康不平等性

在医疗生态系统中，从公共及私营医疗提供者到监管机构、政策制定者以及科技、生物制药和医疗技术行业的公司等各方参与者，均致力于共同实现目标并调整其激励机制。人工智能和数字化技术均具备为被边缘化慢性病患者群提供更加公平医疗保健产品和服务的潜力。这些技术能够降低药物研发成本，使制药企业能够更可持续地开发出旨在改进获取途径或满足边缘化群体特定需求的产品。同时，人工智能和数字化技术还能降低制造成本，提升产品的经济可承受性。此外，它们能够加速监管提交和审批过程，降低产品注册成本，从而使企业能够扩大其产品在更多国家的供应[54]。远程医疗、远程监控以及人工智能驱动的聊天机器人等技术，不仅能够减轻医疗机构的运营压力，还能赋予慢性病患者和医护人员更多的主动性，以更好地管理自身的护理和工作条件。

3. 推动患者数据获取与角色转变

随着可穿戴设备和家用医疗设备变得更加经济实惠和用户友好，第三方公司有望开始资助这些设备的在慢性病患者中的使用，作为收集关键健康数据、增加预防性健康依从性和优化医疗损失率的持续努力的一部分[55]。这些智能设备的连接不仅提供了实时监控人群健康的窗口，还显著增强了对不同患者群体治疗结果的报告和分析能力。智能医疗设备产生的庞大数据池将促进大语言模型的发展潜力。这种进步为模型提供了生成关于治疗最佳实践和疾病预防关键见解的能力。同时，大语言模型的自然语言处理界面将使所有患者能够随时访问高质量的虚拟医疗服务。这将鼓励患者更积极地了解自己的健康状况，并与医疗服务提供者及专家进行交流。因此，未来几年中，患者将从传统的被动角色转变为医疗保健系统的积极参与者乃至共同创造者。

4. 向心理行为等多元化健康领域发展

慢性病患者的心理健康问题正逐渐受到医疗工作者和患者本身的高度重视。尽管目前针对慢性病患者的心理行为干预多数处于研究阶段，将其纳入常规临床实践仍面临诸多挑战。然而，得益于人工智能技术在此领域的创新应用，预计在不久的将来，人工智能平台将能够提供有针对性的心理健康支持服务[56]。这包括通过对话代理识别抑郁症或压力的迹象，这些工具可集成于日常使用的设备，如智能手机或虚拟助手中，以实现随时可获得的心理健康支持，必要时还能促成患者与专业心理治疗师之间的联系。与此同时，数字医疗技术的应用也正在向治疗更广泛范围内的疾病扩展，预示着数字治疗在医疗保健领域的应用将变得更加多样化和广泛。

四、总结

随着社会进步和人口老龄化，慢性病成为中国面临的主要公共卫生挑战。政府和卫生部门积极推动包括数字健康在内的创新管理策略，以提高慢性病管理的效率和效果，实现精准和个性化治疗。数字健康技术通过优化慢性病的预测、监控、诊断和治疗过程，展现出其在提升患者生活质量和减轻医疗系统负担方面的巨大潜力。然而，技术接受度、数据安全与隐私保护以及法规限制等问题，仍是推广应用数字健康技术过程中需要克服的主要挑战。未来，随着相关政策的完善、技术的进步和社会认知的提高，数字健康技术有望在中国慢性病管理领域发挥更加关键的作用，为患者提供更加高效、便捷的医疗服务，并为实现“健康中国 2030”战略目标作出重要贡献。

参考文献

[1] ZHANG M, WANG L, WU J, et al. Data Resource Profile: China Chronic Disease and Risk Factor Surveillance (CCDRFS) [J]. Int J Epidemiol, 2022, 51 (2): e1 - e8.

[2] ZHOU Y, WU Q, LI C, et al. Inequalities in non - communicable disease management in China and progress toward universal health coverage: An analysis of nationwide household survey data from 2004 to 2018 [J]. Lancet Reg Health West Pac, 2024, 44: 100989.

[3] 国务院．中国居民营养与慢性病状况报告（2020 年）[J]．营养学报，2020，42（6）：521.

[4] 中共中央，国务院．“健康中国 2030”规划纲要 [EB/OL]．（2024 - 03 - 01）．[https://www.gov.cn/zhengce/2016 - 10/25/content_5124174.htm.

[5] 中华人民共和国国家发展和改革委员会．中华人民共和国国民经济和社会发展

第十四个五年规划和2035年远景目标纲要［EB/OL］.（2024－03－01）.［https：//www. ndrc. gov. cn/fggz/fzzlgh/gjfzgh/202103/P020210323405614585384. pdf.

［6］THOMAS S A，BROWNING C J，CHARCHAR F J，et al. Transforming global approaches to chronic disease prevention and management across the lifespan：Integrating genomics，behavior change，and digital health solutions［J］. Front Public Health，2023，11：1248254.

［7］MATTISON G，CANFELL O，FORRESTER D，et al. The Influence of Wearables on Health Care Outcomes in Chronic Disease：Systematic Review［J］. J Med Internet Res，2022，24（7）：e36690.

［8］世界卫生组织．非传染性疾病［EB/OL］.（2024－03－26）.［https：//www. who. int/zh/news－room/fact－sheets/detail/noncommunicable－diseases.

［9］余林玲，龙品品，陈卫红，等．我国室内外空气污染所致主要慢性疾病的死亡和疾病负担研究进展［J］. 中华流行病学杂志，2023，（5）：699－704.

［10］陈欣欣，姚尧，WINNIE YIP，等．中国健康老龄化之路：北京大学－柳叶刀重大报告［R］. 北京大学国家发展研究院，2023. 25

［11］郑伟，韩笑，吕有吉．中国人口慢性病的总体状况与群体差异［J］. 社会科学辑刊，2022，（3）：139－149，209.

［12］新华社．我国慢性病防控取得积极进展［EB/OL］.（2024－03－29）.［https：//www. gov. cn/yaowen/liebiao/202310/content_ 6910843. htm.

［13］《中国心血管健康与疾病报告2022》编写组．《中国心血管健康与疾病报告2022》要点解读［J］. 中国心血管杂志，2023，28（4）：297－312.

［14］ADELOYE D，SONG P，ZHU Y，et al. Global，regional，and national prevalence of，and risk factors for，chronic obstructive pulmonary disease（COPD）in 2019：A systematic review and modelling analysis［J］. Lancet Respir Med，2022，10（5）：447－458.

［15］WANG L，PENG W，ZHAO Z，et al. Prevalence and Treatment of Diabetes in China，2013－2018［J］. Jama，2021，326（24）：2498－2506.

［16］WANG L，XU X，ZHANG M，et al. Prevalence of Chronic Kidney Disease in China：Results from the Sixth China Chronic Disease and Risk Factor Surveillance［J］. JAMA Intern Med，2023，183（4）：298－310.

［17］STELLEFSON M，DIPNARINE K，STOPKA C. The Chronic Care Model and Diabetes Management in US Primary Care Settings：A Systematic Review［J］. Preventing Chronic Disease, 2013, 10: E26

[18] MAHOMED O H, ASMALL S, FREEMAN M. An Integrated Chronic Disease Management Model: A Diagonal Approach to Health System Strengthening in South Africa [J]. Journal of Health Care for the Poor and Underserved, 2014 (25): 1723 - 1729.

[19] NODHTURFT V L, SCHNEIDER J M, HEBERT P M, et al. CHRONIC DISEASE SELF – MANAGEMENT [J]. Nursing Clinics of North America, 2000.

[20] DORR D A, WILCOX A B, BURNS L, et al. Implementing a multidisease chronic care model in primary care using people and technology [J]. Disease Management: DM, 2006, 9 (1): 1 – 15.

[21] BOSCART V M, CRUTCHLOW L, SHEIBAN TAUCAR L, et al. Chronic disease management models in nursing homes: a scoping review [J]. BMJ Open, 2020, 10 (2): e032316.

[22] KROENKE K, CORRIGAN J D, RALSTON R K, et al. Effectiveness of care models for chronic disease management: A scoping review of systematic reviews [J]. Pm r, 2024, 16 (2): 174 – 189.

[23] DONG E, XU J, SUN X, et al. Differences in regional distribution and inequality in health – resource allocation on institutions, beds, and workforce: A longitudinal study in China [J]. Archives of Public Health, 2021, 79 (1): 78.

[24] LI Y, CHEN H, GUO H – Y. Examining Inequality in the Public Health Workforce Distribution in the Centers for Disease Control and Prevention (CDCs) System in China, 2008 – 2017 [J]. Biomedical and environmental sciences : BES, 2020, 33 (5): 374 – 383.

[25] NEALE E P, MIDDLETON J, LAMBERT K. Barriers and enablers to detection and management of chronic kidney disease in primary healthcare: A systematic review [J]. BMC Nephrology, 2020, 21 (1): 83.

[26] GINSBURG O, YIP C H, BROOKS A D, et al. Breast cancer early detection: A phased approach to implementation [J]. Cancer, 2020, 126Suppl 10 (Suppl 10): 2379 – 2393.

[27] NGUYEN T N M, WHITEHEAD L C, SAUNDERS R, et al. Systematic review of perception of barriers and facilitators to chronic disease self – management among older adults: Implications for evidence – based practice [J]. Worldviews on evi-

dence – based nursing, 2022, 19 (3): 191 – 200.

[28] DAVIS KM, ECKERT MC, HUTCHINSON A, et al. et al. Effectiveness of nurse – led services for people with chronic disease in achieving an outcome of continuity of care at the primary – secondary healthcare interface: A quantitative systematic review [J]. Int J Nurs Stud. 2021; 121: 103986.

[29] LJUNGHOLM L, EDIN – LILJEGREN A, EKSTEDT M, et al. What is needed for continuity of care and how can we achieve it? – Perceptions among multiprofessionals on the chronic care trajectory [J]. BMC Health Services Research, 2022, 22 (1): 686.

[30] ORGANIZATION W H. Digital health [EB/OL]. (2024 – 03 – 28). [https: //www. who. int/europe/health – topics/digital – health#tab = tab_ 1.

[31] RESEARCH N I F H A C. Evidence standards framework for digital health technologies [R]. 2022: 6.

[32] ADMINISTRATION U S F D. What is Digital Health? [EB/OL]. (2024 – 03 – 15). [https: //www. fda. gov/medical – devices/digital – health – center – excellence/what – digital – health.

[33] WANG L, WANG H, XIA C, et al. Toward standardized premarket evaluation of computer aided diagnosis/detection products: insights from FDA – approved products [J]. Expert Rev Med Devices, 2020, 17 (9): 899 – 918.

[34] BOUCHER E M, HARAKE N R, WARD H E, et al. Artificially intelligent chatbots in digital mental health interventions: a review [J]. Expert Rev Med Devices, 2021, 18 (supl): 37 – 49.

[35] LEE C J, RIM T H, KANG H G, et al. Pivotal trial of a deep – learning – based retinal biomarker (Reti – CVD) in the prediction of cardiovascular disease: Data from CMERC – HI [J]. J Am Med Inform Assoc, 2023, 31 (1): 130 – 138.

[36] IDC 中国 . 中国可穿戴设备市场季度跟踪报告 [EB/OL]. (2024 – 03 – 20). [https: //www. idc. com/getdoc. jsp? containerId = prCHC51569823.

[37] ANGEHRN Z, HALDNA L, ZANDVLIET A S, et al. Artificial Intelligence and Machine Learning Applied at the Point of Care [J]. Front Pharmacol, 2020, 11: 759.

[38] WAITE S, GRIGORIAN A, ALEXANDER R G, et al. Analysis of Perceptual Expertise in Radiology – Current Knowledge and a New Perspective [J]. Front Hum

叁 数智医疗篇

Neurosci，2019，13：213.
[39] BARBIERI C，MOLINA M，PONCE P，et al. An international observational study suggests that artificial intelligence for clinical decision support optimizes anemia management in hemodialysis patients [J]. Kidney Int，2016，90（2）：422－429.
[40] TAYLOR M L，THOMAS E E，VITANGCOL K，et al. Digital health experiences reported in chronic disease management：An umbrella review of qualitative studies [J]. Journal of Telemedicine and Telecare，2022，28（10）：705－717.
[41] NKHOMA D E，SOKO C J，BOWRIN P，et al. Digital interventions self－management education for type 1 and 2 diabetes：A systematic review and meta－analysis [J]. Comput Methods Programs Biomed，2021，210：106370.
[42] SHEN H，VAN DER KLEIJ R，VAN DER BOOG P J M，et al. Electronic Health Self－Management Interventions for Patients With Chronic Kidney Disease：Systematic Review of Quantitative and Qualitative Evidence [J]. J Med Internet Res，2019，21（11）：e12384.
[43] ZHANG B. Expert Consensus on Telemedicine Management of Diabetes（2020 Edition）[J]. Int J Endocrinol，2021，2021：6643491.
[44] MORAN B A，FRAZIER T，BROWN L S，et al. A Review of the Effectiveness of Audio－Only Telemedicine for Chronic Disease Management [J]. Telemedicine journal and e－health：the official journal of the American Telemedicine Association，2022，28（9）：1280－1284.
[45] ALMATHAMI H K Y，WIN K T，VLAHU－GJORGIEVSKA E. Barriers and Facilitators That Influence Telemedicine－Based，Real－Time，Online Consultation at Patients' Homes：Systematic Literature Review [J]. J Med Internet Res，2020，22（2）：e16407.
[46] 国家中医药管理局．关于深入推进“互联网＋医疗健康”“五个一”服务行动的通知 [EB/OL].（2024－03－25）. [https：//www. gov. cn/zhengce/zhengceku/2020－12/10/content_ 5568777. htm.
[47] Triantafyllidis A，Kondylakis H，Votis K，Tzovaras D，Maglaveras N，Rahimi K. Features，outcomes，and challenges in mobile health interventions for patients living with chronic diseases：A review of systematic reviews [J]. Int J Med Inform. 2019，132：103984.
[48] WHITE L，VAN BASSHUYSEN P. Privacy versus Public Health？A Reassessment

of Centralised and Decentralised Digital Contact Tracing [J]. Sci Eng Ethics, 2021, 27 (2): 23.

[49] PARK Y J, SHIN D D. Contextualizing privacy on health – related use of information technology [J]. Computers in Human Behavior, 2020 (105): 106204.

[50] SHARMA A, HARRINGTON R A, MCCLELLAN M B, et al. Using Digital Health Technology to Better Generate Evidence and Deliver Evidence – Based Care [J]. Journal of the American College of Cardiology, 2018, 71 (23): 2680 – 2690.

[51] KONG T, SCOTT M M, LI Y, et al. Physician attitudes towards – and adoption of – mobile health [J]. DIGITAL HEALTH, 2020, 6: 2055207620907187.

[52] JOGOVA M, SHAW J, JAMIESON T. The Regulatory Challenge of Mobile Health: Lessons for Canada [J]. Healthc Policy, 2019, 14 (3): 19 – 28.

[53] TAN T F, THIRUNAVUKARASU A J, JIN L, et al. Artificial intelligence and digital health in global eye health: opportunities and challenges [J]. Lancet Glob Health, 2023, 11 (9): e1432 – e1443.

[54] YEUNG A W K, TORKAMANI A, BUTTE A J, et al. The promise of digital healthcare technologies [J]. Frontiers in Public Health, 2023, 11: 1196596.

[55] CORDEIRO J V. Digital Technologies and Data Science as Health Enablers: An Outline of Appealing Promises and Compelling Ethical, Legal, and Social Challenges [J]. Frontiers in Medicine, 2021, 8: 647897.

[56] CHARLES W, WULFOVICH S, MEYERS A. Digital Health Entrepreneurship: A Convergent Discipline for Mental Health. Convergence Mental Health: A Transdisciplinary Approach to Innovation [M]. Oxford University Press, 2021.

HB.10 拓展现实场景下身心健康与脑电及眼动状态的研究与应用

陆青娅[①] 王浛宇[②] 黄友良[③]

摘 要： 随着科学技术的进步，拓展现实（Extended Reality，XR）、脑电技术（Electroencephalography，EEG）和眼动追踪技术（Eye Tracking，ET）被越来越多地应用于数字化诊疗设备。本报告主要介绍了 XR 系统中集成 EEG 和 ET 的相关市场现状，并探讨了在神经康复学、认知神经科学、眼科、精神病学及心理学等多个医疗健康领域的研究与应用。

研究发现，该集成系统具有交互性、多功能、个性化的特点，不仅可以在环境可控的情况下获取高质量的生物反馈信号，同时还提供了一种身心疾病的诊断评估、辅助治疗、预后评估以及远程诊疗的新方式，为身心健康的研究与应用提供了借鉴和参考，具有巨大的发展潜力和广阔的应用前景。

关键词： 拓展现实，脑电技术，眼动追踪技术，身心健康

《“健康中国 2030”规划纲要》指出，中国的健康服务供给总体不足与需求不断增长之间的矛盾依然突出。为解决这一矛盾，规划纲要提出发展健康服务新业态，探索推进可穿戴设备、智能健康电子产品和健康医疗移动应用服务等方式[1]。随着技术的不断升级与创新，这些创新方式将有效整合医疗资源，提高医疗效率，为广大群众带来更便捷、高效的健康服务体验，促进中国健康服务行业的蓬勃发展。本报告主要探讨了拓展现实场景下集成脑电检测功能和

---

① 陆青娅，北京中医药大学生命科学学院博士研究生，研究方向：智慧中医诊疗装备研究。

② 王浛宇，北京中医药大学深圳医院博士研究生，研究方向：中医内科脑病方向。

③ 黄友良，北京中医药大学管理学院副教授，硕士生导师，研究方向：健康医疗大数据、中医药数智化。

眼动追踪功能的智能集成系统的研究应用及发展前景。随着硬件设备和算法算力的不断升级，这种创新集成技术将被更多地应用于医疗健康领域中，且其应用范围将不断扩大。这必将催化市场的破局，承载医疗健康领域多样化的需求。未来，该集成系统将成为医疗健康领域发展的重要引擎，为提升诊疗精准度和治疗效果、改善医患交流以及促进医学研究做出重要贡献。

一、拓展现实、脑电和眼动追踪技术的研究与应用

（一）拓展现实技术

拓展现实，主要由虚拟现实（Virtual Reality，VR）、增强现实（Augmented Reality，AR）和混合现实（Mixed Reality，MR）等技术组成，已经广泛应用于游戏、教育、医疗等领域[2,3]。旨在创造一种全新的交互方式的 XR 技术，预示着数字体验的新时代的到来，让用户在现实世界中体验虚拟内容或信息，从而拓展人们的感知和互动，彻底地改变人们的生活和工作方式。如图 1 所示，VR、AR 和 MR 各有其特点：VR 通过数字技术模拟出完全虚拟的环境，为用户创造出一种身临其境的体验；AR 将虚拟信息叠加在现实世界中，通过设备（如智能手机或 AR 眼镜）提供视觉增强体验；而 MR 则融合了 AR 和 VR，允许用户与虚拟世界进行互动，同时保持对真实世界的感知。

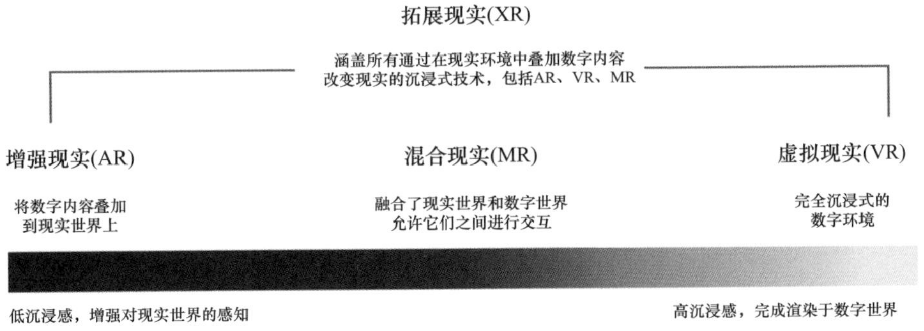

图 1　XR、MR、AR 和 VR 的概念及特点

《2024 年扩展现实全球市场报告》[4]数据显示，到 2030 年，全球 XR 市场规模将达到 6848 亿美元。2024—2030 年，XR 市场将以 47. 17% 的复合年增长率增长。目前，XR 市场的主要参与者包括 Meta Platforms、微软、谷歌、HTC

以及其他硬件和软件提供商；AR 领域中 Apple 和 Snapchat 占据重要的市场份额；VR 和 MR 市场方面，Oculus、索尼、HTC 和 Valve 等公司在 VR 领域处于领先地位，而微软的 HoloLens 系列和 Magic Leap 在 MR 领域表现突出。硬件和软件技术的持续创新，正在快速推动 XR 市场增长。当前，面向消费市场的 XR 技术现已成熟，重点应用主要包括企业等办公场所、娱乐和游戏、医疗保健、教育行业、工业与制造、食品工业等领域（如图 2 所示）。XR 技术的广泛应用有助于提高生产力、简化流程并为用户提供身临其境的体验，具有巨大的社会影响力。在医疗保健领域，通过 XR 技术可以创建出一个沉浸式的环境，为用户提供独特的治疗和训练体验，不仅能够为患者提供更加个性化、高效的治疗方案，还能够在检测以及预防健康问题方面发挥重要作用，已成为沉浸式数字医疗应用的有前途的工具。随着 XR 技术的不断发展，其与远程医疗系统的进一步集成将为疾病诊断、治疗和病情监测提供创新的解决方案。

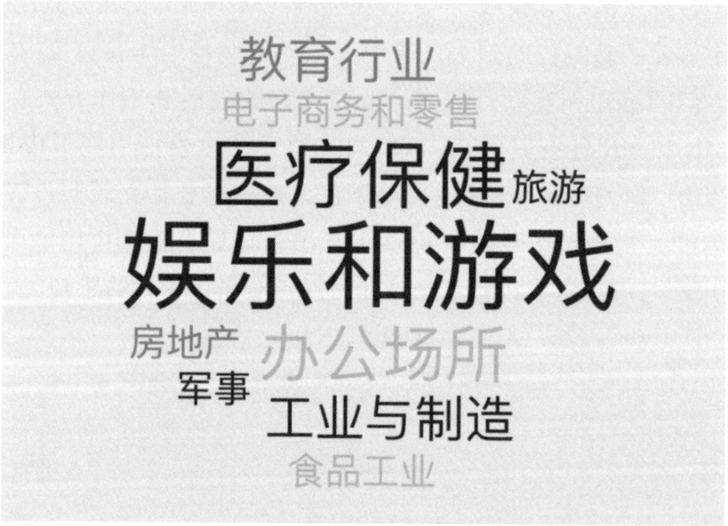

图 2　扩展现实的 10 个重要应用领域

（二）脑电技术（EEG）

脑电技术是通过测量头皮表面的电活动来反映大脑神经元的活动状态，EEG 技术因其非侵入性、相对低成本以及较高的时间分辨率而在神经科学研究和临床诊断中被广泛应用。EEG 作为重要的神经影像学技术之一，通过在头皮上放置多个电极来监测和记录大脑神经元活动产生的电信号的方法。这些信号被记录成各种波形，通过分析波形的波幅、频率以及所产生的脑区，可以更及时地了解大脑活动的情况。在身心健康领域，脑电数据已经被许多研究用于诊断和预测脑部疾病和精神障碍疾病，如癫痫、帕金森病、阿尔茨海默病、注意力缺陷多动障碍、焦虑症及抑郁症等。研究者们通过将大量的临床脑电数据与疾病标签相结合，针对不同疾病以及人群，训练出众多高效的诊断以及预测模型，如识别癫痫发病前期的脑电预测模型、区分早期帕金森病患者和健康老年人的脑电诊断模型等，经研究验证均取得了高准确率[5,6]。

（三）眼动追踪技术（ET）

眼动追踪技术是通过记录眼球的运动，以了解个体在特定任务或情境中的视觉注意力分布，从而分析其认知过程。随着技术的进步，眼动追踪设备变得更加便携和方便使用，其应用已经拓展到市场研究、用户界面设计、心理健康评估等多个领域。ET 是一种利用设备来精确测量瞳孔位置和运动方向的技术，它具有较高的时间分辨率，在视觉测量过程中可以提供高准确性、较短的响应时间以及可视化的眼球动态特征信息，可以瞬间地测量人们对不同视觉刺激和任务要求的反应方式。ET 被广泛应用于研究大脑对视觉刺激的处理过程，了解人类认知过程、观察行为，以及内在的情绪变化等活动，可以提供有关个体对视觉刺激如何加工和理解的信息，同时也能揭示心理活动与眼球运动之间的联系，这些信息对于理解认知功能和神经底层机制都具有重要意义。此外，眼动状态是脑部疾病诊断的热点和前沿方向，通过眼动追踪仪器可以解析部分脑部疾病的特殊眼球动态，与现有检查手段相结合可以显著提升早期诊断准确性，眼动状态还可以反映思维过程以及情绪变化，评估患者认知能力、抑郁及焦虑等精神心理的异常状态[7]。

目前，XR、EEG 与 ET 等技术已经广泛应用于身心健康领域，为疾病的早期诊断和治疗提供了新的途径。这些先进技术的广泛应用为身心健康领域带来了更多可能性，为医生提供了更丰富的临床工具，为患者提供了更加个性化、全面的诊疗方案。相信随着技术的不断创新和完善，这些技术在身心健康领域的应用将会得到进一步拓展和深化。

二、“XR＋脑科学技术”深度融合——脑电和眼动追踪技术

（一）集成 EEG 和 ET 的 XR 产品市场概况

1. 在 XR 中集成 EEG 的产品市场

《全球脑电设备市场概况（2023—2030）》报告[8]数据显示，2022 年脑电设备市场规模达到 1543 万美元，预计复合年增长率为 6.58%，脑电设备的类型趋向多样化。近年来，人们对无缝集成 XR 与 EEG 来加强感知反馈的创新方法越来越感兴趣，进一步促进了 EEG 行业和 XR 行业的增长趋势。如表 1 所示，多家科技公司将 EEG 设备集成到 XR 系统中来增强交互体验。

表 1　在 XR 中集成 EEG 技术的公司/产品、类型及性能

公司/产品名称	产品类型	产品性能
Neurable	VR 头显＋EEG	将 EEG 集成到 VR 系统中的产品，实现脑机接口，使用户能够使用脑电信号控制 VR 系统
Brain Products	VR 头显＋EEG	在 VR 系统中集成 EEG 系统，实现脑机接口，用户可以在集成系统中完成神经反馈，自主调节脑电活动达到治疗目的
Cognixion ONE	AR 头显＋EEG	在 AR 系统中集成脑电技术以实现脑机接口，可以帮助患有严重运动障碍（如肌萎缩侧索硬化症）的人更有效、自主地与周围世界进行沟通。该设备通过人工智能来快速获取用户的沟通意图，提供可选择的建议

XR 与 EEG 的集成在 XR 市场上属于比较新颖的领域，当前存在着 EEG 与 XR 硬件兼容与软件集成的复杂性、移动脑电信号检测精确度等方面的挑战，未来需要进一步的研究来优化系统以促进无缝集成。

2. 在 XR 中集成 ET 的产品市场

由于眼球运动与心理之间的强关联性，将这种技术应用于 XR 交互的潜力非常大。《眼动追踪市场》[9]报告显示，预计到 2030 年全球眼动追踪市场预计将达到 69.928 亿美元，复合年增长率为 30.5%，集成眼动追踪功能的 XR 系

统可增强用户体验，并为跨行业的各种应用开拓途径，从而促进整体市场规模的增长。如表2所示，多家公司率先将眼动追踪技术集成到XR系统中，引领该领域的科技创新。

表2　在XR中集成ET技术的公司/产品、类型及性能

公司/产品名称	产品类型	产品性能
VIVE Pro Eye	VR头显+ET	采用精确眼动追踪技术，可在VR中实现逼真的交互。眼球追踪系统具有120Hz的高采样率和0.5°-1.1°的空间精度，为各种应用（包括游戏、研究和培训）提供精确的眼动追踪功能
Inseye	VR头显+ET	针对眼球运动有1000Hz采样频率，实时跟踪眼球运动并预测用户的视线，带来更身临其境、更高效的VR使用体验
Fove	VR头显+ET	用户可以使用眼动追踪更自然地与虚拟环境交互，系统可以据注视位置动态调整渲染质量，提高视觉画面效果，增加沉浸感。产品不仅可以用于娱乐，还允许研究人员探索虚拟环境中的视觉注意力、认知过程和用户行为
XR2+ Gen 2	VR和MR头显+ET	由高通公司与Tobii合作开发，在XR系统中结合了两个专用于眼动追踪的摄像头，确保精确、准确的眼动检测，用户自然地通过眼睛在XR世界中进行交互
Varjo XR-4	融合AR与VR的MR头显+ET	在MR设备中提供集成眼动追踪技术，最大采样率为120Hz，可在虚拟和混合现实环境中进行精确的注视检测，从而在MR应用程序中实现沉浸式体验和高级交互功能
Apple Vision Pro	融合AR与VR的MR头显+ET	MR产品内部配备了34个红外LED灯和4个红外相机以捕捉更全面的眼睛运动信息，以更自然、直观的方式实现眼控交互

这些产品在XR设备的镜头附近嵌入红外摄像机和红外光源，以捕捉用户清晰的瞳孔和眼睛图像，获取并分析XR环境中的眼球运动信号数据，从而实现基于凝视的交互、沉浸感和更自然的用户体验。

（二）集成EEG和ET的XR系统的科学研究现状

1. 科学研究中的EEG和XR的集成

在研究领域，科研人员通过简单的组合将EEG设备和VR系统集成于一体，如图 3 所示，受试者佩戴 EEG 设备后，再将 VR 设备放置在 EEG 设备上，其余配件均携带在身上，便可以进行相关实验任务。这种集成系统所面临的挑战是，在 VR 系统下进行移动 EEG 检测会受到运动相关的信号干扰，产生运动伪影，影响脑电信号的质量。随着该领域研究的不断成熟，行业需要尽快形成共识，找到最适合的硬件配置方法并选择更优的信号处理方法，促进 EEG 和 XR 的集成系统逐渐从实验室向日常应用场景拓展。

AR 通过在现实世界中叠加虚拟元素，使用户可以同时感知到真实环境和虚拟内容，更好地保持用户对周围环境的认知。集成 EEG、AR 与上述 VR 和脑电设备的配置方法一致，将 AR 设备放置在脑电帽电极上方（如图 4 的 Microsoft Hololens AR 设备）。在 AR 使用过程中，存在着用户视野中的虚拟物体与现实世界的注意力焦点的干扰，可以对脑电信号进行处理和机器学习分类来区分在 AR 环境中内部和外部注意力焦点，为自然环境中的实验设计开辟了可能性[11]，为用户提供与 EEG - VR 相似的体验，支持研究人员以灵活的方式设计实验。

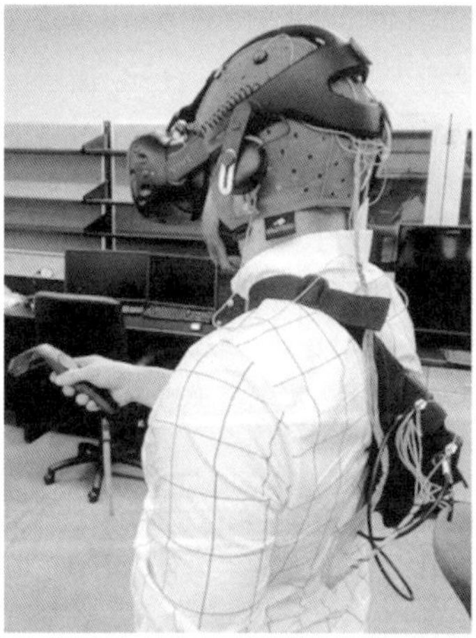

图 3　脑电设备和 VR 的集成

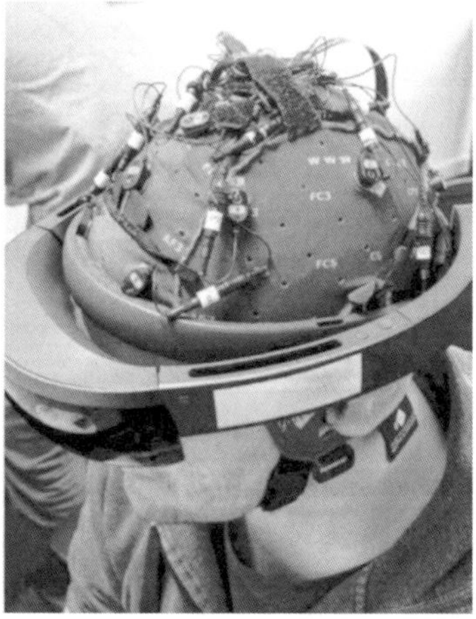

图 4　研究参与者佩戴 EEG 设备和 HoloLens

2. 科学研究中的 ET 和 XR 的集成

在科学研究中，用于在 XR 环境中测量眼动的非侵入性技术有两种（排除了一种侵入性技术：巩膜搜索线圈法的眼动追踪[12]），第一种是基于瞳孔角膜反射法，多数研究是使用市场上的成熟设备（图 5）来获取并导出 XR 环境下的眼动追踪数据，探索用户的视觉认知过程和身心健康状态等。这种头戴式

VR 系统在科研领域探索眼动功能方面有一定的缺点，如广泛的生理可变性（如睫毛和眼睑对瞳孔的覆盖）限制研究人员获取到高质量眼动追踪数据。针对这些问题，未来需要进一步研究以优化空间精度、采样率和延迟等各种指标的测量准确率，提供更可靠的研究数据。

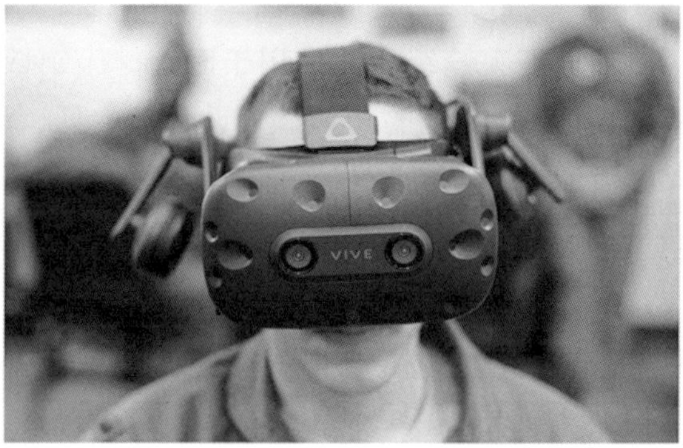

图 5　VIVE Pro Eye：集成眼动追踪的 VR 系统被用于研究

第二种可以被集成到 VR 的非侵入式眼动追踪方法是眼电图法，其原理是基于放置在眼睛相对侧的传感器电极之间的电压差来映射眼睛运动方向。随着柔性传感器技术的快速发展，眼电装置能被舒适地集成到 XR 头显中，可伸缩性的类皮肤传感器可以有效减少个体差异（如面部大小或形状）对信号采集可能产生的影响，从而获取高质量的眼电信号，实现便携式、高灵敏度的可穿戴眼球运动检测[14]，允许各类型环境下的应用（见图 6）。

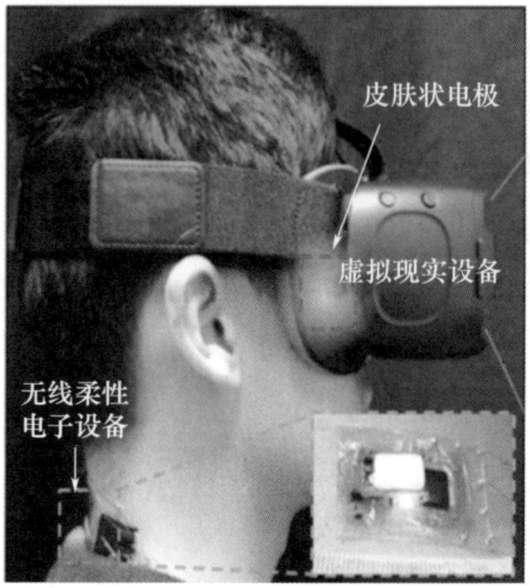

图 6　一款集成眼动追踪技术（眼电图法）与 VR 技术的可穿戴系统

三、在XR中检测脑电和眼动活动：在身心健康领域的研究与应用

将XR与EEG/ET进行无缝结合并应用于医疗健康领域是当前的研究热点，XR具备三维呈现和实时交互的功能，且设备成本低，不涉及物理侵入，可以推广到各个年龄段的人群，有潜力成为一种通用的医疗辅助设备。其中，集成的EEG/ET技术提供了生物反馈信号，为评估XR体验期间的身心健康状态提供了客观指标，使医疗人员能够为患者提供针对性的诊疗方案。当前AR与MR这两种新兴技术与EEG或ET结合的医学研究和应用较少，因此重点归纳了VR技术集成EEG/ET在医疗各领域的应用现状。

（一）VR－EEG和VR－ET应用于神经康复领域

神经康复是通过多种方法和技术来帮助恢复神经功能的综合性治疗过程，越来越多的新技术应用于神经康复领域。其中，VR技术在康复中的应用广泛，形成一种全新的、更有针对性的虚拟康复训练方法，用于运动功能康复和认知功能康复。

1. 虚拟康复训练用于运动功能康复

因中风、脑损伤、脊髓损伤等疾病导致的肢体运动功能障碍，通常需要物理治疗、运动训练等方法，帮助患者恢复肌肉力量、协调性和运动控制能力。因此，有许多研究机构研发出一套集成机器人设备、VR和EEG的新型运动康复工具，使用机器人来提供物理治疗，与机器人系统在线交互的VR系统被用来模拟简单的视觉运动协调任务，结合高分辨率EEG来同步测量神经活动变化，帮助医疗人员客观地了解患者的康复水平，能显著改善受损肢体运动功能[15]。而且，类似的运动康复工具还能够根据患者需求和接受度最大限度地提高虚拟康复训练的频率、强度和重复次数，这对运动功能的恢复发挥着重要作用。针对运动控制能力较低的患者，除了上述的物理训练，镜面疗法和运动想象训练是两种常用于促进运动康复的非侵入性方法。镜面疗法是通过镜面反射，让患者观察健康肢体的影像，使大脑感知到患侧运动的进行，从而改善患侧部分运动功能。运动想象是一种认知过程，医务人员引导个体在大脑中模拟

肢体和肌肉运动的行为，激活与实际运动执行相关的神经元，从而改善运动技能以促进运动康复。VR 为用户提供一种多感官交互的沉浸式虚拟环境，并且允许镜面疗法和运动想象训练系统的集成，能有效地提高康复患者的运动学习效果。结合 EEG 的脑机接口也为虚拟康复训练提供了新策略，可以为用户提供了更加吸引的运动想象体验，在促进神经功能受损患者的神经激活和调动神经可塑性变化中发挥重要作用。通过这种集成的方法，神经受损的严重患者能进行运动功能的康复训练，可作为传统康复治疗的一种有效的补充。

2. 虚拟康复训练用于认知功能康复

因神经退行性疾病、脑损伤等导致的认知功能障碍的传统康复方法包括认知训练、记忆训练、注意力训练等，以帮助患者改善思维能力和认知功能。其中，神经反馈通过 EEG 监测大脑活动并提供即时反馈，训练个体与注意力、记忆和情绪调节等认知功能改善相关的脑电活动，帮助个体学会自主调节他们的脑电活动来增强认知功能。在实际训练中，许多患者反馈较难控制自己的大脑活动来改善认知。VR 环境中创新集成神经反馈系统可以确保一个可控的认知训练环境，引导用户自主调节大脑活动，而且内容可以根据个体需求和能力进行灵活调整，促进认知训练的效果。坚持长期康复计划对许多患者来说具有挑战性。虚拟康复训练提供了一种有趣、实时反馈且个性化的康复方法来应对这一挑战。一方面，VR 程序可以提供交互式环境并融入游戏元素来提高患者的积极性，增加其对训练的兴趣和动力；另一方面，虚拟康复训练程序很容易灵活更改，可以根据个人需求和神经运动反应量身定制训练方案，促使患者长期坚持康复计划并改善患者治疗效果。

3. 虚拟康复训练中集成 EEG 和 ET

在康复中使用 VR 时面临着以下挑战，即如何去适应个人康复进展的强度分级、任务难度和特定任务，以及记录个人神经功能康复进展的真实情况。结合 EEG 可以帮助医生解决这些潜在的问题，EEG 可以帮助在 VR 治疗任务期间监测大脑活动并提供有关大脑激活位置和水平的反馈[16]，实现更好的个性化康复方法。此外，VR 结合 ET 技术也可以提供有关患者康复水平的标志物。VR 和 ET 这种集成技术可以获取用户 3D 环境下简单任务的眼球运动数据，可以帮助了解其神经功能状态，具有揭示运动康复情况的潜力，在康复领域的潜力有待更多的探索。VR 康复训练中加入 EEG 和 ET 可以客观评估患者康复水平，并基于反馈结果来调节治疗的强度、进展和类型，找到更有针对性的神经康复方法，进而促进康复训练的良性循环。值得注意的是，由于 AR 与 MR 具有融合数字世界和现实世界的优势，根据研究或康复训练的目的，VR 与 AR 等技术可以并行使用来提供更优的解决方案。

（二）VR－EEG 和 VR－ET 用于认知神经科学领域

随着认知神经科学领域的发展，研究人员更趋向于选择更自然的范式进行认知活动探索，在保证实验条件可控的前提下释放和还原人类思维的功能，并集成 VR、AR 等技术来实现适应性更强、更灵活的范式和研究方法，如在 VR、AR 中构建生活、环境、交通、旅游等不同的场景供用户观察、探索其认知水平。此外，EEG 和 ET 为了解认知功能水平如视觉感知、记忆、注意力等奥秘提供了一个窗口。在 VR 等扩展环境中集成 EEG 和 ET，以提供可控的、可复制的认知评估工具，允许在实验室以外的复杂环境中研究更自然状态下的认知功能。VR 和 EEG/ET 集成系统可以敏感地表征神经退行性疾病出现的认知功能异常。神经退行性疾病常常在初期症状较轻微，有时候被误认为是普通的记忆力下降或情绪波动，早期诊断可以帮助医生及时发现潜在的病变迹象，对于及时治疗和管理疾病非常重要。将 EEG 无缝集成在 VR 系统中以获取有关大脑退化和认知下降的特征信息，为阿尔茨海默病等神经退行性疾病的早期诊断提供一种方便和定期的认知评估手段[17]。而且，虚拟环境下的任务还可以捕捉到与认知功能减退相关的眼球运动障碍[18]，如基于视觉处理速度来评估注意力和决策等认知水平。随着未来头戴式显示器的视野和刷新率等性能的不断迭代，VR、AR 等 XR 系统可以提供更自然的环境和认知测试任务，结合 EEG/ET 可以提供更好的认知功能生物标志物，是数字化神经心理学测试的重要辅助手段。

（三）VR－ET 用于眼科领域

1. VR－ET 作为眼科疾病诊断和筛查工具

由于人们越来越依赖电子设备来工作、学习和娱乐，长时间盯着电子屏幕可能会导致一系列眼睛疾病，包括斜视、近视等，对青少年的眼睛健康造成长期影响。许多眼科疾病会表现出特征性眼动变化，在大范围人群中进行眼动功能检测，有助于捕捉到眼睛疾病个体微妙的眼动异常变化，有助于筛查出不同类型的眼球运动障碍及对应的眼科疾病。ET 和 VR 结合可以模仿临床医生使用的诊断任务，提供眼睛生理参数的客观化数据，便于检测出与眼科疾病相关的眼球运动异常。例如，测量个体在 VR 中观看 3D 场景下的瞳孔偏差角度来诊断斜视[19]，以及在 VR 任务下使用 ET 系统测量眼跳潜伏期等指标，以了解患者的动眼神经功能的客观变化[20]。在 VR 环境下进行眼动追踪，能协助医生准确、客观地评估眼球运动功能，并辅助部分眼科疾病的诊断。

2. VR－ET 提供眼科疾病治疗方案

集成眼动追踪功能的 VR 系统还提供了一种创新的视觉训练手段，允许用户在没有临床监督的情况下进行治疗，并且能实时监测病情发展及 VR 程序的干预效果，是一种更加高效、灵活和可持续的眼科疾病的虚拟疗法。针对斜视的家庭视觉疗法（如铅笔训练）的长期成功率较低，将嵌入视觉训练程序的 VR－ET 系统能够成功提高许多斜视患者在家庭环境下视觉聚散训练的有效性。集成眼动追踪的 VR 训练也是一种治疗弱视的替代方法，在治疗程序中实时捕捉弱视眼的注视以动态调整训练难度，提高患者的疗效和长期依从性[21]。重要的是，实时监测眼动生理参数为医疗决策提供数据支持，帮助医生通过网络远程监督一些眼睛疾病患者的训练情况，随时对患者进行指导、反馈和调整，为眼睛疾病提供了可靠和有效的家庭视觉治疗方法。

（四）VR－EEG 和 VR－ET 用于精神病学领域及心理学领域

1. 精神类疾病的客观化诊断

全球约 14% 的疾病负担归因于神经精神疾病[22]，主要是由于抑郁症和其他常见精神疾病的高发及其慢性致残性，这一现状引起了人们对心理健康及精神类疾病的关注。一方面，脑电特征和眼动特征已成为评估和了解精神类疾病的生物标志物；另一方面，VR 是一种潜在的媒介，其优势在于可以使受试者置身于在一个更加动态的虚拟环境中，可以根据不同反馈进行个性化修改。将 EEG 和 ET 集成到 VR 中，既可以唤起更加自然的感受，有利于更可靠的情感研究，也能实时监测客观脑电和眼动信号，用于精神类疾病的客观诊断与评估。

2. 情绪识别及压力测量

没有心理健康就不可能有身体健康，身体疾病会增加精神类疾病的风险，合并身心疾病会使临床诊断和治疗变得复杂，并影响预后。情绪识别和压力测量对心理健康和预防精神类疾病至关重要，焦虑抑郁紧张等情绪以及过度的压力对人的身心健康有着显著的负面影响，导致记忆功能障碍和情绪障碍。随着VR技术的逐步成熟，VR系统将助力用户情绪管理和压力评估，融入日常生活和工作中。通常是在VR场景下唤起或诱发特定的情绪反应，并使用EEG和ET来进行情绪和压力的评估。例如，利用VR刺激下的注视行为和脑电特征评估用户压力水平[23]。因此，在日常生活的各种环境中，如办公场所、学校等，这种集成VR与EEG/ET的系统可以评估个体的心理健康状态，同时也可用于反馈情绪和压力的管理效果。

3. 心理健康干预措施

心理干预是改善心理健康的主要措施，但传统的心理干预面临着心理服务资源有限、费用高昂、患者较难建立信任等问题，因此需要探索更多的心理干预措施，以提供心理疾病的创新管理方式。基于VR的认知行为疗法被视为心理疾病的一种可能的辅助疗法。VR可以自然地刺激人类感知体验，在心理干预中实时获取脑电和眼动的客观测量指标，评估治疗进展并为患者提供个性化治疗方案，可与标准心理干预治疗结合使用。例如，纳入ET或EEG的VR认知疗法可用于提供实时数据来评估患者的表现和参与度，创建反馈循环以根据用户表现来动态更新治疗方案，还可以提供神经反馈以帮助用户调节负面情绪[24]。当前，心理健康问题得到了社会更多的关注和重视，这种集成VR和EEG/ET的交互性技术可以提供一种个性化且适用范围广的心理干预手段，可能会影响心理健康干预和治疗领域的未来。

四、总结与展望

XR结合EEG和ET技术在科学研究方面已经显示出了在医疗健康领域的巨大市场化应用潜力，或可为中国解决基层医疗资源不足等问题。基层医疗卫生服务是中国医疗卫生服务体系的网底，在就近满足群众看病就医需求和维护群众身体健康方面发挥着不可替代的重要作用，但一直存在着医疗资源分配不均等问题[25]。为推进健康中国和分级诊疗制度建设，中国出台了多项政策，指明了基层医疗卫生机构的发展方向和路径。其中，加快信息化建设是托底基层医疗服务能力的重要举措。将人工智能、5G 等新技术应用于医疗服务工作，进一步提升基层医疗卫生机构防病治病和健康管理的能力。而 XR 与 EEG、ET 结合应用正是解决这一痛点问题的最佳答案。在 XR 的场景下可以突破现实环境的限制，给使用者提供沉浸式的视觉听觉刺激，且具有可复制性。通过开发不同的软件应用即可满足不同的人群需要。XR 与 EEG 和 ET 技术的结合，更是将能够实现从疾病预防、诊断到治疗、康复全流程的场景应用，为百姓提供日常健康物联监测、远程问诊、慢性病筛查、健康干预等智慧医疗服务，推动基层医疗机构信息化建设。

参考文献

[1] 中共中央，国务院．“健康中国 2030”规划纲要［EB/OL］．（2016 - 10 - 25）. https：//www. gov. cn/zhengce/2016 - 10/25/content_ 5124174. htm.

[2] 褚乐阳，陈卫东，谭悦，等．重塑体验：扩展现实（XR）技术及其教育应用展望：兼论“教育与新技术融合”的走向 远程教育杂志［J］．2019，37（1）：17 - 31.

[3] 张婷婷，田丰，吕炜，等．VR 在交互影视与游戏领域的应用综述．上海大学学报（自然科学版）［J］．2017，23（3）：342 - 52.

[4] Extended Reality Global Market Report 2024［R］．2024. https：//www. cognitivemarketresearch. com/extended - reality - xr - market - report.

[5] Shafiezadeh S，Duma G M，Mento G，et al. Methodological issues in evaluating machine learning models for EEG seizure prediction：Good cross - validation accuracy does not guarantee generalization to new patients［J］．2023，13（7）：4262.

[6] Al - Khasawneh M A，Alzahrani A，Alarood A. An Artificial Intelligence Based Effective Diagnosis of Parkinson Disease Using EEG Signal［M］．Data Analysis for Neurodegenerative Disorders. Springer. 2023：239 - 51.

[7] Gao M，Xin R，Wang Q，et al. Abnormal eye movement features in patients with depression：Preliminary findings based on eye tracking technology［J］．2023（84）：25 - 30.

[8] Global EEG Equipment Market Overview［2023 - 2030］［R］，2023. https：//www. linkedin. com/pulse/global - eeg - equipment - market - overview - 2023 - 2030.

[9] Eye Tracking Market [R], 2024. https://www.marketdigits.com/eye-tracking-market-1701867593.

[10] Tremmel C, Herff C, Sato T, et al. Estimating Cognitive Workload in an Interactive Virtual Reality Environment Using EEG [J]. Front Hum Neurosci, 2019 (13): 401.

[11] Vortmann L M, Kroll F, Putze F. EEG-Based Classification of Internally-and Externally-Directed Attention in an Augmented Reality Paradigm [J]. Front Hum Neurosci, 2019 (13): 348.

[12] Whitmire E, Trutoiu L, Cavin R, et al. EyeContact: Scleral coil eye tracking for virtual reality [Z]. Proceedings of the 2016 ACM International Symposium on Wearable Computers. Heidelberg, Germany. 2016: 184-91. 10. 1145/2971763. 2971771

[13] Adhanom I B, Macneilage P, Folmer E. Eye Tracking in Virtual Reality: A Broad Review of Applications and Challenges [J]. Virtual Real, 2023, 27 (2): 1481-505.

[14] Mishra S, Kim Y-S, Intarasirisawat J, et al. Soft, wireless periocular wearable electronics for real-time detection of eye vergence in a virtual reality toward mobile eye therapies [J]. Science Advances, 6 (11): eaay1729.

[15] Calabrò R S, Naro A, Russo M, et al. The role of virtual reality in improving motor performance as revealed by EEG: A randomized clinical trial [J]. Journal of NeuroEngineering and Rehabilitation, 2017, 14 (1): 53.

[16] Teo W-P, Muthalib M, Yamin S, et al. Does a combination of virtual reality, neuromodulation and neuroimaging provide a comprehensive platform for neurorehabilitation? -a narrative review of the literature [J]. Frontiers in human neuroscience, 2016 (10): 284.

[17] Lee B, Lee T, Jeon H, et al. Synergy Through Integration of Wearable EEG and Virtual Reality for Mild Cognitive Impairment and Mild Dementia Screening [J]. IEEE J Biomed Health Inform, 2022, 26 (7): 2009-2019.

[18] Chehrehnegar N, Shati M, Esmaeili M, et al. Executive function deficits in mild cognitive impairment: Evidence from saccade tasks [J]. Aging Ment Health, 2022, 26 (5): 1001-1009.

[19] Mehringer W, Wirth M, Risch F, et al. Hess Screen Revised: How Eye Tracking and Virtual Reality change Strabismus Assessment [J]. Annu Int Conf IEEE Eng Med Biol Soc, 2021: 2058-2062.

[20] Treleaven D, Lamontagne A, Grilli L, et al. Altered Oculomotor and Vestibulo - ocular Function in Children and Adolescents Postconcussion [J]. J Head Trauma Rehabil, 2023.

[21] Tan S, Lo Y, Li C, et al. Eye - Tracking Aided VR System for Amblyopic Pediatric Treatment Difficulty Adjustment. 2020 International Conference on Virtual Reality and Intelligent Systems (ICVRIS), Zhangjiajie, China, 2020: 47 - 50.

[22] Prince M, Patel V, Saxena S, et al. No health without mental health [J]. Lancet, 2007, 370 (9590): 859 - 877.

[23] Aspiotis V, Miltiadous A, Kalafatakis K, et al. Assessing Electroencephalography as a Stress Indicator: A VR High - Altitude Scenario Monitored through EEG and ECG [J]. Sensors (Basel), 2022, 22 (15).

[24] Yu M, Bai Y, Li Y. Emo - regulator: An emotion - regulation training system fusing virtual reality and EEG - based neurofeedback [J]. Annu Int Conf IEEE Eng Med Biol Soc, 2023, 2023: 1 - 4.

[25] “优质服务基层行”活动和社区医院建设三年行动方案解读 [J]. 中国农村卫生, 2024, 16 (2): 6 - 7.

HB.11 数智技术在基层医疗健康场景中的应用现状及前景预测研究

杨思秋[①] 龚 超[②] 郭宜鹏[③]

摘 要： 在“基层首诊”比例普遍较低的背景下，面对“强基层”的政策要求，数智技术为赋能基层医疗、盘活存量资源、进行内涵式的服务模式创新、构建整合型服务体系提供了新方案。数智技术赋能基层的有效逻辑是优化基层资源配置、实现全生命周期健康管理、构建高效“三医联动”机制、助力分级诊疗的实现；通过案例分析，我们认为未来一定是数智技术与基层医疗服务更深度地融合，应用场景更全面地覆盖。但仍需完善相关保障措施：牵住医保“牛鼻子”、着力落实药物协同、形成有利于激发整体活力的利益分配机制、加强基层慢性病诊疗服务、推动治理型政府落实责任。

关键词： 数智技术；基层医疗服务；基层赋能；发展前景

国家卫生健康委员会老龄司发布的《2022 年度国家老龄事业发展公报》显示，截至 2022 年末，全国 60 周岁及以上老年人口 28004 万人，占总人口的 19.8%。[1]随着中国人口老龄化程度的不断加深，失能、半失能、慢性病患者群的健康监测、康复护理等需求将不断增加[2]，以往“以疾病为中心”的服务模式逐渐难以满足人民群众日益增长的多元需求，加之医疗费用增加、医保基金负担较重等多方因素催化，人们对医疗服务体系升级的呼唤日益迫切，医防融合、全生命周期健康管理模式应运而生。

---

① 杨思秋，管理学硕士，天津市医学科学技术信息研究所研究实习员，研究方向：卫生政策、医疗卫生服务体系。

② 龚超，管理学硕士，天津市医学科学技术信息研究所助理研究员，研究方向：家庭医生、医疗大数据。

③ 郭宜鹏，硕士研究生，天津市西青区卫生健康委员会主任，研究方向：基层医疗卫生机构改革和家庭医生制度建设。

基层医疗卫生机构是百姓健康管理的“守门人”，在整合型医疗卫生服务体系中占据着不可替代的基础性地位，它是基本公共卫生服务的重要载体、分级诊疗的主要抓手，更是慢性病需求增长之下有效控费的最终路径，提升基层医疗卫生服务能力是推动公共卫生和医疗服务高效协同、促进医防融合发展、实现卫生健康治理体系和治理能力现代化等一系列目标的关键点。基层卫生服务网络虽然不断健全，但定位不清、与医院存在同质化竞争的问题仍旧存在，基层医疗卫生机构卫生技术人员数占全部医疗卫生机构卫生技术人员总数的比例逐年减低，缺乏有效的人员激励机制，导致人才招不来、留不住，成为制约基层医疗机构发展的短板，基层医疗服务量、医疗业务收入占比下降，住院服务流向医院等高级别医疗机构的比重呈逐年增加趋势[3]，基层医疗卫生机构作用发挥存在乏力的现象，有效的管理体制和激励性的运行机制有待构建。

疫情防控期间的数智化治理凸显了基层智慧治理能力建设的重要性。作为新一轮科技革命和产业变革的重要驱动力量，数智技术为赋能基层医疗、盘活存量资源、进行内涵式的服务模式创新、构建整合型服务体系提供了新方案。

一、数智技术赋能基层的有效逻辑

数智技术瞄准基层医疗领域的痛点和堵点，以人民健康为中心，赋能基层医疗机构，有助于提升医疗普惠性和公平性。

（一）优化基层资源配置

数智技术能够充分发挥促进优质资源有效下沉，实现医疗健康数据等资源全方位打通，从供给侧提高医疗资源供给效率、质量和覆盖面，解决信息不对称问题。人工智能辅助诊疗系统可以作为医疗专家出诊，为患者提供低价格、高质量服务，辅助基层医务人员对患者进行专业的诊断和治疗，提升基层医疗服务能力。通过远程医疗、远程影像、远程心电等技术，打破空间的“围墙”，基层医生能与医学专家远程会诊和交流，甚至远程参与手术观摩学习，使偏远地区群众可就近享受优质卫生健康服务，从而盘活存量资源，改善医疗资源空间分布不均衡、医疗资源配置不合理局面，提升优质医疗资源的公平性和可及性。

（二）实现全生命周期健康管理

基层医疗服务对象以患一种或多种慢性病的老年人为主，医疗健康可穿戴设备为患者信息的实时监测、采纳、分析提供了可能，依托数字技术推进智能导诊、远程问诊、用药指导、健康科普等全方位的医疗服务，让基层患者实现“一部手机管健康”。通过数字技术构建个人动态健康档案，利用大数据为不同人群精准画像，接诊医生可以随时调阅患者的健康档案等信息，了解患者近期的慢性病病情、用药情况等，再结合本次的就诊情况给出精确的临床诊断及合理用药，以此提高基层医疗服务运行效能，助力基层医疗机构满足老年患者个性化健康管理需求，提供差异化健康管理服务，改善患者就医体验，并且通过服务关口前移，降低发病率，实现以个体健康为中心，医疗服务与公共卫生服务的有效协同，在健康服务的全过程中融入三级预防理念，推动医防融合的贯彻和落实。

（三）构建高效“三医联动”机制

数字技术能够广泛、高效聚集医生、医疗机构、患者及医药健康全行业资源，依托数字平台实现医疗、医保和医药数据的互联互通，形成“三医联动”机制，解决目前医疗卫生改革中，由于各部门独立运营，导致医改政策存在碎片化问题，有效助力价值医疗体系的建立。在三明医改中，围绕“降药价”“提效率”“促监管”三大核心，通过数字化平台海西医药交易中心促进降药价取得实效，挤干药品、耗材水分，为医疗服务价格调整腾出了空间，通过智慧医保平台，加强对诊疗服务行为的动态监管，从而高效利用医保资金。

（四）助力分级诊疗的实现

数智平台和技术有助于实现基层与上级医疗机构患者医疗数据之间的互联互通，在夯实基层诊疗服务能力的基础上，依托家庭医生签约服务，推动上级医疗机构专科医生与基层建立紧密协作关系，实现“基层首诊、双向转诊、急慢分治、上下联动”的制度设计。同时区块链技术的“分布式存储”“智能合约”和“链上治理”，能够有效克服“信息孤岛”和“数据确权”难题[4]，同时明确不同主体的边界，理顺利益共享和责任共担机制，重塑协同联动的城乡医疗卫生服务体系。

二、数智技术赋能基层案例分析

LK 健康集团是集互联网、大数据、云平台与实体诊所线上线下相结合的医疗服务机构，利用“医疗健康 + 互联网”的方式，依托医联体数智化家庭医生服务平台，以夯实家庭医生签约服务为突破口，着力构建科学合理的分级诊疗秩序，合理配置医疗资源，提高资源使用效能，为居民提供优质便捷的医疗服务。

（一）技术应用概况

依托平台居民电子化健康档案随时随地主动查询，居民可以随时查看到档案中的全部内容，包括个人基本信息、健康体检记录、就诊记录、随访信息、健康小结、体检报告、公卫检测数据；为慢性病患者配备与 App 互联互通的家用便捷式穿戴设备，患者在家中完成测量后数据会自动上传至个人健康档案，数据如有异常系统会有报警提示，并有短信提醒患者和家庭医生；实现在线连接、在线咨询、在线购药及配送到家、预约服务、在线会诊、在线转诊、在线诊断、在线科普、“互联网 + 家庭病床”，从而及时有效干预健康结局；提供“互联网 + 母婴健康”“互联网 + 数字化口腔”“互联网 + 智慧药箱”等多元化创新产品，满足全人群、全生命周期健康需求，全面提高健康水平。

（二）促进医疗服务模式转变

建立分级诊疗软件即服务（Software as a Service，SaaS）平台，提供“线上线下、专科全科、各级医院、院前院后”相结合的区域医疗一体化解决方案。贯彻主动健康的管理理念，依托主动健康技术，连续动态采集健康信息，组建健康大数据队列，构建全方位、全人群、全生命周期危险因素控制、行为干预、疾病管理与健康服务的技术与产业支撑体系。让居民（家庭）拥有一名 24 小在线服务专属家庭医生团队，享受安全、可靠、便捷、精准和连续全生命周期医疗健康服务。让家庭医生拥有一个专属互联网智慧医疗诊室，共享优质医疗资源，高效连接、服务社区居民，提供线上线下一体化专属家庭医生服务，建立以医生个人为责任主体考核激励机制。打通基层医疗卫生机构向上级医疗机构转诊通路，共享优质医疗机构供应链资源，以区域医联体牵头医院或县域医共体总医院为技术支撑，以利益为纽带，实现线上线下一体化、资源数据共享和业务高效协同，建立互利共赢城区医联体或县域医共体数字化运营生态。

（三）作用及效果

实现基层医疗机构提质、增效、减负、赋能，为居民提供精准、便捷、安全、可靠的医疗服务。打通公共卫生与 HIS、LIS、PACS 等系统，实现公共卫生与基本医疗的互联互通；利用移动互联平台，为医生过滤处理冗余信息提供技术支持；优化 DRG、DIP 管理，通过考核激励提高医疗机构效益。利用医联网平台，完成三级医生负责制及远程会诊，提高医生能力，基于大数据、AI 技术、远程诊断、互联网药局、第三方检验等完成综合配套支持，提高医院能力，畅通上下转诊机制，实现分级诊疗。医生在院内，平台以个人为单位进行考核激励，多劳多得，增加收入；医生在院外，平台为医生多点执业提供医生工作室及线下执业地备案，从而实现和谐共赢。

三、数智技术赋能基层医疗健康场景前景预测

在不远的未来，一定是数智技术与基层医疗服务更深度地融合，应用场景更全面地覆盖，如增加妇儿产康服务、医养结合服务、旅居养老服务等。通过加强医疗数据的共享与互通，推动各医疗机构间信息交流与协作，实现全面、高效的医疗服务，促进医疗资源的优化配置，增强基层卫生健康服务能力，推动基层服务模式转变，助力落实医改工作和健康中国战略。在应用数智技术赋能基层的前提下，我们还需要从以下方面完善保障机制。

（一）牵住医保“牛鼻子”

医保支付方式改革是“三医联动”的关键要素。只有医保“总额打包、

结余留用”，才能使基层医疗机构有充足的动力通过提供更多的医疗服务获得收入，也才能真正让医院从“管疾病”向“保健康”转变。[5]同时，医保打包支付是使医保资金管理权、责、利对等的唯一途径，只有让基层医疗机构真正认识到医保资金总额的边界，才能主动转向合理控费。此外，只有医保打包支付，才能让医联体成员单位成为利益共同体，通过深入合作优化医疗资源配置、优化患者流向，最终实现提高医保资金使用效率的目标。从制度保障上看，只有建立医保、卫生、财政三方协商平台，才能有效解决相关制度落地的政策细节问题。因此，在实现结余留用后，要及时调整医疗服务项目价格，优化比价关系，提高重点患者的二次报销比例，让利于医生和患者，从而优化基金的支出结构，实现腾笼换鸟。

（二）着力落实药物协同

在实际操作中，很多基层医疗机构都存在用药目录范围较小的问题[6]，不能满足百姓的用药需求，同时面临诸多限制，配备的常用药种类不多[7]，阻碍诊疗服务的开展，从而降低了患者对基层医疗机构的认可度。因此，就需要由卫生健康行政部门和医保部门从药物管理角度出发，以患者为中心、重大慢性病管理为主导，协商制定出更符合实际情况的药品目录，有序扩大基层用药范围，实施药物协同闭环管理，以信息化为载体，将药品采购申请、目录维护、合理用药、前置审方、处方点评、重点药品监控、药品使用预警等功能组建在一套药品监管信息系统中[8]，从而实现药品从采购、使用、管理互联互通的闭环管控，确保患者用药安全。

（三）形成有利于激发整体活力的利益分配机制

基于技术手段的利益分配机制具备了合理化落地的可能性，但在实践中常常成为阻碍有序诊疗秩序形成的核心因素，改革者往往容易过度强调人财物一体化管理的“硬性手段”，而对双向转诊和出入院一体化的整合型服务的“柔性目的”缺乏关注，最终陷入把手段当成了目的的误区，进而出现机构高度整合、服务没有改变、患者没有获得感等问题，使得改革过程中出现内耗。因此，各地人、财、物整合还是协同管理需要因地制宜，加强探索，从而形成有利于激发整体活力的利益分配机制。

（四）加强基层慢性病诊疗服务

创新健康管理模式。一是以高血压、糖尿病基层首诊率为抓手，加强对一般慢性病管理的监测，为提升慢性病管理效果提供政策建议。二是基层机构应将工作重点转向“重点人群的主动健康管理”，配合上级医院为肿瘤、慢性阻塞性肺疾病、肾病等需要在公立医院确诊和治疗的重大慢性病患者提供出院后服务。重大慢性病的主动健康管理，并不是让基层机构会诊断肿瘤、会进行放化疗治疗或者会开展肾透析等，而是让其能够在牵头医院的指导下熟练地进行出院患者的规范化健康管理，优化分级诊疗方案。三是针对运动、睡眠、营养等亚健康人群关注的重点，探索从疾病治疗转向健康管理。四是开展慢性病医保基金与基本公共卫生服务资金统筹使用、慢性病管理融入一刻钟社区服务圈、人工智能赋能基层发展等试点工作，提高基层服务效率和居民获得感。

（五）推动治理型政府落实责任

完善政府办医权责清单、医共体章程、外部监管清单等制度安排，站在人民健康水平提高的角度，去开展综合管理和运行评价。建立政府领导下的卫生健康行政部门牵头联动工作机制，由卫生健康行政部门统筹协调解决医共体在监管过程中的各类问题，强化卫生健康行政部门的监管力度，提升部门协同监管的政策执行效果[9]。按照协同、高效、优化的原则，建立编制、人社、发改、财政、卫健、医保等部门及体成员单位等利益相关方参与的医共体管委会，明确政府办医主体责任，统筹医共体建设规划、投入保障、组织人事和监管考核等重大事项。卫健部门要敢于担当、善于作为，统筹协调，牵头抓总。成员单位各司其职、密切配合、齐抓共管、形成合力，推动三医联动高效运行。

参考文献

[1] 中华人民共和国民政部 . 2022 年度国家老龄事业发展公报 [R]. 2023.

[2] 宫芳芳，孙喜琢，邱传旭，等 . 我国医养融合养老模式实践现状 [J]. 现代医院管理，2015，13（2）：2-4，1.

[3] 胡薇，马赛，翟铁民，等. 突发重大公共卫生事件后基层医疗卫生服务体系的发展研究 [J]. 中国卫生经济，2022，41 (4)：59－62.

[4] 赵金旭，孟天广. 技术赋能：区块链如何重塑治理结构与模式 [J]. 当代世界与社会主义，2019 (3)：187－194.

[5] 黄二丹. 打包－回流－调价医共体下的“腾笼换鸟” [J]. 中国卫生，2019 (11)：24－25.

[6] 张丽成，高明，封宇飞，等. 国家基本药物目录中 COPD 治疗药品的调整建议 [J]. 中国药房，2023，34 (16)：1931－1935.

[7] 刘涛，赵械雄，付如，等. 高血压患者药物依从性影响因素的研究进展 [J]. 中华高血压杂志，2023，31 (8)：785－790.

[8] 何敏，张小影，方袁媛. 基层医疗机构合理用药管理系统应用和效果评价 [J]. 临床合理用药杂志，2021，14 (28)：152－154.

[9] 戴悦，尚钊，薛冬羽，等. 紧密型县域医共体政府监管的问题探析和对策研究 [J]. 南京医科大学学报（社会科学版），2022 (1)：20－24.

HB.12 人工智能在医疗健康领域应用中的法律和伦理考量

梁静姮[①]　张泽毅[②]

摘　要： 医疗人工智能在实际诊疗、康复管理等医疗活动应用中与医疗专业人员存在知识广度、推理与判断、情感和人际交往等多方面的差异，其特殊性质与作用机理引发了医疗领域法律与伦理的双重考量。本报告首先从医学成像、疾病辅助诊断系统和医疗机器人的主要应用类型角度，分析了人工智能在医疗健康领域应用的历史发展和现实性规制困境。尽管医疗人工智能应用具有巨大潜力，但也涉及一系列法律适用不足与伦理性风险，尤其可能对医疗工作机会造成冲击，并侵犯人类尊严。为此，本报告着重提出了医疗人工智能治理规范的完善方案，包括明确定位医疗人工智能客体、厘清医疗损害侵权责任制度、构建人工智能医疗伦理治理路径，以及引入强制性人工智能医疗保险计划和赔偿基金项目等措施。这些规范旨在解决医疗人工智能应用中的伦理和法律问题，保障医患双方的权益，促进医疗人工智能技术的可持续发展。

关键词： 人工智能；医疗健康；伦理考量；法律规制

人工智能（AI）是计算机科学的一个分支，旨在发展出能够模仿复杂人类认知功能的系统，如推理、学习、预测、适应和问题解决能力[1]。在人工智能领域，机器学习（ML）涵盖了一系列方法，如最主要通过对现实的不断接触示例，允许计算机从浩如烟海的数据中计算、逻辑推理等自主学习。这一过程中主要包含两个层面：一为人工智能的子领域之一，即人工神经网络（ANN），其基于生物神经网络并模仿人脑结构的计算网络模型，在 ANN 中神

---

① 梁静姮，澳门法学院高级导师，法学士学位课程（中葡双语授课）课程主任，中文法学士学位课程主任，澳门大学法学院民法学博士。研究方向：亲属法、继承法、卫生法、商法。

② 张泽毅，澳门大学法学院民法与知识产权法硕士。研究方向：民法、卫生法、中医药政策研究、人工智能法、港澳法律政策。

经元像人脑一样在不同的层中相互联结；[2]二为机器学习的子集之一，即深度学习（DL）系统，其是一种更先进的教授计算机执行任务的方法，[3]已成为具有前景的工具。相比人类认知，人工智能的深度学习甚至能够从未标记的数据中自动识别相关特征，并通过机制发现有意义的模式和复杂的关联，[4]其与人类的逻辑处理方式存在显著差异。

在医疗领域，医疗人工智能与医疗专业人员在实际诊疗、康复管理等医疗活动应用中有所不同。

首先，在知识和经验的广度方面，医疗专业人员在多年的学习和实践中积累了广泛的医学知识和临床经验。他们能够将这些知识应用于诊断和治疗决策中，并考虑到患者的个体差异和复杂情况。相比之下，AI 在医疗领域的思维逻辑主要基于大数据和算法，其知识来源是从庞大的医学文献和患者数据中学习。

其次，在推理和判断的方式上，医疗专业人员使用推理和判断的能力进行诊断和治疗决策。他们能够考虑到患者的病史、症状、体检结果等多个因素，并运用逻辑推理和专业判断来做出诊断和治疗计划。AI 在医疗领域的思维逻辑则主要基于数据分析和算法，通过对大量的患者数据进行学习和模式识别，从中找出规律和关联性，并做出预测或建议。

最后，在情感和人际交往方面，医疗专业人员能够在与患者交流和诊疗过程中表达情感、建立信任关系，并给予情感上的支持和理解。他们能够考虑到患者的心理状态、价值观和个人需求，并在治疗过程中提供人性化的关怀。相比之下，AI 缺乏情感和人际交往的能力，它主要通过分析数据进行诊断和治疗建议，无法提供情感支持或人性化的关怀。

人工智能因特殊性质及作用机理，使其在医疗领域的应用也带来了新的挑战，这些挑战涉及传统法律和伦理。本报告将从人工智能在医疗健康领域的应用以及人工智能在辅助护理方面的应用进行分析，以探讨其中涉及的法律和伦理问题。

一、人工智能在医疗健康领域之应用分析

（一）医学成像

医学成像是基于不同检测技术的放射检查，包括 X 射线、超声检查、磁

共振成像（MRI）和计算机断层扫描（CT）。其发展经历了三个基本阶段（Berardi & Vernoni，2023）：20 世纪 70 年代到 90 年代是“基于规则的系统”阶段；20 世纪 90 年代到 21 世纪 10 年代中期是“计算机辅助诊断”（Computer Aided Diagnosis，CAD）阶段；而当前阶段以普及的“人工智能系统”为特征。

基于规则的系统由一系列应用程序组成，根据预先设定的指示、特征和规则执行相对简单的程序，如“如果在 X 射线影像中观察到一个白点，则报告该部位的图像”。计算机辅助诊断（CAD）代表了这些解决方案的进化，能够执行更复杂的任务，如检测和测量异常的特征，并提供其他相关临床信息，以帮助医务人员识别可能对诊断有帮助的相关性。CAD 系统与基于规则的系统相似，都从预设的基本原理开始执行流程，并受到人类感知和认知能力的限制。相比医疗人工智能，上述阶段的系统仅视为“为医疗工作人员提供支持，提高报告流程的效率”的辅助性医疗器械，而无法完全取代人类的角色。

而在如今的医学成像领域，医疗图像数量和质量增加，促使人工智能系统的不断自我革新，使其能够检测传统技术常常忽略的异常情况，并识别与特定测试的内在和外在证据（如其他临床数据）的新相关性。考虑进行放射检查的三个基本阶段：①影像撷取与处理（重建、增强等）；②影像分析（分割、测量等）；③影像解释与报告起草。人工智能医学影像可视为具有高度与自动化流程兼容性的领域的典范案例。新一代互联诊断设备的连接性、大量检查和验证报告的收集，以及它们在机器学习系统（AI）开发中的应用，相互结合形成了自动化流程发生的理想框架。[5]这些技术能够增强治疗效果并提高绩效，完美符合了公共和保险型医疗保健系统所追求的两个预期目标。

前述的技术发展逐渐扩大了潜在人工智能活动的领域。然而，如果“基于规则”和“CAD 系统”的应用仅涉及数据采集和分析的前两个阶段，那么最新的机器学习/深度学习（ML/DL）系统已经达到了解释的第三个阶段，可能够模拟整个诊断过程，进行报告的解释与起草。但在该过程中，医疗人工智能将面临新型隐私责任与致人损害侵权责任的双重困境。

在伦理领域，患者资料隐私的保护存在一定的风险，人工智能在医学影像中的使用涉及处理和分析敏感的患者数据，包括医学影像和个人健康信息。如何确保人工智能可在合规范围内尊重病患隐私，恰当搜集、储存病患个人信息，成为亟待解决之难题。

而法律侵权责任的认定方面也存在立法与司法之缺憾。在人机交互的情境中，人工智能算法根据影像数据协助医疗人员进行医疗诊断，但此种人机混同决策若在误诊或医疗事故的情况下可能会出现医疗侵权或产品侵权问题，确定何者为责任主体（无论是医疗机构、医护人员、医疗人工智能系统开发者还是人工智能的制造者）成为一个适法上的挑战。

（二）疾病辅助诊断系统

人工智能的兴起促使了辅助医疗诊断系统的发展，其中机器学习扮演着关键角色，分为监督和无监督两种类型。[6]在监督型机器学习中，诊断通过标记的患者数据，进而预测患者的健康状况。而在无监督机器学习中，算法则通过寻找数据中的共性来学习寻找模式。[7]而这也造成了在无监督情况下，人工智能辅助诊断系统可能会牺牲患者的个人隐私。因此，即使在使用人工智能疾病辅助诊断系统时，机器学习算法可以随着数据经验而进行内在自我学习与优化改进，但它们仍然需要人类监督。人工智能相关法律法规对于人工智能应用中的首要前提与原则性规范，应该体现出人类对机器学习监督的必要性，以保护隐私与个人信息权。但如何在医疗这一特殊性议题下，防止人工智能在无监督的情况下牺牲患者的个人隐私、偏离诊疗的真正目的，现时人工智能法并未给予一个明确的答案。

目前，人工智能主要局限于狭义人工智能，即在特定任务上超越人类的技术形式。[8]如果未来人工智能朝着通用人工智能发展，其在医疗保健领域的潜力可能会大幅增加。然而，疾病辅助诊断系统主要由以利润为导向的私营公司开发，其目前对人工智能本身的投资远远超过医疗保健等公共投资[9]，针对患者诊断的医疗人工智能系统的开发前景并不明朗。

且人工智能的运作原理系以海量数据为基础，借助算法技术的不断提升，形成以“数据＋算法”为特征的自动化决策[10]。而健康数据通常分散在不同机构，存在非结构化、不完整、不具有代表性和不可概括性等特征。例如，由于自我报告的健康或医疗记录中的测量错误；基于缺乏包容性的临床数据、少数群体的代表性不足，以及某些医疗保健环境中可能存在的不同方法等系列情形，极大概率会对于人工智能的性能产生了影响。[11]缺乏使用健康数据作为培训数据的指南和科学标准可能导致算法结果的偏差，而人工智能的疾病辅助诊断系统可能由于计算能力的缺乏或不足而延迟诊断。

因此，制定促进患者需求驱动创新的监管机制至关重要，特别是在罕见或被忽视的医疗保健领域，以及历史上被忽视并可能被认为商业上“利润较低”的人群的需求。[12]此外，人工智能会存在数据“误报”的情况，[13]其编制虚构或者不诚实的数据可能导致摧毁某次诊断。

在风险未能很好地控制的情况下，患者的知情同意权变得尤为重要。法律应该保障患者有权了解人工智能系统参与其诊断和治疗的情况与风险。如果人工智能参与诊疗，应该透明地告知患者，并应获得患者的同意才能使用人工智能辅助诊断工具。

（三）医疗机器人的应用

在机器人领域，人机互动（HRI）的研究对机器人与人类之间的互动性和“社会行为”的本质提出了许多挑战。[14]在医疗领域，机器人应用主要基于两方面考量：一为机器人属性问题，即是否有必要与其他的人工智能应用区分开；二则鉴于医疗领域的特殊性，机器人在医疗服务中应当引入何种专业技能以及社交技能。

就机器人的特征属性而言，机器人是有物理实体的，具有物理身体和机械结构，能够感知和交互于现实世界，可以移动、操作物体和执行任务，而其他形式的人工智能则存在于虚拟环境中，如软件程序或系统。此外，机器人通常具有一定的自主性和独立执行任务的能力。能够根据环境和任务要求做出决策和行动；其他形式的人工智能则可能更多地依赖预设定义的算法和指令，缺乏真正的自主性。机器人还具有与环境和人类进行交互的能力，通常通过传感器和执行器实现。它们可以解读语音、视觉和触觉等信息，并做出相应的响应。而其他形式的人工智能则可能通过文字、语音或图像等界面与人类进行沟通和交互。

当机器人被用作医生时，外科医生以及其他医疗参与人员是最常被提起诉讼主张的对象。审视人工智能如何影响与手术相关的责任问题可以更清晰地了解该如何追究人工智能的责任。[15]在过去 20 年里，由人类控制的机器人外科医生已经越来越流行，网络外科医生（cyber surgeons）即“允许人类医生远程为患者做手术的机器人系统”的出现比人工智能外科医生更加为引人关注。[16]然而，自主化外科医生（autonomous surgeons）已经被研发出来，自主机器人系统特别之处在于其独立性，自主机器人系统不需要外科医生的帮助，他们可以根据预设定义自行进行并完成手术。[17]

随着机器人和人工智能系统越来越融入我们的社会，医疗人工智能机器人的应用难免会基于自身内部缺陷或医师操作等原因，造成诊断失误或医疗手术事故等“错事”。我们需要思考的是，一旦机器人造成伤害，法律可以并且应该提供哪些补救措施?

从受害人的角度而言，依据现有侵权法理论，则主要通过补救措施旨在使受害人恢复到“如果没有”伤害所处于的状态，从而弥补损失。[18]这一损害修补的过程也可以包含道德判断、惩罚和威慑的元素。在其他情况下，法律可能需要命令加害方做（或停止做）一些行为，如停止侵害等。

然而，从加害人的角度，当所涉及的侵权行为者既不是自然人也不是法人而是机器人自身时，现有的侵权法律关系则面临挑战。多数法学学者基于机器人民事法律地位的不同观点，可能会要求机器人，或者更为现实地要求机器人的设计者、生产者或所有者——来支付机器人造成的损害赔偿。但事实证明，要求机器人承担责任，弥合侵权责任的自然语言和程序代码之间的翻译差距并不容易。机器人难以直接服从非计算机程序码编写的法庭命令，去承担因侵权而产生“停止侵害”“赔偿损失”等责任。

面对现时医疗辅助决策催生的新型人机混合决策模式，以人类为中心地医疗责任与以产品为中心地产品责任的解决恐受限于单一主体视角，陷入主体还原障碍与归责条件失效的双重困境。如何从法学的视角出发，在传统归责路径下推进新的解释路径，细致性分析医疗领域新型人机混合决策模式下的致人损害的侵权责任规制，为重要内容。

二、伦理风险

人类的技术发展可以分为四个时代：工业时代、电气时代、电子时代和信息时代。[19]而人工智能时代视为人类第五个时代，即后现代的全新时代。后现代性具有三个特征，一为不确定性，即缺乏明确的标准来定义行为标准；二为风险性，除了生活在促进新风险随机释放的增长和持续过程的全球社会之外，还存在对社会内部出现的新危险的控制危机；三为技术性，除了社交网络和智能手机的连接之外，在工业数字化和自动化时代，机器人也开始展示其认知功能。[20]

人工智能是后现代技术维度的构建，是一种正在发展中的范式，其代表了对现实模型的替代理解以“革命性”的方式呈现。在医疗领域下，人工智能的应用可能引发以下伦理性风险。

（一）对医疗工作机会的冲击

第一个伦理风险是加剧人类工作的稀缺，[21]特别是医疗工作机会将受到人工智能冲击。技术创新正在改变许多工作的本质，在医疗领域，这种变革影响了医院、诊所等医疗机构对医生和护士等人才的需求。这种以技能为导向的技术变革观点被描述为教育与科技之间的竞争。[22]哈佛大学经济学家克劳迪娅·戈尔丁（Claudia Goldin）和劳伦斯·卡茨（Lawrence Katz）解释道，美国收入不平等的加剧是因为教育体系未能跟上技术创新的步伐，以及对高级技能需求持续增长。[23]这个分析与新兴知识经济的理念有很好的共鸣，并推动了知识经济的发展。

然而，数字创新将带来更广泛、更根本的工作性质变革。在医疗领域，人工智能的大量应用以及人类工作与科技之间的关联性，凸显了技术性失业的可能性。自动化和人工智能（AI）进步迅速减少了对多种人力资源的需求，甚至使那些接受高等教育的人也难以找到工作。

（二）对人类尊严的侵犯

第二个伦理风险是人工智能对人类尊严的侵犯。[24]。联合国教科文组织在关于人工智能伦理的建议中强调了尊重、保护和促进人的尊严的重要性。根据建议，“人们可以与人工智能系统在其整个生命周期中进行互动并接受来自他们的援助，如照顾弱势群体或人群在弱势情况下，包括但不限于儿童、老年人、残障人士或患者”。报告申明，“在这种互动中，人们永远不应该被物化，也不应以其他方式损害他们的尊严”[25]。但这些建议仅强调了消极义务，却没有解释在与人工智能系统互动时将弱势群体甚至全人类物化的含义。

人工智能可能使人类的尊严面临风险，尤其是在健康领域的应用。人工智能系统的数据和算法自身存在的缺陷可能会存在偏见、加剧歧视，进而侵犯人类的尊严。[26]从目前人工智能发展程度看，当“算法歧视”针对特定人群或者一些疾病患者时，会造成影响社会公正的后果，从而产生特定医患人群的标签化效应，进而可能导致在社会就业和职业发展中“限制或排除他们的权利或机会”。[27]

三、医疗人工智能治理规范之完善

（一）明确医疗人工智能客体定位：医疗辅助产品

在民事法领域，是否赋予人工智能以民事主体地位，为后续问题的先验问题，对于该问题之回答，对应着侵权责任归责原则、责任类型，以及其他制度应用之选择[28]。

当前中国关于人工智能法律主体资格的讨论已不鲜见，主要存在“肯定说”“否定说”两种类型。肯定说立足于现实必要的角度，运用功利主义的理论，比照拟制法律主体（如工业革命所产生“法人”之概念），抑或是参照欧盟“电子人”之立法设立，赋予人工智能有限度的法律主体地位[29]，使其拥有一定的权利能力、行为能力、责任能力[30]；否定说则从人工智能的技术性质、现有法框架修正、责任承担、“以人为本”的伦理要求等角度，否认人工智能的独立法律主体地位[31]。

从概念上来看，人工智能系人造之物，通常经过商业化开发、生产并投放市场，涵盖了软件、硬件或两者的组合，常被设计用于执行特定任务、提供特定服务或功能，旨在满足市场需求、解决问题或提供特定功能。虽然人工智能主要在软件和算法层面运作，但它们通常以具体实体的形式存在，如应用程序、设备、机器人等，可以被视为实际的产品。

本报告认为，人工智能产品的学习能力是基于人的控制下产生的，根据科技与医疗伦理的要求，其行为受制于人的意愿。因此，在当前法律框架下，可以就人工智能产生的复杂问题进行讨论，而无须设立新的民事主体。

在具体医疗诊断等实际医疗活动中，医疗人工智能一直都扮演着辅助性作用的角色。无论是较为低端，提供疾病诊断的医学影像领域（如 X 射线、CT），还是可以通过模拟医疗人员的思维与推理，提出有针对性的治疗方案建议的 IBM 公司的沃森系统；人工智能的每一步判断皆需医疗人员的再判断，其无法完全替代医生给出结论，仍然需要医疗人员进行质量控制和最终决策，人工智能能做的仅仅是能起到提高精度和操作效率的作用[32]。

与人类不同，人工智能的自主性纯粹是技术性的，在算法的基础上做出决定。即便展望未来的强人工智能时代，深耕于医疗领域，可深度学习人工智能系统也仅模拟了人类智能的一小部分功能，主要是人的可计算性、规律性、功利主义与经验，即人的智性[33]，而缺乏自我意识和道德判断能力，即人的“心性”与“灵性”。若在紧急失德困境之境，“妙手回春”的强医疗人工智能也或许无法做出合乎情理的行为。

由此而言，与自动驾驶汽车等替代型人工智能应用不同，诊疗人工智能仅为医疗人员提供辅助作用[34]，在现阶段仍属于人类医疗活动中的工具，即医疗器械。应当明确医疗人工智能客体定位，在厘清其法律地位的基础上，优化相关法律配置，以实现对医疗人工智能适法不足与伦理风险恰当规制。

（二）厘清人工智能引发医疗损害之时的法律责任

作为医疗器械，人工智能医疗在使用过程致人损害中主要涉及二元制责任划分，即以医疗产品缺陷为归责依据的产品责任和以医疗过失侵权责任。人工智能时代，医疗产品更为深入参与医疗决策的过程，甚至某种程度上改变了最终诊断结果与治疗方案，其在某种意义上更加打破了侵权法体系内医患关系与医疗产品责任规则。同时，因人工智能自身技术性特征，人机协同的诊疗模式加剧了患者对诊疗过失与产品内部缺陷的举证不能，寻求救济的难度大幅增加。为有效回应医疗人工智能产业的迅速发展对于医疗侵权责任以及产品责任制度的冲击与挑战，平衡医患主体之间的利益关系，应以现行法为基础，遵循“最小化原则”和“程序化原则”[35]，采取应对策略。

1. 产品责任的承担

（1）改良医疗产品生产者、设计者归责原则之适用

目前医疗人工智能产品责任的归责原则采取二元制归责方式，即销售者的“过错责任原则”与生产者的“无过错责任原则”。医疗人工智能产品作为一种新兴的科技化产物，从其设计到消费者进行使用，并不仅限于“生产”“销售”两个环节，其“研发与设计”亦是其重要一环。人工智能产品的设计研发者若因系列原因导致计算机系统算法、程序错误，将直接影响了产品生产、流通后的安全性及可操作性等方面，是后续人工智能产品出现缺陷的主要原因。

随着现代化的发展，生产者与研发设计者主体并非完全一致，我们很难将设计研发者的责任归咎于生产责任。且因现代生产的科技化以及交易的复杂

化，每个环节并非泾渭分明，由此，设计研发环节之下的主体亦应当对所造成的产品的缺陷承担产品责任。

人工智能产品研发程序复杂、涉及的专业性较强，若出现相应的程序性缺陷，普通人在受到侵害之后难以通过常识或生活经验发现其中的缺陷之处，亦难以证明所受侵害与该项系统缺陷之间存在因果关系，因此适用过错责任原则将难以维系法之平衡。若适用过错推定责任原则将虽可使“过错”的举证责任倒置，一定程度上减轻了被侵权人的诉讼负担，但自医疗人工智能产品缺陷本身观之，直接应用于诊疗活动，与患者的生命健康利益紧密关联，具有更强的涉人身属性，造成更大程度上的群体伤害，高度的风险性应当使其责任主体承担更多的司法负担。再从司法成本来看，因科技性、专业性程度较强，审查设计研发者的过错无疑增加了审判机关的司法成本与当事人之间的诉讼成本，不利于纠纷的快速解决。

因此，在民法典尚未对人工智能产品设计研发者的归责原则进行明确规定时，应当适用无过错责任原则。

（2）解决医疗产品侵权责任主体识别标准

医疗产品生产者、设计研发者在人工智能产品推陈出新的过程中具有重要地位，产品缺陷亦往往在这两个环节中发生。两者适用同样产品责任制度与归责原则。在侵权责任发生之时，为推进诉讼效率，延续产品责任的立法精神，减轻被侵权人证明责任，本报告认为可将不真正连带责任的范围拓宽至生产者与设计研发者主体关系中。该种方式使得被侵权人可以最先获得补偿，由生产者和设计研发者通过二次诉讼的方式划分两者所应承担之责任。

同时，为更好识别侵权责任主体，在建立主体识别性标准体系之外，应依据产品责任的举证责任倒置的原则，进一步延伸为对致害结果的因果关系的“举证责任倒置”。由生产者举证证明该产品缺陷并非产品制造的实体性原因所导致，以及由设计研发者举证证明该产品缺陷并非产品设计上的算法、编程错误所导致。若双方一方无法证明则由该承担责任，若双方皆无法证明则应当承担连带责任。该种方式符合侵权法中“谁受益、谁承担责任”的原则。且其可最大限度减轻了该种医疗器械专业程度较高之问题的司法审查成本，促进争议的解决。

（3）修正人工智能侵权案件的抗辩事由

在人工智能侵权案件中，抗辩事由的完善是确保公正和合理的侵权法规制的关键。依据《中华人民共和国产品质量法》的相关规定，产品责任的抗辩事由主要包括三部分：未将产品投入流通的；产品投入流通时，引起损害的缺陷尚不存在的；将产品投入流通时的科学技术水平尚不能发现缺陷的存在的，又称发展抗辩。其所规定的抗辩事由中具有争议性的当为关于发展风险的抗辩。

发展风险，其意义在于限制严格责任的适用，避免责任的绝对化特征。对如果没有发展风险的抗辩，许多可能触及该风险的新产品将不会被生产者投放市场，最终消费者和企业都会遭受损失[36]。部分学者据此认为，在人工智能时代，早期的严格责任并非是如今处理大规模损害的最佳方法，由此需要用发展风险抗辩制度来加以平衡，以防止因让生产者承担无法预测的风险而阻碍产业技术的升级与进步[37]，为促进人工智能产品市场的有序发展，发展抗辩之保留尤为重要。

2021 年 6 月，世界卫生组织发布《医疗卫生中使用人工智能的伦理与规制》指南，指出："责任规则在促进安全和问责方面发挥着重要作用，在某些情况下，它们是防止机器学习技术出错的第一道也是唯一一道防线。"强人工智能下的发展抗辩的应用，似乎将医疗产品责任主体，脱离于严格责任与义务的枷锁。现时，深度学习的医疗人工智能还为少数，目前只是辅助性工具，主导权仍掌握在人类医生手中与医疗产品生产商家手中，但其究竟向何处发展并不明朗。人工智能产品发展风险抗辩制度坚持适用或许会使医疗产品创新和患者健康权益保护之间关于产品发展风险分配不正义。

笔者建议审慎将其视为抗辩之理由，若同时兼顾保护患者权益与鼓励医疗人工智能产业发展创新，可采取本报告所提出的人工智能保险或赔偿基金制度，减轻生产者之赔偿责任，推进维护健康权益与鼓励创新之平衡。

2. 医疗损害侵权责任制度

现有医疗损害侵权责任制度主要围绕医疗机构、医疗人员和医疗行为展开，医疗损害责任的诉讼处理方式统一为医疗过错损害赔偿责任[38]。患者在使用人工智能的医疗活动中受到损害，经法院确定医疗机构存在组织过错的，由医疗机构承担赔偿责任[39]。"是否存在过错"系判断医疗损害责任的重点。本报告认为，医疗机构在医疗人工智能领域中的组织过错主要包括四个方面。

（1）使用过错

医疗人员在使用医疗人工智能工具时，应确保对工具的操作和使用方法有正确的理解和掌握。医疗人员应接受相关的培训和指导，了解人工智能工具的功能、限制和适用范围，以避免因误用或不当使用而导致患者损害。

（2）决策过错

医疗机构应坚守医疗人工智能的医疗人工智能工具提供的诊断或治疗建议只是辅助性的参考，不能替代医生的临床判断和专业知识。医生在接收到人工智能结果后，未能审慎地进行解读和分析，结合患者的临床情况和个体特征，做出合适的医疗决策。

（3）管理过错

医疗机构未能有效建立有效的监督和质量控制机制，对医疗人工智能工具的使用过程进行监测和评估。未能应定期对人工智能系统进行性能评估和审查，确保其符合质量标准和安全要求，致使患者损伤。

（4）伦理过错

医生应与患者充分沟通，充分尊重患者的知情同意权，向患者解释医疗人工智能工具的作用、风险和限制。医疗机构未能应主动提供相关信息，让患者参与医疗决策的过程，造成医患之间的恶性理解与沟通不畅，使用该医疗人工智能造成了算法歧视与偏见，致使患者产生相应损害。

（三）构建人工智能医疗伦理治理路径

1. 数据隐私治理：探索医疗健康信息数据保护制度

（1）建立严格的数据采集、存储和传输规范

医疗机构和人工智能产品生产者、设计者内部应该制定严格的数据采集、存储和传输规范，确保医疗健康信息的安全和保密性。

医疗机构相关人员应限制数据收集范围，确保仅收集与医疗服务和人工智能产品功能相关的必要信息，避免收集不必要或敏感信息；依公序良俗之要求，明确规定数据存储的时间范围，并在超过期限后及时删除或匿名化个人身份信息，以减少数据泄露的风险；医疗机构内部应设立专门部门采用安全的存储技术使用加密技术保护数据的安全，在数据传输和存储过程中采用行业标准的加密协议和安全传输通道，确保数据不被未经授权的访问者获取。医疗产品的研发涉及者应于医疗产品内部设定严格的访问权限，采用严格的权限控制机制，确保只有经过授权的人员才能访问和处理敏感的医疗健康数据，记录访问日志以追踪数据访问行为。

（2）建立多元化数据监督保护机制

政府数据主管部门与医疗执法部门联合建立监督和执法机制，对医疗机构和技术提供商的数据隐私行为进行监督和检查，确保其遵守相关的法律法规和隐私政策。依现有行政立法对违反数据隐私规定的行为进行严厉的处罚，以起到震慑作用，维护患者的隐私权益。

但由于医疗人工智能以海量的健康数据为基础，存在监管成本高和信息不对称等问题，监管者不容易发现侵犯隐私的行为[40]。有必要构建多元主体参与的监督机制，在常规的政府监管之外，建立健康数据隐私泄露举报机制有利于调动多方主体参与个人健康数据保护行动

2. 医患信任危机治理

（1）推进患者知情同意规则的优化

知情同意（Informed Consent），是指患者在获得医生提供其医疗决定所必需的足够信息的基础上，做出医疗同意的过程。患者知情同意权由知情权和同意权共同组成，前者是后者的基础，后者是前者的延伸[41]。患者知情同意是医疗过程中保护患者权益和尊重患者选择的重要机制之一。本报告认为，在人工智能医疗中，优化患者知情同意规则重医疗行为前端、中端、后端之治理。

在医疗行为之前即前端，医疗机构应该确保患者在接受医疗服务前，充分了解使用人工智能技术可能涉及的风险、限制和潜在影响，并明确知情同意的范围和内容。同时，在诊疗中端建立透明和公正的沟通机制，确保医生和患者之间的信息传递畅通，患者可以随时了解自己的医疗情况和治疗方案。在诊疗后端，建立健全投诉处理和纠纷调解机制处理医患信任危机，使患者有渠道向医疗机构反映意见和投诉，通过有效的纠纷调解机制，解决医患之间的纠纷和争议。

（2）负责任算法医疗原则

引入负责任算法医疗原则是治理医患信任危机的重要举措与最底层逻辑。推进算法歧视与算法黑箱治理，确保人工智能算法的设计、应用和结果能够符合伦理和法律要求。

医疗机构和技术提供商应该确保人工智能算法的透明度和可解释性，减轻“算法黑箱”之影响，让医生和患者了解算法的工作原理和决策过程[42]。

为减轻算法歧视之风险，医疗机构与技术提供商亦应医疗人工智能训练之时，重视多样化的数据集和训练样本。在算法输入中应针对同一类型患者不同疾病数据训练，以及针对不同类型患者的同一类型疾病数据训练，使用包含多

样化群体的数据集，减少算法对特定群体的偏见。该数据集之选择应确保数据集的代表性，以充分反映不同人群的特征和需求，在这一进程中同时注重引入道德建设，算法伦理合规。在算法输出后对算法进行透明、公正、全面的审查，以检测和纠正潜在的歧视性偏差，确保算法的设计和实施符合公平和非歧视的原则。

（四）引入强制性人工智能医疗保险计划和赔偿基金项目

基于过错和因果关系的双重推定，医疗机构承担责任的风险大大增加，这种制度实际上是将患者的风险转移至医疗机构，以往并不利于医疗机构的安全运营[43]。试引入强制性人工智能医疗保险计划与赔偿基金项目，可视为有效的风险分担形式。

1. 强制性人工智能医疗保险计划

针对人工智能技术在医疗健康领域可能引发的风险和责任，政府相关监管机构与保险公司合作，设计专门的人工智能医疗保险方案。本报告认为，作为一项新型的责任保险，最主要的内容包括如何评估责任主体以及确定保险赔偿范围。

（1）明确责任主体的覆盖范围

人工智能责任保险制度应该覆盖多个责任主体，包括但不限于开发者、制造者、销售者等，上述的所有主体，在人工智能产品的整个生命周期中都可能涉及法律责任。其中最主要的责任主体应包括广义的开发者与制造者，开发者可能对算法的设计和训练负有责任，制造商可能对硬件部分的问题负有责任，因此，保险制度应该确保这些责任主体都能够得到必要的保障。

就开发者而言，开发者通常负责设计和训练人工智能算法，他们需要确保算法的行为不会导致侵权或损害他人的权益，但如果算法存在缺陷或问题，开发者可能需要承担一定的法律责任。

就制造而言，制造商涉及硬件方面的责任，即人工智能产品的物理部分。比如，生产线中的产品组件、硬件整机以及产品组装过程中存在缺陷或问题，制造商可能会被追究责任，尤其是当硬件故障导致损害时。

就医疗机构而言，如产品的运营商等负责产品的实际使用和维护。他们需要确保在使用人工智能产品时采取适当的措施来避免潜在的侵权行为。如果运营商未能履行其责任，需承担法律责任。

（2）确定费用评估

保险公司可以根据产品的技术成熟度、安全性和可控性等进行风险评估，确定强制性保险费用。

首先，可根据技术成熟度的不同确定不同的保险费率。对于新兴的医疗人工智能产品，因可能存在未知的技术问题和潜在的安全隐患，视为“技术风险较高”，需支付高于同行业平均数的强制保险费用。随着技术的逐渐成熟和产品的稳定，费用可以逐年降低，以鼓励企业采取更多的风险管理措施，提高产品的安全性和稳定性。

其次，可根据该医疗人工智能产品使用以来风险发生情况记录，确立强制性保险费用的高低，具有低风险记录的人工智能产品可以享受较低的保险费用。相反，有多次侵权记录或安全漏洞的产品可能需要支付更高的费用，以反映其较高的风险水平。以激励企业更加注重产品安全性，并采取积极措施来降低潜在风险。

最后，可综合致害风险概率、平均损害后果及赔偿数额、其他损害发生情况等确定责任强制保险金，鼓励相关企业在高风险环境中采取额外的安全措施。

2. 赔偿基金项目

赔偿基金项目的建立是针对人工智能在医疗健康领域可能引发的意外损害和纠纷而提出的一项重要举措。医疗机构、医疗从业者以及相关人工智能技术提供商将共同出资建立赔偿基金，而基金用途是为了赔偿因人工智能技术错误、瑕疵或滥用而造成的患者损失和医疗纠纷。

本报告认为，设立赔偿基金项目具有相当之必要性。从其目的而言，其建立强调了医疗机构和技术提供商的责任感和社会担当。通过共同出资建立赔偿基金，机构和提供商承担了更大的社会责任，表明了他们愿意为医疗健康领域的安全和可靠性负责。赔偿基金的设立有助于为患者提供一种有效的补偿途径。在人工智能技术可能引发的医疗纠纷中，患者往往是弱势群体，他们可能面临诊断错误、治疗风险等问题。赔偿基金将为患者提供一个公平、透明的赔偿机制，保障其合法权益，提升患者对医疗服务的信任度。此外，赔偿基金项目也是一种激励机制，可以促使医疗机构和技术提供商采取更严格的质量控制和安全措施。为了降低患者风险并提高服务质量，医疗机构和技术提供商将不得不加强对人工智能技术的管理和监控，确保其在医疗应用中的准确性和安全性。

（1）确定资金来源

资金来源作为赔偿基金“本源”。通常情况下，赔偿基金的资金来源包括医疗机构、医疗从业者以及相关的人工智能技术提供商。可以根据其在医疗健康领域的收入或利润比例来提供资金。

（2）制定基金管理机制

在建立赔偿基金项目时，需要制定详细的管理机制。以政府卫生主管部门牵头，与医疗机构、医疗人工智能提供者共同设立管理委员会或基金管理机构，明确其职责和权利，确保基金的使用和管理符合规定和透明度要求。

（3）制定资金赔偿程序与申请程序

制定赔偿标准作为赔偿基金项目中的重要环节，需要综合考虑医疗行为的风险和医疗服务的特点明确定义哪些情况下可以获得赔偿、赔偿的范围和标准等。确保赔偿标准合理公正。患者可以通过指定的申请途径提出赔偿申请，基金管理机构应该设立专门的审核团队对申请进行评估和审核，确保赔偿申请符合规定的标准和程序。

四、结语

中国医疗行业长期存在医疗资源供需缺口大、优质医生资源分配不均、误诊漏诊率偏高等问题，而且随着人口老龄化加剧、慢性病患者群体增加，上述问题愈发严重，对于医疗人工智能有着迫切的需求。在现实需求与人工智能医学深度融合的交互下，人工智能将在人类生命健康全周期中发挥更大的作用，如在影像诊断领域，人工智能可快速阅读成像，进行分析和诊断；在医疗资源方面，人工智能能解决昂贵的剂量误差问题；在诊疗方面，人工智能可为特定病种初诊，进行辅助手术[44]。

然而，面对人工智能世界，各医疗活动的相关主体也应意识到，人工智能在医疗健康领域的应用亦面临着诸多法律和伦理挑战，诸如数据隐私与安全、算法透明度与可解释性、责任与责任追究等问题。针对这些挑战，需要建立健全法律法规和伦理指导，保障医疗数据的隐私与安全，确保人工智能算法的透明度与可解释性，明确医疗侵权事件中各方的责任与义务。

在 AI 技术的不断发展及其与医疗卫生领域的深度融合过程中，一方面，我们需推进持续创新，进一步拓展和深化 AI 应用场景和技术；另一方面，我们亦需保持警惕，确保人工智能的发展与医疗伦理的基本原则相一致，以能更好地利用人工智能技术推动医疗健康领域的发展，促进科技向善，实现更加公平、高效、安全和可持续的医疗服务，最终造福人类健康。

参考文献

[1] M. Qouhafa, B. Benaji, S. Lebbar, et al. Identification of Responsibilities for the Use ofDevices Incorporating Artificial Intelligence in Health: Systemic Review, in International Conference on Advanced Intelligent Systems for Sustainable Development, Volume 3 – Advanced Intelligent Systems on Agriculture and Health, Springer Nature Switzerland, 2023, 405.

[2] See Debabrata Samanta, Debabrata Singh. Handbook of Research on Mathematical Modeling for Smart Healthcare Systems 2022, IGI Global, 2022, 184.

[3] Jyoti Choudrie, Parikshit N. Mahalle, Thinagaran Perumal. IOT with Smart Systems – ICTIS 2023, Volume 2, 2023, Springer Nature Singapore, 567.

[4] See Upendra Kumar Devisetty, Deep Learning for Genomics: Data – driven Approaches for Genomics Applications in Life Sciences and Biotechnology, Packt Publishing, 2022, 118.

[5] See Berardi, Filomena, Giorgio Vernoni. Automation in Medical Imaging: Who Gets What AI Sees? Insights from the Adopters' Perspective. Genetic Science and New Digital Technologies: Science and Technology Studies and Health Praxis, edited by Tina Sikka, 1st ed., Bristol University Press, 2023: 163.

[6] See Rishabha Malviya, Shivam Rajput, Makarand Vaidya. Artificial Intelligence for Bone Disorder Diagnosis and Treatment, Wiley, 2024, p198.

[7] Rishabha Malviya, Shivam Rajput, Makarand Vaidya. Artificial Intelligence for Bone Disorder Diagnosis and Treatment, Wiley, 2024, p198.

[8] See World Health Organization, Artificial intelligence is changing the health sector, in WHO Consultation Towards the Development of guidance on ethics and governance of artificial intelligence for health, in Meeting report Geneva, Switzerland, 2 – 4

October 2019, World Health Organization (2021), p3.
[9] See Hannah van Kolfschooten, The Impact of Artificial Intelligence on Health Outcomes for Key Populations: Navigating Health Inequalities in the EU Background, Health Action International. Netherlands, 2023, p3.
[10] 韩成芳. 医疗人工智能领域个人健康数据保护的困境及其破解 [J]. 科技与法律 (中英文), 2024, (1): 55.
[11] See World Health Organization, Artificial intelligence is changing the health sector, in WHO Consultation Towards the Development of guidance on ethics and governance of artificial intelligence for health, in Meeting report Geneva, Switzerland, 2 – 4 October 2019, World Health Organization (2021), p3.
[12] See Hannah van Kolfschooten, The Impact of Artificial Intelligence on Health Outcomes for Key Populations: Navigating Health Inequalities in the EU Background, Health Action International. Netherlands, 2023, p3.
[13] See Prasant Kumar Pattnaik, Raghvendra Kumar. Risk Detection and Cyber Security for the Success of Contemporary Computing, IGI Global, 2023, p 126.
[14] See Kerstin Dautenhahn, Socially Intelligent Robots: Dimensions of Human – Robot Interaction, in Philosophical Transactions: Biological Sciences, Vol. 362, No. 1480, Social Intelligence: From Brain to Culture, 2007, p679.
[15] John Frank Weaver. 机器人也是人：人工智能时代的法律 [M]. 郑志峰, 译. 台湾：元照出版社, 2018: 46 – 47.
[16] See Shital Poojary, Yasmeen Jabeen Bhat, Anupam Das, Recent Advances in Dermatology, Jaypee Brothers Medical Publishers, p144.
[17] See Mark A. Lemley, Bryan Casey, Remedies for Robots, in The University of Chicago Law Review, Vol. 86, No. 5 (September 2019), p1311.
[18] Ana Flávia Messa, Carlos Eduardo Nicoletti Camilo, Diretrizes éticas da Inteligência Artificial, em E. Tec Yearbook – Artificial Intelligence & Robots, JusGov – Research Centre for Justice and Governance, School of Law – University of Minho, 2020, p3.
[19] Ana Flávia Messa, Carlos Eduardo Nicoletti Camilo, Diretrizes éticas da Inteligência Artificial, em E. Tec Yearbook – Artificial Intelligence & Robots, JusGov – Research Centre for Justice and Governance, School of Law – University of Minho, 2020, p7.
[20] Ana Flávia Messa, Carlos Eduardo Nicoletti Camilo, Diretrizes éticas da Inteligência Artificial, em E. Tec Yearbook – Artificial Intelligence & Robots, JusGov – Research

Centre for Justice and Governance, School of Law – University of Minho, 2020, p11.

［21］See Phillip Brown and Ewart Keep, Rethinking the Race Between Education & Technology, Issues in Science and Technology, Vol. 35, No. 1, 2018, p31.

［22］See Phillip Brown and Ewart Keep, Rethinking the Race Between Education & Technology, Issues in Science and Technology, Vol. 35, No. 1, 2018, p31.

［23］See Emilian Mihailov, 5 Is the House of Smart Technologies Less Human?: Challenges to Human Dignity in the Care of Older Persons, in Robots and Gadgets: Aging at Home, 2024, pp119 – 136.

［24］See Emilian Mihailov, 5 Is the House of Smart Technologies Less Human?: Challenges to Human Dignity in the Care of Older Persons, in Robots and Gadgets: Aging at Home, 2024, p120.

［25］See Maria Stefania Cataleta, Humane Artificial Intelligence: The Fragility of Human Rights Facing AI, East – West Center（Jan. 1, 2020）, p3.

［26］陶林．论医学人工智能的运用、伦理风险与规制［J］．青岛科技大学学报（社会科学版），2022，38（2）：63－69.

［27］郑飞，马国洋．人工智能法学［M］．北京：中国政法大学出版社，2023：197.

［28］朱凌珂．赋予强人工智能法律主体地位的路径与限度［J］．广东社会科学，2021（5）：240－253.

［29］杨清望，张磊．论人工智能的拟制法律人格［J］．湖南科技大学学报（社会科学版），2018，21（6）：91－97.

［30］付其运．人工智能非主体性前提下侵权责任承担机制研究［J］．法学杂志，2021，42（4）：83－90.

［31］孟亚楠．人工智能医疗产品侵权中的责任主体问题探究［J］．东南大学学报（哲学社会科学版），2019，21（增刊2）：92.

［32］於兴中．数字素养：从算法社会到网络3.0［M］．上海：人民出版社，2023：51－52.

［33］郑志峰．诊疗人工智能的医疗损害责任［J］．中国法学，2023（1）：203－221.

［34］周文康，费艳颖．医疗人工智能前沿研究：特征、趋势以及规制［J］．医学与哲学，2021，42（19）：38－44.

［35］冉克平．产品责任理论与判例研究［M］．北京：北京大学出版社，

2014：287.

[36] 殷秋实．智能汽车的侵权法问题与应对［J］．法律科学（西北政法大学学报），2018，36（5）：42－51.

[37] 邓明攀，刘春林．手术机器人的医疗损害责任研究［J］．中国卫生法制，2019，27（3）：34－41.

[38] 林洧．人工智能医疗侵权纠纷中的责任承担与举证分配［J］．太原理工大学学报（社会科学版），2024，42（1）：21－28.

[39] 韩成芳．医疗人工智能领域个人健康数据保护的困境及其破解［J］．科技与法律（中英文），2024（1）：55－60.

[40] 刘鑫．医事法学［M］．北京：中国人民大学出版社，2015：69－70.

[41] 蔡大顺．智慧医疗民事责任的内容革新与赔偿优化［J］．江汉论坛，2023（12）：121－126.

[42] 李润生，史飚．人工智能视野下医疗损害责任规则的适用和嬗变［J］．深圳大学学报（人文社会科学版），2019，36（6）：91－99.

[43] 金春林，何达．人工智能在医疗健康领域的应用及挑战［J］．卫生经济研究，2018（11）：3－6.

HB.13 数智健康时代下 AI + 互联网医疗的现行法律监管框架及展望

侯铭强[①]

摘　要： 本报告基于文献研究，对当下中国就开展 AI + 互联网医疗服务而言，针对医疗机构的现行主要监管要求进行了梳理，并就实践中 AI + 互联网医疗服务值得注意的合规要点和建议尝试进行了讨论。

关键词： 数智健康；互联网医疗服务；法律监管；合规

2021 年末，36 氪研究院在其发布的 2021 年中国医疗 AI 行业研究报告[1]中述及，以计算机视觉、自然语言处理、机器学习等为代表的人工智能技术已广泛渗透于医学影像、健康管理、医疗信息化、药物研发等多样化场景中，已经成为提升医疗服务水平的重要驱动力。其中，AI 医学影像市场保持较高增速，资本集聚度高，率先实现商业化；AI 药物研发、医疗信息化等亦在一级市场受到广泛关注，发展前景广阔。

华安证券研究所在其 2023 年 4 月 2 日发布的证券研究报告[2]中曾对当前互联网医疗的产业链进行过梳理，见图 1 互联网医疗产业链图解。

据中商产业研究院在其 2023 年 6 月发布的 2023 年中国智慧医疗行业产业链上中下游市场分析报告[3]中的数据统计，2022 年中国互联网医疗行业市场规模达 3099 亿元，预计 2023 年将达 3647 亿元。在数字化、智能化的时代背景下，AI 与大健康产业的深度融合标志着诸多细分领域结构在未来可能发生根本性转变。随着 AI 技术的不断成熟和应用范畴的不断扩大，AI + 互联网医疗服务行业正站在前所未有的发展风口。

---

① 侯铭强，哥伦比亚大学法学院 LL. M.，哥伦比亚大学法学院研究员，研究方向：中国法研究、AI 法律研究、数据合规。

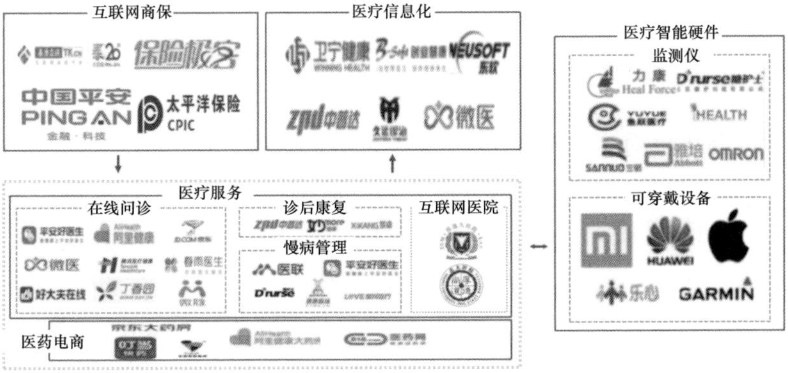

图 1　互联网医疗产业链图解

AI 技术使得网络医疗服务实现了质的飞跃，不仅提高了医疗服务的可达性和效率，还可以通过技术，向患者提供更为个性化和精准的医疗服务，但同时，也引入了数据安全、科技伦理等新的法律议题。尽管 AI + 互联网医疗这一新兴领域的快速发展为现有法规和监管架构带来了巨大挑战，但同时也为构建更为先进、适应性强的法规监管体系提供了契机。

本报告旨在梳理 AI + 互联网医疗这一细分领域下的主要法律监管规定，并对实践中 AI + 互联网医疗服务行业值得注意的合规要点和建议尝试进行讨论。

一、当下开展 AI + 互联网医疗服务针对医疗机构的主要监管要求

（一）《互联网诊疗管理办法（试行）》的规范要求

为落实国务院办公厅《关于促进“互联网 + 医疗健康”发展的意见》（国办发〔2018〕26 号），自 2018 年 7 月 17 日国家卫生健康委、国家中医药局联合发布《关于印发互联网诊疗管理办法（试行）等 3 个文件的通知》（国卫医发〔2018〕25 号）之日起，互联网诊疗服务便有了较为明晰的监管要求。该管理办法的核心目的在于规范互联网诊疗活动，确保医疗服务的质量和安全，同时促进互联网医疗服务的健康快速发展。该管理办法第二条明确指出，互联

网诊疗特指医疗机构利用注册医师，通过互联网等信息技术提供的常见病、慢性病复诊服务和“互联网＋”家庭医生签约服务，对于服务类型做出了明确限制。

该管理办法也对医疗机构的准入条件进行了详细规定。明确了只有取得“医疗机构执业许可证”的机构方可开展互联网诊疗活动，对何种机构有资格开展相关服务提出了资质要求。同时，还在第六条、第七条规定了新申请医疗机构在申请设置时必须明确提出开展互联网诊疗活动的意向，并且在获得批准后，需按照相关法律法规申请执业登记。此外，管理办法还在第八条至第十一条进一步细化了已取得执业许可证的医疗机构申请开展互联网诊疗活动的流程，包括提交申请书、合作协议以及其他必要材料，以及与第三方机构合作时应明确的责任、权利。

管理办法也对医疗机构在开展互联网诊疗活动时应遵守的具体规范进行了详细阐述。强调了医疗机构必须建立符合医疗管理要求的医疗质量和安全规章制度，具备满足互联网技术要求的设备设施、信息系统、技术人员以及信息安全系统，实施第三级信息安全等级保护，同时在第十四条、第十五条对医师、护士的资质和“互联网＋”家庭医生签约服务的实施提出了具体要求。管理办法也对互联网诊疗活动的具体操作提出了明确的指导，包括医师掌握患者病历资料后可进行复诊，不得对首诊患者开展互联网诊疗活动，以及在线开具处方的规定。特别值得关注的是管理办法第十八条和第十九条，对电子处方的开具、审核、配送流程以及特殊药品的处方限制进行了严格规定。

（二）《互联网医院管理办法（试行）》的规范要求

在同期作为《关于印发互联网诊疗管理办法（试行）等 3 个文件的通知》附件发布的《互联网医院管理办法（试行）》中，值得注意的是对作为实体医疗机构第二名称的互联网医院和依托实体医疗机构独立设置的互联网医院两种运营模式，办法进行了详细规定，以确保这两种类型的互联网医院在提供服务时能够遵循统一的规范和标准，保障医疗服务的质量和安全。

就作为实体医疗机构第二名称的互联网医院的准入条件和申请而言，办法规定实体医疗机构可以通过自行或与第三方机构合作搭建信息平台，使用本机构及其他医疗机构注册的医师开展互联网诊疗活动，并申请将互联网医院作为第二名称。若仅使用本机构注册的医师，则可以简化申请流程。申请设置互联网医院时，需提交设置申请书、可行性研究报告（可适当简化）、依托实体医疗机构的地址和合作建立互联网医院的协议书。卫生健康行政部门将依据相关法律法规审核申请，并在规定时间内作出书面答复。批准后，将在《设置医疗机构批准书》中注明互联网医院作为第二名称。依托实体医疗机构独立设置的互联网医院在申请时则需与实体医疗机构建立合作关系，并在申请材料中明确这一点。此外，若合作方发生变更或其他合作协议失效的情况，需要重新申请设置互联网医院。

（三）《远程医疗服务管理规范（试行）》的规范要求

在同期作为《关于印发互联网诊疗管理办法（试行）等 3 个文件的通知》附件发布的《远程医疗服务管理规范（试行）》中，从管理范围、开展远程医疗服务的基本条件以及远程医疗服务流程及有关要求三个层面作出了规定。

首先，规范明确了远程医疗服务的定义，包括两种情形：一是医疗机构之间的直接合作；二是通过第三方平台进行的远程医疗服务。在这两种情形中，允许医疗机构通过信息化技术为患者提供诊疗技术支持，并明确了双方的责权利。此外，规范还指出，若邀请方通过信息平台直接邀请医务人员提供在线医疗服务，必须按照《互联网医院管理办法（试行）》进行管理。

其次，规范对开展远程医疗服务的医疗机构和人员提出了基本条件。医疗机构需获得卫生健康行政部门的批准，拥有相应的诊疗科目，并具备专业的技术人员和完善的管理制度。人员方面，邀请方和受邀方应根据患者病情安排相应医务人员，并确保远程医疗服务信息系统的正常运行。设备设施方面，远程医疗信息系统应满足安全、实时传输的要求，重要设备和网络应有不间断电源，且远程医疗服务网络应具备至少两家网络供应商提供的网络，以保障信息传输的通畅。

最后，规范详细阐述了远程医疗服务的流程和要求。①医疗机构间应签订远程医疗合作协议，明确合作的各项细节。②邀请方需征得患者或其监护人的书面同意，方可组织远程医疗服务。在远程会诊方面，邀请方需明确诊断治疗方案，并与受邀方进行个案病例讨论。受邀方在接受邀请后，应安排具备相应资质的医务人员提供服务，并出具诊疗意见报告。远程诊断流程则由邀请方和受邀方通过协议明确。③邀请方和受邀方需共同完成病历资料的保存，远程医疗服务相关文书可通过电子方式发送。

（四）《互联网诊疗监管细则（试行）》的规范要求

2022年，针对互联网医疗中使用AI的情况，为应对社会上AI乱开处方等乱象，国家卫生健康委和国家中医药管理局印发《互联网诊疗监管细则（试行）》，明确医师接诊前需进行实名认证，确保由本人提供诊疗服务。其他人员、人工智能软件等不得冒用、替代医师本人提供诊疗服务。同时，要求医疗机构开展互联网诊疗活动应当严格遵守《处方管理办法》等规定，加强药品管理。处方应由接诊医师本人开具，严禁使用人工智能等自动生成处方。处方药应当凭医师处方销售、调剂和使用。

（五）其他规范要求

实践中开展相关服务，还需要取得其他基本资质证照。如向不特定用户通过互联网有偿提供信息从而构成经营性互联网信息服务，向用户出售药物和医疗器械从而构成在线数据处理与交易处理等情形，需要取得“增值电信业务经营许可证”及互联网药品信息服务资格证书。

就AI技术的医用软件的使用，如按照《人工智能医用软件产品分类界定指导原则》《人工智能医疗器械注册审查指导原则》等规范落入人工智能医用软件的范畴，且依据《医疗器械监督管理条例》《医疗器械分类目录》被认定为医疗器械，也往往需要按照第Ⅱ类、Ⅲ类医疗器械进行注册和监管。

就服务开展过程中的个人信息的收集、使用、存储和传输，还应当符合数据安全法律的要求，进行信息安全等级保护备案。

二、实践中AI+互联网医疗服务值得注意的合规要点

（一）外资相关准入政策

2024年，国务院办公厅印发《扎实推进高水平对外开放更大力度吸引和利用外资行动方案》，行动方案指出，将对外商投资准入负面清单进行合理缩减，并完善相关的管理制度，确保在投资准入前给予外资与国内投资者同等的

待遇。该方案还强调了取消对外资在制造业领域的所有准入限制，并持续推动电信、医疗等行业的对外开放。为了增强对外商投资的吸引力，方案提出扩大鼓励外商投资的产业目录和项目清单。目前尚无更新的产业目录及负面清单出台，尽管如此，这些措施对于 AI + 互联网医疗行业的影响是显著的。首先，缩减负面清单未来将会为 AI + 互联网医疗企业提供更广阔的市场空间和投资机会。其次，通过扩大鼓励投资的产业目录，AI + 互联网医疗企业作的科技创新属性将获得更多的政策支持和资源倾斜，从而加速技术创新和产业升级。这些政策将有助于构建一个更加开放、创新和互联互通的 AI + 互联网医疗产业生态。

根据国家发展改革委和商务部发布的现行有效的《鼓励外商投资产业目录（2022 年版）》，政府鼓励外商投资的医疗 AI 相关产业不仅包括了医疗设备的研发与制造，还涵盖了医疗影像的智能辅助诊断、医疗耗材的开发与生产等多个方面。特别值得关注的是，目录中提到的“人工智能辅助医疗设备制造”（225 项），直接指向了 AI 技术在医疗设备中的应用，这表明政府对于医疗 AI 领域的外商投资持积极鼓励态度。同时，目录还鼓励外商投资于高端医疗设备的研发与生产，如高端放射治疗设备、手术机器人、监护仪等，均是医疗 AI 技术与医疗器械结合的关键产品。

目录为外商提供了在中国医疗 AI 领域投资的明确方向和政策支持，尽管如此，依据现行法律监管框架，外资进入 AI + 互联网医疗行业还是有着诸多限制。

就医疗机构合资股比限制，早年《中外合资、合作医疗机构管理暂行办法》有进一步解释，截至 2024 年年初尚无进一步的新规定。办法中关于合资设立的医疗机构投资总额不得低于 2000 万元人民币并非实践中的障碍，建议主要关注合资、合作中方在中外合资、合作医疗机构中所占的股权比例或权益不得低于 30% 这一项规定以及合资、合作期限不超过 20 年这两项限制。

（二）AI 在互联网医疗服务中的应用和定位

目前，AI 在互联网医疗服务中的应用尚处于初期阶段，定位为“辅助性”用途。实践中往往以 AI 助手导诊、在线问诊辅助执业医师进行前期信息收集、辅助医务人员开展诊后健康管理的功能等形式实现。

中国法律目前对于人工智能在医疗诊断过程中的应用提出了明确的指导原则，如对于可通过互联网形式开展诊疗的类型，应当限制在一般普通疾病的诊断或者对常见慢性病的复诊，同时不能通过互联网进行首诊。又如关于“处方权”的归属，人工智能软件不得冒充或取代执业医师进行患者接诊。此外，对于处方的开具，规定必须由接诊医师亲自完成，严格禁止利用人工智能或其他自动化工具生成处方。

中国现行法律针对 AI 在互联网医疗服务中的应用和定位，体现了对人工智能在医疗领域应用的审慎态度，旨在确保医疗服务的质量和安全。它为医疗机构和从业人员在使用人工智能进行医疗诊断时提供了行为准则，要求他们严格遵守医疗规范和伦理标准。违反这些规定的医疗机构和个人，根据情节的严重性，可能需要承担相应的民事赔偿责任、行政处罚乃至刑事责任。这也提醒医疗机构和从业人员在使用人工智能辅助诊断时，必须保持警觉，确保 AI 技术应用不超越法律和伦理的界限。

（三）数据收集、使用、存储、传输安全

在 AI + 互联网医疗的场景下的多个环节，往往会涉及运用 AI 技术实现医疗机构内部数据整合（文本录入、整理、归档、存储、分析）以及跨机构平台共享互联的情形。如何确保互联网医疗的数据在收集、使用、存储、传输环节中的安全性，一直是一个难题。

在医疗与 AI 融合的背景下，数据的收集与处理合规性成为确保患者隐私权和推动技术健康发展的关键环节。在此领域内，法律法规的遵循不仅是法律责任的要求，更是医疗机构和技术开发者职业道德的体现。

首先，根据《中华人民共和国网络安全法》的相关规定，网络运营者在收集和使用个人信息时，必须遵循合法、正当、必要的原则，并确保信息主体的知情同意权得到充分尊重。在医疗 AI 的应用场景中，这意味着服务提供方在处理患者数据时，必须明确告知数据的使用目的、范围和处理方式，并取得患者的明确同意。此外，网络运营者还应当采取技术措施和其他必要措施确保网络安全，防止信息泄露，确保患者数据的完整性和保密性。

《中华人民共和国数据安全法》进一步强化了数据保护的要求，特别是对于重要数据的处理者。该法规定，重要数据的处理者应当明确数据安全负责人和管理机构，落实数据安全保护责任。在医疗 AI 领域，这要求服务提供方必须建立健全数据安全管理制度，确保数据处理活动的安全性和合规性。同时，重要数据处理者还应当对数据处理活动定期开展风险评估，并将风险评估报送

至有关主管部门，以实现数据安全风险的可控性和透明性。

《中华人民共和国个人信息保护法》对个人信息的处理提出了更为严格的要求，特别是对于敏感个人信息的处理。该法规定，处理敏感个人信息应当具有特定的目的和充分的必要性，并取得个人的单独同意。在医疗 AI 的应用中，患者的健康信息往往属于敏感信息，因此服务提供方在处理这类信息时，必须采取更为严格的保护措施，如分开存储个人身份信息与生物识别信息，并确保信息处理活动的透明度和可追溯性。

在行业特定规范方面，《医疗机构病历管理规定（2013 年版）》对患者病历资料的保护提出了明确要求。医疗机构及其医务人员应当严格保护患者隐私，禁止未经患者同意或者依法授权的情况下泄露患者的病历资料。这一规定在医疗 AI 的应用中尤为重要，因为 AI 系统可能需要处理大量的患者病历数据，因此必须确保这些数据的安全性和隐私性。

《电子病历应用管理规范（试行）》则要求电子病历系统为操作人员提供专有的身份标识和识别手段，并设置相应权限。在医疗 AI 的开发实践中，这意味着服务提供方必须确保系统的操作人员具有明确的权限控制，防止未经授权的数据访问和操作，从而保障患者数据的安全。

《人口健康信息管理办法（试行）》对人口健康信息的管理提出了分级存储的要求，并明确禁止将此类信息存储在境外服务器或通过境外服务器进行托管和租赁。在全球化背景下，医疗 AI 的开发和应用可能涉及跨境数据流动，因此服务提供方必须确保患者数据的存储和处理活动符合国家的数据安全要求，防止数据跨境流动带来的风险。

针对人类遗传资源相关的数据，《人类遗传资源管理条例》及其实施细则提出了特殊的管理要求。这些规定对外方单位在中国境内的人类遗传资源活动进行了限制，并要求进行伦理审查和相关审批程序。在医疗 AI 领域，这意味着服务提供方在处理患者的基因数据时，必须遵守国家的遗传资源管理规定，确保人类遗传资源的合法、合规和伦理使用。

综上所述，医疗 + AI 领域的数据收集与处理合规性是一个多维度、多层次的问题，涉及法律法规的遵循、伦理审查的实施、风险评估的开展以及数据安全措施的落实。服务提供方必须在法律法规的框架内，结合行业特定规范，建立健全数据合规体系，以保护患者的隐私权益，促进医疗 AI 技术的健康发展。通过这些努力，我们可以期待医疗 + AI 领域在未来能够为患者提供更安全、更有效、更人性化的医疗服务。

（四）科技伦理审查

中国在AI伦理治理方面也采取了积极措施。2017年，国务院发布的《新一代人工智能发展规划》提出了制定促进人工智能发展的法律法规和伦理规范的要求。2021年修订的《中华人民共和国科学技术进步法》规定国家建立科技伦理委员会，完善科技伦理制度规范，加强科技伦理教育和研究，健全审查、评估、监管体系。2022年3月，中共中央办公厅、国务院办公厅印发《关于加强科技伦理治理的意见》，进一步明确了科技伦理的五项原则，包括增进人类福祉、尊重生命权利、坚持公平公正、合理控制风险和保持公开透明。

在科技伦理审查方面，2023年10月，科技部等多部门联合发布的《科技伦理审查办法（试行）》为科技伦理审查的审查主体、审查程序、监督管理等提出了统一要求。该办法规定，涉及人类生物样本、个人信息数据等的科技活动，或可能在生命健康、生态环境、公共秩序、可持续发展等方面带来伦理风险的科技活动，均需进行科技伦理审查和监管。

在医疗+AI的应用开发过程中，无论是传统医疗行业还是技术企业，都需关注和遵守科技伦理审查的要求。特别是在涉及人类遗传资源的采集、利用，药物、医疗器械的临床试验，以及医疗技术的临床应用等方面，事前伦理审查已成为一项基本制度。随着AI与医疗的深入结合，医疗+AI将显著拓展科技伦理审查的适用范围。

科技伦理审查的核心在于确保科技活动符合伦理原则，审查科技人员的资质、研究基础及设施条件等是否达到相关要求。对于涉及人类作为研究参与者的科技活动，审查重点包括招募方案的公平合理性，生物样本的合法合规处理，个人隐私数据的保护，研究参与者的合法权益保障，以及知情同意书的内容完整性和获取过程的合规性。这些措施旨在确保科技活动的伦理性，保护参与者的权益，促进科技活动的健康发展。

在《科技伦理审查办法（试行）》中，明确了科技伦理审查的基本程序，包括但不限于审查科技活动的伦理性、参与科技活动的科技人员资质、研究基础及设施条件等是否符合相关要求。该办法特别强调了对于涉及人类生物样本、个人信息数据等的科技活动的审查，要求相关单位在进行此类活动前，必须经过科技伦理（审查）委员会的审查。此外，对于可能在生命健康、生态环境、公共秩序、可持续发展等方面带来伦理风险的科技活动，也需进行相应的伦理审查。

《科技伦理审查办法（试行）》还规定，科技伦理（审查）委员会应当在设立后的30日内，通过国家科技伦理管理信息登记平台进行登记。这一规定旨在通过正式的登记程序，确保科技伦理（审查）委员会的合法性和有效性，从而为科技活动的伦理审查提供坚实的组织保障。

在医疗健康领域，涉及对人类生命健康、价值理念、生态环境等具有重大影响的新物种合成研究，改变人类生殖细胞、受精卵和着床前胚胎细胞核遗传物质或遗传规律的基础研究，侵入式脑机接口用于神经、精神类疾病治疗的临床研究，对人类主观行为、心理情绪和生命健康等具有较强影响的人机融合系统的研发等活动，还需报请所在地方或相关行业主管部门组织开展专家复核。这一规定体现了对于可能带来重大伦理风险的科技活动的严格监管，确保这些活动在伦理审查的基础上进行。

科技伦理审查的重点在于确保科技活动是否符合伦理原则，参与科技活动的科技人员资质、研究基础及设施条件等是否符合相关要求。对于涉及人类作为研究参与者的科技活动，审查重点包括招募方案的公平合理性，生物样本的收集、储存、使用及处置的合法合规性，个人隐私数据、生物特征信息等信息处理的合规性，对研究参与者的补偿、损伤治疗或赔偿等合法权益的保障方案的合理性，对脆弱人群给予特殊保护的措施，以及知情同意书的内容完整性、风险告知的客观充分性、表述的清晰易懂性，获取个人知情同意的方式和过程的合规性。

在《人类遗传资源管理条例》中，对人类遗传资源的采集、保藏、利用、对外提供等活动提出了明确的伦理审查要求。这些规定要求相关单位在进行人类遗传资源相关活动前，必须经过伦理审查，确保活动的合法性和伦理性。《中华人民共和国药品管理法》和《中华人民共和国医师法》等法规也对药物、医疗器械的临床试验、医疗技术的临床应用等方面提出了事前伦理审查的要求，以保障患者的权益和安全。

综上所述，医疗 + AI 领域的科技伦理审查是一个复杂而重要的任务，涉及多个层面的法律法规和伦理原则。医疗机构、技术企业和相关单位必须严格遵守这些规定，确保科技活动的伦理性，保护参与者的权益，促进科技活动的健康发展。通过这些努力，我们可以期待医疗 + AI 领域在未来能够为患者提供更安全、更有效、更人性化的医疗服务。

参考文献

[1] 36 氪研究院 . 2021 年中国医疗 AI 行业研究报告［EB/OL］.（2021 - 12 - 20）［2024 - 03 - 28］. https：//36kr. com/p/1535466609545220.

[2] 华安证券. 医疗 AI 专题：AI 浪潮已至，医药产业升级来袭，抓住解决核心需求、可商业化落地的公司［EB/OL］.［2023 - 4 - 2］［2024 - 03 - 28］. https：//data. eastmoney. com/report/zw_ industry. jshtml？ infocode = AP202304021585026364.

[3] 中商产业研究院 . 2023 年中国智慧医疗行业产业链上中下游市场分析报告［EB/OL］.（2023 - 6 - 13）［2024 - 03 - 28］. https：//www. seccw. com/Document/detail/id/21434. html.

肆

数智康养篇

HB.14 医康养产业的数智化应用场景创新及产业发展路径分析

赵千项[①] 张祝良[②] 光 理[③]

摘 要： 本报告重点讨论了医康养产业的数智化发展趋势和应用场景，分析了医康养产业数智化技术发展趋势、存在的难题和关键数智化技术，介绍了远程医疗、智能监测、健康管理等数智化技术典型应用场景，重点描述了医康养一体化和综合康养服务的前景和模式，并对数智化技术带来的人才培养、数据互联互通、数据隐私、市场机制等问题进行了阐述。随着 AI 技术在医康养的广泛应用和深度融合，本报告展望了数智化对医康养所带来的技术变革和服务高质量发展。报告认为，数智化技术将继续在康养产业中发挥重要作用，推动产业深度融合与升级，为人们提供更为丰富多样的康养选择。

关键词： 数智化；远程医疗；区域性康养服务；多业态融合

随着中国进入老龄化社会，康养服务的多样化需求呈现较快和较大规模的增长态势，一方面融合了健康、养生、养老、休闲、旅游等多重元素；另一方面全面提高服务质量、效率和个性化需求，并将触角延伸到休闲旅游、文化娱乐等多个层面。

数智化技术的创新发展，正在促进康养产业升级和深刻转型，在这个过程中，智能穿戴、物联网技术成为康养数智化的关键手段，数据融合成为康养数

---

① 赵千项，友广健康产业（深圳）有限公司董事长，研究方向：金融投资、健康产业研究、康养服务。

② 张祝良，深圳市前海汇颐科技有限公司总经理，研究方向：康养、医疗、文旅数智化解决方案。

③ 光理，计算机专业，西安同信力创项目管理咨询有限公司总工，研究方向：智能化、数字化、大数据。

智化价值爆发的核心要素，大数据和人工智能成为康养数智化新的服务模式和业态的根本动能。在数智化技术的助力下，康养服务逐渐演变成涵盖健康管理、康复疗养、休闲娱乐、文化交流等多元化内容的综合性生活方式，从而激发了融合康养产业的新质生产力。

一、国内康养产业数智化发展现状与市场需求规模

随着人们对高质量康养服务需求的提高，数智化技术在康养产业的渗透融合呈现出蓬勃发展的态势，正逐渐成为推动康养产业创新发展的关键力量。

一方面，大数据、云计算、人工智能等先进技术融合应用的数智化解决方案，实现了对医养康养服务的智能化升级。例如，通过智能设备对老年人的健康数据进行实时监测和分析，可以为他们提供精准的健康管理和疾病预防建议。同时，基于人工智能的算法模型，可以实现对老年人行为模式、生活习惯的深度分析，为制订个性化的医养服务方案提供有力支持。另一方面，数智化技术在康养产业的应用场景不断拓宽，除了传统的医疗机构和养老院外，还广泛应用于社区居家养老、远程医疗、康复护理等领域，成为支撑养老实体机构创新发展和形成核心竞争力的重要工具。此外，政府部门通过搭建智慧医养综合服务平台，实现健康管理、社交互动、生活服务、专业照护、安全监测、医疗等资源的共享、优化配置和统一指挥调度，提高医养服务的覆盖率、可及性和普惠性。此外，数智化技术使得康养产业的效能和精准度也在不断提升。例如，利用物联网技术实现设备的互联互通，提高医养服务的协同性和效率；利用虚拟现实和增强现实技术为老年人提供沉浸式的康复训练和娱乐体验等。

在康养产业的蓬勃发展中，数智化技术通过全面的监测、精准的数据分析和智能化的预测，一方面根据受众的个人喜好和健康状况，提供量身定制的康养方案；另一方面通过深度挖掘市场潜在需求，帮助康养机构开发出新的服务项目和产品，让受众享受到更加便捷、高效的服务体验，为康养机构赢得口碑和市场份额。

利用人工智能、大数据、物联网、云计算、智能硬件、机器人等技术手段，康养产业正在进行全面数智化升级，并进入万亿元级别的蓝海市场。智研咨询发布的《2022—2028 年中国智慧养老产业发展态势及投资决策建议报告》

显示，2020 年中国智慧健康养老产业市场规模为 3.75 万亿元。其中，智慧养老信息化产品（智能硬件、智能软件系统以及应用平台）3785 亿元；中游智慧健康养老服务（养老机构、企业产品及服务）16022 亿元；下游智慧健康养老对象（吃、穿、住、行等）17693 亿元。康养产业的蓬勃发展将形成庞大的产业链和产业集群，而数智化作为康养服务产业的核心竞争力，将在这一进程中发挥关键性作用。

二、康养产业数智化应用及问题难题

（一）数智化在康养服务中应用

在当下政策引领、技术进步和市场内生需求的共同推动下，数智化技术在康养领域的应用呈现出井喷式的增长。智能穿戴设备如同贴心的健康管家，时刻监测着受众的身体状况，为健康管理提供了精准的数据支持。远程健康监测技术的运用，打破了地域的限制，让专业的医疗服务得以触及每一个需要的角落。而 AI 辅助诊疗的崛起，更是将医学的智慧与计算机的强大计算能力相结合，为疾病的早期发现和治疗提供了有力的武器。

数智化技术将持续推动康养产业的创新和升级，传统的康养服务模式将逐渐被数智化新模式所取代，数智化技术的应用将使得康养服务能够更好地满足人们多样化的需求，提供更加精准、专业的服务体验，服务流程将更加高效、便捷和个性化。典型的应用场景包括如下领域。

健康管理领域。通过智能穿戴设备，个人可以实时监测自己的心率、血压、血糖等关键健康指标。这些设备不仅能够全天候地收集数据，还能够通过内置的算法对数据进行初步分析，为用户提供即时的健康反馈。与之配套的健康 App 则能够进一步整合这些数据，形成个人的健康档案。通过对这些数据的长期追踪与分析，App 能够洞察用户的健康趋势，及时发现潜在的健康风险，并为用户提供个性化的健康建议与改善方案。

远程医疗领域。借助先进的互联网和通信技术，医生可以通过视频通话、在线聊天等方式，与患者进行实时的沟通交流，了解患者的症状与病情，给出相应的治疗建议。在必要时，医生还能够在线开具处方，并通过合作的药品配送服务，将药品直接送到患者手中。这种一站式的医疗服务模式，不仅极大地提高了医疗的可及性，还节省了患者的时间和金钱成本，并打破地域的限制，让优质的医疗资源惠及更广泛的群体。

康复护理领域。康复机器人能够根据患者的具体情况，提供定制化的康复训练方案。在训练过程中，机器人能够精确地控制训练的强度、频率和时长，确保训练既安全又有效。使用虚拟现实技术构建虚拟的康复环境，能够让患者在游戏中进行康复训练，提高训练的趣味性和参与度，还能够改善他们的心理状态，提高他们的生活质量。

智慧照护系统。通过安装在患者居住环境中的传感器，实时监测他们的活动状态和安全状况。一旦患者发生意外或需要帮助，系统可以立即发出警报，通知医护人员或家属进行处理。

（二）数智化应用面临的问题和挑战

在融合康养产业实践过程中，也存在着诸多问题和挑战，亟待解决和克服。

首先，行业数据碎片化、孤岛化的问题比较严重。由于康养项目里涉及的医疗数据、健康管理数据、养老数据以及配套的酒店、餐饮、娱乐、消费和活动等数据的不统一，各有独立的系统和标准，产品设计理念也不一致，数据难以实现互联互通，导致数据资源无法得到有效利用。

其次，康养产业所涵盖的数据领域极为广泛，不仅涉及衣食住行等日常生活方面，还涵盖了安全监控、健康监测、医疗诊断、休闲娱乐以及精神关怀等多个层面。康养产业所需要处理的数据种类繁多，既有静态的基础信息，也有动态的实时监测数据，数据量庞大且复杂性。如何有效地收集、整合和分析这些数据，确保准确性和完整性，成为康养产业数智化进程中的一大难题。

再次，一方面康养领域的知识和理论尚未完善；另一方面康养产业涉及医学、生物学、心理学等多跨学科知识融合的问题，这导致算法和模型的建立变得更加复杂和困难。

从次，在实践中还存在市场接受度和需求多样化的问题。部分老年人可能对新技术的使用感到陌生和不安，他们可能更习惯由人来服务的方式。一些实体机构也可能因为对新技术的效能不了解或担忧成本问题而持保守态度，且不同的实体机构以及不同的消费者群体可能有着不同的需求，导致对数智化解决方案的灵活性和个性化可定制性能力提出了较高的要求。

最后，在康养产业数智化的实践过程中，还存在确保个人数据的安全和隐私得到充分保护的合法问题、尊重用户的知情同意权和自主权的合规问题、关注老年人的特殊需求和心理状态的关爱问题以及智能化设备及产品的稳定性和可靠性问题，面对这些问题和挑战，需要数智化研发和实施单位保持高度的警惕和责任心，加强技术研发和安全管理，不断提高康养数智化的水平和质量。只有这样，才能确保康养数智化在推动产业发展的同时，也能够真正造福于广大老年用户。

三、典型医康养数智化创新应用及赋能产业路径

（一）区域性康养服务平台及数据互联互通路径

区域性康养综合服务平台通常由区县级政府部门牵头构建，平台通过高效的数据采集与整合系统，严格遵循数据采集流程和规范，有效汇聚家庭护理、康养机构、医疗机构、政府部门以及社区服务等多元渠道的数据资源。同时，还将整合旅游、休闲、文教、体检等领域的数据，通过科学的数据传输、存储、处理、加工、分析及展示，深入挖掘康养数据的价值。

平台以资源融合、专业分工、服务共享、生态共赢为核心，形成了机构专业服务为主线、居家服务为支撑、社区服务为补充的医康养综合服务模式。平台通常分为区县指挥中心、街道服务中心、社区服务中心和居家服务点四级，实现各种社会资源和服务资源的业务协同和数据共享，打破“信息孤岛”和物理空间的限制，实现康养服务的全面覆盖和高效协同。

通过这一平台，政府将为居民提供“医、养、康、护、娱、学”六位一体的多元化康养服务，打造全方位、高品质的康养服务生态圈。居民不仅能享受到专业的医疗和养老服务，还能参与各类康复训练和护理活动，同时体验丰富的休闲、娱乐和学习资源，享受到健康、快乐、充实的生活。

为了实现区域康养平台数据的互联互通，首先，要制定统一的数据标准，包括数据格式、数据交换协议、数据质量标准等方面。其次，要制定统一的接

口规范和技术标准，以确保数据的准确性和一致性，建立完善的接口管理和维护机制，以满足各方的数据应用和分析需求。在数据共享和发布层面上，需要建立数据确权交易机制，并采取严格的数据安全保障措施，包括数据加密、身份认证、访问控制等方面。最后，要建立完善的数据备份和恢复机制，以应对各种可能的数据安全风险（见图1）。

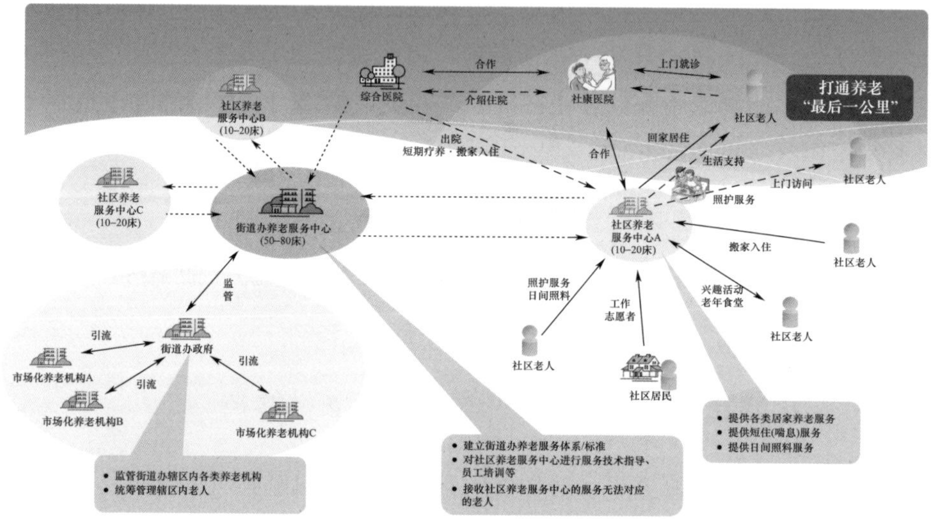

图1 智慧养老线下分级体系图

（二）多业态融合的综合性康养服务及产业生态创新

康养小镇或康养综合体项目通常由房地产企业或保险资金发起，经营业态通常呈现多元化、综合性的特点，涵盖地产开发、保险服务、专业医疗、健康疗养、生态旅游、休闲度假、特色餐饮、研学教育和文化体验等业态，这些经营业态在康养小镇或康养综合体项目中相互关联、相互促进，形成了一个完整的产业体系。政府在其中扮演规划、引导和支持的角色，房地产企业或保险资金负责项目的开发和建设，医疗机构提供专业的医疗和疗养服务，投资机构提供资金支持，文化旅游企业则负责项目的运营和管理。

康养小镇或康养综合体项目构建的综合性康养服务平台，展现出了高度的集成化、智能化和协同化特点。平台以会员为核心，通过一卡通整合园区内的医疗、健康、机构、公寓、酒店、学校、会所、温泉、景区及餐饮服务等多样化资源，实现了一站式服务的高效运作，并将服务延伸到周边社区（见图2）。

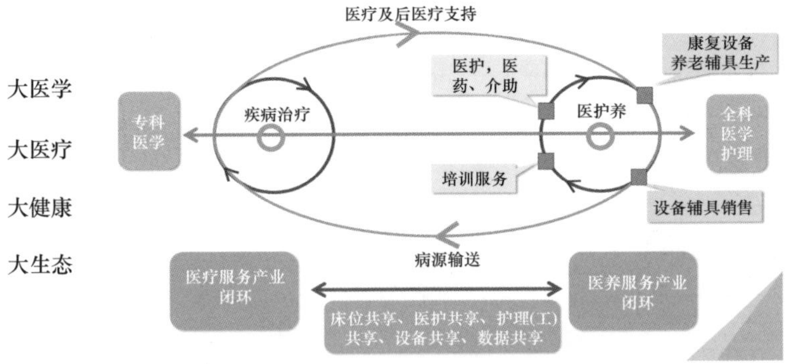

图2　医养结合服务底层逻辑与产业生态图

借助综合性康养服务平台，客户能够便捷获取园区内丰富多样的服务资源，享受真正的一站式服务体验。平台运用虚拟现实等前沿技术，将园区的文旅活动以生动的形式展现给客户，使他们能够轻松了解和预订。此外，平台还设有在线互动社区，成为客户分享康养心得、交流体验感受的温馨家园。项目的管理和运营单位通过深入的数据分析，能够精准把握客户需求和市场动态，为客户提供更加个性化、智能化的服务，从而赢得客户的信赖，实现良好的经济效应。同时，平台还通过智能化应用，实现服务流程的自动化和智能化管理，极大地提高了服务效率和质量。

综合性康养服务平台涉及多个不同业态的系统，确保这些系统之间的数据互联互通是至关重要的。首先，需要建立会员为核心的数据仓库，集中存储和管理项目中的所有有效数据。其次，制定一套统一的数据标准和规范，引入数据集成平台作为数据交换和共享的中心，在各个系统之间需要建立稳定、可靠的数据接口。最后，利用数据挖掘技术，可以对数据进行深入分析，发现潜在的价值和趋势，为决策提供有力支持。

（三）医养结合机构在康养领域应用创新

医养结合机构是一种集医疗、康复、护理、养老等功能于一体的综合性服务机构，旨在通过整合医疗和养老资源，为老年人提供全方位、连续性的健康照护服务。在医养结合的模式下，服务不再仅仅局限于医院或诊所，而是延伸到家庭、社区和养老机构等多个场所，强调通过综合的健康管理、营养指导、心理关怀等手段，注重社会资源的整合和共享，通过连续性和协调性的服务来提高老年人的整体健康水平和生活质量（见图3）。

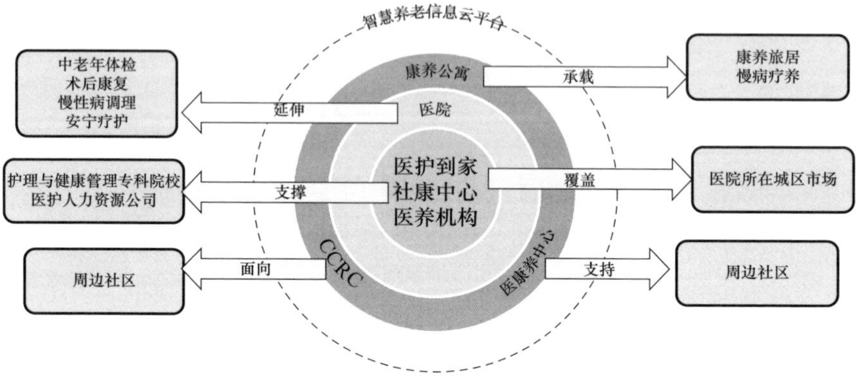

图3　医养服务结构及市场图谱图

在实践中，医院负责疾病的精确诊断和治疗，护理院则注重日常的健康监测、康复护理和生活照料，确保老年人的生活质量。医生会根据全科护理人员的反馈，调整治疗方案；护理人员则根据医生的指导，为老年人提供更为精准的护理服务。医院和护理院之间的床位、医护、护工、设备及数据等资源根据实际需要实现灵活调配，共享资源、知识和经验。

通过数智化系统，医院的电子病历可以与护理院的健康档案实现互通，方便双方人员及时和全面了解老年人的疾病史、医嘱、检查报告、康复和护理计划等信息，优化医疗和养老服务衔接的相关流程实现无缝连接，确保老年人在接受治疗和护理的过程中能够得到连贯、高效的服务。数智化平台实现了远程医疗与在线咨询的整合，医生可以通过远程医疗为全科病房的老年人提供咨询和治疗建议，实现线上线下的无缝对接。对老年人的医疗数据进行实时分析，发现潜在的健康风险并及时预警，为医护人员提供决策支持。

（四）远程医疗在康养领域创新应用

远程医疗是在康养领域为老年群体提供了更为便捷、高效的医疗服务体验。过去，老年人一旦感到身体不适，往往需要前往医院，经历漫长的挂号、等待和诊断过程，耗费了大量的时间和精力，还可能因为医院环境的拥挤和复杂，给他们的身心健康带来额外的压力。借助互联网和通信技术的强大力量，远程医疗打破了地域的限制，将医生与患者紧密地连接在一起。老年人通过视频通话或在线聊天的方式，与医生进行面对面的交流，详细描述自己的症状，并获得及时的诊断和治疗建议，享受到专业的医疗服务。

不仅如此，远程医疗还为老年人提供了更为全面的健康监测服务。通过各种智能穿戴设备和家用医疗仪器，老年人的生命体征和健康状况可以实时地传输到医生的计算机或手机上。医生可以根据这些数据，借助于大数据智能分析，对老年人的健康状况进行持续的监测和评估，及时发现潜在的健康问题，并制订相应的治疗方案。

在实际应用中，远程医疗与康养机构、三甲医院等医疗机构的合作模式也日趋成熟。康养机构作为老年人日常生活的重要场所，承担着照顾和护理老年人的责任。通过与三甲医院的合作，康养机构借助于远程医疗引入专业的医疗资源和医生团队，为入住的老年人提供及时、有效的医疗救治。当老年人出现身体不适或突发疾病时，康养机构的工作人员可以立即联系远程医疗中心的医生，进行远程诊断和治疗。如果需要进一步的检查或治疗，医生还可以通过绿色通道，将老年人转诊到合作的三甲医院，确保他们能够得到及时、专业的救治。这种合作模式不仅缓解了三甲医院的就诊压力，还让更多的老年人能够享受到优质的医疗资源和服务。

（五）数智化康复辅助器具的创新应用及模式

随着传感技术、人工智能等尖端科技的飞速发展，具备智能感知和自适应调节功能的康复辅助器具的广泛使用极大地提升了康复效果，有效地改善了使用者的生活质量。数智化康复辅助器具能够实时感知使用者的身体状况和需求，自动调整功能和参数，以提供最合适的康复支持。对于行动不便的老年人来说，一款能够智能感知他们步态和平衡需求的智能助行器，无疑会让他们的行走更加安全和舒适。

而虚拟现实和增强现实技术能够为老年人提供沉浸式、互动式的康复训练体验，让他们在仿真的环境中进行各种康复练习。通过虚拟现实技术，老年人可以在一个模拟的自然环境中进行步行训练，这种训练方式既能够锻炼他们的身体，又能够让他们感受到大自然的美丽和宁静，激发老年人的训练积极性，从而达到更好的康复效果。

除此之外，结合智能家居系统的数智化器具可以根据老年人的生活习惯和需求，自动调整家居环境，提供舒适、安全、便捷的居住体验。例如，智能手环可以监测心率、血压、步数等数据，提醒患者调整生活习惯；智能床垫可以监测睡眠质量，帮助患者改善睡眠问题。

四、信息化、智能化迭代数智化的技术实现方法

（一）信息化、智能化与数智化的关系

信息化是康养数智化的基础建设，其核心在于收集、整理、存储和共享各类基础数据，完善组织流程和权限体系，梳理和建立针对各类业务场景的业务流程，通过计算机手段推动业务从手工操作向自动化运作转变，从而提高工作效率、规范业务流程，加强内部管理和控制以及为管理者提供了便捷的成果分析工具。智能化是信息化结合智能设备相关技术的延伸和升级，如通过智能摄像头和传感器，可以实时监测康养场所的环境参数，自动调整温度、湿度等。数智化将信息化与智能化推向新高度。其中人工智能成为核心驱动力。借助大数据、云计算等前沿技术，得以收集更全面、更精准的数据，构建具备学习能力的数智化大模型，帮助人们洞察产业趋势，实现数据驱动业务，推动产业向更高效、更智能、更个性化的方向持续进步。

由此可见，信息化、智能化与数智化建设的关系是相辅相成、相互促进的。信息化为智能化提供了必要的数据和业务基础，智能化则通过软件和硬件的结合，进一步提升了信息化的价值和应用效果，而数智化则是在信息化和智能化的基础上，借助人工智能和大数据的深度融合，实现了产业更高层次的智能化决策与精细管理。

（二）康养产业数智化的定义与特点

康养产业数智化指利用云计算、大数据和人工智能等现代信息技术手段，对康养产业的数据资源进行整合、分析和应用，为康养机构、服务提供者以及康养对象提供智能化、个性化的服务和管理支持的系统平台，优化资源配置，提高服务效率和质量，推动康养产业的创新发展。

首先，康养产业数智化具备跨区域、跨组织和跨业态的资源整合能力。康养产业涉及多个地区、多个组织和多个业态，资源分散、“信息孤岛”现象普

遍。数智化平台通过整合不同区域、不同组织和不同业态的资源，打破信息壁垒，实现资源的优化配置和共享。

其次，康养产业数智化结合人工智能与大数据的数据驱动业务能力。平台通过收集、整合和分析康养产业的大数据，运用人工智能技术进行深度挖掘和智能分析，为康养服务的个性化、精准化提供数据支持。

再次，康养产业数智化具备高度智能化的业务处理和管理能力。平台通过智能化技术的应用，实现康养服务流程的自动化、智能化处理，降低人力成本，提高工作效率。同时，平台还能够对康养服务的全过程进行实时监控和管理，确保服务质量和安全。

从次，康养产业数智化还具备强大的设备和第三方平台集成扩展性，能够与各种康养设备、第三方服务平台进行无缝对接，实现数据的互通和共享，从而不仅丰富康养服务的内容和形式，还可以拓展康养产业的市场空间和发展潜力。

最后，康养产业数智化支持各种终端的友好的用户交互体验及完善的安全保障和隐私保障。平台支持 PC、手机、平板等多种终端设备的接入，为用户提供便捷、高效的操作体验。同时，平台注重用户数据的安全保障和隐私保护，采用先进的加密技术和访问控制策略，确保用户数据的安全性和隐私性。

（三）结合中台和微服务的技术架构提高了数智化应用的可靠性和扩展性

康养产业数智化设计必须严格遵循国家顶层规划与标准，确保在业务应用、信息平台、基础设施、安全防护以及新兴技术使用等多个领域实现高效、安全、可靠的运行。

业务应用部分应该包括基础信息、健康档案、评估入住、医疗服务、护理服务、健康管理、智能照护、康复服务、营销管理、社工管理、膳食管理、服务商城、服务预约与调度、远程医疗、社群运营以及数据分析与决策等方面的信息化建设需求。

信息平台部分包括符合未来发展方向的数字化平台底座、物联网平台及数据和应用集成平台等，这些平台和技术组件共同构成了康养数智化业务系统的核心架构，为康养服务的数字化、智能化发展提供了坚实的基础和广阔的空间。

基础设施部分则主要关注机房基础、硬件设备以及基础软件等方面的建设，为平台运行提供稳定可靠的硬件和软件环境。此外，安全防护部分也是规划设计的重要内容之一，包括数据中心安全、终端安全、网络安全以及容灾备份等多个方面，确保平台的安全性和稳定性，防止数据泄露和丢失等风险。

数智化平台多以中台结合微服务技术架构为设计理念来构建平台化、组件化的系统能力（见图4）。

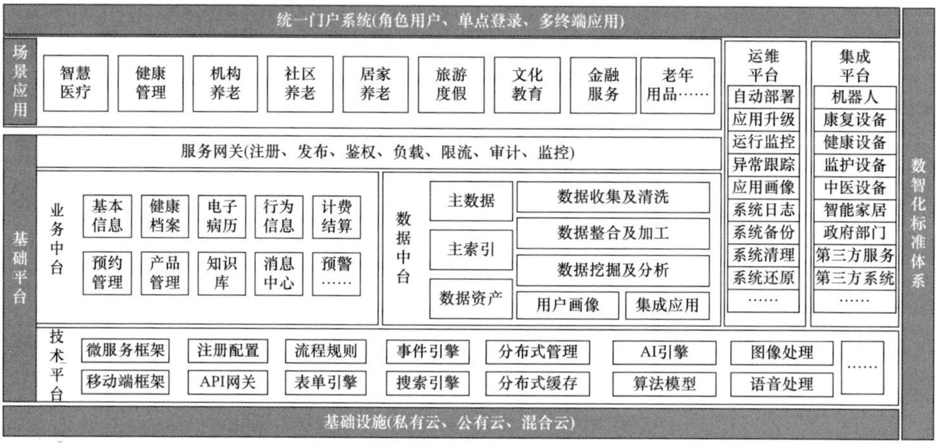

图4　中台结合微服务技术架构图

共性需求的数智化抽象是构建平台服务的基础，通过微服务将共性需求被拆分为独立的服务单元，每个单元都具备独立的业务逻辑和数据处理能力，并可通过接口与其他单元进行通信。

中台理念在数智化平台的建设中发挥着重要作用。业务中台通过整合各类业务的公共流程和规则，形成一系列可复用的业务微服务组件，被不同业态的服务单元调用，实现业务流程的快速构建和优化。数据中台负责数据的收集、治理、分析和应用，为各业务单元提供实时、准确的数据支持，并通过数据共享和交换机制，实现数据的统一管理和高效利用。技术中台则提供底层的技术支撑，包括云计算、大数据、人工智能等技术的研发和应用，为各业务单元提供灵活的技术支持。

中台结合微服务的技术架构优势体现在以下几个方面。

（1）业务敏捷性与灵活性提升。中台提供了共享服务的能力层，使业务单元能够更快地响应市场变化和客户需求。结合微服务架构的独立性和可扩展性，业务可以快速迭代和优化，提升用户体验。

（2）资源共享与成本优化。通过中台统一管理和调度共享资源，避免了资源的重复建设和浪费。微服务架构使得资源能够按需分配和扩展，从而降低成本。

（3）系统稳定性与可靠性增强。微服务技术架构将系统拆分为多个独立的服务，降低了系统的复杂度，提高了系统的可维护性。同时，通过中台的统一监控和管理，能够及时发现并解决问题，确保系统的稳定运行。

（4）数据整合与价值挖掘。数据中台能够整合来自各个微服务的数据，进行统一管理和分析。这有助于发现数据的潜在价值，为业务决策和创新提供有力支持。

（5）技术创新与生态构建。基于中台和微服务技术架构的技术架构为康养产业的技术创新提供了基础。同时，开放的架构有助于吸引更多的合作伙伴和开发者，共同构建康养产业的生态系统。

（四）数据驱动的生态系统增强了业务整合和智能化能力

随着康养产业的蓬勃发展，其与医疗、文旅、教育、健康、康复、老人用品、智能设备及金融等行业形成紧密交织的生态系统。在这个生态系统中，数据扮演着至关重要的角色。数据的数量和质量成为决定产业发展持续性的关键因素。足够的有效数据能够提供全面深入的市场洞察，而通过建立模型进行准确分析，可以精准把握市场趋势和用户需求，从而驱动业务整合和优化。

通过集成平台可实现多角色、多业务和多终端的应用，广泛收集分析所需要的有效数据。平台建议采用企业服务总线（ESB）、浏览器（IE）和数据抽取清洗工具（ETL）。ESB 和 IE 集成引擎都是用来实现集成平台对于数据传输和信息交互，ETL 将数据经过抽取（Extract）、转换（Transform）、加载（Load），得到符合要求的“干净”数据，并加载到数据仓库中进行存储，这些“干净”数据就可用来进行数据分析、数据挖掘。

在众多的数据中心和知识库中，重点打造专门围绕患者信息与行为的数据中心和知识库，包括年龄、性别、健康状况等个人基本信息、病历、医嘱、健康档案、护理记录等动态业务信息以及购买记录、浏览记录、评价反馈等消费习惯爱好等其他行为信息。再通过大数据工具进行数据挖掘，深入分析客户的消费模式、健康需求等，再根据相应的规则分发给各生态伙伴提供个性化和精准的产品和服务。同时不断丰富相关的知识库，积累专业知识为相关人员包括机器人提供学习、参考和开展服务的资源。

在持续优化和扩展数据中心与知识库，构建自身的模型和算法的过程中，可结合 ChatGPT、华为或百度等领先的大模型技术，能够显著提升智能问答的精准度和响应速度，深化数据分析的层次和洞察力。这样的结合使得在生活问答与咨询、健康预测与预警、个性化产品和服务推荐以及市场分析与决策支持等方面能够发挥更大的作用，为用户带来更加高效、精准和个性化的服务体验，进一步凸显数智化转型所带来的巨大价值。

五、AI 与元宇宙：数智康养产业引领者

元宇宙整合网络通信、数据存储、虚拟现实、区块链、人工智能等技术，将虚拟世界与现实世界在经济、社交、商业、身份上交互映射，构成一种真实社交性、深度沉浸性、开放创造性和交互协作性的新型社会形态。元宇宙技术将加速康养产业和数智化技术全面深度融合，重构服务和商业模式，以虚拟社区形式再造康养组织形态，充分释放数智化技术价值，推动大康养产业走向数智化康养新阶段。

（一）电子健康档案

电子健康档案是真实记录和反映了个人全生命周期的成长、健康、医疗信息，成为个人健康画像和数字基因的基础数据。通过电子健康档案管理，可以实现个人健康信息的数字化管理和健康数据共享分析，为个人和群体提供更加全面、准确的健康管理和医疗服务，同时也可以为公共医疗管理和决策提供更加全面、准确的数据支持。

（二）数字基因

人类的生命历程由基因（DNA）密码书写，基因支持着生命的基本构造和遗传特征。在元宇宙中基于个人基因组数据、健康数据、生活习惯数据等构建个人的数字孪生体和刻画数字基因，提取出与数字基因相关的特征和信息，跟踪和建模分析个人的健康状况和群体的基因变异，为个人或群体提供精准的健康管理、治疗方案和健康预警。

（三）数字AI医生

数字AI医生综合运用大数据、机器学习、自然语言处理等技术，通过在元宇宙中电子健康档案和数字基因，分析个人健康画像、电子健康档案、数字基因等各类数据，进行清洗、整合、脱敏等预处理操作，提取相关特征并建立训练模型和优化，为患者提供疾病风险预测、体检咨询、健康问答等健康管理服务，实现智能自诊、用药咨询、诊后随访管理、智慧病历分析、影像报告、医生诊断辅助决策等应用场景，让个性化、精准健康管理服务普惠千家万户家庭。

（四）协同治疗

协同治疗是指多学科协作、跨区域远程会诊、数字化医疗等手段的综合治疗应用，主要包含远程医疗、转诊服务、远程协同手术、联合研究等，通过有效地整合不同地区、不同层次的医疗资源，可以大幅度提高治疗诊断水平和效果，同时还可以降低医疗成本，成为普惠医疗的重要方式。

（五）元宇宙社区

通过构建康养元宇宙社区，克服康养人群分散、行动不便以及不同兴趣、性格交流不便的问题，重塑康养人群社交方式和构建不同的虚拟社区，为康养人群提供具有现实特点又多元化、灵活方便的新型社区生活方式。

康养元宇宙社区应用场景主要体现在健康管理、社交互动、智能辅助、在线医疗咨询、康课程与教育、养老照护和虚拟社区活动。

六、康养产业数智化发展趋势分析与未来挑战

（一）数智化技术持续推动康养行业创新和变革

在大数据、云计算、物联网等数字化技术快速迭代和广泛应用下，康养产业的数智化转型正在加速推进，推动康养产业的运营高效、服务个性化和服务

质量的持续提高。

在这个转型过程中，大数据发挥了关键作用。通过对海量数据的收集、分析和挖掘，康养机构能够更深入地了解用户的健康状况、需求和偏好，为个性化服务提供有力支撑。云计算则为数据的高效处理和存储提供了可靠保障，使得康养服务能够随时随地为用户提供便捷、高效的支持。物联网技术实现用户的健康状况的实时监测和传输，为康养机构提供及时、准确的信息反馈和快速响应。

在数智化技术的推动下，康养产业的服务模式也在不断创新。通过线上平台，用户可以随时随地获取康养服务，享受到更加便捷、灵活的健康管理方式。线上平台还为康养机构与医疗、消费、运动、娱乐等行业深度，催生更多的产业发展和市场繁荣。借助 AI 技术，康养机构可以智能分析用户的健康数据和行为习惯，为用户量身定制适合的康养计划，并提供实时的康养指导和建议。在老年照护中，AI 技术可以辅助照护人员实时监测老人的健康状况和生活需求，提高照护效率和质量。在精神慰藉方面，AI 技术还能为用户提供心理支持和情感陪伴，缓解孤独和压力。

面对未来的发展趋势和挑战，康养产业层面需要积极拥抱新技术，不断进行科技创新，不断突破传统产业边界，实现更高层次的新质生产力发展。康养机构层面需要加大对数字化技术的投入和应用力度，提高数据驱动下的运营效率和服务质量。要积极探索 AI 技术在康养服务中的深度应用，为用户提供更加智能化、个性化的健康管理和生活体验。还要关注新兴技术的发展动态，及时将新技术引入康养服务中，保持行业的创新活力和竞争优势。

（二）数智技术应用人才培养和数据运营团队建设是关键

康养产业和而企业数智化转型和创新发展，离不开多元化、专业化的人才培养体系建设。一方面，需要在高等教育中打破学科壁垒，整合教育资源，建立起跨学科、跨领域的数字人才培养机制；另一方面，康养企业需要加强校企合作、企业内培和职业培训等方式，推进服务业和数字运营复合型人才和专业化人才培养。只有建立起完善的数字时代人才培养体系，打造出高效协作、具备创新精神的团队，康养企业才能在这个充满机遇和挑战的行业中立于不败之地。

七、技术创新推动康养产业新质生产力发展展望

智能穿戴设备、大数据、人工智能等数智化技术的深度应用，推动康养产业在服务模式、产品供给、运营效率等方面取得了前所未有的创新成果。智能健康监测设备的广泛应用，使得个人健康数据的实时采集和分析成为可能，为疾病的早期预防和干预提供了有力支持。远程医疗服务的兴起，打破了地域限制，让优质医疗资源得以更加公平地分配，同时也为消费者带来了更加便捷高效的医疗体验。通过精准的数据分析，康养服务提供者能够更准确地把握消费者的需求变化，进而推出更加符合市场趋势的服务项目和产品。借助先进的人工智能算法，健康管理平台能够根据个人的身体状况、基因信息、生活习惯等多维度数据，为消费者量身定制出科学合理的个性化健康方案。智能康复辅助设备的研发和应用，能够通过精准的运动捕捉和生物反馈技术，帮助患者进行科学的康复训练，提高康复效果。虚拟现实技术的引入，将使得康复训练变得更加趣味化、科学化，让康复者在虚拟世界中体验真实的训练场景，从而提高康复效果。智能养老家居的兴起，更是将科技与日常生活紧密相连，为老年人打造了一个安全、便捷、舒适的居住环境。

在康养产业链的上下游企业协同整合方面，数智化技术也发挥着不可替代的作用。通过云计算、物联网等技术的支持，康养产业链上的各个环节得以更加紧密地连接在一起，实现了资源的优化配置和高效利用不仅提高了整个产业的运营效率，也降低了运营成本，为康养产业的可持续发展和跨界融合奠定了坚实的基础。

数智化技术的深入应用还为康养产业带来了更加多元化的商业模式。传统康养产业往往依赖于单一的线下服务模式，而数智化技术的加入，则为产业带来了智能健康管理平台、线上线下融合的虚拟养老院及远程医疗与康复服务等多种新型商业模式，不仅拓宽了康养产业的盈利渠道，也为消费者提供了更加多元化的服务选择。

随着数智化技术不断进步和应用场景的不断拓展，数智化技术将继续在康养产业中发挥更加重要的作用，带来更为精准、高效、智能的服务模式和产品供给，在这一过程中，产业链上的各个环节将实现更加紧密的衔接和协作，促

进着康养产业链的深度融合与升级，形成一个高效运转的整体。通过数据的共享和流通，康养服务将更加精准地对接市场需求，实现资源的优化配置和高效利用。数智化技术还将推动康养产业与其他产业的跨界融合，如与旅游、文化、体育等产业的结合，将形成更加完整的健康生态链，为人们提供更为丰富多样的康养选择。

展望未来，数智化技术为康养产业打开新的发展空间，促进康养产业呈现出更加多元化、智能化的趋势。数智化技术将打破时间和空间的限制，让康养服务能够更加便捷地触达每个需要的人，无论是身处偏远地区还是行动不便的人群，都能够通过智能化的康养产品和服务享受到高质量的康养体验。这将极大地提升社会的公平性和包容性，让更多人能够分享到科技进步带来的红利。

HB.15 大数据平台赋能数智健康应用实践与前景

高传贵[1] 马 良[2] 官 峰[3]

摘 要： 本报告旨在探讨大数据平台如何赋能数智健康产业化应用的平台能力、应用模式及发展前景。首先，本报告对大数据平台的内涵及应用模式进行阐述。其次，介绍大数据平台面向政府、医疗机构、企业、个人进行多场景赋能服务的实践，通过具体场景展现大数据平台赋能的特点和优势。最后，本报告分析大数据平台在推动数智健康应用发展的前景。通过本报告的研究，可以看出大数据平台在赋能数智健康应用和促进产业发展方面的巨大潜力和广阔前景。

关键词： 大数据平台；人工智能；数智健康；应用实践；发展前景

近年来，国家高度重视健康医疗大数据的建设和发展，2016 年发布《关于促进和规范健康医疗大数据应用发展的指导意见》，明确了健康医疗大数据的应用方向和发展目标，包括建立国家健康医疗大数据中心试点、推动数据共享与应用，以提高医疗服务效率和质量，实现健康信息的有效整合与利用[1]。2022 年发布的《关于构建数据基础制度更好发挥数据要素作用的意见》中明确指出，将数据作为新型生产要素，激活数据要素潜能，构建基础数据制度[2]。2023 年底发布的《“数据要素 ×” 三年行动计划（2024—2026 年）》中更是进一步表述了数据要素 × 医疗健康的重点方向和目标。国家的顶层设计和制度实施，为健康医疗大数据的应用与创新奠定了坚实的基础[3]。

为更快推进健康医疗大数据的共享应用，更好推动健康医疗大数据协同、复

---

① 高传贵，管理学博士，浪潮集团副总裁，研究方向：数字经济、大数据产业模式、人工智能、产业协同创新。

② 马良，理工硕士，研究方向：健康医疗大数据、医疗人工智能、数据治理。

③ 官峰，理工硕士，研究方向：医院信息化、医疗卫生服务、政府医疗信息化。

用、融合创新，深度分析数据在供得起、流得动、用得好过程中，面临支撑技术缺少、技术能力不强、政产学研用结合不紧密、创新链、应用链和产业链不完整等问题，打造全栈式的健康医疗大数据智能平台（下文简称：大数据平台），以大数据平台的模式实现多源数据的协同和共享，提供枢纽式服务，并基于平台开展服务创新，赋能多场景应用，满足日益增长的医疗健康需求，应该是一条可行之路。

本报告旨在通过健康医疗大数据应用涉及的技术、平台功能和标准规范体系的研究，进一步分析如何与健康医疗事业和产业深度融合，并总结分析通过搭建大数据平台，实现为数智健康应用提供支持的做法和模式，展望大数据平台未来的发展前景。通过本文的研究，希望能为大数据平台在数智健康领域的应用和发展提供有益的启示，为相关领域的研究和发展提供参考。

一、大数据平台内涵及应用模式

本报告所指的大数据平台是指通过整合大数据技术并符合一系列大数据标准规范体系，满足健康医疗行业跨机构、跨系统、跨时空的数据整合与互联互通需求，实现多源异构的全量数据采集、多模态数据融合治理和数据共享服务，提供智能计算和深度挖掘，面向政府卫生健康管理、多层次医疗健康服务、数智健康产业、个体性主动健康管理等多场景提供平台化服务和产业化服务能力，可形成支撑打造省市级和大型医疗机构（集团）的数智健康产业的“新基建”，可有力支撑大数据 + 人工智能 + 互联网医疗健康融合服务，助力“平台 + 生态”的数字健康产业生态体系建设，推动数字健康事业和大健康产业的智能化发展，是大健康产业发展的新质生产力。

（一）大数据平台内涵

1. 大数据技术

2015 年 9 月，国务院印发《促进大数据发展行动纲要》（国发〔2015〕50 号），指出大数据是以容量大、类型多、存取速度快、应用价值高为主要特征的数据集合，正快速发展为对数量巨大、来源分散、格式多样的数据进行采集、存储和关联分析，从中发现新知识、创造新价值、提升新能力的新一代信息技术和服务业态[4]。

大数据来源广泛，而健康医疗大数据不仅涵盖临床数据、公共卫生数据、健康管理数据、移动医疗数据、医疗保险数据，还包括组学、基因、环境、生活和个体特征等多个方面、多种模态。大数据的类型多样，按照其结构性来分类，主要有三种类型（见表1）。

表1　大数据按照结构性分类

类型	描述
结构化数据	有固定格式或模式的数据，可以存储在关系型数据库中，如患者就诊记录、医生开具的医嘱及药品信息
非结构化数据	不具有预定义模型或未以预定义方式组织的数据，如文本、图像、音频、视频文件
半结构化数据	介于结构化数据和非结构化数据之间的数据，没有固定的格式，但包含一些标识信息，可以用来解析数据，如 JSON 文件、XML 文件

按照数据响应性能来分类，主要有两种类型（见表2）。

表2　大数据按照响应性能分类

类型	描述
实时数据	在收集后需要立即传递或使用的数据，如实时监测患者心率、血压、呼吸频率、体温等生命体征的数据
非实时数据	收集后可以延迟传递或使用的数据，这些数据通常不是实时更新的，如流行趋势等流行病学数据、临床试验、药物研究等科研数据

大数据技术是指处理和分析大数据，从各种数据源中提取价值的技术，主要包括数据采集与预处理、数据存储和管理、数据处理与分析、数据可视化、数据安全和隐私保护等内容[5]（见表3）。

表3　大数据技术

技术	用途
数据采集与预处理	对数据进行采集，并利用 ETL（Extract – Transform – Load，提取、转换、加载）工具对数据预处理
数据存储和管理	利用不同种类的数据库，如关系型数据库 PostgreSQL、分布式文件系统 HDFS、面向列的非关系型数据库 HBase 等，实现海量数据的存储和管理
数据处理与分析	利用分布式编程模型和计算框架，如 Hadoop 的 MapReduce、Spark 等，结合机器学习、深度学习和数据挖掘算法，实现对海量数据的处理和分析
数据可视化	将数据分析结果以图形、表格、图像等形式呈现出来，以便更好地理解、分析数据。数据可视化需要用到各种数据可视化工具和软件，如 Excel、Tableau、PowerBI 等

续表

技术	用途
数据安全和隐私保护	在从大数据中挖掘潜在数据价值的同时，构建数据安全体系和隐私保护体系，如采用各种加密和脱敏技术保护数据安全
实时数据	在收集后需要立即传递或使用的数据，如实时监测患者心率、血压、呼吸频率、体温等生命体征的数据
非实时数据	收集后可以延迟传递或使用的数据，这些数据通常不是实时更新的，如流行趋势等流行病学数据、临床试验、药物研究等科研数据

2. 大数据平台及其标准规范体系

大数据平台是一种用于采集、存储、处理、分析和应用大数据的集成计算环境，它提供了一系列大数据技术组件、工具和服务，以支持用户挖掘数据价值。针对健康医疗大数据特点，研究形成大数据平台的构建思路：首先，构建数据采集系统，对多源异构的健康医疗数据进行全量采集，并汇入海量数据存储计算系统；其次，构建智能数据治理技术和业务体系，基于数据治理系统对原始数据进行清洗、转换、脱敏、归一化等数据融合治理，形成标准统一、高质量的数据资产；最后，构建数据共享服务系统，为各类数智健康应用提供准确、高效、可靠的数据及服务。整个过程中，一是不断增强在数据高效流动和转换中的智能化处理，二是不断增强在数据开放共享中的智能化能力，三是不断增强和丰富各类任务智能和大模型（LLM）的应用。同时，要确保数据从采集、治理到应用的全过程的统一管理，确保数据流动和应用的各个环节符合安全和伦理。

基于上述思路，构建大数据平台功能包括五个层次（见图 1），即多源异构数据采集系统、海量数据存储计算系统和人工智能支持系统、智能数据治理系统、数据共享服务系统和数据安全管理系统。这里的系统不仅是信息系统本身，关键是还要包括相应的规则、知识和运营管理体系。

其中智能数据治理系统是大数据平台的重点核心系统，它主要是针对采集的多模态数据，进行标准化清洗、转换和加工，形成高质量数据资产，为数据应用提供支撑。系统以《数据管理能力成熟度评估模型》（GB/T 36073—2018）标准为指导，形成整体功能（见图 2）。

数据治理体系建设是充分发挥好数据治理系统的重要一环，要建立能落地、有效果的数据治理体系，首先需要设计数据治理组织架构，以决策层、管理层及执行层三个层次来明确权责和内部沟通，确保数据治理战略实施；其次在数据治理前，需明确数据治理需求，包括数据质量、标准化、安全以及报表和可视化等需求，并记录形成《数据治理需求清单》；再次进一步确认数据来源和分布情况；最后基于前期的数据调研，实施具体的数据治理措施。数据治理实施流程（见图3）。

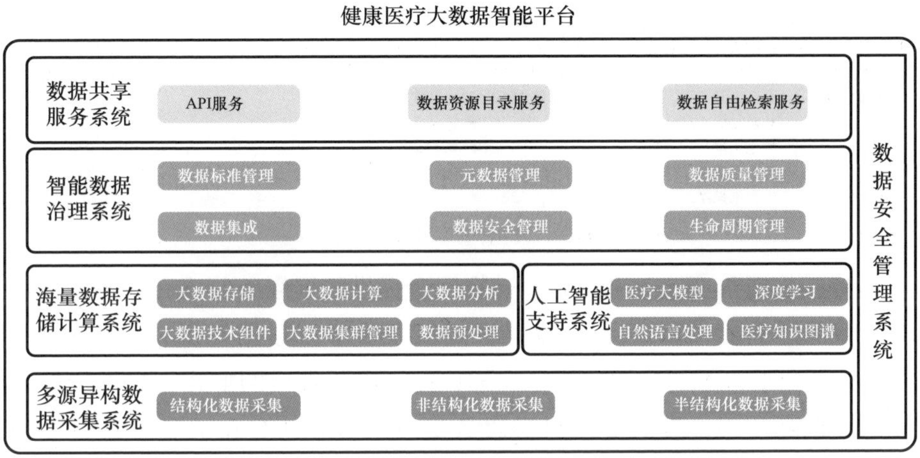

图1　健康医疗大数据智能平台功能架构图

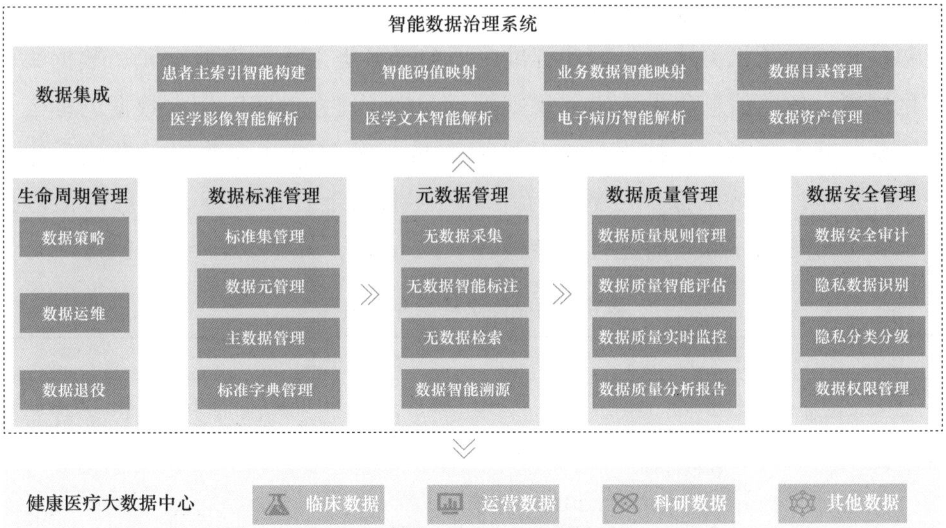

图2　数据治理系统功能架构

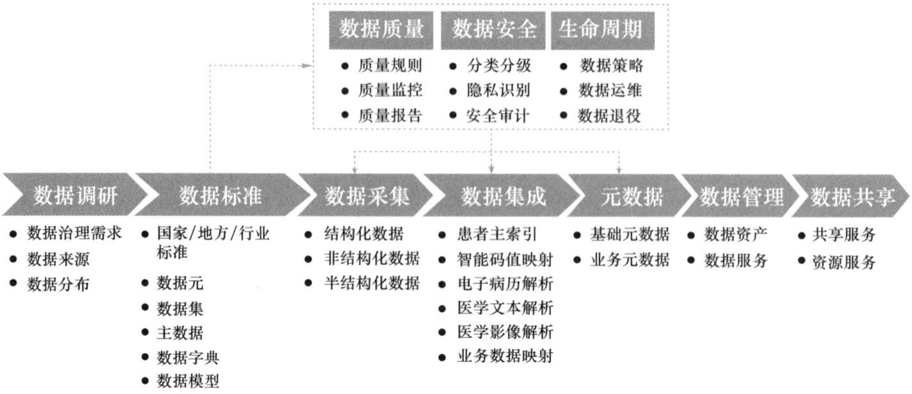

图3　数据治理实施流程图

另外，数据共享服务系统是大数据平台提供数据服务的核心系统，针对不同使用场景，打造 API 服务、数据资源目录服务、数据自由检索服务功能。API 服务是把平台中的数据、模型、知识以标准化接口的形式，提供给外部应用程序访问和使用；数据资源目录服务是对平台中的数据资源进行整理和归类，以数据资源目录的形式供外部查看，申请使用通过后把资源目录数据导入安全环境供使用；数据自由检索服务通过多条件复合检索方式，来实现海量医疗数据的秒级检索，并形成检索数据的集合来满足个性化应用需求。

为更加开放和规范的提供数据共享应用服务，大数据平台建设需要符合国家和行业标准及相关规范，这些标准主要包括各类卫生健康数据元、数据集标准化规则、各类信息分类与编码规则等。为构建符合健康医疗大数据的标准规范体系，基于全国信息技术标准化技术委员会发布的《大数据标准化白皮书（2023 版）》，在基础标准、数据标准、技术标准、产品标准、管理与治理标准、安全与隐私标准方面进行标准整理（见表4），并预设进大数据平台中。

表4　标准体系建设参考情况

分类	参考标准情况
基础标准	集成多个权威医学术语和编码系统，如 SNOMED CT、中医基础理论术语、常用临床医学名词等，并持续扩充和更新术语库，以适应医学领域的发展变化
数据标准	遵循标准： ● 卫生健康信息数据元标准 ● 卫生健康信息数据元值域代码标准 ● 医疗行业相关数据集 ICD－10、疾病分类与代码国家临床版 2.0、手术操作分类代码国家临床版 3.0 等国内外标准

续表

分类	参考标准情况
技术标准	遵循《健康信息学 HL7V3 参考信息模型》（GB/T 30107—2013）和《电子病历共享文档规范》（WS/T 500—2016）等标准，同时，也参考了《全国医院信息化建设标准与规范（试行）》等相关规定
产品标准	参考《信息技术 大数据 大数据系统基本要求》（GB/T 38673—2020）
管理与治理标准	遵循《数据管理能力成熟度评估模型》（GB/T 36073—2018）进行建设
安全与隐私标准	遵循《信息安全技术 健康医疗数据安全指南》（GB/T 39725—2020）和《信息安全技术 个人信息安全规范》（GB/T 35273—2020）等标准进行建设

（二）大数据平台应用模式

随着大数据技术的不断发展和普及，人们逐渐意识到大数据在健康领域的潜力和重要性。大数据平台的核心能力，一是以处理采集汇聚和数据治理、数据的流转服务为核心支撑；二是通过平台的 API 或 SaaS 应用服务提供面向应用场景服务能力，并能提供面向细分健康医疗领域的应用定制能力；三是根据安全级别和应用场景的不同，分别生成不同业务的大数据主题库，有效支撑知识识别获取、知识积累整合、知识共享、知识创新应用[6]，从而使数据不断产生化学效应，不断产生新的服务价值。

因大数据平台可根据权限级别分别面向机构内部提供服务和面向社会提供互联网服务，基于“数据+平台”，即可同时面向政府、医疗机构、企业和个人提供传统信息化系统无法实现的跨域创新服务。大数据平台与互联网平台有很多相似特性，都具有典型的双边市场特性和边际应用成本递减效应，但因健康医疗数据拥有其特殊性和复杂性，即如何实现不同医疗机构、政府卫生及疾控等相关部门的多维多模态数据的汇聚与整合，进而基于特征标签分类生成各类面向服务的主题数据资产，当前由政府（主管部门）主导和授权是可行的模式，数据存储在政府全过程监控的医疗数据云专区中，对各类数据的应用也通过全程监管体系来保障安全和可控。目前，中国多个地方基于大数据平台，已经在加快探索面向个体健康的大数据智能化服务，面向医药研究的真实世界研究、药物安全性监测，面向健康保险的产品研发和理赔服务等数据应用场景。与英国的 BioBank 和国泰安数据库这种侧重数据本身的可下载共享应用有所不同，中国的健康医疗大数据有自身的强监管特征，更多是先服务于医疗健康服务，逐步向保险、科研和企业服务扩展。过去几年，国内多个区域实现了支持卫生健康事业和大数据产业协同发展的中国特色健康医疗大数据平台服务模式，主要运营服务模式有以下三种。

（1）以数据加工分析和洞察为目标的“数据运营”模式。这种模式类似英国的 BioBank 模式，所有采集汇聚、治理形成专题库和主题库，需求者在合规授权下，通过数据接口调用数据，对数据进行各种加工、分析，获得研究成果，支持自己的科研项目。具体应用场景如真实世界研究方法的药物效果的历史性回顾研究、药物经济学研究，面向区域跨医疗机构的疾病负担和医保政策效果分析，区域中面向特定疾患者群的健康保险产品精准设计等。

（2）基于多维数据融合的“数据开放”模式。这类服务模式主要面向区域的医疗卫生管理和个体健康管理服务。可以有效实现电子病历数据共享、检查检验结果标准统一和共享互认、便捷医疗理赔结算、创新基于数据驱动的职业病监测、公共卫生事件预警等公共服务模式；可以有效实现基于个人身份信息的健康医疗信息的整合，使平台成为个体全生命周期的“数据银行”，基于个人授权，可以实现和不断创新当前单体医疗机构无法实现的个性化健康管理服务，更容易支持各类基于人工智能算法尤其是大语言模型（Large Language Model，LLM）的对多模态数据的训练和推理，提供基于 AI 的数智应用服务，如更精准的慢性病管理服务、健康险人群的健康管理服务，更好驱动由治病为中心向健康管理为中心的模式转变。

（3）基于开放接口和 SaaS 平台的“服务运营”模式。这类模式很少涉及个人敏感数据，更多使用群体特征数据集，主要面向医药产业和大健康产业的业务创新或业务需求，支持通过开放接口和 SasS 平台开发各类场景服务，支持“平台 + 生态”产业体系建设，如新药研发中的样本获取与对照、药物上市后效果和安全性跟踪、产业链中各类企业各类产品的市场调研、需求挖掘、数据验证、产品效果分析，商业保险产品及数字化平台、数字养老、疗养休养等服务产品精准设计，培育智慧医疗、智能健康管理和智慧医养等数据应用新模式和新业态。

上述三种运营模式，通过大数据平台实现在数据和应用服务之间的协同和相互促进，平台既能提供数据和各类能力，也能不断积累沉淀更多服务模型和服务数据，将极大改变过去各级医疗机构信息化的数据孤岛、信息烟囱、无法互联互通、多数需求靠跨域定期数据交换的尴尬局面，向更多跨域场景提供业务服务和数据共享服务，为大健康产业的数字化和智能化提供了一种可行的平台化模式，对跨组织、跨空间、跨时间的信息共享和服务难题提供了一种可行的解决路径，也将催生更多数据要素 × 医疗健康的产业化服务场景，促进数智健康产业更快更好的发展（见图 4）。

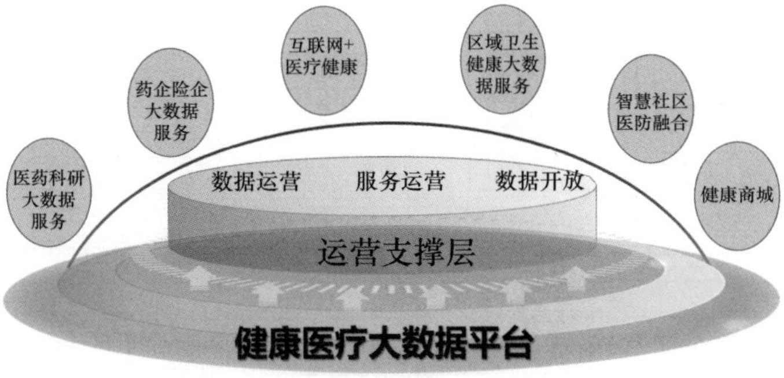

图 4　平台应用模式

二、大数据平台赋能数智健康应用实践

（一）赋能综合监管和医疗卫生服务

1. 智慧卫生综合监管

国家积极推动通过建立全员人口信息库、居民电子健康档案库、电子病历库和平台基础库，建立全民健康信息平台，形成全量业务指标监控。但在各地建设过程中，由于硬件环境、网络环境和信息化水平参差不齐，导致上传数据的质量、实效性和稳定性难以保障，限制了全民健康信息平台数据监管等应用的准确性，很难对实效性强的业务提供有效支撑。

在大数据平台基础上构建全民健康信息平台，利用大数据技术实现医疗机构、基层公共卫生和卫生管理业务中原始数据的高效汇聚和统一管理，不仅可形成统一的区域医疗数据资源中心，而且基于大数据平台构建数据驱动的业务管理体系，有效支持区域卫生健康事业发展。基于大数据平台直接连接医疗机构各业务系统，通过多模态数据智能治理，形成贯穿居民整个生命周期的数据资源，为个人、机构等各类用户提供数据支持。在医疗卫生综合监管方面，平台基于真实客观的行业生产数据，利用大数据分析可视化技术，实现医疗服务统计、运营监控管理、医疗质量管理、药品监管管理等专项主题分析及动态展示，助力精细化管理和领导决策，深化医改落地（见图 5）。

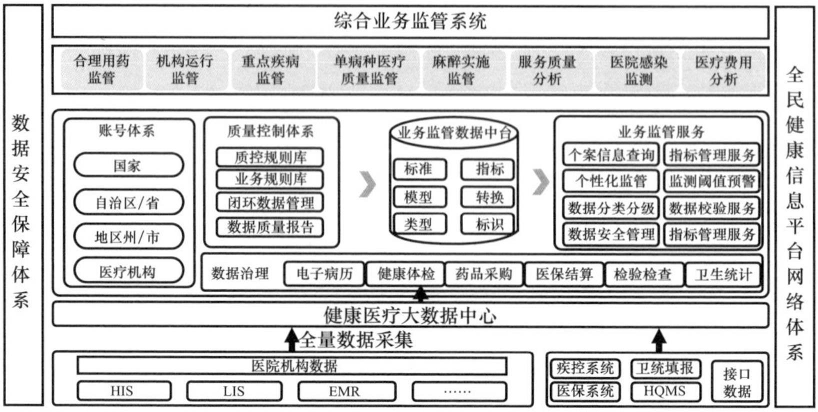

图5 综合业务监管示意图

目前，省、市、县（区）三级均有基于大数据平台的全民健康信息平台落地案例，如山东省、内蒙古自治区等省级平台，济南市级平台，济南市章丘区县级平台等。其中济南市级全民健康信息平台通过国家医疗健康信息互联互通标准化成熟度测评，达到“五级乙等”成熟度，是国家新标准下通过的首批副省级城市[7]。

2. 传染病态势感知与监测预警

各级政府和全社会高度重视对传染病的预防控制，在一系列政策和工作推进中，因各种原因，在传染病的态势感知和预警方面，仍然存在预测预警模型数据获取难、获取不全面、深度分析不够等，导致在感知和预测预警方面存在不准确问题。

基于大数据平台建设的发热呼吸道症候群监测预警系统以发热症状的患者为主要目标。在遇到突发情况时，借助区域健康医疗大数据平台，精准查询重点关注对象的近期就诊信息与对应的密接情况。快速查询统计一段时间内，确诊患者在医院就诊过程中接触到的科室医生列表、同时期就诊的患者列表，实现对这类接触人群的精准定位，快速管理，阻断扩散。根据对传染病的不断了解，通过自定义症状、检验、检查、用药等多维数据，在区域健康医疗大数据平台中筛查具有指定症候的特定人群。基于大数据平台的方式也适用于多种传染病防控，能够在不同时期快速通过大数据锁定重点关注人群，以进一步实施检测、隔离、治疗以及人群分析等防控措施。基于大数据与预测模型，对流感、发热、住院急性呼吸道等几种疾病进行检测并预测，通过阈值预警、流行程度预警、区域爆发预警，使大数据系统主动发现传染病的危险状态、异常增长，提前感知危险信号，快速警示各方并采取应对措施（见图6）。

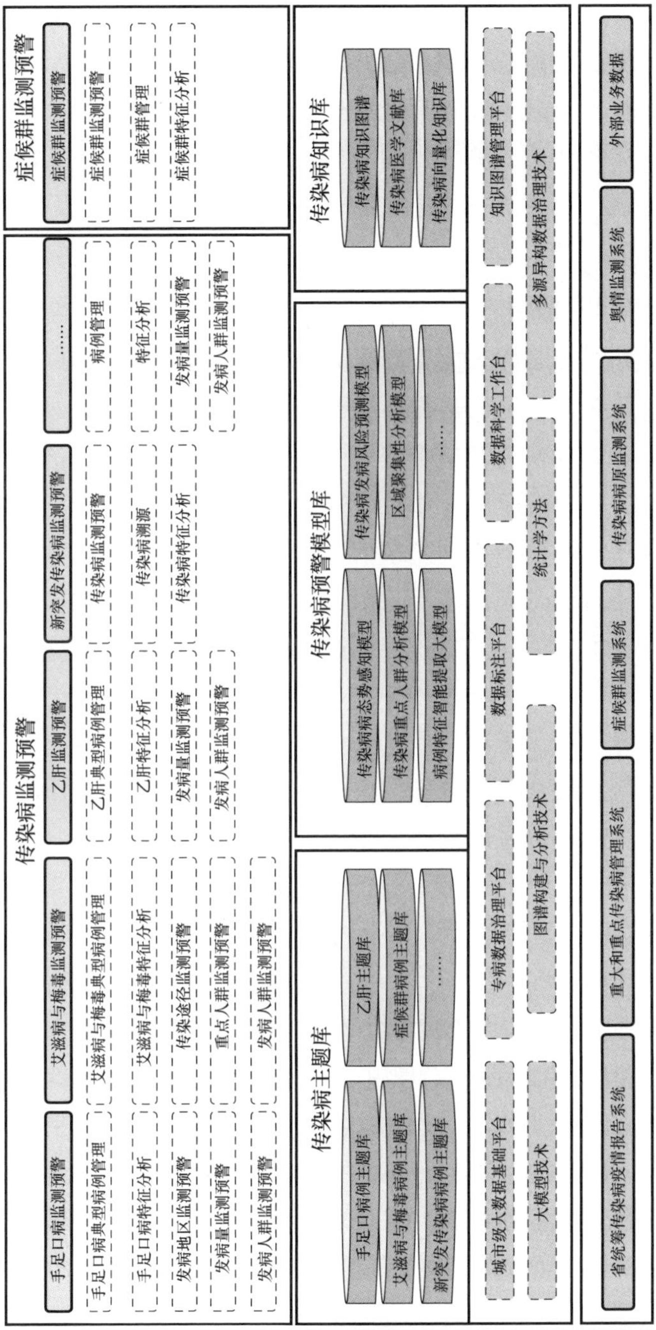

图6　传染病态势感知与监测预警示意图

肆　数智康养篇

济南市在2021年就建立起了基于大数据平台的呼吸道症候群监测预警系统，实现全市103家医院、3000多家基层医疗卫生机构的诊疗数据和预警数据的互联互通与实时处理，发热呼吸道症候群监测、流感监测、预警设置等高效实现，形成了一体化的监测、预测、预警体系，同时支持对其他传染性疾病的感知和辅助防控，实现传染病管理相关公共卫生业务的服务和管理的数字化[8]。

3. 基层医疗卫生服务

基层医疗卫生是保障广大民众健康的第一线，其服务范围广泛，涉及疾病预防、健康促进、健康教育、慢性病管理、妇女儿童保健、老年人保健等多个方面。然而，传统的基层公共卫生服务模式面临着数据孤岛、信息不共享、服务不精准等问题，难以满足日益增长的健康需求。

基于大数据平台打造一系列基层医疗卫生服务应用，包括紧密型医共体、基层辅助诊疗、慢性病管理、基层云档案、出生人口监测系统等。基于大数据平台赋能紧密型医共体建设。通过平台对县域内牵头医院，其他若干家县级医疗卫生机构及乡镇卫生院、社区卫生服务中心等成员单位诊疗、公卫、影像、心电、检验等数据全量、无损、稳定采集，基于平台的智能数据治理、数据质控等技术对原始数据完成融合标准化，成功建立起医共体共享中心，通过可视化大屏实时展示人财物等资源情况。同时，通过共享开放服务管理，支撑构建基层医疗卫生机构与二、三级医院之间的医疗协作服务体系，实现医共体内的“资源共享、服务共享和信息共享”。另外针对基层医疗资源不均、基层诊疗能力有限等问题，利用大数据平台中的人工智能技术，通过学习海量医学文献、临床知识以及大数据平台中的真实病历数据，打造面向基层卫生机构的智能辅助诊断系统，为医生提供辅助诊断、合理用药、处方审核、病历质控等功能，提高基层医生的诊疗能力和诊疗效率，极大提高基层医疗服务的质量。针对高血压、糖尿病、高血脂等慢性病患者提供精细化的饮食、运动、用药、教育、检测五位一体的规范化管理和全程保健服务。通过整合生育服务登记、孕产期保健、住院分娩、出生医学证明、儿童预防接种等信息资源，并与户籍、学籍、婚姻、社保等信息进行校验，形成了“全、真、活、准”的出生人口基础数据库，提高了育龄人口信息的质量和时效性，同时加强了对育龄妇女的管理，促进了公共服务质量的提高，为政府制定人口政策提供了科学依据（见图7）。

目前，黑龙江省兰西县建立了基于大数据平台的县域医共体，实现了医疗、绩效、人员、财务、资产和药品六个统一的管理和服务。山东省济南市章丘区整合全区市属机构卫生信息资源，总体实现辖区范围内公共卫生、医疗服务、行政管理、社区卫生等业务领域的综合应用、信息互通和业务协同，率先通过国家区域卫生信息互联互通标准化成熟度四级甲等测评，同时入选“2020年中国医疗服务百佳县市”十佳榜[9]。

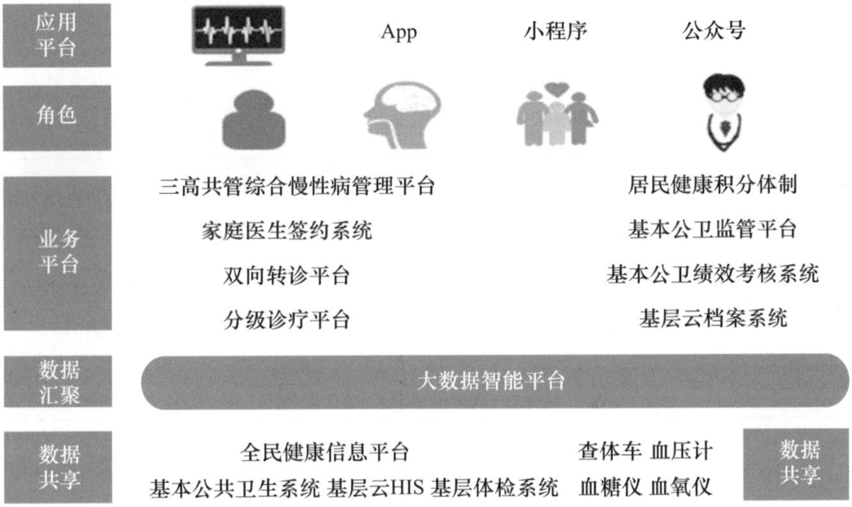

图7　基层医疗卫生服务示意图

（二）赋能健康保险服务

1. 保险理赔服务

近年来，受政策利好推动和消费者观念增强，健康保险市场增速迅猛。然而，传统商保理赔流程存在参保人就医、住院时先垫付资金，待治疗结束后再提交材料到保险公司进行理赔，同时又存在赔流程周期长、手续烦琐、信息不对称，导致参保人体验非常差等管理问题。为了满足客户需求，提高自身运营及盈利能力，保险公司也迫切需要利用健康医疗大数据来简化客户理赔流程，实现便捷即时的“快赔”服务。

基于大数据平台打造保险通系统，通过连接卫生主管部门、当地各医疗卫生机构以及医保结算中心等单位的信息化系统，对系统中的数据进行实时采集，并进行快速智能整合形成被保险人的“医疗健康信息数据”和“医保结算信息数据”。当被保险人提出理赔时，保险公司向平台发出数据服务委托，由平台合作入驻的保险公估公司对平台的数据进行快速调取来对被保险人是否符合赔付条件及相应赔付标准做出判断并形成被保险人的理赔评估报告，从而实现商业保险的理赔审核业务，而无须客户再提交复杂的材料。另外针对参保人/患者就医过程中在线申请的实时商保理赔与直付业务，保险公司基于大数据平台的实时数据整合及分析计算能力，为保险公司直接把医疗费用支付给医疗卫生机构的客户提供重要依据，从而实现在住院期间的理赔支付业务，更是大大提高了客户体验，同时减轻了客户垫付的成本（见图8）。

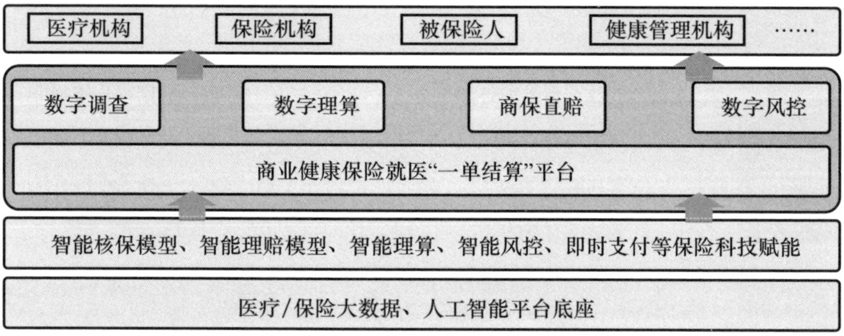

图8　保险理赔服务示意图

目前该保险业务已在江苏省多家医疗机构落地，基于大数据平台技术和多年数据服务经验，打通卫健委、医疗机构与商保公司、患者之间的数据，实现医疗和保险行业数据共享，推动商业保险的快速理赔和“一单结算”，让“数据多跑路，群众少跑腿”。

2. 保险产品精准设计

在传统健康险产品研发过程中，受到可用数据维度、广度和深度的限制，保险公司往往只能从目标人群整体性的保障缺口出发，基于精算假设来设计出标准化的保险产品，不能更精准地了解客户需求和行为，推出符合市场需求的保险产品。

大数据平台赋能保险产品的精准设计，通过基于大数据平台汇聚的区域内海量数据及快速智能的数据整合分析能力，保险公司在产品设计时可将疾患者群统计、疾病风险因素、治疗路径等信息导入疾病模型算法中，通过大数据更加精准的对客户分群，基于丰富数据深度钻取和挖掘，实现健康风险精准预测，再基于风险发生预测和各类成本模型实现精准的产品设计和定价，设计出覆盖范围更广、保障更精准的保险产品，实现健康保险产品的丰富化和个性化（见图9）。

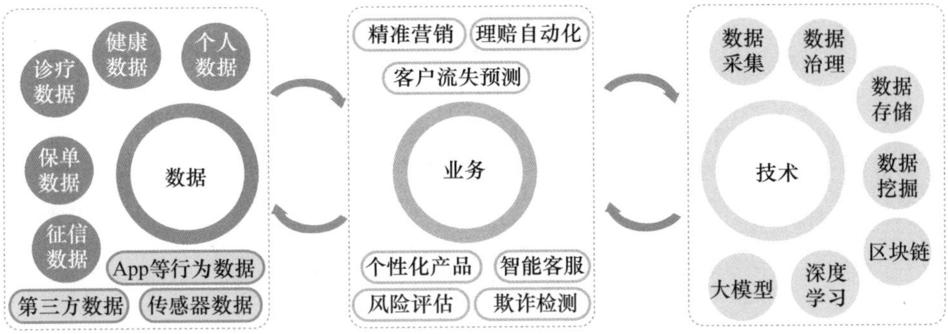

图9　保险产品设计示意图

目前基于大数据已经支撑多家头部保险公司进行精准产品设计，同时基于大数据平台的持续汇聚数据和互联互通优势，在很大程度上也支持保险公司面向高危带病体人群的产品设计问题。如某健康险公司在市场早期即以为带病体提供保险保障为目标，选择了乳腺癌作为切口，通过与大数据平台进行产品创新，推出市场上首款长期乳腺癌复发转移保险“粉红守护”。

3. 保险人群健康管理

保险公司通过对保险人群的健康管理不仅可控制风险、降低理赔成本，同时可大大提高客户忠诚度、增加客户满意度。

基于大数据平台打造保险人群的健康管理系统，通过大数据进行区域医疗数据的整合，面向保险服务人群，保险公司利用大数据平台的 API 和 SaaS 服务形成被保险人全周期的个人健康画像，并结合移动端 App 和可穿戴设备，打造平台化主动健康服务模式，对用户健康数据进行追踪记录，结合其诊疗数据，针对不良行为和风险特征进行监测预警，当用户罹患某种疾病的风险升高时，系统将做出提示，并通过提供医生和专家服务，定制健康管理计划，在激励用户保持健康和遵循遗嘱的同时，达到减少健康风险和医疗事件发生的目的。对于慢性病险人群，结合定期诊疗数据信息，对用户进行长期追踪和提前预警，主动干预用户的健康行为，实现大病风险、慢性病监测和健康行为管理的全流程健康管理模式，有效降低保费支出（见图 10）。

目前已有多家保险公司实现“保险＋健康管理服务”的产品模式，这不仅提升了自身产品价值，增强核心市场竞争力，从而获得更高的利润；也能帮助客户维持更好的健康水平，减缓疾病的发生、发展，降低赔付风险，提升客户的体验和满意度。

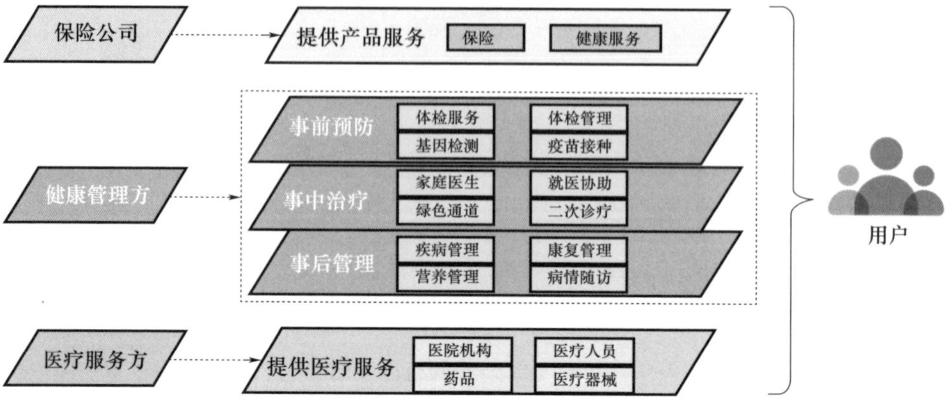

图 10 保险人群健康管理示意图

（三）赋能真实世界研究和医药创新

1. 真实世界研究

随着医疗技术的不断发展和医疗信息化水平的提高，海量的健康医疗数据正在以惊人的速度生成和积累，这些数据蕴含了丰富的医学知识和潜在价值。当前，科研人员在现实世界研究中，往往面临着数据获取难、处理效率低、分析不深入等问题。因此，如何更高效地处理和分析海量健康医疗数据，为科研人员提供便捷、深入的数据服务，成为行业亟待解决的问题。

基于大数据平台的海量、高质、多模态医疗数据，创新结合大语言模型技术，面向科研领域建设科研大数据检索系统。系统不仅汇聚了海量的医疗数据资源，更通过大语言模型的智能对话能力，为科研人员提供了一种全新的、高效的数据检索方式。科研人员无须了解复杂的后台数据结构或编写烦琐的数据库查询语句，只需通过自然语言与检索系统进行对话，借助大语言模型强大的语义理解能力，即可智能地解析用户的检索意图，提供更加精准、个性化的检索结果，并通过大数据的智能分析，形成检索数据的智能分析报告，并以可视化形式呈现，便于科研人员对检索数据内容的深刻理解，大大提高了科研人员的分析效率（见图 11）。

目前，基于大数据平台赋能的科研大数据检索系统已在济南、长沙等多地上线使用，打造皮肤病、慢性病、传染病、癌症等多种疾病的专病队列，为真实世界研究提供了有力的数据支持和强大的数据分析能力，为相关疾病的深入研究和治疗创新提供了重要支撑。

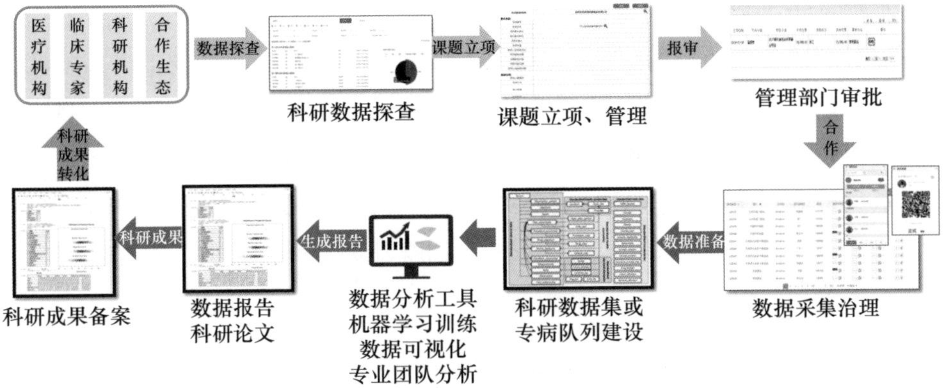

图 11　真实世界研究示意图

2. 医药研发创新

随着现代医疗技术的飞速发展，在精准医疗、个性化诊疗以及远程医疗等新兴医疗服务模式的推动下，传统药物的研发和医疗器械研发难以适应现代高效、精准的创新需求。

基于大数据平台打造医药通系统，赋能加快药物研发的步伐。首先利用大数据技术从海量的医疗数据中快速提取有效信息，辅助靶标发现和药物设计；其次通过深度数据分析优化临床试验设计，提高试验效率和成功率；最后利用真实世界数据形成了一个全面、多维度的药物安全监测与风险评估数据库，对药物疗效和安全性进行持续监测和评估（见图 12）。

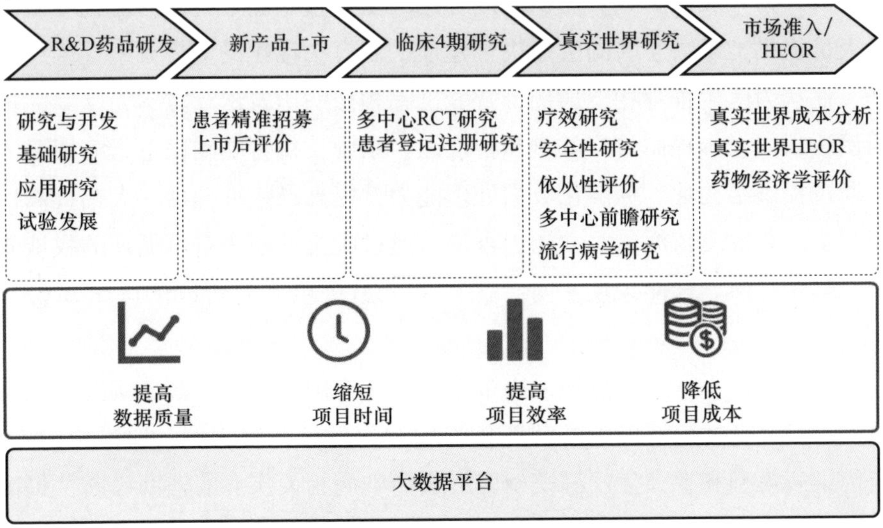

图 12　医药研发示意图

目前基于大数据平台赋能打造医药通系统，实现以健康医疗大数据为基础，充分利用数据治理的成果，为医药企业提供支持医药企业的上市前临床评价、上市后再评价、医保目录遴选、药械市场分析和患者触达等科研项目，为医药企业在立项、研发和市场等多个环节提供助力。凭借卓越的服务质量和丰富的数据资源，医药通已成功入围多家国际知名药企的研究服务供应商名单，并与多家医学 AI 厂商达成战略合作，共同推动健康医疗大数据在药物研发领域的广泛应用。

（四）赋能医院高质量发展

1. 面向智能辅助决策

据国家卫生健康委员会 2023 年 1—6 月统计，全国医疗卫生机构总诊疗人次 33.4 亿人次（不包含诊所、医务室、村卫生室数据），同比增长 5.6%[10]。现阶段由于临床医生人员不足，工作负担重，知识更新与知识增长不同步等原因造成诊疗流程不规范、问诊不全面、病历质量差等问题，给医疗质量的提高，误诊、漏诊的预防以及病历数据的再利用带来极大的阻力，各级医疗机构对于精准、高效、智能的临床辅助决策需求越发强烈。

基于大数据平台的智能辅助决策系统通过整合全院海量医疗数据，利用知识推理、机器学习、深度学习等算法，实现辅助诊断、医嘱质控、病历内涵质控等能力，为一线医护人员提供便捷易用的工具帮手。系统能为医院一线临床医护人员提供准确、实时的医疗决策建议，制订个性化的治疗方案。系统根据诊断、症状为医生推荐相似病例，智能推荐相似病历及诊疗方案，辅助完成当前病例诊断，大幅提高诊疗效率和精准性。系统支持智能辅助电子病历录入处理，通过提供结构化、标准化数据处理能力，提高录入准确性，大幅提高医疗数据质量。系统支持海量医学知识查询，通过收集整理来自可循证的权威知识书籍、临床指南、药品说明书等，为医务人员提供实时可靠的医学知识（见图 13）。

基于大数据平台的智能辅助决策系统已在全国多家医院落地实践并取得显著成果。以赋能西南医院野外智能化临床专家信息系统为例，通过构建 41 种法定传染病模型和 5 大症候群模型，形成传染病相关疾病的辅助诊断，提高了医生野外诊疗作业水平。

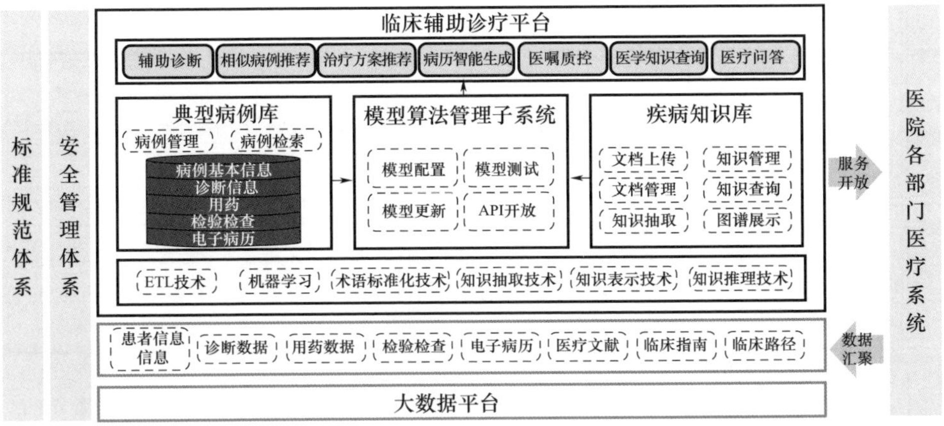

图 13　智能辅助决策示意图

2. 面向绩效考核管理

国务院办公厅于2019年发布《关于加强三级公立医院绩效考核工作的意见》（国办发〔2019〕4号），同年国家卫生健康委、国家中医药管理局印发《关于加强二级公立医院绩效考核工作的通知》（国卫办医发〔2019〕23号）。文件明确对全国范围的公立医院开展“统考”，考核结果将作为公立医院发展规划、重大项目立项、财政投入、经费核拨、绩效工资总量核定、医保政策调整的重要依据，同时与医院评审评价、国家医学中心和区域医疗中心建设以及各项评优评先工作紧密结合，因此受到医院的高度关注。

基于大数据平台的绩效考核管理系统能充分发挥大数据平台优势，通过整合加工医院全院绩效考核数据，对医院绩效考核工作进行追踪分析，全方位展示绩效考核结果统计数据，助力医院实现精细化管理与绩效考核结果双提升。聚焦医疗质量、运营效率、持续发展以及满意度评价四大维度，共55个具体指标，系统支持灵活合理设置考核指标权重，规范员工诊疗行为，并根据医改深入情况实时进行指标调整。系统通过增加病案首页填写质量考核指标，加大病案首页考核权重，明确各临床科室病案首页填写规定，全面提升病案首页质控。系统通过将药品占比、药品全流程管理等纳入考核体系，完善合理用药考核指标；通过分析药品成本效益，选择经济有效的治疗方案，减少患者就医成本。系统通过促进各系统间联通共享，实现人、财、物、事全过程管理；通过有效监控临床诊疗行为，辅助完善医院运营管理措施，全方位提高全院运营管理工作效率（见图14）。

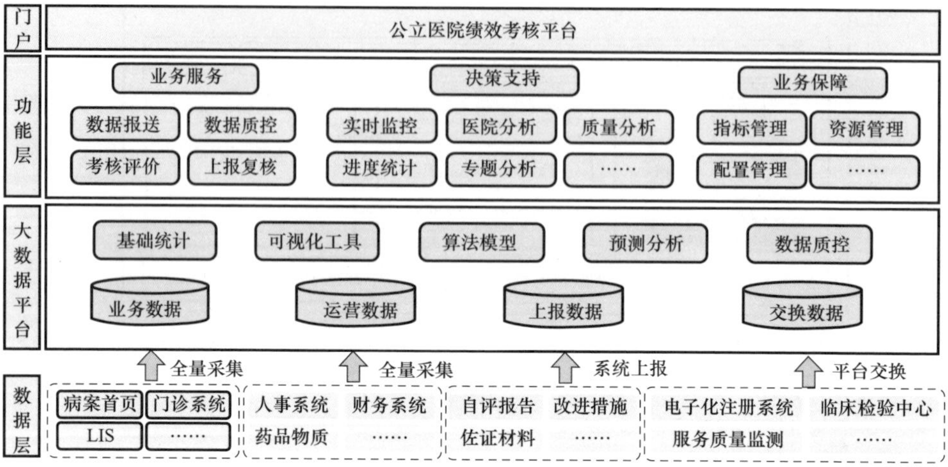

图 14　绩效考级示意图

内蒙古自治区充分借助大数据平台优势，率先在全国打造了基于大数据平台的内蒙古自治区绩效考核管理系统。基于系统的应用，内蒙古自治区卫生健康委在帮助自治区各医院提高绩效考核全国排名，促进医院的高质量发展等方面，具有重要的实践意义。系统应用也有利于加强病案、药品等医疗质量管理体系建设，减少人力、物力投入，有效监控医疗资源，极大提高业务诊室运转效率。中南大学利用医院绩效管理的思路和系统，基于中南大学湘雅医学大数据平台，对直属的湘雅医院、湘雅二医院、湘雅三医院相关医疗数据自动进行精确统计分析，实现数据在不同医院之间的横向对比，有效实现对医疗行为的监管和相关风险的及时预警，促进医院运营效率及临床服务水平的提高，减少医疗违规事件发生。

3. 面向重点学科评审

近年来，国家卫健委先后印发《公立医院高质量发展评价指标（试行）》（国卫办医发〔2022〕9 号）、《公立医院高质量发展促进行动（2021—2025 年）》（国卫医发〔2021〕27 号）等政策，引导各地区推动公立医院高质量发展，以促进医疗卫生重点学科建设为抓手，加强推动以评促建、以评促强，调动地区医疗卫生机构在领先学科、重点学科建设上争先创优。对于医院而言，重点学科评审对于充分发挥医院品牌、资源、管理优势，科学谋划专科设置及发展规划，全面提高医院医疗服务能力、科研教学水平、人才队伍建设、文化品牌、信息水平，全方位提高医院管理水平和医疗服务质量等都具有重大意义。

基于大数据平台的重点学科评审管理系统为医疗机构提供大数据的治理、

采集、辅助填报、技术咨询等全流程评审服务。系统通过构建丰富评审指标库、多维分析报告、自动化指标提取、部署模式灵活，提高评审效率，促进优质学科高水平建设。系统面向 124 个学科设置了 124 套评审方案，满足全区医院、医学院校、公共卫生机构等几百家参评机构多样化评审需求。系统满足各医院的学科评审前预分析，通过预知数据质量，方便查缺补漏，为医院提供智能化建议。同时，系统采用交叉验证式评分方法，通过建立全闭环评审框架，确保整个评审全过程公平、公正、公开（见图 15）。

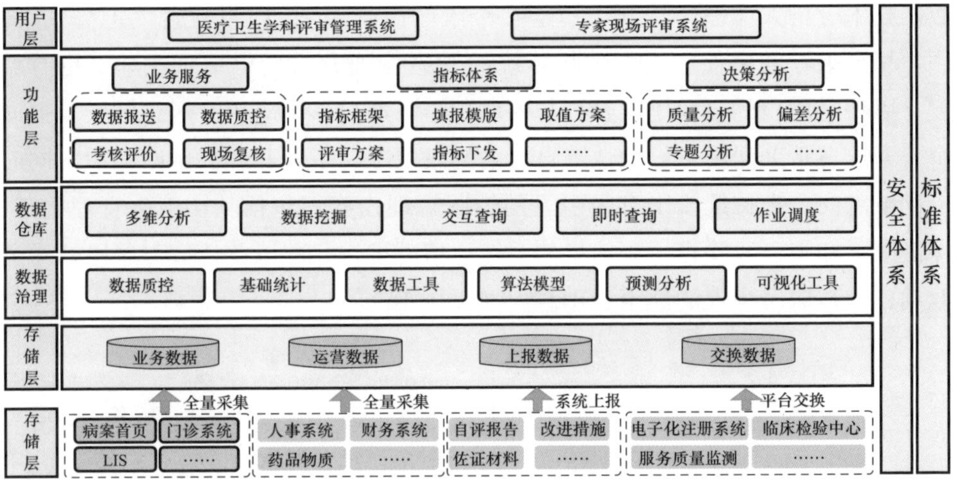

图 15　重点学科评审示意图

基于大数据平台的重点学科评审管理系统已在多地落地实践。在内蒙古自治区，系统应用为全区临床医学类、基础医学类、预防医学类、卫生管理学类、药学等 5 大学科评审发挥了重大价值，取得了显著成效。系统自 2024 年 1 月上线使用至今已有 63 家医院、839 个学科参与评审，极大减少了评审人员主观评价偏颇度，提升标准可操作性和评审结果客观性，得到了内蒙古自治区医疗机构的大力支持及自治区卫健委的积极认可。

（五）赋能个人主动健康管理

1. 基于个体全周期数据的健康管理

随着人们健康意识的不断增强，相较于患病之后进行治疗，人们更希望将疾病进行预防，这就需要人们了解自身的健康状况，使得与个人相关联的健康数据能够可视化展现。由于个人健康信息会在多个就医场景下或穿戴设备上产生健康数据，本身健康数据会很难集中展现。另外在医生就诊场景下，短时间内很难将完整的居民个人健康信息完全掌握，需要对个人健康信息进行提炼和概括，便于快速抓住重点；居民管理自己的个人健康信息时，晦涩难懂的医学术语增加了健康管理的难度，也需要更多指导。

基于大数据平台打造个人健康管理服务系统，其融合个人全周期的健康信息，包括卫生机构域的居民健康档案、医疗电子病历、健康体检数据等，以及个人域的智能穿戴设备、自助健康检测设备等采集的数据。通过人工智能及大数据技术分析人体健康情况，描绘“个人健康画像”，预测健康“走势”，向用户精准推荐健康促进方案，将传统的健康管理方式变得更加主动、更有温度，以促进用户的自我健康管理与疾病预防。通过移动应用，居民健康数据向个人开放，帮助居民更好地认清自身的健康状况，了解和掌握健康知识，同时借助触点向个人持续输出有吸引力的健康管理内容，包括基层卫生管理服务、保健康复知识、风险提示等信息的个性化精准推送，并以此达成与居民的沟通互动，增强居民个人的健康管理意识（见图 16）。

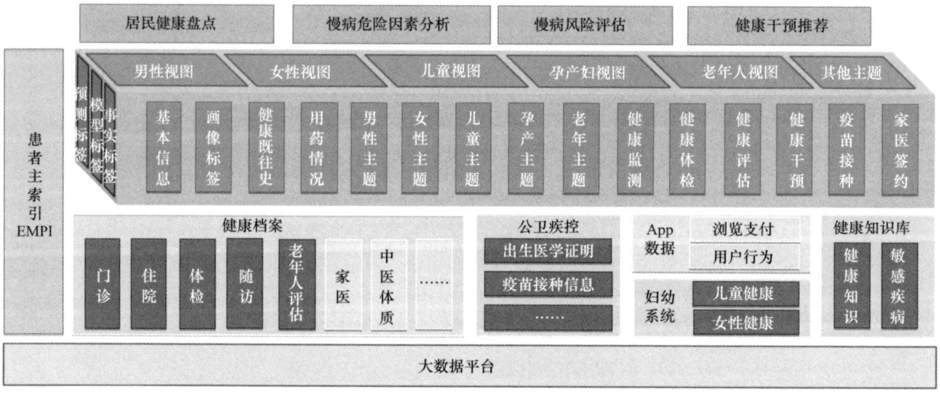

图 16　基于个人全周期数据的主动健康示意图

济南市借助健康医疗大数据平台汇聚治理的全域健康医疗数据，形成以个人为核心的全生命周期健康档案并形成个人健康画像，通过国家统一的电子健康码，个人可以查询全部医疗健康档案，同时个人授权后也可以让医生随时查看健康医疗数据。同时，在济南市槐荫区打造智慧康养服务平台，建立康养服务数据库，为全区 60 岁以上老人实施精准服务。

2. 基于多源数据的健康管理

为了更好地对个人健康进行精细化管理，除了个人自身的健康医疗数据外，还需要融合客观外在的多源数据。天气、气候和大气环境与人体健康息息相关，气候变化可以通过多途径、分阶段影响人体健康。短期而言，人体的多种生理功能调节与气象要素有关，当天气急剧变化超出身体的承受范围就会引发多种疾病，如心脑血管疾病、呼吸系统疾病、传染病、中暑、精神疾病等。从长期看，全球变暖导致的极端气候事件发生频率逐年递增，加剧了此类疾病的发生程度、范围以及不确定性。PM 2.5 和臭氧（O_3）等大气污染物可影响心脑血管疾病、呼吸系统疾病等疾病发生，在高温或寒潮等天气发生时易加剧。

基于大数据平台建设的健康气象服务系统，利用区域健康医疗大数据平台，对八大气象敏感性疾病数据，具体包括呼吸系统（代表性疾病为哮喘）、循环系统（代表性疾病为脑卒中）、消化系统（代表性疾病为肠道传染病）、传染病（代表性疾病为流感），以及因气象因素导致的外伤、中暑、犬咬伤、花粉过敏症的日发病情况（门诊和急诊）、住院病历、死亡资料等历史数据。对气象观测数据，包括温度、露点、气压、风向、风速、总云量、低云量、能见度、24 小时变压、天气现象、日最高温度、日最低温度、24 小时降水量、日照时数、蒸发量等，对污染数据包括 PM10、PM2.5、NO_2、SO_2、O_3和 CO 等空气污染资料，进行融合治理，形成气象—环境—健康数据库。系统通过气象敏感性疾病与气象、空气污染因素的相关性分析，形成气象敏感性疾病预测、预警和健康建议功能（见图 17）。

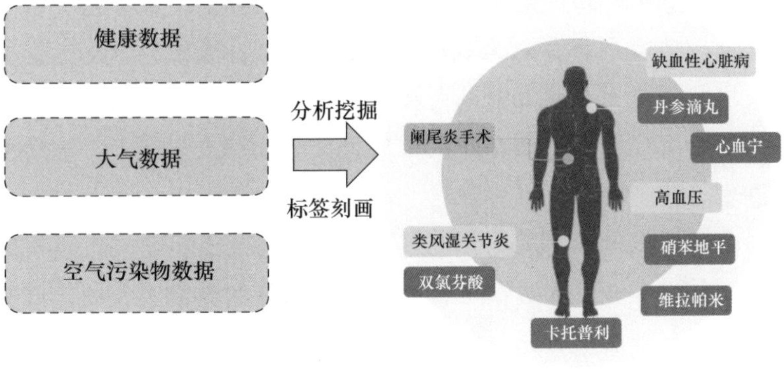

图 17　基于多源数据的健康管理示意图

天津市大城市气象服务平台已经上线运行，按照老人、幼儿、学生、易感人群等不同人群给出相关的预防措施和建议。济南市空气质量健康指数（AQHI）发布平台和济南市高温热浪健康风险预警发布平台，实现了空气质量与高温热浪健康风险实时的双预警。通过健康医疗数据与其他多源数据融合创新，实现个人健康的精细化管理[11]。

三、大数据平台赋能数智健康发展前景

当前大数据平台已经在数智健康应用场景中发挥着关键性作用。随着大数据平台的发展，未来将会推动多技术跨领域的融合创新发展，形成基于数据驱动的更多场景下的应用创新以及促进数智健产业新生态的蓬勃发展。

（一）多技术跨领域融合创新发展

随着大数据平台应用场景的深化及多场景应用的复杂性，大数据平台将会实现多技术跨领域的融合创新发展。

首先，大数据平台将与更多先进技术进行融合创新。大数据平台与边缘计算技术融合，实现在边缘设备上对数据的实时处理和分析。这种融合将大大减少数据传输延迟，提高数据处理效率，为数智健康应用提供更快速、实时的数据支持。大数据平台将与人工智能技术更深入地结合，通过机器学习、深度学习、大语言模型等技术实现对医疗数据的智能分析和挖掘。这种结合将为医疗决策和个性化治疗提供更精准的支持，有助于提高医疗服务的质量和效率。

其次，大数据平台将促进跨学科的融合与协同创新，大数据平台本身是医工交叉的产物，随着产业方向的不断外延，医学、计算机科学、生物信息学等领域的专家将共同合作，共同推动大数据平台在数智健康应用中的发展。这种跨学科合作将为医疗数据分析和应用带来更全面、深入的探索，推动医疗领域的创新和进步。

最后，医学数据科学将成为一门越来越受认可的专门学科，高校将设立专门的医学数据科学专业，大数据平台本身就是很好的教学实践场，促使更多的人使用大数据平台解决业务场景问题。

（二）基于数据驱动的多场景应用创新

大数据平台赋能的多场景应用创新将更加深入，未来，数据要素驱动的医疗场景应用将涵盖医疗诊断、治疗、预防、健康管理等多个方面，为个性化医疗、预防性健康管理等提供更加全面和有效的支持。

首先，个性化医疗是数据驱动的医疗场景应用中的重要方向之一。通过整合患者的医疗记录、基因组学数据、生理指标等多元数据要素，医疗机构可以实现个性化医疗诊断和治疗方案，从而提高医疗效果和患者满意度。个性化医疗不仅可以更好地满足患者的个性化需求，还可以提高医疗资源的利用效率，实现医疗服务的精准化和高效化。

其次，疾病预测和预防是另一个重要的应用方向。利用大数据技术分析患者的健康数据、生活习惯、环境因素等要素，医疗机构可以实现疾病风险预测和个性化预防措施，帮助人们更好地管理健康风险，减少疾病的发生和发展。预防性健康管理可以有效降低医疗成本，提高人民群众的健康水平，对于社会的可持续发展具有重要意义。

最后，远程医疗和智能监测也是数据驱动的医疗场景应用中的重要方向之一。结合传感器技术和大数据分析，医疗机构可以实现远程医疗服务和智能监测系统，监测患者的生理指标、病情变化等数据，提供及时的医疗建议和干预措施。远程医疗可以有效缓解医疗资源不足的问题，提高医疗服务的覆盖范围和质量，为患者提供更便捷的医疗服务。

（三）促进数智健康产业新生态

大数据平台的出现为医疗产业带来了新的发展机遇。在过去，医疗领域的数据分散在各个机构之间，难以实现共享和整合，限制了医疗科研和服务的水平。而如今，通过建立一个共享开放的健康医疗大数据平台，打造以“数据 + 服务、平台 + 生态”的模式，让各类大数据、人工智能和互联网服务企业入驻，共筑健康医疗大数据生态体系，可以促进医疗产业的协同创新和发展。

首先，大数据平台可以将各医疗机构的数据资源进行整合和分析，从而形成更加全面和准确的数据产品。这些数据产品可以帮助医疗机构更好地了解患者的健康状况，提高诊断和治疗的准确性和效率。同时，大数据平台还可以通过数据挖掘和分析，发现患者的健康趋势和风险因素，为医疗机构提供更加个性化和精准的医疗服务。

其次，大数据平台还可以将数据产品以数据服务的形式进行价值变现。通过数据服务，医疗机构可以获得更多的客户和收入来源，提高自身的竞争力和盈利能力。同时，数据服务还可以帮助医疗机构更好地满足患者的需求，提高患者的满意度和忠诚度。通过数据服务，医疗机构可以实现“数据 + 服务”的双赢局面，推动医疗行业的持续发展和创新。

最后，大数据平台可以吸引更多的医疗机构、科研机构、健康管理公司等参与其中，共同分享数据资源、共同开发应用服务。这种“平台 + 生态”的产业发展模式可以形成一个良性循环的生态系统，促进各方的合作和交流。通过共享数据资源，不同机构可以更好地开展医疗科研工作，加快医疗技术的进步。同时，各方还可以共同开发应用服务，提高医疗服务的质量和效率。

四、总结与展望

本报告通过大数据平台内涵、应用模式，以及在多领域的案例实践，充分说明大数据平台在赋能数智健康应用的新模式是可行的，在“数字中国”“健康中国”的背景下，大数据平台将继续发挥重要作用，并不断发展和完善，为人类社会的发展和进步作出更大的贡献。希望各界能够共同努力，推动大数据平台的发展，实现更加美好的未来。

参考文献

[1] 国务院办公厅．关于促进和规范健康医疗大数据应用发展的指导意见［J］．中华人民共和国国务院公报，2016（19）：24－28.

[2] 中共中央，国务院．关于构建数据基础制度更好发挥数据要素作用的意见［J］．中华人民共和国国务院公报，2023（1）：28－33.

[3] 国家数据局等17部门联合印发《“数据要素×”三年行动计划（2024—2026年）》全文［J］．自动化博览，2024，41（1）：2.

[4] 国务院．促进大数据发展行动纲要［R］．北京：中华人民共和国国务院，2015.

[5] 林子雨．大数据导论［M］．北京：电子工业出版社，2018.

[6] 蔡万刚，王艺霖，郑建国．“互联网 +”环境下考虑知识价值链的企业服务创新研究［J］．上海对外经贸大学学报，2016，23（2）：42－51.

[7] 济南市康养事业发展中心. 济南，国家医疗健康信息互联互通标准化成熟度测评五级乙等［EB/OL］．（2023－04－15）．https：//www. jnkyzx. cn/Info/News/PC/Content. aspx? Id = 905&ChannelId = 7.

[8] 济南市疾病预防控制中心. 济南市疾控中心环境健康风险评估试点建设取得显著成效［EB/OL］．（2023－04－15）．http：//www. jncdc. cn/index. php? m = content&c = index&a = show&catid = 659&id = 26533.

[9] 章丘融媒. 入选"2020 年中国医疗服务百佳县市"十佳榜［EB/OL］．（2020－04－28）．https：//www. 163. com/dy/article/FB9O64KJ0514C108. html.

[10] 国家卫生健康委员会. 2023 年 1－6 月全国医疗服务情况［EB/OL］．（2024－01－08）．http：//www. nhc. gov. cn/cms － search/xxgk/getManuscriptXxgk. htm? id = d924867459f84bfcb4d47e2baa99c28c.

[11] 济南市疾病预防控制中心. 济南疾控新冠肺炎服务平台［EB/OL］．（2020－02－05）．http：//www. jncdc. cn/index. php? m = content&c = index&a = show&catid = 659&id = 21704.

HB. 16 人工智能在智慧康养领域应用现状及前景分析

刘文权①

摘　要： 智慧康养是智慧养老概念的延伸，人工智能技术作为当前科技发展的重要驱动力，正在逐步渗透并革新康养服务体系，助力构建智能化、个性化、高效化的康养新模式。人工智能作为智慧康养的新质生产力，必将极大的推动康养领域及养老产业的顺利发展。

关键词： 智慧康养；人工智能；信息系统；可穿戴设备

随着中国人口老龄化进程的加快，智慧康养产业的需求日益增长。人工智能技术作为当前科技发展的重要驱动力，正在逐步渗透并革新康养服务体系，助力构建智能化、个性化、高效化的康养新模式。本报告旨在对人工智能在智慧康养领域的应用现状进行深入剖析，并对其未来发展前景进行展望。

一、智慧康养及人工智能

（一）智慧康养是智慧养老概念的延伸

智慧康养是智慧养老概念的延伸。智慧养老最早由英国生命信托基金会提出[1]，最初被称为“全智能化老年系统”[2]。智慧养老系统是指通过各种传感器进行智能感知，远程监控老年人的日常生活状况，为老年人提供健康管理和服务[3]。核心是利用云计算、物联网、互联网等先进的信息技术来提供远程服

① 刘文权，深圳作为科技有限公司联合创始人，研究方向：智慧康养。

务，将服务人员、老年人、老年人子女、医疗机构等相关人员紧密联系起来，让老年人足不出户便能够享受便捷、高效、智能化的一站式养老服务[4]。智慧康养的概念更为宽泛且融合了健康管理与养生康复的理念，它不仅包括智慧养老所涉及的智能化服务和管理，还强调预防、治疗、康复、保健、养老等多方面的整合。智慧康养更加关注老年人的身心健康维护，以及通过科学的方式延缓衰老、改善身体机能、提高生活质量。在实践层面，智慧康养会结合现代医学、中医养生、营养膳食、运动疗法等多种手段，为老年人提供更加全面和个性化的康养解决方案。

（二）智慧康养的主要技术驱动力

国外因步入老龄化更早一些，对智慧康养的研究起步较早。中国最早由胡黎明 2007 年提出“数字化养老”的概念，近几年来，诸多不同专业的学者纷纷投入了智慧康养的学术领域中，从不同视角进行了研究，再加之最近这 20 年国内电子信息行业的壮大，产业能力日益成熟，互联网服务体系的全面覆盖，中国的智慧康养服务体系也迅猛发展。

智慧康养以智能产品和信息系统平台为载体，面向人民群众的健康及养老服务需求，深度融合应用物联网、大数据、云计算、人工智能等新一代信息技术[5]，形成完整的服务体系。在各项技术中，人工智能技术作为当前科技发展的重要驱动力，正在逐步渗透并革新康养服务体系，助力构建智能化、个性化、高效化的康养新模式。

二、人工智能在智慧康养领域应用现状

（一）人工智能设备为养老信息系统平台提供数据，支撑健康监控和远程医疗

现代的智慧康养是依托于大数据背景下组建的养老信息系统形成的服务体系，信息系统通过将源头数据分析、整合、处理，形成对不同需求的判断机制。养老信息系统中的数据源头除了各点呈报的静态数据（如老人的基本信息），还包括通过智能传感器、可穿戴设备、健康自检设备等可通信设备传递

过来的动态数据。

智能传感器是具有信息处理功能的传感器，会将传感器获得的信息转换为系统可识别的数据，如温湿度、燃气浓度、烟雾浓度，甚至诸多生命体征数据。这些可识别的数据通过互联网或物联网汇集到大数据系统，成为信息系统决策的重要依据。

可穿戴设备是传感器的升级版本，通过现代工艺及生产手段使得器件小型化而适合个体穿戴，并给予单一功能的传感器更多的功能拓展，现在市面上比较多的诸如智能手表、智能手环、小型定位器等。这些穿戴设备通过不同的传感器，可以获得如运动步数、活动范围等不同的信息，更拓展到心率、血压、心电图（ECG）等参数的获得。可穿戴设备在中国近些年发展比较快，尤其是以华为为代表的手机厂家搭载新型传感器不断推出新品。但是由于传感器的性能成熟需要过程，现在市场上有的产品在血压、心电等的监测上都存在较大误差。

随着科技的进展，传统的健康自检设备逐渐增加数据传输功能，如血压计、血氧计、身高体重测量仪等都发展出蓝牙版本、Wi－Fi 版本、4G 版本、5G 版本，这些衍生的版本统一的目的都是无线数据传输，进入各信息系统中。

智能传感器、可穿戴设备、健康自检设备等形成的健康监控系统可以持续收集患者的生理数据，通过信息系统平台分析数据及时发现潜在健康风险，提前预警，减少了住院需求。通过分析大量个体化医疗数据，人工智能能够预测疾病发展趋势，制订个性化的健康管理方案，降低发病率，进而减少医疗资源的消耗。同时，人工智能还可以协助实施精准用药，提高疗效，减少并发症和二次入院。

互联网及 5G 的发展使得远程医疗成为现实，人工智能视频通话机器人或智能看护系统可以协助医生远程诊断病情，进行紧急呼叫响应，保障居家老年人及时获得专业照护。人工智能驱动的远程医疗使得优质的医疗资源能够突破地域限制，特别是对于偏远或交通不便地区的患者，他们可以通过视频通话、远程会诊等方式，实时接受专家级的医疗服务，从而降低了因地理因素造成的医疗资源分配不均。

例如，深圳作为科技有限公司推出的全套居家养老解决方案，便是将无感监控设备如智能健康检测仪、智能睡眠监测垫、智能摔倒报警雷达等与传统的医疗检测设备，如血压计、血糖计，通过其中央智能处理单元连在一起，加载家中普通的智能电视就可以与医生远程连线，对意外事件或异常身体状况进行有效处理。这样慢性病患者在家就能得到专业级别的健康监护，减轻了医院床位紧张的问题。

（二）人工智能使得个体安全防护以及精准康复治疗变得更简单

个体安全防护一直是养老的主题之一，传统的安全防护更多依靠传统设施以及老人的安全意识。人工智能可以自主判断周边环境的变化而采取保护措施，人工智能的出现使得个体安全防护增加了额外的保障。最直观的例子是汽车上的安全气囊应用在老年人摔倒防护马甲上，马甲背部搭载人工智能高算力芯片，内置算法可以检测体态、倾斜角度、失重速度，多维度检测跌倒状态，弯腰、侧腰、坐下、慢走、跳跃等，在0.1秒内识别出人体是否处于适中状态，并在0.08毫秒瞬间打开气囊，对人体的头、背、腰、髋关节形成保护。

在传统运动疗法中，医生需要进行大量的前期测试、评估，才能对于患者给出相对个性化的解决方案。通过人工智能医生将能够比以前更快地诊断疾病，制订更好的治疗计划，并开展更加精准的药物管理。人工智能的应用减少了对许多耗时和烦琐的任务的人工处理，如数据分析、图像和语音识别等，令医生腾出更多时间从事临床工作，提高患者的治愈率和安全率。人工智能辅助康复训练系统能够精确指导老年人进行康复活动，如步态分析、物理疗法等，提高康复效果和恢复速度。

例如，深圳作为科技有限公司的智能助行机器人，已经获得中华人民共和国二类医疗器械注册证，它采用前沿的生物力学和人工智能技术，内置大量算法，能实时读取并分析用户的行走数据，精确匹配助力需求。其独创的智能助力系统，可以根据健康腿的抬腿力度，为患侧肢提供恰到好处的向上助力。机器人内置多种传感器系统，智能跟随人体步行速度和幅度，自动调节助力频率，学习并适应人体的步行节奏，具有更舒适的穿戴体验。助行机器人针对庞大的老年人群体中出现的肢体障碍患者，如中风、偏瘫、帕金森病等，提供了一种全新的康复解决方案。它的出现，不仅能帮助患者恢复行走能力，提高生活质量，还能减轻医护人员的工作压力，市场前景广阔。

（三）人工智能在护理领域的应用大大降低了人力成本并提高护理效率

随着人的年龄增长，身体机能的下降是不可逆的趋势，因此护理服务一直是养老服务中最重要的方面，这是一个需要大量人力投入的领域。针对失能失智（或半失能失智）老年人，智能护理机器人的首要目标就是替代，部分替代或全部替代人力护理。在人工智能的赋能下，护理机器人更专业，能处理一些常规人力护理做不了的事情，给予失能失智老年人更加专业的护理服务；其次是更便利，能替代传统人工，重点解决护理中人力资源不足的问题。[6]

深圳作为科技有限公司的大小便护理机器人，是集成水、电、气、信号探测和控制为一体的智能化处理大小便的护理设备，具有自动感应、温水冲洗、暖风烘干、消毒灭菌的功能。采用先进的感应技术，能随时感应用户的排便情况，自动识别大小便，自动抽走排泄物，自动冲洗和烘干用户隐私部位。采用封闭式内循环系统处理污物、消毒除臭，触摸显示屏操作简单，支持用户排便数据记录、储存、传输，可分享至管理者或家属，连接养老院管理系统，是一款接入物联系统的大小便护理机器人，适用于全瘫痪的失能老人、残疾人、植物人、重症术后患者，获得医疗器械认证，获得德国红点奖，获得美国 FDA 认证，具备全自动、智能化、无侧漏、纳米防菌、健康提醒、舒适干爽、远程监控、全天候等优点，成为养老机构及居家的首选护理机器人。

深圳作为科技有限公司同时在 6 项失能领域全面发力，提供高效的智能护理产品，成为人工智能在护理领域的佼佼者。

（四）人工智能为老年人情感交流与陪伴提供了现实有效的途径

智能化家居的逐渐普及使得我们的生活变得越来越方便快捷，其中网络摄像头、智能音箱、智慧电视等人工智能家电成为与老年人情感交流与陪伴的现实有效途径。一个几十元的网络摄像头，配合 4G/5G 或者 Wi－Fi 网络，老人就可以与子女实现远程视频聊天；一个几百元的智能音箱，就可以实现老人对机器的语音控制，并可以与之聊天或者提供丰富的娱乐内容。一个几千元的智慧电视，更是集音频、视频、游戏、聊天等功能于一体。

机器人厂家研发情感陪伴型机器人，它们可以进行基本沟通、识别和回应老年人的情绪状态，提供心理慰藉。陪伴机器人具备强大的全语音交互能力，具有强大生活百科闲聊能力，可以实现对多个日常生活相关领域知识问答，支持查询天气、新闻资讯、闹钟提醒、播放音频与视频资源等；具备丰富的服务能力，囊括了健康服务、生活服务、家庭互动、娱乐陪伴等四大服务功能；兼顾老年人的日常需求，包括视频医生、在线购药、健康检测与分析、音频与视频通话、流行音乐、生活提醒、在线视频、智能家居、智益游戏等多功能结合，充分满足“健康＋养老＋陪伴”多种老年群体的日常生活刚需。

（五）人工智能助力打造智慧养老社区服务

通过集成人工智能、物联网、大数据、云计算等技术，智慧养老社区实现了养老服务的精准化、智能化和个性化，极大地提高了老年人生活质量以及社区养老体系的运行效率和服务水平。

人工智能设备为养老系统提供各项基础数据，实现远程健康监测以及社区的应急响应系统。同时人工智能设备还可以通过语音助手等手段协助老年人进行日常事务管理、天气查询、提醒服药等任务。人工智能设备可以为大家提供智能居住环境，通过物联网技术控制室内温湿度、空气质量等，保证舒适度；智能照明、自动门锁等设备提升居住便利性。工程师更是利用人工智能技术，采用无障碍设计，实现如智能轮椅导航、视觉辅助等，帮助行动不便的老年人自主出行。智慧养老社区平台利用大数据分析技术，了解老年人的个性化需求，提供定制化的餐饮、文化娱乐、心理疏导等服务。根据老年人需求预测和数据分析，合理调配社区内各类养老服务资源，如长者食堂用餐安排、康复训练计划等。[7]

三、人工智能在智慧康养领域前景分析

（一）人工智能赋能智慧康养国家政策的推动与市场的快速增长

随着中国人口老龄化的不断加快，智慧康养已经被放在国家战略层面，2017 年，工业和信息化部、民政部、国家卫生计划生育委员会印发《智慧健康养老产业发展行动计划（2017—2020 年）》；2021 年，工业和信息化部、民

政部、国家卫生健康委关于印发《智慧健康养老产业发展行动计划（2021—2025年）》。行动计划提出要通过实施智慧健养老产品供给工程，给出重点发展指引。并要求于拓展智慧养老场景，提升养老服务能力，推动智能产品适老化设计，提升老年人智能技术运用能力。

2021年底国务院印发《“十四五”国家老龄事业发展和养老服务体系规划》，规划对“十四五”国家老龄事业发展和养老服务体系制定了明确的目标，同时也重点指明了产品技术方向。

2024年的《政府工作报告》提出，要加强健康、养老等民生科技研发应用，并提出人工智能“新质生产力”的定位。相信国家关于人工智能赋能智慧康养的具体政策会很快推出，人工智能设备在智慧康养领域的市场将会飞速发展。

（二）康养领域的人工智能产学研联动与技术产品创新爆发

企业、高校及研究机构在智慧康养领域将会开展越来越深度的合作与协同创新。企业拥有市场导向和产业化优势，可以将研发成果快速转化为产品和服务；高校及科研机构则拥有强大的理论基础和研发能力，能为智慧康养提供前沿技术支撑和人才培养。各类企业、研究机构和政府部门紧密合作，共同开发适应老年人多元化需求的人工智能解决方案，推动智慧康养产业链条的完善和发展。

在国家政策的引导及银发市场经济的吸引下，人工智能将持续推动智慧康养行业向更高智能化、个性化的方向发展，预见到更广泛的智能硬件集成、精准预测预警系统、智能护理机器人以及基于大数据的全周期健康管理方案的广泛应用。健康管理类、养老监护类、康复辅助器具类、中医数字化，智能产品及家庭服务机器人等技术产品创新将集中爆发，带动传感器、微处理器、操作系统等底层技术突破，实现多模态行为监测、跌倒防护、高精度定位等实用技术攻关。

（三）人工智能驱动的智慧康养应用场景多元化

各地围绕智慧康养已经推出各自的推荐应用场景，比如，天津市围绕老年人推出的安全保障、健康管理、随身监护、生活服务、情感关怀等场景；上海市围绕老年人推出的12+N场景：老年人防跌倒场景、老年人紧急救援场景、认知障碍老年人防走失场景、老年慢性病用药场景、老年人卧床护理场景等。随着智慧康养的逐渐深入并结合各地的实际情况，应用场景将出现更多元化，也会推动人工智能产品的专业化、精细化。

（四）新一代智慧化网络将快速完善

随着5G网络的推广以及人工智能的发展，居家、社区、机构以及全社会的智慧化康养网络将快速完善，实现对康养服务全流程、全周期的智能化管理与优化。国家对养老政策的逐一落地将会使得智慧康养网络应用水到渠成，人工智能行为分析与预警技术日益成熟，助力资源优化配置康养服务的精准性和及时性将会得到显著提高。

（五）人工智能使得康养与医疗的界限愈发模糊

在传统的养老意识里，老人的大病小灾大多要通过医院解决，随着老龄化的趋势，医院的压力将越来越大。但人工智能技术正在改变我们对健康管理和医疗服务的理解与实践方式。我们已经看到，老年人的慢性病已经逐渐下沉到社区甚至居家解决或者跟进。我们还会看到更多的医疗场景被转移，如物理治疗、运动康复都有可能从医院拓展到机构甚至社区。统一的信息系统平台给老人提供精确的护理建议，从而使得康养和医疗的界限愈发模糊，将会大大优化医疗资源的配置。[8]

四、挑战与对策

（一）数据隐私与安全问题

有效利用人工智能的前提是拥有大量高质量的健康和行为数据，但老年人群的数据采集可能因设备使用困难、数据标准不统一等问题而受到影响。同时，如何在收集和传输这些敏感信息时确保用户隐私安全是一大挑战。

要解决这个问题，智慧康养领域的人工智能产品群需要建立统一的数据标准体系，提高数据质量和完整性，同时加强数据加密与匿名处理技术，确保隐私安全。[9]

（二）伦理问题与用户自主权

人工智能决策过程主要依靠大数据及算法进行，相对用户来说透明度不足，可能导致责任归属不清；对于大多数老年人在使用人工智能产品上只会“傻瓜式”应用，会导致对过程及结果缺少自主权。此外，法规滞后于技术发展，也会出现部分黑心厂家利用人工智能侵害老年人的权益。

如无人机、自动驾驶等技术的大面积应用，行业应推动相关政策法规的制定和完善，规范人工智能在康养领域的应用。针对老年人群体使用的产品更要制定细则，从简化使用过程，约束后台权限，强调选择权方面加强管理，确保老年人权益得到充分保障。[10]

（三）技术普及与接受度

现代社会科技的进步速度已经远远超出普通人群的认知层面，新技术在老年人群体的普及及接受度是个问题。

解决这个矛盾，除了政策的指引，更需要产业公司的智慧，研发更加稳定可靠、易于使用的智能硬件，优化算法以降低误报率，并配备备用系统确保关键时刻能够正常运作。针对老年人用户特点进行人性化设计，提升用户的接受度。

（四）产业转型和培训工作

智能设备替代人力服务务必会影响到整个康养行业，会导致部分人员的产业转型。但整体来说优大于弊，一方面降低人力的工作强度，提高工作效率；另一方面也会产生新的岗位，如养老行业中的智能护理护工。在整个过程中，新行业、新产品的培训工作要做到位，加速新技术的应用和推广。

五、结论

随着中国人口老龄化已经成为基本国情，康养产业的重要性日益凸显，其智慧化发展趋势已势不可当。人工智能作为智慧康养的新质生产力，必将极大地推动康养领域及养老产业的顺利发展。

参考文献

[1] 杜鹏，孙鹃娟，张文娟，等．中国老年人的养老需求及家庭和社会养老资源现状：基于2014年中国老年社会追踪调查的分析［J］．人口研究，2016，40（6）：49－61.

[2] 席恒，任行，翟绍果．智慧养老：以信息化技术创新养老服务［J］．老龄科学研究，2014（7）：12－20.

[3] 吴玉韶．智慧养老既要“技术精度”更要“人文温度”［J］．中国社会工作，2020（23）：18.

[4] Sapci A H，Sapci H A. Innovative assisted living tools，remotemonitoring technologies，artificial intelligence－driven solutions，androbotic systems for aging societies：systematic review［J］．JMIRAging，2019，2（2）：e15429.

[5] 工业和信息化部，民政部，国家卫生健康委．智慧健康养老产业发展行动计划（2021—2025年）［EB/OL］．（2021－10－20）［2024－03－28］．https：//www.gov. cn/zhengce/zhengceku/2021－10/23/content_ 5644434. htm.

[6] 朱勤皓．人工智能赋能下的养老服务思考［N］．中国社会报，2021－07－27（1）.

[7] 王维莉．人工智能赋能智慧社区［M］．上海：上海科学技术出版社，2021.

[8] 金心宇，夏琦，张唯，等．“医养智慧联动”的养老模式研究与探索［J］．中国工程科学，2018，20（2）：92－98.

[9] 肖洁，袁嵩，谭天．大数据时代数据隐私安全研究［J］．计算机技术与发展，201626（5）：4.

[10] 陈丰．大数据时代的隐私伦理问题研究［D］．深圳：深圳大学，2020.

HB. 17 可穿戴技术在主动健康和慢性病管理领域的运用与前景分析

向建华[①]　芦　煜[②]　李腾腾[③]　卢　涛[④]　何丽云[⑤]

摘　要： 本报告基于目前可穿戴技术，介绍并总结各类穿戴式传感器的目标介质，信息获取方法以及诊断价值；同时探索中医在健康评价中的应用方式，及其对未来医疗、健康服务领域的升级方法。本报告通过归纳现阶段技术研发成果，发现穿戴式传感设备在技术上已具有动态实时获取海量信息的能力，但对信息的理解与深度挖掘还有待深入。中医诊疗技术可以在即时健康观察、评价与即诊即疗等领域发挥其独特的优势，进而提高诊疗过程的信息诠释能力、精准辨识能力以及长期数据分析研究水平等。因此，基于中医的系统化理论框架，可提升对现有可穿戴式技术获取的信息理解与综合评估能力，充分提升装备的健康服务价值。

关键词： 可穿戴技术；中医诊法；动态实时数据；双臂血压；医学信息融合

① 向建华，高级工程师，江苏秉华健康科技有限公司董事长，研究方向：医学信息挖掘与健康分析、航天材料与软件工程。

② 芦煜，中西医结合基础博士，中国中医科学院中医药信息研究所，助理研究员，研究方向：诊法的数字化研究。

③ 李腾腾，北京中医药大学生命科学学院博士研究生，研究方向：中医诊法的过程模拟与特征解析。

④ 卢涛，物理化学博士，北京中医药大学生命科学学院二级教授，整合医学中心主任，欧洲自然科学院院士，研究方向：衰老、中医与系统医学。

⑤ 何丽云，中医临床基础专业博士，研究员，中国中医科学院中医临床基础研究所主任，研究方向：肝病及临床评价研究。

一、穿戴式诊疗商用技术的国内外技术发展现状

互联网、智能设备和大数据的蓬勃发展使得可穿戴技术的研究迅速进展，其中不乏已商业化应用的设备。可穿戴技术是对医学诊断模式的一次突破，使得常规临床难以实现的实时健康检测与分析成为可能。然而，海量的数据需要综合性的理解，现代医学目前虽然在微观机理与生理方面提供了巨大的助力，但其对海量数据信息的理解与深度挖掘还有待深入。

可穿戴设备可定义如下：可以佩戴或与人体皮肤配合，连续、密切地监测个人活动，而不中断或限制用户动作的设备[1]。技术以其小型化、低功率、低成本、灵敏度高等独特优势迅速兴起，引发了研究者将这一技术扩展到其他重要医疗领域的巨大兴趣。目前可穿戴设备，已经成为健康监护领域的一股主要的技术浪潮。该技术体系利用了微制造、移动和遥测设备，借助材料科学进展，开发柔性电子设备等，使得其与人的贴合能力，实时监护的水平不断提高。由于可穿戴传感设备可以轻松佩戴，并以侵入或非侵入的方式持续监测佩戴者的健康状况，因此在移动通信的基础上，其可实现的服务也非常广阔。从运动、健身到健康监测等各个领域，都在越来越受欢迎。尤其全球范围内的老龄化趋势，更为可穿戴设备的长期健康监测有着更高的要求。只不过，目前可穿戴设备仍处于初期发展阶段，其对人本身的各种生命信息的理解依然很有限，因此在医疗保健市场的发展也相对缓慢。尽管可穿戴传感器技术的进步为医疗保健领域的部署提供了巨大的机会，尤其是在互联网医疗和精准医疗领域，但如果希望实现实时的高质量的个人健康观察，依然需要更进一步的开发与研究设计。本报告通过综述目前可穿戴设备在医疗保健领域的应用现状，为该领域进一步的发展提出了可能的研究方向。

诊断信息的获取是穿戴式健康监护的前提与第一目标。目前消费类可穿戴设备传感器包括多种类型，如高度计手表、湿度传感器、压力传感器、温度传感器、压电电缆、压电薄膜传感器、光电传感器等，大部分可集成在多功能手表，手环以及各种穿戴式服装上，包括智能手表[2]、智能眼镜[3]、智能戒指[4]、智能手套[5,6]、智能手环[7]、智能袖带[8]、智能服装[9,10]、鞋[11]、腰带[12]与头带[13]等。已有部分与医疗器械数据质量相当的技术服务，对未来健

康领域的服务具有开阔的拓展空间[14]。

支撑这一领域发展的两大技术基础是微机电系统（Micro－Electro－Mechanical System，MEMS）与柔性传感器。从光电、光学到电生理，电生化信息的采集与分析上。这两大技术是穿戴式设计的基础。MEMS 技术将过去需要推车甚至独立检测房间的检测技术不断压缩，目前有的甚至已经可以穿戴式检测，极大地改变了诊断方法。大型的超声检测技术，目前已经有了小型手持式超声探头，MEMS 构建方法已经能够将 4000～9000 个传感单元填充到 2 厘米×3 厘米的硅芯片上。不仅可以在穿戴的过程中检测，而且可以达到传统成像和 3D 测量的质量，开辟了以前不可能的新应用方式。柔性电子材料和器件的最新进展推动了可穿戴技术的快速发展，包括植入式设备、电子皮肤（e－skin）和生理信号监测等领域。这些发展为持续监测人体健康与活动提供了新的可能性。为了满足各种应用需求，开发高灵敏度、高性价比的多功能柔性传感器至关重要。

目前各大龙头企业都在医疗电子产业领域发力。苹果 2024 年度发布了名为 *Apple Vision Pro unlocks new opportunities for health app developers* 的博文，强调了 Apple Vision Pro 将如何为健康应用开发者解锁新机遇。衷华脑机，一家专注于脑机接口技术研发的企业，研发出 6.5 万级通道脑机接口芯片，可为医疗领域带来革命性的突破，如使假肢拥有真实感觉、通过人脑意念直接控制假肢等。此外，脑机接口技术还有望在神经系统疾病的治疗中发挥重要作用，如癫痫、阿尔茨海默病、抑郁、帕金森等疾病。英飞凌生产的，曾经面向不同物联网和汽车应用的多普勒毫米波雷达传感器，目前也拓展其应用到低成本的生命体征检测中。其优势在于无须身体接触的非接触式生命体征监测技术，可满足持续监测、及早发现异常情况等临床监护任务。

然而，在信号的整合、采集技术发展的同时，如何充分挖掘信息背后的健康价值，这一领域依然处于探索阶段。在动态信息的综合理解方面，依然缺乏宏观的知识框架。目前技术方面已经可以满足我们对信息的获取与基本的精度需求。在交叉学科驱动的行业发展面前，我们认为中医在这一领域有其独特的优势。中医的系统观在其中能够充分挖掘信息细节，并实现价值发挥。例如，对血压检测方式与诠释的研发领域，由江苏秉华健康科技有限公司投资的二类医疗器械——双臂血压自动诊断系统，就在研发方式上指出了一个可行的方向。该产品通过建立双臂血压的连续测量方案，形成了基于血压的结构化动态数据集，融合中医诊法的思路与经验性推演，在一定量的临床数据支持下，充分挖掘了血压表征的循环状态，受激反应等信息，建立了脏腑功能辨识的诊法体系及其系列计算模型。如今双臂同测血压分析诊断及中医治疗方案全自动系统在国内外已经广泛得到应用，可用于远程诊断，发挥了中医特有的优势。为了全面了解行业发展现状，为穿戴式医疗技术的发展指出方向，现对相关研究分述如下。

二、穿戴式技术的信息获取与分析方法

将可穿戴生命信号的监测技术，按照信息获取的感知途径的不同，分为行为、功能物理信息检测、生理/电生理检测、电生化检测三类。①行为、功能物理信息检测是指利用相关的传感装备，依据人的生命活动，诸如行走，说话等行为，采集步态、体态、姿势、声音、表情等表达运动状态的相关信息，并基于该类特征对人体健康情况进行监测的检测类型。②生理/电生理检测包括心率、肌电、血氧饱和度、血压、呼吸等与生理活动相关的基本指标与参数。③电生化检测主要指监测间质液、汗液、泪液、唾液中某种成分的变化，进而达到间接诊断疾病的目的。这三类监测技术中，第一类与中医四诊过程的关系密切，但后两者则起源于现代医学与技术的融合。针对生理、电生理与体液、生化乃至微生物等信息，其微观物理属性与机理清晰度高，所表征的生命信息含义明确，但是在连续的测量信号中，隐藏着大量的信息，其中可以被人直观理解的数据依然是少数。目前尝试采用中医的思维与视角，对这方面的信号特征进行探索性的拆分与评价。下面对三类诊疗技术的特点，技术现状与未来的发展进行分析。

（一）行为、功能物理信息检测

1. 脉诊——脉动压力波

脉动压力波，也即脉诊信息，则是在人体终末梢位置，通过获取脉搏的压力或流量信息，完成对于心泵动力在末梢的效果的评估。其中有光电与压力两大获取方法，依靠近红外光谱（Near Infrared Spectrum Instrument，NIRS）技术的光电法，主要通过检测血流中的光谱吸收峰计算血运流量，基于其基础上很

多成分也都可以得到有效测量。最普遍的应用就是利用携氧血红蛋白与氧离血红蛋白之间的比例关系计算 SaO_2，有研究将 NIRS 和扩散相关光谱（Diffuse Correlation Spectroscopy，DCS）相结合，可以连续无创地量化脑血容量、流量和氧合变化[15]。其方便携带，可以在很多运动场合下完成实时测量[16]，同时也可以在不同类型人群的健康监护[17,18]，可以为中医健康评估提供大量的参考数据。压力检测法更为直接，通过压力测量技术实现对脉搏波的采集[19]。有研究通过比较 30 例抑郁症患者和 30 例正常人的四诊合参辅助诊疗仪采集四诊信息中的脉诊、舌诊、闻诊信息特征，证实四诊合参辅助诊疗技术可动态检测抑郁症患者的数字化四诊信息[20]。在肾小球肾炎患者四诊信息研究中，也表明了肾小球肾炎患者脉诊参数差异结果符合中医经典脉学理论，可在中西医结合诊疗、控制血管并发症实现预防辅助[21]。

脉诊设备研发方向上，需要中医理论为基础，利用现代传感技术和计算机后处理技术，将中医理论中三部九候、位、数、形、势以及基于中医理论指导下的疾病与脉象参数的关系[22]。为了实现可穿戴式的目标，有的研究人员尝试使用气囊加压的方式[23,24]，建立基于压阻式传感器可穿戴脉搏压力波测量系统[25]。

2. 血压检测技术

传统血压测量技术（如柯氏音听诊法、示波法等）是最常用的血压监测方法，但因其无法自动实时监测血压的连续变化，使得越来越多的国内外学者在基于光电容积脉搏波描记法（Photoplethysmography，PPG）信号的血压连续测量方法上做了大量研究。该方法有无创、连续和实时监测血压的优势，对于那些需要长期监测血压的患者或健康人群来说，具有很大的实用价值。从最初研究脉搏传导时间（Pulse Transit Time，PTT）与血压之间的理论关系，推算出两者之间的数学物理关系模型，包括利用脉搏波传导速度（Pulse Wave Velocity，PWV）理论估算血压都取得了一定的成功[26]，但由于 PTT 与 PWV 会受到个体性差异的影响，此方法预测血压需要频繁校准[27]。一些研究也从 PPG 波形分析出发，从时频域多角度提取相关波形特征，并融合机器学习算法来预测血压[28]，也是主流的血压预测方法之一，但由于缺乏临床数据验证，特征的可解释性不够，关于波形的有效特征严重缺乏共识[29]。因此目前依然以压力测量为更直接的表征依据。

目前国际通用的血压评测是采用单臂两次测量法。研究发现，如果扩展为双侧，则能够得到更多信息。有研究发现依据左右手臂测出的血压的差异不同，能够对是否患有血管疾病做出较为可靠的预判[30]。现在研究发现通过观察双侧血压差值IAD这一指标，可以对心血管健康进行初筛。IAD的定义是指左上臂和右上臂之间的绝对血压差。流行病学研究证实健康人群中存在左臂和右臂血液压力基本相似，绝大多数健康人的IAD小于10mmHg（1mmHg = 0.133kPa），目前认为IAD≥10mmHg具有重要的临床意义[31]。

证据表明，增加测量位置、次数与连续性，都可以扩展指标的诊断内涵。上述对血压的细化、结构化的测量改进，已经能够提供更多的数据与观察视角。当进一步实现多重复、多组的双侧血压测量时，信息空间会进一步扩大，数据的价值也会得到更深入的体现。中医，还能够进一步纳入现代医学诊疗技术，使其得到更充分的应用。面对血压检测这项现代医学诊法，通过扩展测量位置，增加连续测量的次数，就能形成双侧同步分析与观察，就能发现更多与血压相关的健康状态。秉华公司推出的双臂血压自动诊断系统，通过连续五次的双侧血压测量，将包括IAD、双臂压差趋势、舒缩比、血压受压波动趋势等数据进行展开观察，建立了更加丰富的检测视角。并进一步纳入中医证候的诊疗方式，实现对脏腑机能的平衡状态的基础描述。

3. 运动姿态模拟——行为分析

运动姿态在过去常作为一种生理习性，很少参与诊断。但随着3D加速度传感器的发展，人们对步态中隐藏的信息挖掘，变得越来越深入。例如，将步态与衰老、病理相关生物标记等联系，实现对一些疾病的评估。

目前有效的加速度计的功率要求范围在0.35～5倍的采集动能之间，用于高精度检测常见的人类活动[32]。3D加速度传感器已经实现了MEMS设计，可以对人的运动的过程提供各类视角下的感知[33]。近期加拿大舍布鲁克大学（Université de Sherbrooke）和拉瓦尔大学（Université Laval）的研究人员组成的团队利用储层计算（reservoir computing）作为自然架构，对物理系统的自由度进行机器学习，将MEMS与悬浮微结构的位移耦合，实现了新的性能更佳的加速度传感方法[34]。

运动检测方面除了3D加速度传感，还可以采用光传感。苹果一项名为“来自可穿戴设备的动作和手势输入（US 11914772 B2）”的专利显示，Apple Watch通过搭载多个光电二极管，通过检测皮肤表面上的光的位置，实现了更多的手势交互方式，包括使用传感器检测佩戴者手部、手臂、手腕或者手指的动作。

目前运动、姿态测量已经可以实现对早期神经系统疾病的风险概率进行预诊分析[35]，并进一步预测抑郁症症状的严重程度[36]。研究者基于可穿戴传感器的测量系统与机器学习的联合，精准地从健康老年组中识别了 PD 患者，决策分类的准确率为 88.46%[37]。对在神经系统平衡缺陷的住院患者的步态观察中，也提供补充了更精细的信息[38]。整体研究从技术角度观察，已经实现了对目标结局判别的可靠性要求。

4. 穿戴式生命状态监护及康复技术

可穿戴设备可以用于老年人、儿童、孕妇和患者群体的生命健康维护。相关研究使用可穿戴设备对老年人的步态和跌倒进行量化，监测老年人在无人看管的家庭环境中日常活动的可行性，并识别主要运动类型（走路、站着、坐着、躺着），以帮助老年人独立生活[39]。另一个例子是研究人员提出一种可穿戴的防跌倒检测系统，一旦发生意外坠落，定制的软件会识别坠落信号，并立即向外部移动设备发送紧急警报[40]。市场上具有跟踪定位功能的儿童智能手表、背包等设备基于 GPS 定位技术，实时监测孩子的位置和运动量[41]。

在康复领域，可穿戴设备主要用于运动康复、认知康复和残疾人康复辅助设备[42]。研究者对可穿戴踝关节机器人进行系统综述，初步研究结果表明，可穿戴踝关节机器人在治疗脑卒中后偏瘫步态方面具有一定的临床效益[43]。姿势平衡和步态训练对于治疗功能障碍患者很重要，但目前的系统通常不便携，无法训练不同类型的动作。研究者描述了一种可配置、可穿戴的传感和反馈系统的概念验证设计，用于实时姿势平衡和步态训练，结果表明该设计对不同类型的实时人体运动训练有效，可能适用于家庭或诊所的康复应用[44]。为了解决神经损伤后手部康复的问题，研究者提出了一种先进的肌电模式识别方案，用于手部外骨骼的实时意图驱动控制，结果表明，应用可穿戴机械手系统的先进肌电模式识别控制来改善神经损伤后的手功能具有巨大潜力[45]。

可穿戴康复设备的另一个领域是康复辅助器材。通过人工智能技术，盲人智能眼镜通过针孔摄像头识别，如实时分析路况信息，不仅有助于视觉障碍者解读周围环境的信息，还有助于做出有效决策[46]。此外，结合机器人技术的智能假肢已成为一个热门研究领域[47]。此外虚拟现实（VR）也越来越多地应用于医疗保健领域，VR 在护理中的可能应用不仅有创伤后应激障碍、焦虑症的暴露疗法，近年来更是被应用于帮助认知和身体康复，可穿戴设备的应用与 VR 相结合，不仅能够全面监测和评估患者的康复活动，还可以使活动更有趣，提高患者的依从性[48]。研究证明强化 VR 训练能提高慢性中风患者的左侧意识，也增加了背侧注意网络（the Dorsal Attention Network，DAN）内的零星半球间功能连接[49]。

5. 行为功能信息的前景分析

行为功能信息的疾病诊断价值尽管在不断地挖掘，但是深度理解的机理分析探索较少，没有相关机理的支持，很难在这类信息之上搭建二级分析架构。中医诊法知识架构为这类信息的特征与解释提供了较为明确的方向性描述。中医广泛的信息观察视角，目的就是通过扩展信息空间与范围，在确认证候方面得到更好的交互印证方法。当我们对相关的信息细化并基于中医诊法整合之后，就可以形成更加立体、结构化的视角，进一步地通过临床实现准确度的辨识。因此我们需要在利用中医在信息的理解、疾病乃至证候的诊疗方面优势，更好的整合行为功能信息。

（二）听觉模拟——闻诊分析

1. 现代听觉感知技术的应用

人所发出的声音中，常常具有对生命状态乃至某些相关疾病的诊断价值。生理、心理乃至情绪上轻微改变都会导致声音特征的显著改变[50]。声音由于其非侵入、易采集、成本低、易推广等特性一度成为研究者们关注的热点。基于高灵敏度、高导电性强的可穿戴裂纹应变传感器，可建立具有优异的抗干扰特性的语音识别系统，并有效区分不同的声音质量（模态、按压和呼吸），分析喉部状态和声门源。这类超灵敏的可穿戴传感器在各种生理信号测量方法、个性化医疗保健系统中尚未充分发挥其效能，但很明显具有潜在应用价值[51]。麻省理工学院用咳嗽声诊断新冠无症状感染者，样本准确率已达 100%[52]。对语音和嗓音是帕金森病（Parkinson's Disease，PD）的言语障碍等早期症状开展有价值的特征标记[53]。随着计算机算力水平越来越高，更多研究通过微调网络模型以达到一定的推理性能。研究者提出一种基于单元音发音的人工神经网络模型，在 PD 语音数据集上实现预测准确率为 91%，灵敏度为 99%，特异度为82%[54]。也有研究人员通过对语音的频谱数据开展深度卷积神经网络（Deep Convolutional Neural Networks，DCNN）分析，证明了具有复杂变化能力的语音在区分PD和健康人方面的有效性[55]。

2. 技术发展方向

随着现代信息技术逐步介入中医诊断学领域，中医声诊的研究已经涉及肺系疾病、慢性病、抑郁等多个方向[56-58]。一些研究通过可穿戴式的语音类信息的分析应用平台，尝试部署早期检测抑郁、焦虑和压力的框架[59]。有研究者研究基础基于智能语音分析技术的中医闻声诊自动化系统设计与应用研究，基于人体物理共振效应，将语音频域扩展到次声频段，构建创新的语音分析模型，全面获取人体语音样本中的多种特征指标，基于这些指标及其中医诠释方案，系统采用分布式结构集成多种中医理论，嵌入八纲三焦、气血津液、脏腑辨证方法，实现基于语音的证候特征表达[60,61]。

（三）视觉模拟——望面诊分析

1. 望面诊的生物学特征

人是人脸识别的顶级专家，人观察面部的目的首先是识别身份。从看到一张脸，到辨识出其身份，人通过视觉确认一张人脸所需的最短时间是240ms，人的视觉对人脸进行身份确认的最小时间平均为280ms[62]。在观察熟悉的脸中，这一数值甚至可以缩短到180ms[63]。人对人脸辨识的关键部位主要依赖眼睛与鼻子，对嘴巴的依赖性较低[64]。通过人脑强大的视觉补偿机制，在熟悉的人脸识别中，即使是低分辨率的物体也能够被快速识别[65]。

2. 面部信息的分析研究现状

面部表情分析相关的研究已经开展了几十年，它可以通过图像识别，也可以通过电生理信号实现。表情可以反映个体的真实情绪，在辅助精神障碍的辅助诊断和疾病监测方面具有重要的应用价值。图像识别的方法优势在于便捷度高，可以通过一套特征编码系统，来识别特定的面部动作，然后判断情绪表达甚至疾病。研究表明，面部表情在检测神经变性病患者情绪变化方面的准确度达到0.89，精确度为0.85[66]，且将抑郁及易受抑郁影响的群体被识别出异常的面部表情[67]。有研究者提出了一种基于面部表情的帕金森氏低模仿症自动检测系统，面部表情因子得分为0.9997[68]。而在中医视角下，图形分析、情绪感知等“望诊”领域，更是拥有大量的研究成果等待中医诊法思维的转化。对五行人脸的识别可以算是一个起步[69]。后续将会在图像乃至视频分析中，不断地挖掘更多具有中医特色与诊断价值的信息特征。

（四）信息扩展——生理/电生理检测

1. 心电

在机器学习时代之前，现代医学基于心电图（Electrocardiogram，ECG）的诊断主要以波形分析 + 机理推导为主，评估诸如心肌缺血、梗死等病理状态[70]。一些严重的疾病如感染性心内膜炎导致的 ECG 变化很明显，甚至可以直接通过心率变异性（Heart Rate Variability，HRV）等物理意义清晰的节律特征指标进行表达[71]。该类方法在病理与信号特征之间的机理解释较为清晰，但是对 ECG 的特征提取较少，信号的利用率较低。同时鉴于部分心脏类疾病的发作期病变信号捕捉困难，很难实现有效应用。解决方案中，除了开发长时联系监护手段 Holter，也有研究进一步尝试通过捕捉长时未发病态的心泵节律，分析不同的慢性病对的心率节奏产生影响[72]；有研究已经通过 AI 分析发现并预测心房颤动（Atrial Fibrillation，AF）发病风险[73]。将需要观察发病期 ECG 确诊的 AF 的传统诊法拓展到了无症状的 ECG 信号中。部分研究尝试拓展数据丰度，复合如听诊音等相关信号，提高对心肌缺血等疾病的诊断精度[74]；也有利用延长测量时间增加信息视角，如通过纵向比较分析各阶段睡眠的状态[75]。近年来随着智能判别技术的发展，出现了一些新的更为复杂的指标，如描述运动复杂度的多尺度熵（Multiscale Entropy，ME）用于医疗，通过观察其幅值与极值的偏移情况，提前预判 AD[76]。借助现阶段机器学习技术的发展，基于 ECG 的目标疾病诊断正在从具有传统医学诊断意义上的形态学典型特征，发展到无诊断依据的其他类疾病领域。

AI 技术为 ECG 的诊法应用提供了新的方法。基于 ECG 的三个优势特征：数字化的记录形式、高频率的使用以及二维线性信号的处理便捷性，使得它获得了深度的开发。很多技术融合并应用在其中，包括自然语言处理、反向传播神经网络和卷积神经网络。这种类型的人工智能工具使医生不仅可以在基于心电图的患者年龄或性别预测中实现高精度，还可以在心脏瓣膜结构异常、心房电活动异常、移植后免疫反应扭曲、对再同步治疗的反应和心脏性猝死风险增加等方面实现高精度的预测[77]。

目前商业应用阶段下，ECG 信号的使用依然非常单一，最多的应用类型就是对心率的识别与分析。有研究者对 9 个不同品牌的可穿戴设备在测量心率、能量消耗和步数方面的有效性和可靠性进行检验，结果显示目前商用可穿戴设备在实验室环境中测量心率和步数具有较高的准确性[78]，但在实际应用场合往往会有一定的误差。为了控制环境，也有人设定睡眠环境下的检测，通过单通道心电信号长期监测阻塞性睡眠呼吸暂停[79]。而进一步对节律的分析则主要以 HRV 为主，支撑情绪状态的识别与情绪障碍的评估[80]。

2. 脑电

脑电信号（Electroencephalogram，EEG）是指记录脑部功能活动所呈现的电信号，其获取方式通常是通过电导体无创性的连接不同脑区在体表头皮处的映射区域获取的。基于其导联端的位置不同，所代表的功能也不一样。但由于脑结构的复杂性，使得即使 16 甚至 64 以上导联的 EEG 依然只是对某类功能区域的状态的估计，还无法达到对其功率的定量评测。EEG 就信号特征而言较 ECG 更加复杂。同时，EEG 还有几点独特的地方：

（1）与心血管循环功能不同，ECG 作为机体的核心功能与整体生理活动密切相关，所以与个体健康的关系很密切，其波动范围也存在较窄的上下限范围，而 EEG 所代表的高级认知功能不是生存必须的，其功能属性存在于意识性的行为上，因此会随着不同的生命意识状态，表现出更大的波动性。

（2）EEG 在围产期、婴儿期、儿童期和青春期都有着各自的特点，其信号变化常常伴随着大脑生长、髓鞘形成、连通性扩大和整体成熟一同进行。这些改变在生命的第一年尤为迅速，也常常在第一年就达到了成年人的大致轮廓[81]。之后其信号特征便日趋稳定。

（3）EEG 所反映的功能是复杂多变，很多功能的 EEG 特征需要特定的场景激发才能显示，导致在对很多疾病的诊断过程中难以依据 EEG 单独判别[82]。目前在临床上主要的相关研究阶段在于与 EEG 相关的神经系统病变，以及作为对睡眠质量、状态的参考评价指标。

在临床监护过程中，可穿戴脑电图设备提供了其他癫痫检测设备无法提供的更高的诊断准确性和额外细节，如日常脑电图的变化、发作间期活动、患者对抗癫痫药物的反应以及非惊厥性癫痫的检测[83]。研究者通过对耳内脑电图的设计进行进一步修改，开发了 EEG Bud 设备，该设备将脑电图数据与加速度计和心率数据相结合，以检测癫痫，该设备目前正在进行长期家庭监测的可行性研究中测试[84]。相关研究表明，使用植入的 EEG 电极和可穿戴的非脑电图设备均可以可靠地检测癫痫发作，大量患者的可穿戴设备记录的数据结合机器学习可能会从根本上改变诊断和管理癫痫患者的方式[85]。

3. 肌电

肌电（Electromyogram，EMG）信号用于分析肌肉活动或评估患者的肌肉状态，表面肌电已广泛应用于各种应用，如游戏、康复医学、运动分析、肌肉疲劳分析和假体控制[86,87]。肌电图分析可以识别震颤，震颤是一种与多种神经系统疾病相关的损害症状，迄今为止，肌电图是分析和诊断震颤的金标准，研究者提出了新的、非侵入性的、便携式的甚至可穿戴的设备作为肌电图的补充工具，能够更好地表征震颤[88]。研究者使用穿戴式肌电图仪对睡眠磨牙症进行评估，结果显示便携式/可穿戴 EMG 设备对睡眠磨牙症有很高的诊断准确性，然而数值上尚无法确定清醒磨牙症的确切临界值[89]。

（五）信息扩展——电生化检测

可穿戴设备相关的电生化检测主要指间质液、汗液、泪液、唾液等中某种成分的变化，进而达到间接诊断疾病的目的。

1. 间质液（Interstitial Fluid，ISF）

在有活力的皮肤组织内，皮肤细胞被 ISF 包围，ISF 提供直接从毛细血管内皮扩散的营养物质。这种功能导致许多分析物的血液和 ISF 浓度之间存在可靠相关性，包括电解质（如钠、磷酸盐、镁、钾或钙）、代谢产物（如葡萄糖、酒精、乳酸或皮质醇）和蛋白质[90,91]。这一点激发了研究者将间质液作为一种生物流体进行连续体内检测的兴趣[37]。相关研究也已经发现血液和小药物分子的间质液浓度之间存在可靠相关性，并证明了在间质液中进行代谢产物分析、治疗性药物监测的可行性。美国麻省理工学院数学教授 Edward O Thorp 于 20 世纪 60 年代提出可穿戴连续血糖监测（Continuous Glu - cose Monitoring，CGM）概念[92]，并也有了相应的商业化的产品[93]。大多数机理是通过反向离子电渗法，即通过施加电场来驱动 ISF 在皮肤上的电渗流，实现非侵入性 ISF 采样[94]。也有研究通过构建微针集成生物传感器提取间质液对治疗性药物进行监测，无须将 ISF 转移到单独的仪器上即可产生结果，已有成效，只是仍需在临床前和临床研究中进行验证[95]。

2. 汗液

汗液是一种非侵入性生物流体，具有丰富的生理信息，由于全身有大量的小汗腺，因此容易获得。汗液分析已广泛应用于疾病诊断和药物滥用检测。例如，诊断囊性纤维化的金标准方法依赖于对汗液中氯化物水平升高的测量[96]。研究者提出了一种可穿戴/一次性汗液血糖监测设备，该设备与反馈透皮给药模块集成，多层贴片设计和传感器的小型化提高了汗液收集和传感过程的效率，多模式葡萄糖传感，以及基于 pH 值、温度和湿度测量的实时校正，最大限度地提高了传感的准确性[97]。可穿戴式酒精生物传感器已成为执法部门常用的无创、客观和连续监测饮酒量的工具[98]。

3. 唾液和泪液

唾液和眼泪是重要的生物流体，可用于药物的无创监测。各类治疗药物，包括抗生素、精神科药物、抗癫痫药物，以及滥用药物的检测均可作为唾液的潜在用途[99,100]。近期研究者提出了一种可穿戴的电化学传感设备，用于同时直接、分散检测唾液四氢大麻酚和酒精[101]。泪液也可用于可穿戴技术，眼泪已被证明可用于对乙酰氨基酚、锂、抗惊厥药、甲氨蝶呤和米诺环素等几种药物的分析[102]。智能隐形眼镜可以用作人体和电子设备之间的良好接口，用于可穿戴医疗应用。研究者利用眼泪中天然存在的抗坏血酸盐和氧气作为燃料和氧化剂，开发了一种能够从人类泪液中产生电能的微型无膜生物燃料电池，即即抗坏血酸盐/氧气生物燃料电池可能是葡萄糖感应隐形眼镜的合适电源，用于糖尿病患者的持续健康监测[103]。研究者开发了用于连续血糖监测和糖尿病视网膜病变治疗的智能隐形眼镜，该智能隐形眼镜设备构建在生物相容性聚合物上，包含超薄、柔性电路和微控制器芯片，用于实时电化学生物传感、按需控制药物输送、无线电源管理和数据通信[104]。

（六）交叉与融合

1. 信息融合——多视角判断提升独立识别特征的准确度

针对一些靶标，常常存在多种检测方式，联合测量可以实现并联交互印证，从而提高准确性。例如，为了检测声音，有的研究人员会使用颈部表面加速度计（Neck Surface Accelerometer，NSA），监测上呼吸道发出的呼吸声，评价健康并指示人的语音和气道状况[105]。又如在基于图像的面部识别过程中，通过加入 EMG，即可通过评估面部肌肉的电活动，评估眉骨皱（皱眉）、唇提肌（厌恶）和大颧肌（微笑）等部位的肌电收缩情况，从而判断表情[106,107]。在辅助图像识别的过程会更好的确认印证判别结论。

2. 诊疗融合——诊法与疗法之间的交互关系

一些技术，不仅可以用于诊断，还可以支持治疗，如微针技术，就既可用于注射，也可以用于采集。有研究通过开发微创的微针检测方法，从参与者耐受良好的人类皮肤中提取 ISF。使用微针贴片在皮肤中形成微孔，执行温和的抽吸，可以在微感甚至无感的情况下获取组织液的成分[108]。中医领域的诊疗融合的技术也有更为独特的基于疗法效果的接续诊断技术。例如，罐疗、刮痧的同时，根据罐瘢或皮肤色彩反应，判断身体中是否存在瘀血与寒毒等证候病机。

融合现代医学的诊断知识与测量技术更有潜力，在中医的理论体系下形成更具有整体性与系统动态模式特征的数据集，服务健康状态的评估。目前中医领域存在很多可即诊即疗的干预方案，由于诊法视角开阔，干预策略多样，所以常常会存在多重证候表达与多种干预策略的情况。但这并不意味着误诊，常常只是表达了不同医师倾向的诊断视角与干预策略。为了充分发挥这一点，需要充分对中医诊疗知识体系的拓展。秉华健康平台发布的诊疗系统基于对动态血压的理解深度，中医理论在底层模型的通用性与逻辑严密性论证与扩展测试前期基础，已经实现了对现代生物、生化等指标以及非医学信息的诊断价值整合能力，可对血生化检测等微观指标进行宏观层面的解读。使系统能够将对人体健康的功能化评价提升到了现有医学知识体系之上，可以对全方位的健康监护与评价，分级管理提供精准的信息支撑。

3. 技术融合展望

当前很多新技术萌发，穿戴式诊疗技术作为硬件传感前端，有望与后端的大语言模型等新技术联合，让诊疗过程变得更加智能。华为发布了一款名为“神农大脑”的中医智能信息反馈产品，可以在几秒钟的时间内生成处方，足见大语言模型在多个领域可以将自然语言与机器语言相关联，从而促使人机关系更加密切。当然，业界也有不同的声音。在 2024 北京 CGT 新势发布会上，中国科学院院士陈润生就表示，中国现在有数以百计的通用大模型，其中的

90%没多大用处，也发展不起来，只会加剧资源和人力的浪费。各类大语言模型背后都应找到各自的适宜的场景，未来在应用模式上的服务同样需要搭载精确的场景识别，才能够更加高效地发挥相应的应用价值。穿戴式技术本身，就可以与该模型建立更加易用的健康服务终端。

MEMS设计支撑的穿戴式产品的海量数据可以基于中医思维进一步深挖。传统中医医师可以通过更加精巧的传感器来模拟实现望、闻、问、切的诊断过程。现代穿戴式技术则可以通过图像识别或者视频分析完成“望诊”，通过语音录入完成“闻诊”，通过界面交互完成“问诊”，通过可穿戴设备，如脉诊仪完成“切诊”。尽管传感技术覆盖了很多中医诊断所需要的信息，但是真正的技术核心在于如何将中医有效的诊疗知识纳入设备，对信息加以理解。很多中医特色的诊法技术，诸如脉诊信息，都在探索包括中医象思维在内的多种特色解析方法[109]。国内最早研发中医四诊仪的团队是北京中医药大学的傅骢远教授，由脉诊起步，经过四十余年的探索，已经升级了多代科研用的信息采集装备，并在牛欣教授的指导下逐渐转化为产品。自2008年首次研发四诊合参辅助诊疗仪以来，至今已两次注册CFDA批号[110]，拥有原创的仿生传感器，多信息融合识别模式、多物理量属性集成模式，可获取并自动识别的信息集成方法设计以及医学知识数据库、四诊合参知识库等多项核心技术支撑。具备独立知识产权。继而很多相关的企业也开始研发四诊仪，随着影响的扩增，包括上海道生、天津慧医谷等企业，也均有特色优势的产品出现。该类研究的整体的服务目标，目前主要在中医诊疗范畴之内。但未来在多信息融合、多物理属性集成，小型化、远程诊疗、移动健康领域，中医思维的植入，可以拥有更大的发展空间。

我们需要意识到，中医在其理论基础上，是不局限于四诊的具体方式的。人的感官一旦能够用传感器放大、细化，不仅能够拓宽了可穿戴设备的应用范围与能力，还可以反向赋能中医，让中医本身具有更加详尽的数据支撑。秉华公司研发的双臂血压诊断技术，在对血压的检测技术与中医的理解方式，融合现代医学宏微观指标，将使其不仅仅能够识别心脑血管的异常状态，对诸如心血管物理柔弹性[111]，甚至情志状态异常如失眠等[112]等多种疾病的血压波动特征，还可以进一步地设计干预方案的规划进行进一步挖掘[113]。目前西方医学检测获取的大量的宏微观指标需要整体性地判读，而中医的五行、阴阳视角可以为理解相关数据提供框架思维。基于中医完备且经过时间检验的理论及医学体系，可对穿戴式设备的信息开展系统的解读。

三、发展分析与未来展望

伴随着互联网、智能设备和大数据的发展，可穿戴技术在医疗保健领域之外，也一直在教育文化、社交和军事等领域发挥效能[114]。但在医疗保健领域的穿戴式信息监护方法对信息的利用率最高。既需要系统化的硬件装备支持，同时也需要在最多的视角下实现对信号的全面的解析。为了让可穿戴设备能够便携式的执行医疗或健康观察与服务，常常关联需要感知、数据、分析方法、场景识别以及干预技术。需要在识别、传感、连接、云服务和存储等各种技术领域上融合[115]。实现多参数、实时、在线、准确、智能地检测和分析人类生理和病理信息，并进行自我诊断和自我监测[116]。

目前穿戴式设备的市场应用前景广阔，Meticulous Research 发布市场预测分析称，全球可穿戴设备市场将以 11.3% 的复合年增长率增长，2025 年将达到 628.2 亿美元，Fitbit®、Garmin®和 Huawei Technologies®等公司将在该领域投入更多资金[117]，可穿戴技术的出现，使检测方式从常规侵入性措施转向临床相关分析物监测的非侵入性措施。可穿戴技术在诊断和治疗方面显示出了相当大的前景。

然而，要弥合当前科学界和临床界之间的差距，仍有一些具体的障碍需要克服。最重要的是对信息的质量控制、数据的识别精度与基于健康的整体分析视角的整合。同时，硬件设计的性能也需要提升。虽然可穿戴传感器系统可以为用户提供无处不在的个性化康复服务，但为了确保便携性而缩小尺寸的需求可能会对电池容量造成严重限制。设计低功耗和高能量存储的可穿戴设备一直是具有挑战性的问题。事实上，中医在可穿戴技术在主动健康和慢性病管理领域的运用方面具有天然的优势。首先，中医的全局化视角，可以整合多种传感设备信息，将现代医学领域无法利用的信息进行更加充分的分解与利用；其次，中医还具有诊疗融合的优势，可以基于测量获取的信息，开展更加多元化的干预方法。在数据层面一旦传感设备可以充分发挥其精度优势，那么中医的特色将会更加鲜明地表达出来，也会为新一轮的穿戴式健康服务带来新的契机。

参考文献

[1] Gao W, Emaminejad S, Nyein HY, et al. Fully integrated wearable sensor arrays for multiplexed in situ perspiration analysis [J]. Nature, 2016, 529 (7587): 509 - 514.

[2] Perez M V, Mahaffey K W, Hedlin H, et al. Large - scale assessment of a smartwatch to identify atrial fibrillation [J]. N Engl J Med, 2019, 381 (20): 1909 - 1917.

[3] Holman H R. The relation of the chronic disease epidemic to the health care crisis [J]. ACR Open Rheumatol, 2020, 2 (3): 167 - 173.

[4] Poongodi M, Hamdi M, Malviya M, et al. Diagnosis and combating COVID - 19 using wearable Oura smart ring with deep learning methods [J]. Pers Ubiquitous Comput, 2022, 26 (1): 25 - 35.

[5] Ozioko O, Dahiya R. Smart tactile gloves for haptic interaction, communication, and rehabilitation [J]. Adv Intell Syst, 2022, 4 (2): 2100091.

[6] Ilyas S M, Jawed S F, Shakeel C S, et al. Design and development of a stroke rehabilitation glove for measuring and monitoring hand motions [J]. Pak J Rehabil, 2022, 11 (2): 177 - 188.

[7] Acar G, Ozturk O, Yapici M K. Wearable graphene nanotextile embedded smart armband for cardiac monitoring// 2018 IEEE SENSORS [J]. New Delhi: IEEE, 2018: 1 - 4.

[8] Chen T, Li Y, Tao S, et al. Neckface: Continuously tracking full facial expressions on neck - mounted wearables [J]. Proc ACM Interact Mob Wearable Ubiquitous Technol, 2021, 5 (2): 1 - 31.

[9] Stojanović S, Geršak J, Uran S. Development of the smart T - shirt for monitoring thermal status of athletes [J]. Autex Res J, 2022, 23 (2): 266 - 278.

[10] 曹德森，李德玉，张政波，等．随行生理监护系统设计及性能初步验证 [J]．生物医学工程学杂志，2019，36 (1)：121 - 130.

[11] Jeong K, Lee K C. Artificial neural network - based abnormal gait pattern classification using smart shoes with a gyro sensor [J]. Electronics, 2022, 11 (21): 3614.

[12] 裴晓娟，俞梦孙，成奇明，等．利用腰带式多参数生理信号监测系统进行咳

嗽检测与辨识［J］. 医疗卫生装备，2014，35（4）：1－3，18.
［13］吴锋，周玉彬，成奇明，等．智能头带式高原生理信息监测系统［J］. 中国数字医学，2015，10（3）：35－37.
［14］Ates H C，Nguyen P Q，Gonzalez－Macia L，et al. End－to－end design of wearable sensors［J］. Nat Rev Mater，2022，7（11）：887－907.
［15］Wu KC，Martin A，Renna M，et al. Enhancing diffuse correlation spectroscopy pulsatile cerebral blood flow signal with near－infrared spectroscopy photoplethysmography［J］. Neurophotonics. 2023，10（3）：035008.
［16］Usher A，Babraj J. Use of NIRS to explore skeletal muscle oxygenation during different training sessions in professional boxing［J］. Eur J Appl Physiol，2024，124（2）：595－606.
［17］Chao H，Acosta S，Rusin C，et al. Comparison of Near－Infrared Spectroscopy－Based Cerebral Autoregulatory Indices in Extremely Low Birth Weight Infants［J］. Children（Basel）. 2023，10（8）：1361.
［18］Vik SD，Torp H，Jarmund AH，et al. Continuous monitoring of cerebral blood flow during general anaesthesia in infants［J］. BJA Open. 2023，6：100144.
［19］任扬帆，高国伟．传感器在脉诊领域的研究与进展［J］. 制造业自动化，2023，45（11）：50－56.
［20］张尚尚，杨学智，张健，等．基于四诊合参辅助诊疗系统的抑郁症诊断研究［J］. 中国中医药信息杂志，2015（5）：16－19.
［21］王京平，谢春娥，牛婷立，等．肾小球肾炎中医四诊合参诊断信息的数字化研究［J］. 世界中医药，2016，11（4）：728－730.
［22］傅骢远，牛欣．中医脉象今释［M］. 北京：华夏出版社，1993.
［23］Jin C，Xia C，Zhang S，et al. A Wearable Combined Wrist Pulse Measurement System Using Airbags for Pressurization［J］. Sensors（Basel）. 2019，19（2）：386.
［24］张琦，吕玉祥．穿戴式自动加压脉象采集系统设计［J］. 传感技术学报，2021，34（6）：848－852.
［25］张西洋．穿戴式脉象检测装置及其信号处理的研究［D］. 上海：华东理工大学，2016.
［26］谷振寰．基于光电容积法的生理参数健康监测系统设计［D］. 杭州：中国计量大学，2020.

[27] Argha A, CellerB G, Alinejad RH, et al. Blood pressure estimation from Korotkoff sound signals using an end – to – end deep learningbased algorithm [J]. IEEE Transactions on Instrumentation and Measurement, 2022, 71: 1 – 10.

[28] Qin C, Wang X, Xu G, et al. Advances in cuffless continuous blood pressure monitoring technology based on PPG signals [J]. BioMed Research International, 2022, 3 (5): e10091.

[29] Ihsan M F, Mandala S, Pramudyo M, et al. Study of feature extraction algorithms on Photoplethysmography (PPG) signals to detect coronary heart disease [C] // 2022 International Conference on Data Science and Its Applications (ICoDSA). Piscataway: IEEE, 2022: 300 – 304.

[30] Clark CE, Taylor RS, Shore AC, et al. Association of a difference in systolic blood pressure between arms with vascular disease and mortality: A systematic review and meta – analysis. Lancet [J]. 2012, 379 (9819): 905 – 914.

[31] ClarkCE, WarrenFC, BoddyK, et al. Associationsbetweensystolic Inter arm differences in blood pressure and cardiovascular disease Outcomes and morality: Individual participant data meta analysis, Development and validation of a diagnostic algorithm: The INTERPRESS IPD collaboration [J]. Hypertension, 2021, 77 (2) 650 – 661.

[32] Khalifa S, Hassan M, Seneviratne A, et al. Energy – harvesting wearables for activity – aware services [J]. IEEE Internet Comput, 2015: 19: 8 – 16.

[33] Zhao H, Wang R, Qi D, et al. Wearable gait monitoring for diagnosis of neurodegenerative diseases [J]. Measurement, 2022 (202): 111839.

[34] Dion G., Tessier – Poirier A., Chiasson – Poirier L. et al. In – sensor human gait analysis with machine learning in a wearable microfabricated accelerometer [J]. Commun Eng 3, 48 (2024).

[35] Mannini A, Trojaniello D, Cereatti A, et al. A machine learning framework for gait classification using inertial sensors: Application to older adults, post – stroke and huntington's disease patients [J]. Sensors (Basel), 2016, 16 (1): 134.

[36] Zhang Y, Folarin A A, Sun S, et al. Associations between depression symptom severity and daily – life gait characteristics derived from long – term acceleration signals in real – world settings [J]. 2022, 10 (10): e40667.

[37] Aich S, Pradhan P M, Chakraborty S, et al. Design of a Machine Learning – As-

sisted Wearable Accelerometer - Based Automated System for Studying the Effect of Dopaminergic Medicine on Gait Characteristics of Parkinson's Patients [J]. J Healthc Eng, 2020.

[38] Bernhard F P, Sartor J, Bettecken K, et al. wearables for gait and balance assessment in the neurological ward - study design and first results of a prospective cross - sectional feasibility study with 384 inpatients [J]. 2019.

[39] B A G A. Wearables for independent living in older adults: Gait and falls [J]. Maturitas, 2017, 100: 16 - 26.

[40] Jung S, Hong S, Kim J, et al. Wearable fall detector using integrated sensors and energy devices [J]. Sci Rep. 2015 (5): 17081.

[41] Wen D, Zhang X, Lei J. Consumers' perceived attitudes to wearable devices in health monitoring in China: A survey study [J]. Comput Methods Programs Biomed, 2017 (140): 131 - 137.

[42] Lu L, Zhang J, Xie Y, et al. Wearable health devices in health care: narrative systematic review [J]. JMIR Mhealth Uhealth, 2020, 8 (11): e18907.

[43] Shi B, Chen X, Yue Z, et al. Wearable ankle robots in poststroke rehabilitation of gait: A systematic review [J]. Front Neurorobot, 2019 (13): 63.

[44] Xu J, Bao T, Lee UH, et al. Configurable, wearable sensing and vibrotactile feedback system for real - time postural balance and gait training: Proof - of - concept [J]. J Neuroeng Rehabil, 2017, 14 (1): 102.

[45] Vescio B, Quattrone A, Nisticò R, et al. Wearable Devices for Assessment of Tremor [J]. Front Neurol, 2021 (12): 680011.

[46] Celik N, Rohrschneider K. Electronic vision aids: New options for rehabilitation of the visually impaired Ophthalmologe, 2018, 115 (7): 553 - 558.

[47] Segura Anaya LH, Alsadoon A, Costadopoulos N, et al. Ethicalimplications of user perceptions of wearable devices [J]. Sci Eng Ethics, 2018, 24 (1): 1 - 28.

[48] Genderen M E V, Vlake J H. Virtual healthcare: Use of virtual, augmented and mixed reality [J]. Nederlands Tijdschrift Voor Geneeskunde, 2018: 162.

[49] Wåhlin Anders, Fordell H, Ekman U, et al. Rehabilitation in chronic spatial neglect strengthens resting - state connectivity [J]. Acta Neurol Scand, 2019, 139 (3): 254 - 259.

［50］Scherer K R，Sundberg J，Fantini B，et al. The expression of emotion in the singing voice：Acoustic patterns in vocal performance ［J］．Acoust Soc Am，2017，142：1805－1815.

［51］Choi HJ，Ahn J，Jung BK，et al. Highly Conductive and Sensitive Wearable Strain Sensors with Metal/Nanoparticle Double Layer for Noninterference Voice Detection ［J］．ACS Appl Mater Interfaces，2023，15（36）：42836－42844.

［52］Laguarta J，Puig F H，Subirana B. COVID－19 artificial intelligence diagnosis using only cough recordings ［J］．IEEE Open Journal of Engineering in Medicine and Biology，2020（1）：275－281.

［53］Ngo QC，Motin MA，Pah ND，et al. Computerized analysis of speech and voice for Parkinson's disease：A systematic review ［J］．Comput Methods Programs Biomed，2022（226）：107133.

［54］Hecker P，Steckhan N，Eyben F，et al. Voice analysis for neurological disorder recognition－A systematic review and perspective on emerging trends ［J］．Front Digit Health. 2022（4）：842301.

［55］Liu Y.，Li Y.，Tan X.，et al. Local discriminant preservation projection embedded ensemble learning based dimensionality reduction of speech data of parkinson's disease ［J］．Biomedical Signal Processing and Control，2021，63：102165.

［56］陈春凤，王忆勤，徐琎，等．342 例肺系疾病患者的语音信号采集和特征分析［J］．上海药，2022，43（14）：21－25.

［57］徐艺峰，王忆勤，郝一鸣．2 型糖尿病及其合并高血压高血脂患者四诊客观参数分析［J］．世界科学技术－中医药现代化，2022，24（2）：591－596.

［58］鄢彬，王忆勤，郭睿，等．231 例中医 3 种常见证型患者语音客观化采集与分析［J］．世界科学技术－中医药现代化，2014，16（12）：2586－2592.

［59］Diaz－Ramos RE，Noriega I，Trejo LA，et al. Using Wearable Devices and Speech Data for Personalized Machine Learning in Early Detection of Mental Disorders：Protocol for a Participatory Research Study ［J］．JMIR Res Protoc，2023（12）：e48210.

［60］芦煜．基于智能语音分析技术的中医闻声诊自动化系统设计与应用研究［D］．北京：北京中医药大学，2020.

［61］李腾腾，芦煜，刘晓汉，等．基于中医闻声诊技术的抑郁情绪语音特征分析［J］．中华中医药杂志，2021，36（10）：6150－6153.

[62] Besson G, Barragan – Jason G, Thorpe SJ, et al. From face processing to face recognition: Comparing three different processing levels [J]. Cognition. 2017 (158): 33 – 43.

[63] Visconti di Oleggio Castello M, Gobbini MI. Familiar Face Detection in 180 ms [J]. PLoS One. 2015, 10 (8): e0136548.

[64] Bobak AK, Parris BA, Gregory NJ, et al. Eye – movement strategies in developmental prosopagnosia and "super" face recognition [J]. Q J Exp Psychol (Hove). 2017, 70 (2): 201 – 217.

[65] Chang MH, Kim HS, Shin JH, et al. Facial identification in very low – resolution images simulating prosthetic vision [J]. J Neural Eng. 2012, 9 (4).

[66] Chudzik A, Śledzianowski A, Przybyszewski AW. Machine learning and digital biomarkers can detect early stages of neurodegenerative diseases [J]. Sensors (Basel), 2024, 24 (5): 1572.

[67] Sato W, Fujimura T, Suzuki N. Enhanced facial EMG activity in response to dynamic facial expressions [J]. Int J Psychophysiol, 2008, 70 (1): 70 – 74.

[68] Su G, Lin B, Yin J, Luo W, et al. Detection of hypomimia in patients with parkinson's disease via smile videos [J]. Ann Transl Med, 2021, 9 (16): 1307.

[69] 芦煜，于长颖，陈畑宇，等．基于人脸分析技术的中医阴阳五行人分类研究 [J]．中华中医药志，2020，35 (8)：4112 – 4116.

[70] Pu SY, Huang JL, Chen CK, et al. Prediction of right ventricular infarction from standard surface ECG in patients with inferior myocardial infarction [J]. Zhonghua Yi Xue Za Zhi (Taipei). 1998, 61 (5): 253 – 259.

[71] Perek S, Nussinovitch U, Sagi N, et al. Prognosticimplications of Ultra – short Heart Rate Variability Indices in Hospitalized Patients With Infective Endocarditis [J]. PLoS One. 2023, 18 (6): e0287607.

[72] Wang JN, Sun XG, Xie YH, et. al. [A preliminary report on the variation of respiratory heart rate during sleep in normal subjects and patients with chronic diseases without sleep apnea]. Zhongguo Ying Yong Sheng Li Xue Za Zhi. 2021 Mar; 37 (2): 125 – 134.

[73] Gruwez H, Barthels M, Haemers P, et. al. Detecting paroxysmal atrial fibrillation from an electrocardiogram in sinus rhythm: External Validation of the AI Approach [J]. JACC Clin Electrophysiol. 2023, 9 (8 Pt 3): 1771 – 1782.

[74] Li XC, Liu XH, Liu LB, et. al. Evaluation of left ventricular systolic function using synchronized analysis of heart sounds and the electrocardiogram [J]. Heart Rhythm. 2020 May; 17 (5 Pt B): 876 – 880.

[75] Rusalov VM, Rusalova MN, Mitrofanov AA. [A psychophysiological approach toward the problem of consciousness]. Usp Fiziol Nauk. 2005 Oct – Dec; 36 (4): 37 – 56.

[76] Araya – Arriagada J, Garay S, Rojas C, et. al. Multiscale entropy analysis of retinal signals reveals reduced complexity in a mouse model of Alzheimer's disease [J]. Sci Rep. 2022, 12 (1): 8900.

[77] Rechciński T. What Else Can AI See in a Digital ECG? J Pers Med. 2023 Jun 28; 13 (7): 1059.

[78] Su G, Lin B, Yin J, et al. Detection of hypomimia in patients with Parkinson's disease via smile videos [J]. Ann Transl Med, 2021, 9 (16): 1307.

[79] Surrel G, Aminifar A, Rincon F, et al. Online obstructive sleep apnea detection on medical wearable sensors [J]. IEEE Trans Biomed Circuits Syst, 2018, 12 (4): 762 – 773.

[80] Zhu J, Ji L, Liu C. Heart rate variability monitoring for emotion and disorders of emotion [J]. Physiol Meas, 2019, 40 (6): 064004.

[81] Kaminska A, Eisermann M, Plouin P. Child EEG (and maturation) [J]. Handb Clin Neurol, 2019 (160): 125 – 142.

[82] Mari – Acevedo J, Yelvington K, Tatum WO. Normal EEG variants [J]. Handb Clin Neurol, 2019 (160): 143 – 160.

[83] Rehman M, Higdon LM, Sperling MR. Long – Term Home EEG Recording: Wearable and Implantable Devices [J]. J Clin Neurophysiol, 2024, 41 (3): 200 – 206.

[84] U. S. National Library of Medicine. Assessment of X Consciousness States With Next Sense Ear Bud Devices. 2021.

[85] Beniczky S, Karoly P, Nurse E, et al. Machine learning and wearable devices of the future [J]. Epilepsia, 2021 (62): S116 – S124.

[86] Huang P, Wang H, Wang Y, et al. Identification of upper – limb movements based on muscle shape change signals for human – robot interaction [J]. Computational and Mathematical Methods in Medicine, 2020, 2020 (43): 1 – 14.

[87] Gomez – Correa M, Cruz – Ortiz D. Low – Cost Wearable Band Sensors of Surface

Electromyography for Detecting Hand Movements [J]. Sensors (Basel), 2022, 22 (16): 5931.

[88] Vescio B, Quattrone A, Nisticò R, et al. Wearable devices for assessment of tremor [J]. Front Neurol, 2021 (12): 680011.

[89] Yamaguchi T, Mikami S, Maeda M, et al. Portable and wearable electromyographic devices for the assessment of sleep bruxism and awake bruxism: A literature review [J]. Cranio, 2023, 41 (1): 69 – 77.

[90] Campbell AS, Kim J, Wang J. Wearable Electrochemical Alcohol Biosensors. Curr. Op [J]. Electrochem, 2018 (10), 126 – 135.

[91] Venugopal M, Arya S K, Chornokur G, et al. A realtime and continuous assessment of cortisol in ISF using electrochemical impedance spectroscopy [J]. Sens Actuators A Phys, 2011, 172 (1): 154 – 160.

[92] Amft O, Lukowicz P. From backpacks to smartphones: Past, present, and future of wearable computers [J]. IEEE Pervasive Comput, 2009, 8 (3): 8 – 13.

[93] Kiang T. K. L. , Schmitt V. , Ensom M. H. H. , et al. Therapeutic drug monitoring in interstitial fluid: A feasibility study using a comprehensive panel of drugs [J]. J. Pharm. Sci, 2012, 101 (7), 4642.

[94] Kim J. , Campbell A. S. , de Ávila B. E. – F. , et al. Wearable biosensors for healthcare monitoring [J]. Nat. Biotechnol, 2019 (37): 389 – 406.

[95] Tony K, Sahan R, Mary E . Revolutionizing therapeutic drug monitoring with the use of interstitial fluid and microneedles technology [J]. Pharmaceutics, 2017, 9 (4): 43.

[96] Bariya M. , Nyein, H. Y. Y. , Javey, A. , et al. Wearable sweat sensors [J]. Nat. Electron, 2018, 1 (3): 160 – 171.

[97] Lee H, Song C, Hong YS, et al. Wearable/disposable sweat – based glucose monitoring device with multistage transdermal drug delivery module. Sci Adv, 2017, 3 (3): e1601314.

[98] Wang Y, Fridberg D J, Leeman R F, et al. Wrist – worn alcohol biosensors: Strengths, limitations, and future directions [J]. Alcohol (Fayetteville, N. Y.), 2019 (81): 83 – 92.

[99] Kiang T. K. L. , Ensom M. H. H. A. Qualitative Review on the Pharmacokinetics of Antibiotics in Saliva: Implications on Clinical Pharmacokinetic Monitoring in Hu-

mans. Clin. Pharmacokinet, 2016, 55 (3): 313 – 358.
[100] Stevenson H., Bacon A., Joseph K. M., et al. A rapid response electrochemical biosensor for detecting thc in saliva. Sci, Rep, 2019, 9 (1): 1 – 11.
[101] Mishra RK, Sempionatto JR, Li Z, et al. Simultaneous detection of salivary Δ9 – tetrahydrocannabinol and alcohol using a wearable electrochemical ring sensor [J]. Talanta, 2020 (211): 120757.
[102] Raju K. S. R., Taneja I., Singh S. P., et al. Wahajuddin. Utility of noninvasive biomatrices in pharmacokinetic studies. biomed [J]. Chromatogr, 2013, 27 (10): 1354 – 1366.
[103] Falk M., Andoralov V., Silow M., et al. Miniature biofuel cell as a potential power source for glucose – sensing contact lenses. Anal [J]. Chem. 2013, 85 (13): 6342 – 6348.
[104] Keum D. H., Kim S. K., Koo J., et al. Wireless smart contact lens for diabetic diagnosis and therapy [J]. Sci. Adv, 2020 (6): eaba3252.
[105] Lei Z, Martignetti L, Ridgway C, et al. Wearable neck surface accelerometers for occupational vocal health monitoring: Instrument and analysis validation study [J]. JMIR Form Res, 2022, 6 (8): e39789.
[106] Dimberg U. Facial electromyography and emotional reactions [J]. Psychophysiology, 1990, 27 (5): 481 – 494.
[107] Whitton A E, Henry J D, Rendell P G, et al. Disgust, but not anger provocation, enhances levator labii superioris activity during exposure to moral transgressions [J]. Biological Psychology, 2014, 96 (1): 48 – 56.
[108] Samant PP, Niedzwiecki MM, Raviele N, Tran V, Mena – Lapaix J, Walker DI, Felner EI, Jones DP, Miller GW, Prausnitz MR. Sampling interstitial fluid from human skin using a microneedle patch [J]. Sci Transl Med. 2020, 12 (571): eaaw0285.
[109] 肖友亮，商庆新．象思维视域下的脉象模型理论探析［J］．中国中医基础医学，2023，29（10）：1591 – 1593.
[110] 中华人民共和国医疗器械注册证。注册证编号：晋食药监械（准）字 2010 第 2270004 号，有效期至 2014 年，二次获批批号（YZB/晋 0019 – 2014）有效期四年（2014—2019）。
[111] 何丽云，李新龙，吴秉峻，等．双臂血压差异与血管相关疾病关系的研究

进展［J］. 中华高血压，2017，25（5）：485－488.

［112］李新龙，何丽云，吴秉俊，等. 失眠症中医证候与双臂同测血压规律研究［J］. 世界睡眠医学，2017，4（1）：19－26.

［113］赵丽嵋. 六经主证双臂血压参数特征及中风桂枝证干预前后参数变化分析［D］. 南京：南京中医药大学，2023.

［114］Khan Y，Ostfeld AE，Lochner CM，Pierre A，Arias AC. Monitoring of vital signs with flexible and wearable medical devices［J］. Adv Mater，2016，28（22）：4373－4395.

［115］Park YG，Lee S，Park JU. Recent Progress in Wireless sensors for wearable electronics［J］. Sensors（Basel），2019，19（20）：4353.

［116］Lu L，Zhang J，Xie Y，et al. Wearable health devices in health care：Narrative systematic review［J］. JMIR Mhealth Uhealth，2020，8（11）：e18907.

［117］Zhang S，Li Y，Zhang S，et al. Deep learning in human activity recognition with wearable sensors：A review on advances［J］. Sensors，2022，22（4）：1476.

HB.18 智慧养老陪护机器人发展现状和前景分析

吕 曦[①] 黄国梁[②] 蒲博文[③] 雷舒宇[④] 董铭清[⑤]

摘 要： 随着全球老龄化问题的加剧，智慧养老陪护机器人作为应对策略之一，显示出巨大的发展潜力。本报告采用内容分析法和文献计量分析法，全面探讨了智慧养老陪护机器人的发展现状、老年人用户需求和未来趋势。结果表明，虽然技术发展迅速，但现有机器人在日常生活支持、应急响应和社交情感交流方面仍未完全满足老年人的需求，特别是在提供实用性和人性化服务方面存在明显差距。研究强调，未来的机器人产品开发应更多地关注于提高功能多样性、安全性和操作的简便性，同时注重老年人的情感支持和社交需求。此外，建议通过跨学科合作，融合人工智能、认知科学和心理学等领域的研究成果，增强机器人的人性化交流能力。本报告的限制在于样本选择和老年人用户使用体验的深入研究不足。未来工作应通过更广泛的用户调研和实地测试，进一步丰富和深化研究成果。展望未来，智慧养老陪护机器人的研究和应用将面临新的机遇。预计研究将深入探讨机器人的情感智能和社交功能，以及更好地融入老年人的日常生活。通过技术创新和合作，智慧养老陪护机器人将成为支持老龄化社会的重要工具，为老年人创造更安全、舒适和自主的生活环境。

关键词： 智慧养老；陪护机器人；老年产品；用户需求

① 吕曦，设计学博士，四川美术学院设计学院教授，研究方向：信息与交互设计、数智化产品与服务设计、大健康与生活方式设计。

② 黄国梁，工业设计博士，四川美术学院设计学院副教授，研究方向：认知行为设计、交互情感计算、创新智能产品和服务设计。

③ 蒲博文，四川美术学院设计学院研究生，研究方向：产品设计、代际产品设计。

④ 雷舒宇，四川美术学院设计学院研究生，研究方向：艺术与科技、穿戴科技。

⑤ 董铭清，四川美术学院设计学院研究生，研究方向：艺术与科技、情感计算。

在全球数字经济的蓬勃发展及新技术的普及之下，中国与世界各国都面临着人口老龄化的加剧问题[1,2]。应对这一挑战，智慧养老服务模式随之诞生，特别是智能养老陪护机器人，展现出极大的发展潜力[3,4]。这些机器人结合了人工智能、传感器技术、物联网和云计算等前沿科技，为老年人提供全方位、智能且高效的日常生活和医疗护理[4-6]。目前，不仅中国，日本、欧洲和北美等地对这类技术解决方案的需求也在持续增长，这反映了全球对于提升老年人生活和护理服务质量的共识[7,8]。

然而，尽管市场需求强烈，智慧养老陪护机器人的发展仍面临许多挑战。现有产品主要集中在康复、护理和陪伴等功能上，但随着智能养老理念的深入人心，老年人和养老机构对机器人在实际应用场景、多功能集成以及人性化服务方面的期望日益提高[9]。尤其是如何将优质服务与人性化情感相结合，以真正满足老年人的需求，成为智慧养老领域亟待解决的问题[10]。

本研究旨在实现三个目标。首先，深入分析和总结目前市场上已商业化的养老陪护机器人产品以及学术机构的研究项目，揭示其当前的发展状况；其次，通过文献研究了解中国养老陪伴机器人的用户需求，以对照现有发展与需求之间的差距；最后，提出未来的发展前景。希望通过这些探索，发现研究和市场推广中的不足与潜力。同时，期望本研究的结果能为行业、学术研究及政府部门提供参考，在促进老年人生活质量的全面提高上达成更多的共识，从而有效应对全球社会老龄化的严峻挑战。

一、研究方法与途径

（一）研究路径

本报告采用内容分析法和文献计量分析法进行了深入探讨。从产品角度，系统客观分析了“已上市商业应用产品”和“学术机构研究项目”进行内容分析[11,12]，揭示其发展现状[7,11-13]。而后，从用户角度，基于中国老年人的生活形态和独立生活需求，利用文献计量分析法理解对陪护机器人的需求特征，为后续研究提供客观视角[9]。最后，考虑社会、经济和技术发展趋势，探讨智慧养老陪护机器人的未来发展前景。

（二）数据获取与整理方法

1. 陪护机器人概念界定

陪护机器人是专为提高老年人和需要特殊陪伴和护理的人群的生活质量而设计的智能系统。这些机器人通过模仿人类的护理行为、提供情感支持以及执行特定的医疗或日常生活任务来实现这一目标。设计宗旨在于弥补陪伴、照护、护理人力的缺陷，减轻老年人对家人或护理专业人员的依赖。根据使用场景的不同，主要可以分为康复机器人（Rehabilitation Robot）、护理机器人（Nursing Robot）和陪伴机器人（Companion Robots）三类[14,15]。见表1。

表1　陪护机器人类别

类别	康复机器人	护理机器人	陪伴机器人
基本概念	通过与用户直接互动，提供定制化的康复训练和支持	在日常生活中解决老年人在日常生活中辅助的机器人，以提高他们的生活质量	通过模仿人类的交互方式，如对话、表情展示和触觉反馈，来满足用户的情感和社交需求
侧重点	侧重于物理康复，包括但不限术后康复、中风康复、运动损伤康复等	提供基本的生活支持和护理服务，帮助用户维持独立生活，提高生活质量	提供情感支持和社交互动，减轻孤独感

2. 产品与项目的选择

研究团队通过使用中英文关键词，在 Google、Research Gate、Google Scholar、Web of Science 和百度等数据库中进行了广泛检索，寻找与养老陪护机器人相关的项目或产品。剔除重复内容后，发现近200个相关项目。进一步筛选得到近6年内的80个项目，加上8个代表性项目（如Paro 海豹机器人），共88个项目。这些项目分布均匀，国内外各占44个。在类别上，有17个康复机器人，19个护理机器人，以及52个陪伴机器人，相关数据见图1。

3. 老年人需求文献的选择

为精准掌握养老陪护机器人市场和用户需求，从而识别对中国用户至关重要的功能及需进一步开发的功能，研究团队专注于分析影响老年人独立生活的关键因素。采用“老人”“高龄者”“生活影响因素”“独立生活”“日常生活能力”“需求特征”和“关键支持”等关键词在知网数据库进行检索，时间跨度为

2012 年至 2023 年。通过筛选，共识别出 105 篇相关文献，详见图 2。

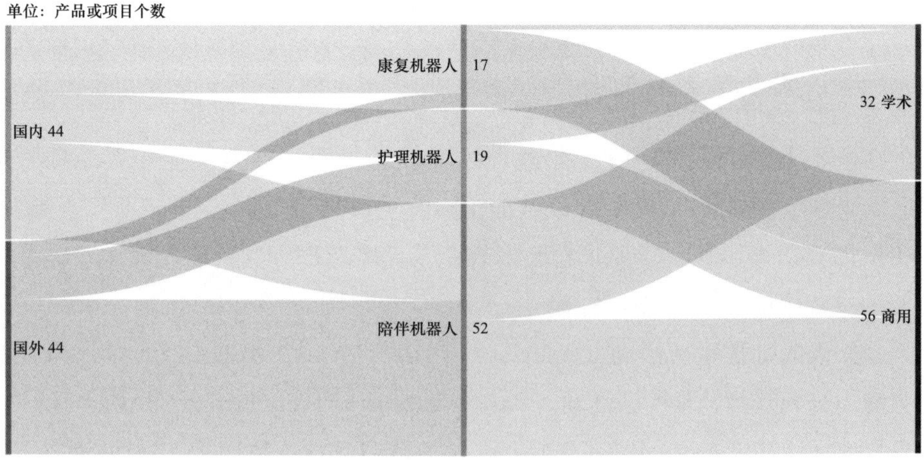

图 1　入选 88 个产品或项目整体概况

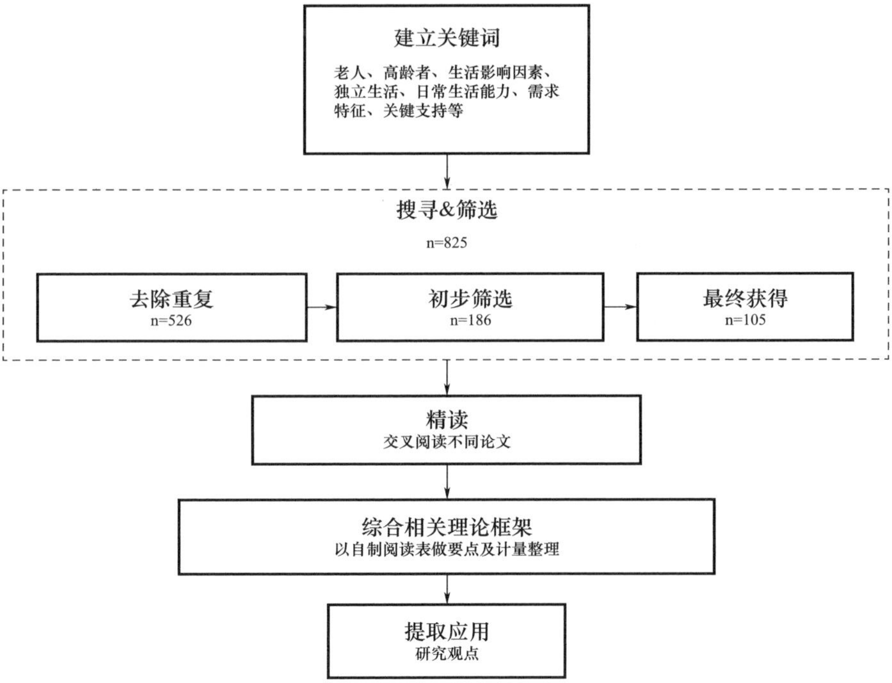

图 2　文献检索、选择和提取过程

在初筛阶段，通过分析文章标题和摘要的相关性，选出 186 篇与研究主题密切相关的论文。经过仔细阅读，进一步筛选出 105 篇核心文献。在用户需求分析阶段，采用相关理论框架，设计阅读表格来整理和量化关键要点。这一方法整合了多篇文章的共见观点，为提取应用信息奠定了基础。

（三）老年陪护分析框架

在老年人照护领域，1991 年联合国大会通过的《联合国老年人原则》明确了 5 个核心关注点，旨在指导照护实践：①维持独立性；②促进社会参与；③确保得到适当照顾；④追求自我实现；⑤保障尊严。这些原则强调了老年人在照护过程中应享有的基本权利。

老年人的日常生活活动（Activities of Daily Living，ADL）是评估生活质量的关键，分为基础日常生活活动（Basic Activities of Daily Living，BADL）和工具性日常生活活动（Instrumental Activities of Daily Living，IADL）。BADL 涵盖了基本的自我照顾行为，如移动、穿衣、进食和如厕等；IADL 则涉及更复杂的外部互动任务，如健康管理、社会沟通、家庭管理、社交活动和财务管理等。

学者 Shishehgar 等[5]通过对相关文献的全面分析，识别老年人面临的八大挑战，包括社会孤立、依赖性、身体或认知障碍、行动不便、健康监测不足、娱乐活动缺乏、记忆力减退以及跌倒风险。随后，为了更深入地理解老年人的护理和支持需求，Abdi 等学者[16]在 2019 年采用了《国际功能、残疾和健康分类》框架，对老年人陪护需求进行了深入分析，定义了养老陪护机器人的关键维度，详细内容如表 2 所示。

表 2　养老陪护机器人主要关键功能及其概念

维度	功能	概念
陪伴	对话与情感	提供交谈式语音交互并结合表情、肢体动作、灯光等人格化反馈情感，建立倾诉对谈关系
	娱乐	引领、促进认知及肢体休闲娱乐活动
	视讯交谈	扮演枢纽，协助老年人便捷拨接视讯会议
照护	日常照顾	协助料理平日生活，如喂饭、卫生护理等
	生理检测	检测心率、血压、体重与睡眠变化等相关数据状况变化，并通过分析信息反馈给相关人员
	生活管理	提醒老年人的日常计划，如用药、进食、活动提醒等
	安全监控	透过物联网（IoT）居家环境的安全监控、启动应急措施，防止意外
	康复训练	辅助术后、中风、运动损伤训练，以帮助康复

续表

维度	功能	概念
日常家务	打理家务	协助家务活打理，如清洁、打扫等
移动	行走辅具	主要为助行辅具，提高独立行走适应力
	乘载	通过自动轮椅乘载，提高空间移动能力

资料来源：本研究整理。

基于以上，本报告在养老陪护机器人现况分析不仅对所选产品和项目进行了来源、区域、类别、功能的频次和占比等统计分析，以揭示其发展态势，而且还采用了 Abdi 等[16]提出的养老陪护机器人产品关键维度框架，以此为基础对机器人的功能进行更深入的解构。而在老年人需求文献分析中，将融合联合国老年人原则、老年人的生活中主要的八个问题及日常生活活动作为基础进行分析。

二、研究结果

（一）智慧养老陪护机器人发展现况分析

1. 总体内容分析

团队对入选的 88 个产品或项目进行了分类分析，根据其属性“商用产品”和“学研项目”，分别构建了养老陪护机器人的主要关键功能框架。具体分析结果分别展示在图 3 和图 4 中。

从市场上已上市的商用产品来看，养老陪护机器人市场正快速发展，获得健康护理机构、养老院和家庭用户的广泛关注。市场上的产品不仅提供陪伴和交流，还支持日常活动、健康监测和紧急响应。

在学术机构的研究项目中，观察到的前沿动态揭示了当前研究热点。首先，研究围绕人机工程学和康复训练周期，探索通过精确运动轨迹控制和力学反馈科学辅助老年人复健训练。其次，情感计算和自然语言处理技术被研究以实现机器人的人性化陪伴和情感交流。再次，将新技术如人工智能、机器学习、自然语言处理应用于养老陪护机器人，旨在提高智能化水平和自主性，更好满足老年人需求。最后，特定群体如老年脑卒中和腰椎疾病患者的康复机器人研究，探索针对特定生理或认知障碍的个性化康复方法。

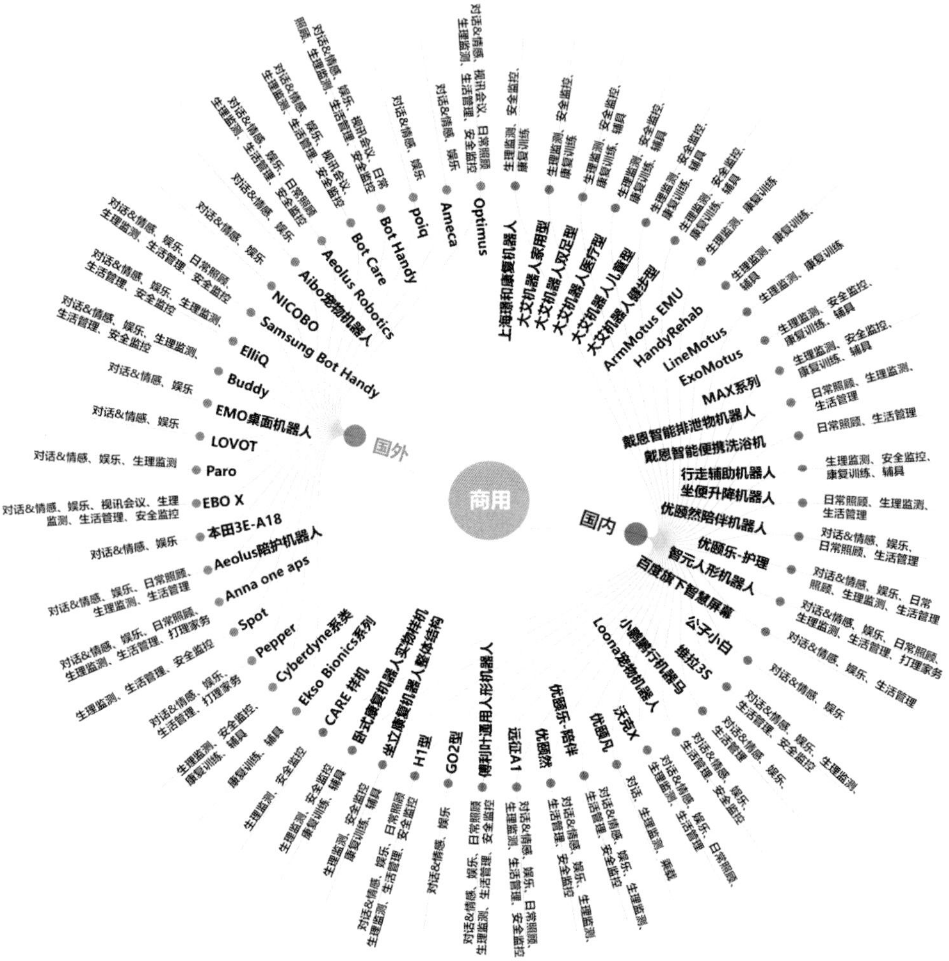

图 3 已上市商用产品总览

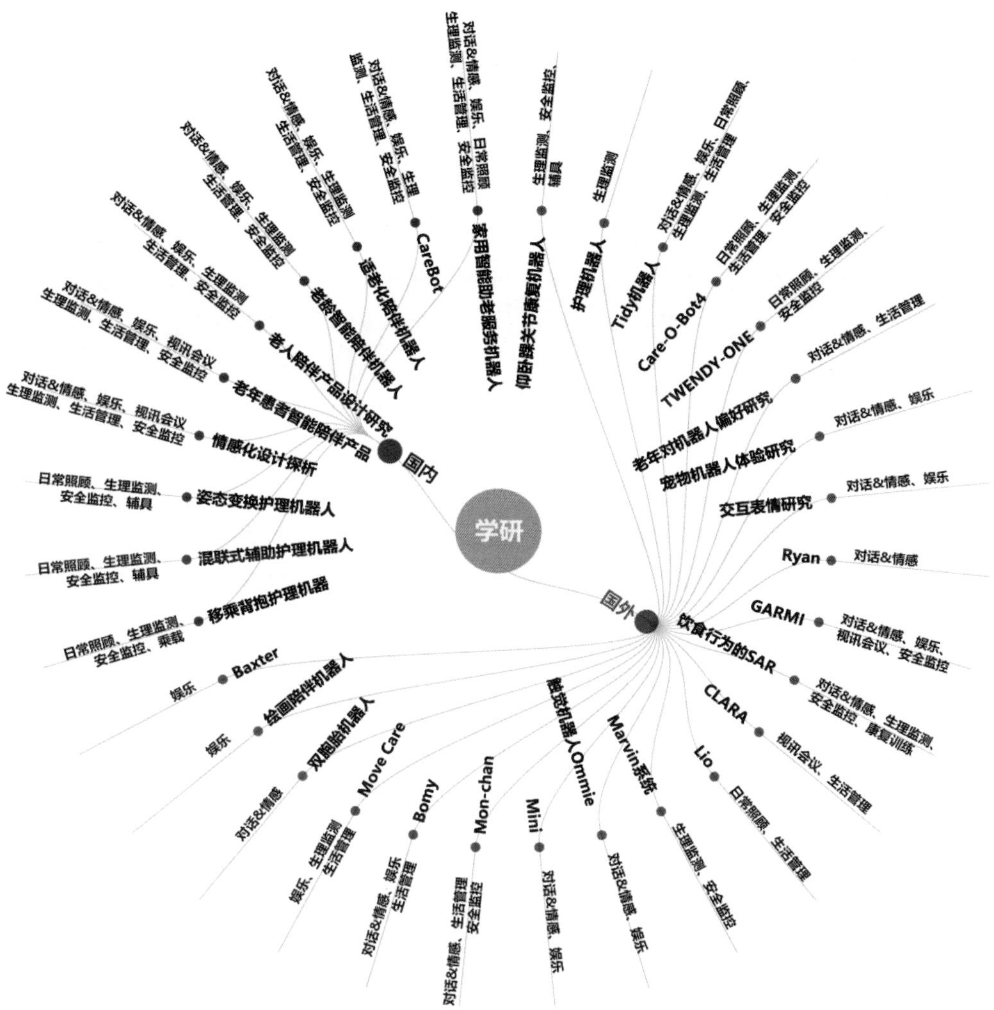
学研
国内
CareBot
对话&情感、娱乐、生理监测、生活管理、安全监控
家用智能助老服务机器人
对话&情感、娱乐、日常照顾、生理监测、生活管理、安全监控
仰卧踝关节康复机器人
生理监测、安全监控、辅具
适老化陪伴机器人
对话&情感、娱乐、生理监测、生活管理、安全监控
老龄智能陪伴机器人
对话&情感、娱乐、生理监测、生活管理、安全监控
老人陪伴产品设计研究
对话&情感、娱乐、生理监测、生活管理、安全监控
老年患者智能陪伴产品
对话&情感、娱乐、视讯会议、生理监测、生活管理、安全监控
情感化设计探析
对话&情感、娱乐、视讯会议、生理监测、生活管理、安全监控
姿态变换护理机器人
日常照顾、生理监测、安全监控、辅具
混联式辅助护理机器人
日常照顾、生理监测、安全监控、辅具
移乘背抱护理机器
日常照顾、生理监测、安全监控、乘载
国外
护理机器人
生理监测
Tidy机器人
对话&情感、娱乐、日常照顾、生理监测、生活管理
Care-O-Bot4
日常照顾、生理监测、生活管理、安全监控
TWENDY-ONE
日常照顾、生理监测、安全监控
老年对机器人偏好研究
对话&情感、生活管理
宠物机器人体验研究
对话&情感、娱乐
交互表情研究
对话&情感、娱乐
Ryan
对话&情感
GARMI
对话&情感、娱乐、视讯会议、安全监控
饮食行为的SAR
对话&情感、生理监测、安全监控、康复训练
CLARA
视讯会议、生活管理
Lio
日常照顾、生活管理
Marvin系统
生理监测、安全监控
触觉机器人Ommie
对话&情感、娱乐
Mini
对话&情感、娱乐
Mon-chan
对话&情感、生活管理、安全监控
Bomy
对话&情感、娱乐、生活管理
Move Care
娱乐、生理监测、生活管理
双胞胎机器人
对话&情感
绘画陪伴机器人
娱乐
Baxter
娱乐

图 4　学研中项目总览

这些研究热点反映了学术机构在老年陪护机器人研究方面的努力，展现了通过技术创新和多学科交叉合作解决老年人康复护理和日常生活问题的意图，以提高其生活质量。

2. 不同来源机器人的功能类别占比分析

为了更直观地展示不同来源对各种功能的关注程度及其分布情况，采用了热力图的形式来呈现这些信息，其中冷色代表低关注度，暖色表示高关注度，具体分布如图5所示。

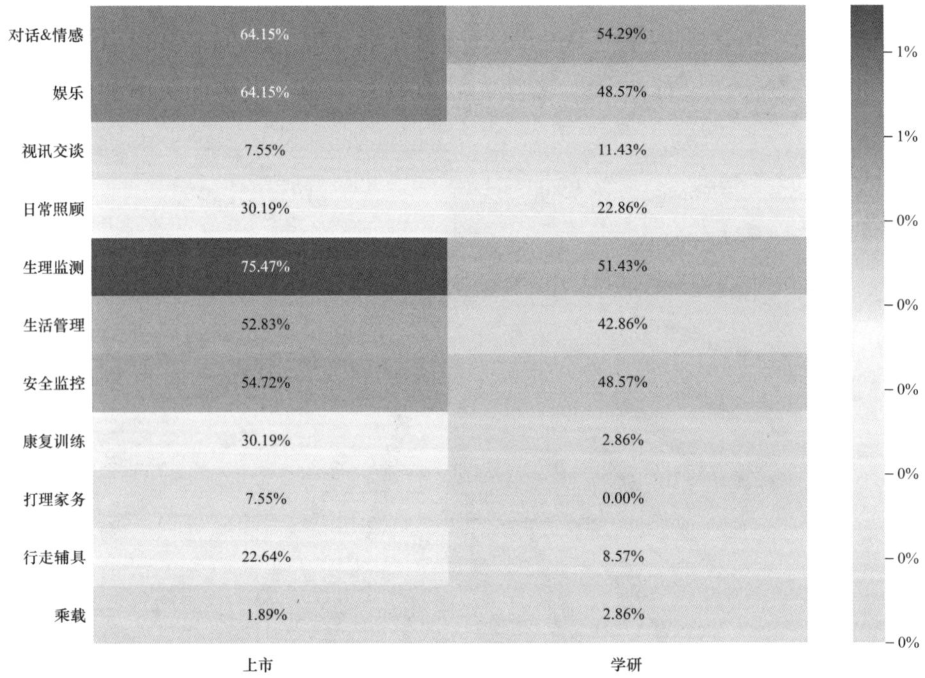

图5 不同来源机器人差异化功能占比对比热力图

数据显示，在商用领域，“生理监测”功能以75.5%的占比受到最高关注，显示其在市场产品中的普遍重要性。其次是“安全监控”和“对话&情感”，分别占54.7%和64.2%，反映这些功能也高度受重视。

学术研究中，“生理监测”占比超51%，虽低于商用数据，但依旧凸显其重要性。同时，“对话&情感”和“安全监控”功能也获得较高关注，分别为54.3%和48.6%。相比之下，“乘载”和“家务管理”功能在两种数据源中占比低，暗示这些功能的应用尚不普及。

综上所述，商用和学研领域都高度重视生理监测、安全监控和对话&情感功能，但在康复训练等其他功能上的关注度有所差异。这提供了宝贵洞察，有助于指导产品开发和优化策略。

3. 不同类型机器人的功能类别占比分析

通过分析各类型机器人对不同功能的关注程度，相应结果如图6所示。

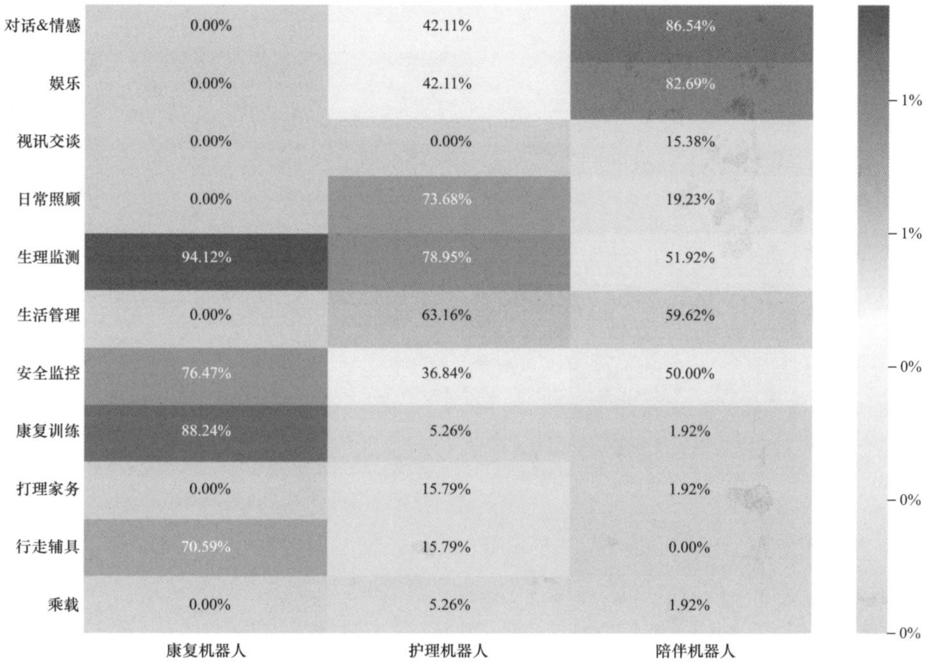

图6　不同类型机器人差异化功能占比对比热力图

通过分析了不同类型机器人在功能应用上的分布，揭示了它们的主要任务和性能表现。各类型机器人特点如下。

（1）康复机器人。主要集中在生理监测（94%），凸显其在健康监控和康复辅助的核心角色。其在安全监控和康复训练也有显著表现，提供全面服务。

（2）护理机器人。在日常照顾和生理监测上分别占74%和79%，突出其在基本生活需求满足和健康监控的重要性。同时，“对话和情感”和“娱乐”功能也表明其心理支持和生活乐趣的贡献。

（3）陪伴机器人。在“对话与情感”和“娱乐”功能上占比最高（分别为87%和83%），专长于社交互动和娱乐。同时也支持生活管理和安全监控，提供日常生活帮助。

综上所述，不同机器人的功能侧重和优势显著，为制造商和服务提供商提供了精准定位和推广策略的深入分析。康复机器人专注于健康监测，护理机器人擅长日常护理和情感支持，而陪伴机器人优于社交和娱乐。

4. 不同区域机器人的功能类别占比分析

此外，根据比较国内与国外对不同功能其关注程度有何差异，其结果如图7所示。

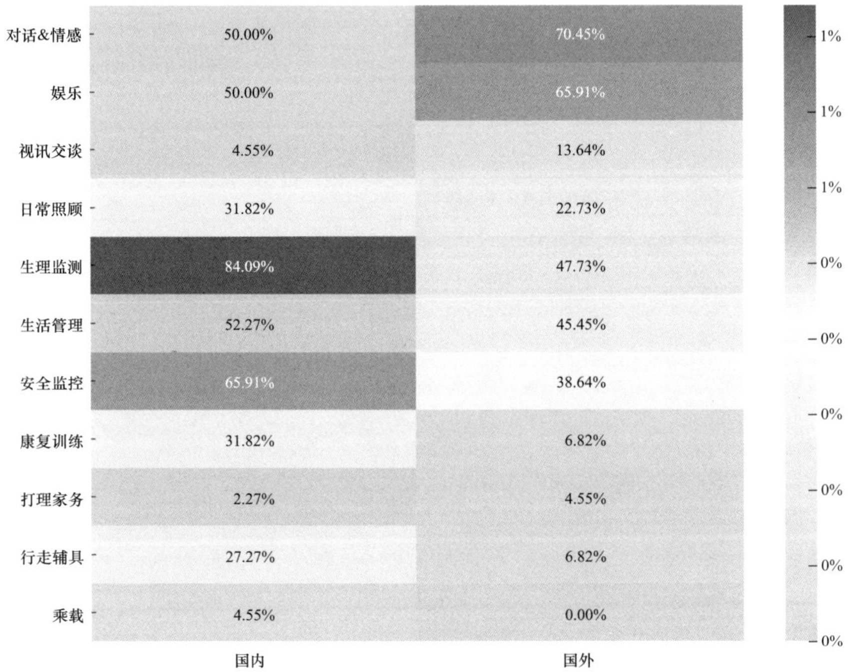

图7 区域差异化功能占比对比热力图

这张热力图直观地展示了国内外对智能机器人功能偏好的地域分布。在国内，“生理监测”功能的占比显著，超过其他功能；而国外则以“对话和情感”功能为主。值得注意的是，无论在国内还是国外，对“日常照顾”“康复训练”和“乘载”功能的需求均较低，尤其在国内，“康复训练”和“乘载”几乎无需求，与国外相似。

这种功能偏好的地域差异反映了市场需求和技术发展的不同。国内市场应重视“生理监测”，该功能产品有更广阔的发展前景。反观国外，更倾向于“对话和情感”功能，指出这方面产品的潜在市场吸引力。此热力图提供了市场策略的重要洞察，但深入分析这些差异及其对产品策略的影响尚需进一步研究。

5. 养老陪护机器人关键功能应用分布现状

为了提供一个关于养老陪护机器人行业的宏观市场趋势概述，本研究展示了不同功能出现频次其来源与分布上下游分布变化情况，见图8。

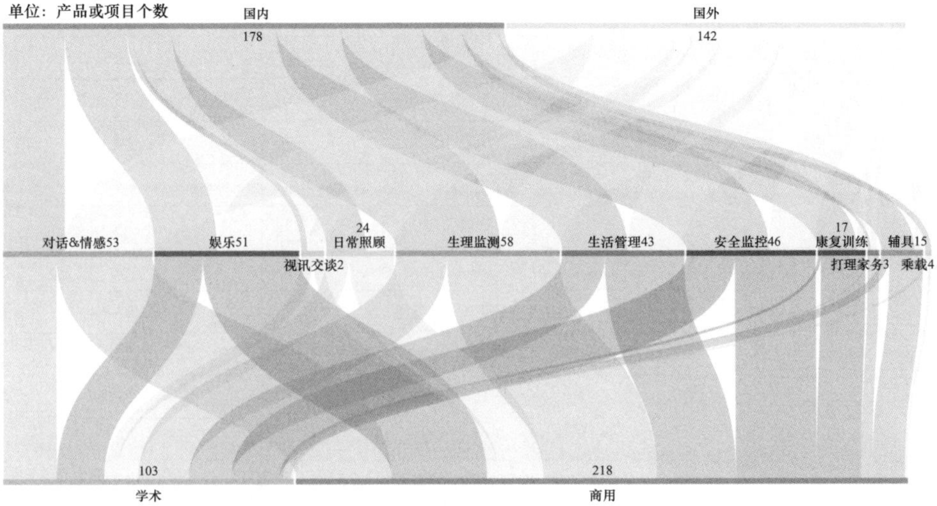

图8　养老陪护机器人整体分布与应用领域分析

图8呈现了“养老陪护机器人”不同功能的整体分布情况，每个宽条代表一种功能，宽度代表数量或比重。通过流动的粗细，可以看到哪些功能在机器人中最为关键，以及它们如何被应用在养老的不同需求中。从这些数据可以看出，当前整体陪护机器人行业，侧重功能由小至大前五依序为生理监测、对话和情感、娱乐、安全监控，显示这些领域可能是目前研发和应用的热点。并可看出国内与国外在功能诉求与来源差异彼此间的上下游流向与流量大小关系变化。

（二）中国养老陪护机器人用户需求分析

团队通过内容分析和文献计量分析105篇文献，深入研究了中国老年人的独立生活需求。依据理论框架，识别出三个需求层次：首先，核心基本需求，涵盖老年人独立生活的基础生理需求；其次，独立自主需求，涉及老年人使用工具完成日常任务的能力；最后，社交生活需求，专注于改善老年人的心理健康和幸福感，旨在缓解孤独和焦虑。通过细读文献并进行交叉分析，量化整理了关键要点，详细结果见表3。

表 3　中国老年人独立生活需求文献计量结果一览表

层次	主要需求项目	出现次数
核心基本需求	个人卫生及盥洗	52
	穿衣、脱衣	82
	如厕	40
	吃饭进食	52
	个人日常清洁护理	45
	翻身	74
	上下床	68
	自己负责服药	56
独立自主需求	做饭、准备膳食	42
	购买日常生活用品	53
	家务维持（洗衣服、打扫房间……）	52
	安全使用生活用品	91
	平地行走，室内移动	78
	紧急情况援助	82
	上下楼梯	78
	使用交通工具助行/移动	52
	服用药物	78
	使用交流设备（如电话、视讯通信……）	72
	娱乐活动	32
	自我健康照护与管理	76
社交生活需求	亲属交流	48
	聊天解闷	62
	社会活动参与	23

资料来源：本研究整理。

在这份调查中列出中国老年人在独立生活中所需的各种支持，并对这些需求的重要性进行了计量。老年人独立生活需求被分类为三个级别：核心基本需求、独立自主需求以及社交生活需求。每个需求旁边的数字可能表示了相关文献中提及该需求的频率，这间接显示了其重要性。这提供了产品开发的明确指南，确保满足老年人的核心需求。通过分析这三类需求，我们得到了开发智慧养老陪护机器人的关键指导。

1. 核心基本需求层次

老年人亟须帮助的领域包括穿衣、翻身、上下床、个人卫生、饮食、服药及日常清洁等。其中，穿衣辅助需求最迫切，指引智慧养老陪护机器人的设计首应考虑通过机械臂或智能衣物实现辅助。翻身和上下床辅助对增加舒适度和防止压疮非常关键，强调机器人需要具备床位辅助功能。个人卫生、饮食、服药和如厕的辅助也是设计重点，机器人应整合提醒和辅助功能，或部分自动化这些任务。因此，智慧养老陪护机器人的设计和开发应聚焦于表 4 所列内容。

表 4　老年人核心基本需求设计意涵

要点	意涵
功能多样性	机器人应能涵盖多种日常生活需求，包括穿衣、翻身、上下床、清洁护理等
安全与舒适	在提供帮助的同时，确保操作安全并使老年人感到舒适是设计的关键
操作简便	鉴于老年人用户可能对复杂技术的接受程度有限，操作界面应简单直观
智能互动	智能提醒和监测功能对于服药管理等日常活动至关重要
自主性与尊严	设计时应尽量维持老年人的自主性，辅助他们完成任务，而不是完全取代他们的活动，以保持他们的尊严和独立性

2. 独立自主需求层次

老年人高度关注生活用品的安全使用，紧急援助和日常活动支持，如行走、购物、烹饪、家务和外出等。因此，智慧养老机器人的设计需集成环境监控，以检测安全风险，具备紧急呼叫和自动紧急检测功能。机器人应能与家用辅助设备协作，集成网购和智能家居协同功能，辅助日常琐事。对外出和沟通，需提供交通信息和远程视频通话功能。健康监测及管理功能也至关重要，实现健康数据跟踪和医疗提醒。尽管重要性较低，满足娱乐需求也是必要的，应提供音乐、有声书、新闻内容访问以及简单游戏和认知锻炼程序来满足这一需求。因此，对于智慧养老陪护机器人设计和开发的关键意涵包括表 5 所列内容。

表 5　老年人自主需求设计意涵

要点	意涵
安全优先	设计机器人时应优先考虑老年人在家中使用生活用品和进行日常活动时的安全性，包括预防跌倒、紧急情况报警以及确保安全使用家用电器等
生活自理辅助	提供基础生活辅助功能，如服药提醒、健康监测、辅助饮食准备、购物支持，以及日常清洁和家务维持，助力老年人实现更高水平的自理能力

续表

要点	意涵
移动与导航援助	鉴于行走和上下楼梯对老年人来说非常重要，机器人设计应集成辅助移动功能，提供平衡支持和导航帮助，确保用户在家或外出时的安全移动
紧急响应系统	结合先进的传感器技术，开发紧急响应系统，使机器人能在用户遇到紧急情况时提供立即援助或通知家属及医疗服务
自主性与尊严	设计时应尽量维持老年人的自主性，辅助他们完成任务，而不是完全取代他们的活动，以保持他们的尊严和独立性
交流与社交互动	考虑到使用交流设备的重要性，机器人应该具备简单易用的通信功能，如视频通话，以促进老年人与家人和朋友的社交互动
个性化服务	机器人应有能力学习和适应用户的个人习惯和喜好，提供定制化服务

资料来源：本研究整。

3. 社交生活需求层次

老年人寻求的不仅是交流，更重视情感联结。通过整合自然语言处理技术，智慧养老陪护机器人能提供互动对话，缓解孤独和压力。机器人可以识别情绪，通过故事讲述、音乐播放或心理支持来响应。针对与亲人的联系，机器人应支持视频通话和社交媒体，便于老年人保持家庭联系，并帮助记忆重要日期。尽管参与社会活动的需求较低，机器人还能提供社区活动信息或通过虚拟现实技术，让行动受限的老年人“参与”远程活动。总结来看，“智慧养老陪护机器人”在社交生活需求方面的设计和开发应该着重于表6所列要点。

表6 老年人社交生活需求设计意涵

要点	意涵
交流支持	提供易于使用的交流工具，帮助老年人与外界保持联系和交流
情感智能	集成能够理解和响应用户情绪的智能系统，提供情感支持和陪伴
活动信息提供	保持老年人与社会活动联结，通过机器人提供活动信息，或协助老年人通过网络平台参与活动
用户友好界面	设计简洁直观的界面，考虑到老年人可能在视力、听力和手部灵活性上的限制

最终，智慧养老陪护机器人的目标应当是增进老年人的社交福祉，提高他们的生活质量，同时为他们提供安全感和归属感。

（三）智慧养老陪护机器人未来发展前景

面对未来，智慧养老陪护机器人的发展前景呈现出明显的正向趋势，主要得益于以下几个驱动因素。

1. 人口老龄化加速及家庭结构变迁

中国人口正在快速的老龄化，加上家庭动态的演变，对智能养老陪护机器人市场提出了挑战和机遇。到 2050 年，预计 65 岁及以上人口将占总人口的约 30%[17]。这一人口结构的变化，加上对高质量生活的追求、家庭规模的缩小以及经济全球化的影响，凸显了对老龄化技术解决方案的增长需求。

2. 经济环境变迁

在未来几年，全球经济将面临诸如数字化加速、医疗保健成本持续上升，以及相关技术成熟与规模化生产等重大变化。作为应对老龄化社会和医疗保健成本上升的有效工具，智慧养老陪护机器人行业正迎来技术进步、市场需求增长以及全球化的推动，从而拓展了新的市场需求、技术创新机会和商业模式发展空间。随着该行业的发展，智慧养老陪护机器人和老年人福祉等相关行业也将迎来新的发展契机。

3. 技术融合与创新

未来，我们预计会看到更多的科技与健康、幸福相关的创新技术融合应用，以提供更智能、更个性化的养老陪护解决方案。通过降低人力和时间成本，丰富和高质量的服务为长者提供更精准、高效、优质的服务，弥补看护劳动力短缺的挑战。

4. 伦理和法律框架的发展

随着智慧养老陪护机器人在全球范围内的推广和应用，相关的伦理问题和法律挑战也会日益凸显。如何确保机器人在提供服务的同时尊重老年人的隐私、自主权和尊严，将是未来政策制定中的关键议题。

5. 全球市场的扩张与本地化适应

虽然智慧养老陪护机器人的需求在全球范围内普遍存在，但不同地区和文化背景下的具体需求和接受程度可能有所不同。同时，智慧养老陪护机器人的发展需要计算机科学、机器人学、人工智能、医学、心理学、社会学、人类学等多个学科的交叉融合，以此促进跨学科解决方案的创新，更加注重产品和服务的本地化，以便好地满足不同市场和老年人的多样化需求。

综上所述，智慧养老陪护机器人展现出显著的成长潜力，将成为老龄化社会的关键支柱。这一发展得力于技术革新、日益增长的需求和政策支持，有望显著提高老年人的生活质量和福祉。未来，这些机器人将在养老领域扮演核心角色，创造更安全、舒适和独立的生活环境。面对挑战，该行业应持续推动技术革新，调整策略，并寻求国际合作，以满足全球养老服务的日益扩大的需求。

三、问题与建议

（一）存在的主要问题

在分析智慧养老陪护机器人的发展现状和用户需求之间的落差时，我们可以看到以下几个关键点的不匹配。

1. 市场需求与产品供给落差

发展现况中提到的产品可能在技术上更为先进，但可能并未充分覆盖老年人的所有基本需求，尤其是日常生活的细微照顾和情感支持方面。用户需求分析揭示了老年人对于陪护机器人的期望更倾向于实用性和人性化，这可能意味着市场上的产品在满足这些需求方面还有提升空间。

2. 技术应用与用户接受度落差

发展现况中的技术应用可能更侧重于产品的智能化和高效性，但可能没有充分考虑到老年人用户的技术接受度和易用性。用户需求分析指出老年人可能对复杂技术的接受程度有限，这表明在设计陪护机器人时，需要考虑到生活型态与行为脉络，以适应老年人的使用习惯。

3. 社交与情感需求的满足

发展现况中的研究项目可能更注重机器人的功能性和实用性，而在情感交流和社交互动方面的功能可能不够充分。用户需求分析则明确指出老年人对于社交和情感支持的需求，这提示在陪护机器人的设计和开发中，应更加重视这些方面，以提供更全面的服务。

综合来看，尽管智慧养老陪护机器人技术发展积极，实际用户需求，特别是在生活帮助、自理支持及情感和社交互动方面，仍有明显不足。这一现状强调了未来产品开发和技术研究需更贴近老年人实际需求，以缩减技术与需求间的间隙，进而提供更细致、全面且高效的养老解决方案。

（二）对策与建议

针对智慧养老陪护机器人发展现状与用户需求之间的落差，提出以下建议和对策。

1. 强化技术创新与集成

（1）跨学科合作。鼓励自然科学和人文科学的跨学科专家合作，优化算法、人机交互设计、认知支持系统和自适应学习机制，提升机器人智能，以便好地适应老年人的多样化需求。同时确保数据安全、隐私保护，增强机器人的自主性和适应性。

（2）注入人文关怀。老年人的情感交流不只依赖言语，也大量包括肢体语言、面部表情和语调。然而，大多数养老陪护机器人还未能充分捕捉这些非言语交流的微妙之处。为机器人赋予理解和模拟人类情感的能力，不仅让其提供更具人性和同理心的支持，还增强了老年人的信任和接受度，促使他们更积极与机器人互动。机器人的人工情感让其能识别并适应用户的情绪变化，如向悲伤的用户提供安慰，从而提升用户体验，加深老年人对机器人的依赖，使其成为日常生活中的重要部分。

（3）无障碍技术。为视力、听力或移动受限的老年人设计无障碍技术，例如，采用多模态交互设计，利用视觉识别技术，让机器人能够理解用户的面部表情和手势，从而响应非言语的交流需求；采用持续学习与适应，利用机器学习算法使机器人能够从用户交互中学习，不断优化响应策略，以便好地满足个体化需求。通过集成这些多模态和无障碍技术，可以大大提升智慧养老陪护机器人的用户体验，使它们成为老年人生活中的真正助手和伴侣。

2. 优化政策环境和社会教育

政府和公共政策在智慧养老陪护机器人发展中扮演着至关重要的角色。通过建立行业标准、推动技术创新、制定相关政策及确保服务的负担能力，政府和公共政策的支持为该领域提供了一个稳定和有利的发展环境。通过举办公共讲座和研讨会，在社区内推动智慧养老产品与服务具体指导，提升老年人及其家庭成员对智慧养老技术的认知，帮助他们更好地跨越“数字鸿沟”，能够更为顺畅地接受和使用相关技术。

3. 鼓励跨领域合作与国际合作

随着未来数智技术进步和市场需求不断变化的背景下，跨行业合作已经成为促进创新和发展的关键途径。为了有效推进这一领域的发展，来自科研、产业和政策制定各个不同领域的专家、领导者及政策制定者需要进行紧密的合作。这种跨界合作不仅能够汇聚各方面的知识和资源，还能够促进从理论到实践的转化。此外，还需要与国际高端智慧养老技术公司和研究机构合作，引入先进技术和管理经验，促进技术与经验的共享，共同推动全球智慧养老技术和服务的发展。

4. 丰富应用场景与创新定制化服务

（1）深挖应用场景与用户需求。随着技术的持续进步和社会需求的多样化，智慧养老陪护机器人已成为向老年人提供丰富、个性化和高质量服务的关键工具。根据医护养老、社区养老、家庭养老等不同的应用场景，深挖具体应用场景下老龄及利益相关者需求，促进机器人开发者、医疗保健专家和养老服务提供者共同地探讨养老服务的共性与特性，在智慧养老陪护机器人基础功能上实现服务的细分化和定制化。

（2）创新多元化产品功能与服务。针对不同场景，机器人需满足特定的功能要求，在医疗辅助方面，能更好地监测日常健康状况，提供个性化检测和应急救助辅助；在护理陪护方面，能更好地提供生活支持和护理服务，并提升用户的自理生活能力；在社交陪伴中，则需具备强大的语义模型，拓展多场景下的情感化社交互动功能。通过不断创新智能互动技术、数据分析及个性化服务，养老陪护机器人的发展应避免产品功能单一化，向多元化方向迈进。

5. 加大商业模式创新

（1）探索服务包订阅模式。提供多层次的服务包订阅选项，用户可以根据需求订阅不同级别的陪护机器人服务，如基础生活支持、健康监测或全面照护服务并允许用户灵活的订阅选项，以增加用户黏性。

（2）探索共享经济模式。探索共享经济模式在智慧养老机器人领域的应用，如共享机器人护理员服务或时间共享制等，既可以降低用户成本，也能提高设备利用率。

（3）构建一站式智慧养老服务平台。搭建医疗机构、社区护理、技术提供商、服务提供商等合作平台，将养老陪护机器人作为服务延伸，并与智能家居、远程医疗服务等其他服务平台整合，通过技术整合为老年人提供一站式生活解决方案，打造多样化和定制化的综合养老解决方案，实现资源共享和优势互补，推动养老行业革新。

四、总结与展望

本研究采用内容分析法和文献计量分析法，综合探讨了智慧养老陪护机器人的发展动态、用户需求以及未来趋势，旨在揭示发展现况与实际需求之间的差距。尽管在技术层面取得了显著成果，但在日常支持、紧急响应以及社交互动等方面，陪护机器人仍面临诸多挑战。因此，研究强调未来开发需跨学科合作，聚焦于丰富应用场景与创新定制化服务，为机器人注入人性情感温度与无障碍使用体验，以提升老年人自主性和尊严。

研究贡献在于详细梳理了智慧养老机器人的关键功能，并针对中国老年人的需求提炼出关键点，为行业提供宝贵参考。建议未来研究与产品开发应密切关注老年人的需求，尤其是在情感支持和社交互动方面，推荐跨学科合作，整合多领域研究成果，提升机器人的人性化交流能力。本研究局限性在于样本选择未能全面覆盖所有类型机器人，且对老年用户使用体验研究不足。未来研究应通过广泛用户调研和实地测试进一步深化结果。

未来展望方面，随着技术的不断进步和社会需求的日益增长，智慧养老陪护机器人的研究和应用将迎来新的发展机遇。预计未来研究将更加注重机器人的情感智能和社交能力，以及如何更好地整合到老年人的日常生活中。此外，随着全球化的推进，跨国界的合作将为智慧养老陪护机器人的发展带来新的视角和创新思路。未来的研究还应关注伦理和法律框架的建立，确保机器人在提供服务的同时尊重老年人的隐私和尊严。通过不断的技术创新和跨领域合作，智慧养老陪护机器人有望成为支持老龄化社会的重要力量，为老年人创造更加安全、舒适和自主的生活环境。

参考文献

[1] BLOOM D E, CANNING D, LUBET A. Global population aging: Facts, challenges, solutions & perspectives [J]. Daedalus, 2015, 144 (2): 80 -92.

[2] ABDI S, SPANN A, BORILOVIC J, et al. Understanding the care and support needs of older people: A scoping review and categorisation using the WHO international classification of functioning, disability and health framework (ICF) [J]. BMC Geriatrics, 2019, 19: 1 -15.

[3] ANJUM T, LAWRENCE S, SHABANI A. Augmented Reality and Affective Computing on the Edge Makes Social Robots Better Companions for Older Adults: proceedings of the ROBOVIS, F, 2021 [C].

[4] ANGHEL I, CIOARA T, MOLDOVAN D, et al. Smart environments and social robots for age - friendly integrated care services [J]. International Journal of Environmental Research and Public Health, 2020, 17 (11): 3801.

[5] SHISHEHGAR M, KERR D, BLAKE J. A systematic review of research into how robotic technology can help older people [J]. Smart Health, 2018, 7: 1 -18.

[6] V B, V. K. D M, U M. Artificial Intelligence (AI) Based Interactive Smart Robot for Elderly People Health Monitoring System; proceedings of the 2023 International Conference on Advances in Computing, Communication and Applied Informatics (ACCAI), F 25 -26 May 2023, 2023 [C].

[7] WALLIN J A. Bibliometric methods: pitfalls and possibilities [J]. Basic & Clinical Pharmacology & Toxicology, 2005, 97 (5): 261 -275.

[8] 向家莹. 数字化模式全面赋能“智能+养老”破题养老痛点 [N]. 经济参考报, 2021 -05 -26.

[9] CHAI K - H, XIAO X. Understanding design research: A bibliometric analysis of Design Studies (1996 -2010) [J]. Design Studies, 2012, 33 (1): 24 -43.

[10] 尹艳红. 数字治理助力养老服务的困境与策略 [J]. 行政管理改革, 2023, (6): 44 -54.

[11] 邱均平, 王曰芬. 文献计量内容分析法 [M]. 北京: 国家图书馆出版社, 2008.

[12] 周谦豪, 梁佳霁, 鑫 许. 国内外数据新闻研究与实践: 基于文献计量和内容

分析的比较研究［J］. 文献与数据学报，2021，3（2）：47－64.

［13］陈忠海，董一超．统计分析法与文献计量法在档案学研究中的应用分析［J］. 北京档案，2017，4（3）：12－15.

［14］黄潇楠，方凡夫．从临床视角看康复机器人应用与发展趋势［J］. 海军军医大学学报，2023，44（12）：1385－1391.

［15］李思佳，倪士光，王学谦．社会辅助型机器人：探索老年心理健康护理的新方法［J］. 中国临床心理学杂志，2017，25（6）：1191－1196.

［16］ABDI S，SPANN A，BORILOVIC J，et al. Understanding the care and support needs of older people：a scoping review and categorisation using the WHO international classification of functioning，disability and health framework（ICF）［J］. BMC Geriatrics，2019，19（1）：195.

［17］卢雯雯，张勤，杨云梅．老年人衰弱预防中国专家共识［J］. 中华老年医学杂志，2022，41（2）：503－511.

HB.19 基于数字智能技术的芳香疗法市场现状与未来

李鸿浩[①]　彭　伟[②]　庞一凡[③]　皮汨源[④]　封钦柱[⑤]　钟秉洋[⑥]

摘　要： 在越来越多的消费者寻求满足个人需求和偏好的产品和服务的时代，芳香疗法行业也顺应潮流，采用了可提供更高程度定制化的数智化技术和工具。数字智能彻底改变了芳香疗法的体验和提供方式。本报告全面分析基于数字智能的芳香疗法市场，重点介绍了芳香疗法的市场规模、市场构成、市场特征，以及数智化芳疗技术及其产品应用、市场监管与合规、客户偏好与满意度、行业影响、未来发展等，旨在为芳香疗法领域的利益相关者，包括投资者、制造商、医疗保健专业人士以及对健康、保健和数字创新交叉领域感兴趣的消费者提供有价值的信息资源。

关键词： 数字化；智能化；芳香疗法；市场研究；未来展望

基于数字智能技术的芳香疗法是指将数字技术和人工智能创新性地融入芳香疗法的实践，通过利用智能设备和数据分析，根据个人喜好、健康需求和环境条件定制香氛，从而提高芳香疗法的有效性和个性化。数字智能彻底改变了芳香疗法的体验和提供方式，代表了芳香疗法领域的重大发展。

---

① 李鸿浩，循证医学博士，四川大学华西医院医院管理研究所助理研究员，研究方向：医院管理与数智健康服务创新。

② 彭伟，临床护理学博士，四川大学华西第四医院副主任护师，研究方向：芳香疗法有效性评价。

③ 庞一凡，管理学硕士，四川华西医院资产管理有限公司，教学助理，研究方向：公共管理。

④ 皮汨源，经济学硕士，银谷芳香产业研究院院长，研究方向：天然芳香植物产业的可持续性研究。

⑤ 封钦柱，电子信息硕士，四川天府新区北理工创新装备研究院副院长，研究方向：数字信号与信息处理。

⑥ 钟秉洋，动物药学学士，成都达硕实验动物有限公司科研助理，研究方向：人类疾病动物模型研发。

一、数智化芳香疗法技术概述

近年来，在健康促进和技术创新的共同推动下，基于数字智能的芳香疗法市场出现了显著增长。该市场涵盖了一系列将数字化、智能化技术与传统芳香疗法相结合的产品和服务，旨在通过个性化和智能化提升用户体验和治疗效果。香薰市场，特别是数字和智能香薰机，正在经历显著的增长和创新。这一增长的推动因素是消费者对健康和保健兴趣的日益浓厚、对天然和有机产品的偏好以及智能技术与家庭健康的融合。

（一）数字智能技术概况

数字智能技术与芳香疗法的结合，代表着治疗性香味在健康和保健方面的重大发展。数智化芳香疗法设备通常融入了物联网元素，通过结合传感器、数据分析和人工智能，芳香疗法系统可以创造出高度定制化的治疗环境。这种个性化程度不仅能更有效地实现预期的保健效果，还能提高用户的参与度和满意度。同时，数智芳香疗法设备可以监测湿度和温度等环境因素、用户偏好，甚至生物识别数据，从而优化精油的扩散，使其发挥最大功效[1,2]。

1. 应用技术组成

（1）人工智能和机器学习。在将芳香疗法设备转变为能够根据用户偏好和需求进行个性化治疗的智能自适应工具方面，人工智能和机器学习处于领先地位。这些技术使设备能够从用户互动、环境数据甚至健康指标中学习，从而建议或自动调整香氛扩散的类型、强度和持续时间。

（2）物联网。物联网技术允许芳香疗法设备与互联网以及家庭或保健设施内的其他智能设备连接，从而创建一个无缝集成的保健生态系统。用户可以通过智能手机或语音助手远程控制这些设备，安排疗程，甚至将它们与其他健康和保健应用程序整合，从而获得全面的健康结果。物联网连接还能使设备对实时环境变化做出反应。

（3）传感器和可穿戴技术。先进的传感器和可穿戴技术在下一代芳香疗法设备中发挥着至关重要的作用。传感器可以检测各种环境和生理因素，如湿度、温度、心率和压力标记，以优化芳香疗法体验。这些传感器与人工智能相结合，使设备能够提供高度个性化和反应灵敏的治疗过程，以适应用户的即时环境和健康状况。

（4）数据分析。在基于数字智能的芳香疗法中使用数据分析技术，可以收集和分析有关用户偏好、行为模式和功效结果的大量数据。这种以数据为驱动的方法有助于不断改进产品和服务，帮助制造商和服务提供商更好地了解消费者的需求和偏好，预测市场趋势，改进产品。

（5）区块链和数据安全。随着数智芳香疗法设备收集和处理个人健康数据，确保这些信息的安全性和隐私性变得至关重要。区块链技术为存储和管理数据提供了一个安全、去中心化的平台，让用户对其健康信息的保密性和完整性放心。此外，区块链还能促进芳香疗法市场中从精油采购到设备销售的透明、安全交易。

将数字智能技术集成到芳香疗法设备中，不仅能提升用户体验，还能为保健和医疗领域的治疗应用、研究和开发开辟新的可能性。随着技术的不断进步，预计数字智能技术将在芳香疗法的发展中发挥越来越重要的作用，推动创新，拓展传统做法的边界。

2. 生物技术交叉研究情况

基于数字技术创新所开展的芳香疗法动物研究主要包括疗效研究和安全性研究。疗效研究方面，研究者通过各种动物模型观察芳香疗法的疗效，比如用衰竭模型小鼠进行激活和恢复性治疗；用过度激动小鼠观察镇静、松弛、缓解焦虑及提高免疫力作用；用耐力训练大鼠观察抗疲劳作用；用阿尔茨海默病模型大鼠观察抗炎抗氧化，保护神经及改善学习记忆功能；用哮喘气道重塑小鼠验证治疗哮喘作用等。安全性研究方面，芳香物质具有光毒性、致敏和刺激作用。对于含酚类和芳香醛类精油的皮肤制剂，上市前要做皮肤“斑贴”实验或者皮肤过敏试验；某些芳香物质证实对实验动物有强烈致畸胎作用，怀孕期间喂食黄樟油素的小鼠后代会发生肝肾肿瘤。中国香味中草药资源丰富，芳香疗法产业发展具有原材料优势。总体来看，中国芳香疗法市场待开发空间广阔，利用动物模型开展芳香疗法研究的市场需求将随之供不应求。

3. 数智技术对芳香疗法产业的影响

数字智能技术与芳香疗法的融合对芳香疗法行业产生了深远的经济影响，重塑了市场动态，推动了创新，创造了新的增长机遇。基于数字智能技术的芳香疗法影响传统芳香疗法行业经济格局，主要表现为以下几种方式。

（1）市场扩张。基于数字智能技术的芳香疗法产品的出现极大地拓展了市场。通过吸引精通技术的消费者群体，满足他们对个性化健康和保健解决方案日益增长的需求，这些产品吸引了新的消费群体，从而扩大了芳香疗法的整体市场。市场的扩大为该行业的新进入者和老牌企业带来了更多的创收机会。

（2）创新和产品开发。数字智能技术对芳香疗法行业的经济影响体现在创新和产品开发的激增上。各公司都在投资研发，以创造出功能更强的先进产品，如具有人工智能功能的智能扩香器、可穿戴香薰设备和基于传感器的分配器。这种对创新的关注不仅推动了竞争，也鼓励了产品的不断改进，从而促进了行业的发展。

（3）供应链多样化。基于数字智能技术的芳香疗法的发展导致了供应链的多样化。制造商除了需要精油等传统香薰成分外，还需要电子零件、传感器和软件等多种组件。这种多样化为供应商和制造商开辟了新的途径，促进了供应链内的经济增长。

（4）就业机会。随着基于数字智能技术的芳香疗法产品市场的增长，对熟练劳动力的需求也在增长。这包括产品设计、软件开发、市场营销、销售和客户支持等领域。创造这些就业机会有助于促进就业增长，支持更广泛的经济。

（5）消费者消费转移。基于数字智能技术的芳香疗法产品的出现影响了保健行业的消费模式。消费者越来越愿意投资于提供个性化体验和健康益处的高品质、技术先进的产品。消费者支出的这一变化反映出人们对健康和保健技术的重视程度在不断提高。

（二）技术创新与应用

1. 当前的技术创新

基于数字智能技术的芳香疗法领域涌现出大量技术创新，正在重塑这一行业。这些创新不仅提升了用户体验，还拓宽了芳香疗法的治疗潜力。在此，我们将探讨该领域当前最引人注目的一些技术创新[3-5]。

（1）集成人工智能的智能扩香器。现代智能扩香器都配备了人工智能技术，能够根据实时数据（如用户的情绪、一天中的时间，甚至天气条件）调整精油的扩香效果。这些设备可以连接到其他智能家居设备，并利用人工智能算法创建个性化的香薰疗程，优化保健功效。

（2）可穿戴香薰设备。可穿戴芳香疗法设备的开发是一项重大创新，让用户可以在旅途中享受精油的益处。这些可穿戴设备可以根据内置传感器检测到的生理线索（如心率加快或压力水平升高）释放少量精油，在压力情况下提供即时缓解。

（3）声控。与亚马逊 Alexa、谷歌 Assistant 和苹果 Siri 等声控助手的整合使香薰设备的控制更加方便。用户可以通过简单的语音指令来启动、停止或调整他们的香薰疗程，实现无缝、免提的体验。

（4）移动应用程序连接。许多数智芳香疗法设备都有配套的移动应用程序，为用户提供前所未有的芳香疗法体验控制。这些应用程序可以跟踪使用情况，根据用户的偏好或预期效果推荐精油组合，甚至允许用户提前安排疗程。

（5）环境感应技术。芳香疗法设备中的先进传感器可以检测空气质量、湿度和温度等环境因素。这些信息可用于自动调整设备的设置，以确保获得最佳的芳香疗法效果，如在房间较大或空气质量较差时提高扩散速度。

2. 技术对产品的影响

将数智化技术注入芳香疗法极大地改变了市场上的产品种类，开创了以数字智能为基础的芳香疗法设备的新类别。这些技术对产品的影响主要体现在以下几个方面。

（1）私人定制。数智化技术使芳香疗法设备能够提供前所未有的个性化服务。智能扩香器和可穿戴设备现在可以根据用户的个人喜好、健康数据或环境条件来调整香味释放的类型、强度和持续时间。这种定制化水平可确保用户获得最有益、最量身定制的芳香疗法体验。

（2）增强便利性和控制。通过整合物联网和移动连接，用户可以轻松地通过智能手机应用程序或语音指令远程控制香薰设备。这种便利性使用户可以随时随地启动、停止或调整香薰疗程，从而更轻松地将香薰疗法融入日常生活。

（3）提高功效和安全性。数智化技术进步也提高了芳香疗法产品的功效和安全性。配备传感器和人工智能算法的设备可以优化香味扩散，在最大限度地提高治疗效果的同时，也最大限度地降低了过度接触的风险。此外，自动关机和儿童锁定功能等智能安全功能也提高了使用精油的安全性，尤其是在有儿童或宠物的家庭中。

（4）与健康和保健生态系统结合。技术促进了芳香疗法设备与更广泛的健康和保健生态系统的整合。通过与可穿戴健康追踪器、智能家居系统和其他健康应用程序的连接，数智芳香疗法设备可以在用户的整体健康和保健管理中发挥更加综合的作用。

(5) 数据驱动的洞察力。在数智芳香疗法设备中使用数据分析，可为用户行为、偏好和不同精油的功效提供宝贵的见解。这些数据可为产品开发提供依据，使制造商能够完善其产品，并推出更符合目标市场需求的新产品。

(三) 未来趋势与发展

数智化技术与芳香疗法的交汇是一个充满活力的领域，展望未来，基于数字智能技术的芳香疗法将进一步增强个性化和功效性，并充分融入我们的日常生活和医疗保健系统[6-8]。

(1) 通过人工智能实现高级个性化。人工智能的未来发展有望提供更加复杂的个性化芳香疗法体验。人工智能可以根据遗传标记或详细的健康档案预测个人对不同香味的反应，定制芳香疗法疗程，以优化特定条件或目标的健康结果。

(2) 健康生态系统无缝集成。随着数字健康生态系统的不断发展，芳香疗法设备与其他健康和保健技术的整合将更加无缝。这可能包括芳香疗法设备与可穿戴健康追踪器、医疗设备甚至电子健康记录之间的直接通信，从而可以根据全面的健康数据对疗法进行实时调整。

(3) 增强现实和虚拟现实集成。增强现实技术、虚拟现实技术与数智芳香疗法的整合为实现身临其境的健康体验提供了令人兴奋的可能性。用户可以在虚拟冥想或放松过程中使用香氛，创造一个多感官环境，最大限度地发挥芳香疗法的疗效。

(5) 环保和可持续技术。可持续性在芳香疗法设备的发展中将变得越来越重要。创新可能包括节能扩香器、可生物降解或可回收材料，以及最大限度减少浪费或延长精油有效期的技术。此外，区块链技术可以得到更广泛的应用，以确保精油来源的可追溯性和可持续性。

(6) 增强安全功能。随着数智芳香疗法设备越来越先进，确保用户的安全将是最重要的。未来的设备可能会集成智能安全功能，如在无人看管的情况下自动关闭设备、防止过热的传感器，以及检测和减轻对特定香味的潜在不良反应的机制。

二、数智化芳香疗法市场现状

（一）市场规模与增长

2023 年初《世界芳香健康产业发展蓝皮书》发布[9]，预计 2025 年，芳香健康产业中国市场规模将达到 220 亿美元，中国芳香健康产业只占到全球市场的 10% 市场份额；据 CBNData 发布的《2021—2022 芳疗消费趋势白皮书》统计[10]，2024 年市场规模将达 2400 亿元人民币。在消费升级、香氛行业进入快车道时，中国芳疗实用覆盖率为 25%，平均芳疗频率 2. 14 次/月；20% 的女性以闻香的方式调节情绪；过去三年，亚太市场新上市产品中，有 5% 为香薰概念类产品。芳疗应用排名前三的分别为处理工作压力与焦虑（59%）、睡眠问题（44%）、社交压力（29%）。消费者对芳疗应用场景认知包括身体按摩（62%）、安眠助眠（60%）、美容护肤（47%）、个人护理（43%）、空间扩香（16%）、家庭护理（15%）、治疗疾病（13%）[11,12]。

2022 年全球香薰机市场规模为 16. 591 亿美元，预计到 2030 年将增长至 31. 923 亿美元，2023 年至 2030 年复合年增长率（CAGR）为 8. 5%[13]。2023 年美国香薰机市场规模为 4. 246 亿美元，预计 2024 年至 2030 年复合年增长率为 8. 7%[14]。2023 年全球芳香疗法市场规模为 21. 339 亿美元，预计 2023 年至 2030 年复合年增长率为 12. 4%[15]。

（二）市场构成与变化

1. 市场构成特点

数智化芳香疗法市场的主要组成部分包括智能扩香器、传感器、分配器和智能芳香泵，以及其他利用人工智能、物联网和数据分析来优化精油输送和效果的设备。这些产品适用于各种环境，从个人家庭使用到商业健康空间和医疗保健设施。

该市场的特点是充满活力，技术的不断进步促进了更先进、更方便用户的香薰解决方案的开发。消费者越来越青睐基于数字智能的产品所提供的便利性和定制化服务，这些产品可以远程控制，根据个人喜好进行编程，甚至可以适应实时环境变化。

从地域角度看，该市场正在全球范围内扩展，北美、欧洲和亚太等地区都蕴藏着巨大的增长机遇。这些地区在健康趋势和技术应用方面都处于领先地位，是数智芳香疗法产品普及的沃土。

基于数字智能的芳香疗法市场的竞争格局多种多样，知名保健品牌、技术公司和初创企业竞相争夺市场份额。创新和战略合作伙伴关系是这一领域取得成功的关键驱动力，因为各公司都在努力使自己的芳疗产品与众不同，并扩大自己的影响力。

总体而言，数智芳疗市场前景乐观，预计将持续增长。数字化和智能化香薰市场正在快速增长。该市场的特点是重大创新，主要参与者推出先进功能来满足消费者对便利性和个性化的偏好。这得益于消费者对健康和幸福的日益重视、智能家居设备的日益普及以及人们对精油益处的日益认识。随着市场的发展，数智芳疗将为保健、技术和医疗行业的利益相关者提供新的机遇。

2. 市场变化情况

（1）市场驱动力

①提高对健康和保健获益的认识。全球对健康和保健获益的认识不断提高，极大地推动了基于数字智能的芳香疗法市场的崛起。越来越多消费者地寻求自然、全面的保健方法，将芳香疗法作为减轻压力、改善睡眠、提高情绪和支持整体健康的一种手段。

②芳香疗法设备的技术进步。市场见证了芳香疗法设备的快速进步，这是其增长的主要驱动力。可通过智能手机控制的智能扩香器、可监测生理状态以释放适当香味的可穿戴设备，以及利用人工智能学习用户偏好并相应调整的设备创新，彻底改变了芳香疗法的体验方式。这些进步不仅增强了芳香疗法设备的功能和效率，还为用户提供了以前无法实现的个性化和便利性[16,17]。

③水疗和休闲产业的增长。全球森林康养、园林疗法、水疗和休闲产业的扩张是推动基于数字智能的芳香疗法市场发展的重要因素。根据特定疗程或客户偏好定制并自动提供香氛的能力为其服务提升了价值，并使其在竞争激烈的市场中脱颖而出。此外，芳香疗法与保健行业的产品相辅相成，使康养企业可以丰富其服务内涵。

（2）市场制约因素

虽然基于数字智能技术的芳香疗法市场蓄势待发，但面临某些制约因素，可能会减缓其扩张速度。了解这些市场制约因素对于利益相关者应对挑战和有效制定战略至关重要，主要的市场制约因素包括以下两个方面。

①高级芳香疗法精油、设备成本高昂。以数字智能技术为基础的芳香疗法所需的精油、设备难以得到广泛应用的重要障碍之一是其高昂的成本。将人工智能、物联网和精密传感器等先进技术集成到香薰设备中会导致生产成本增加，而这些成本往往会转嫁给消费者。这个价位可能会使这些创新产品难以被更多人接受，尤其是在对价格敏感的市场。要想扩大市场覆盖面，让更多人使用数智芳香疗法解决方案，解决成本障碍至关重要。

②监管和安全问题。基于数字智能技术的芳香疗法市场还面临着与监管和安全问题相关的挑战。由于这些产品在健康、技术和医疗保健的交汇点上有特性，因此它们受到复杂的监管环境的制约，不同地区和国家的监管环境可能会有很大差异。这些法规可能涉及电子元件的安全性、精油的治疗声明以及与用户信息相关的数据隐私问题等方面。对制造商来说，遵守这些法规既费时又费钱。此外，精油的不当使用、潜在的过敏反应以及设备故障造成的烧伤或伤害风险也是安全问题。解决这些监管和安全问题需要持续的警惕和投资，这可能会增加产品开发和分销的门槛和成本，从而制约市场的发展。

（3）市场机遇。两个最重要的机遇在于将先进的数字化、智能化技术整合到香薰设备中以及向新兴市场的战略扩张。这些途径不仅为市场扩张提供了潜力，也为创新和提高数智芳香疗法解决方案的可及性铺平了道路。

①将人工智能和物联网融入芳香疗法设备。人工智能可以通过学习用户的偏好和健康模式来增强香薰体验的个性化，从而推荐或自动调整香味以满足个人需求。例如，人工智能驱动的设备可以根据用户的健身追踪器或日历数据，向一天都处于紧张状态的用户推荐一种镇静的薰衣草香味。

物联网使香薰设备能够无缝集成到智能家居生态系统中，使用户能够通过语音指令或智能手机应用程序对其进行控制。这种连通性还能促进远程监测和控制、日程安排等功能，甚至还能与其他智能家居设备集成，打造整体健康环境。人工智能和物联网在彻底改变用户体验和芳香疗法疗效方面的潜力巨大[18-20]。

②拓展新兴市场。随着新兴市场的地区经济状况改善和消费者消费能力的提高，对健康和保健产品（包括先进的芳香疗法解决方案）的需求日益增长。

此外，这些市场的数字渗透率和智能技术的采用率正在迅速提高，使其更容易接受数智芳香疗法产品。

进军新兴市场需要采取战略性方法，包括产品本地化以满足地区偏好、考虑价格敏感性以及驾驭监管环境。随着消费趋势不断向健康和保健方向发展，企业可以获得庞大的新客户群，并有机会建立强大的市场影响力。通过开拓新兴市场，公司可以使其收入来源多样化，并为数智芳香疗法行业的全球增长作出贡献。

（4）市场挑战

①维护产品功效和标准。将数智化技术融入芳香疗法设备，给产品设计、制造和质量控制带来了复杂性。利益相关者必须确保这些先进的产品不仅能提供传统芳香疗法的治疗功效，而且还能满足对数字和电子设备的高标准要求。这包括遵守健康和安全法规，确保技术组件的可靠性，以及保持所用精油的质量和纯度。

②导致价格战的竞争性市场。基于数字智能技术的芳香疗法市场竞争日趋激烈，这可能导致价格战。因为企业会通过压低竞争对手的价格来努力抢占市场份额。虽然较低的价格最初可能会吸引消费者，但也会压缩制造商和零售商的利润空间，从长远来看，可能会影响数字智能技术的芳香疗法的产品质量和创新。

（三）市场参与方分析

数字和智能香薰市场的主要参与者包括一系列以生产精油和香薰扩散器以及将智能技术集成到产品中的创新而闻名的公司。以下是所提供来源中提到的一些关键参与者：Young Living Essential Oils、NOW Foods、dōTERRA International、SpaRoom、Muji、GreenAir，Inc. 和 Vitruvi 等公司[16,21-23]。这些公司从事产品创新、战略合作伙伴关系和产品线扩展等各种活动，以满足消费者对自然疗法和智能家居健康产品日益增长的需求。同时，上述公司在产品质量、类型、成本、应用开发能力以及用于产品创新的新技术等方面竞争激烈。

1. 市场主体

1）市场主体分析

本报告以瑞士奇华顿公司、中国银谷芳香科技有限公司为例，做相应简介，以便用户了解基于数字智能的芳香疗法市场的主要参与者。

（1）概述

①瑞士奇华顿公司

瑞士奇华顿公司是全球日用及食用香精领域的先导，是一家历史悠久，享有盛誉的跨国集团，为香精、香料及香精原料研究、开发、生产及销售商。瑞士奇华顿公司总部设在瑞士日内瓦，业务遍布全球40个国家及地区，雇员数近5800名，并在世界各地设立了8个香精香料研究中心，在北美、南美、欧洲、中东、亚洲的主要国家均设有生产基地和办事处。拥有世界级调香师100多名，致力于满足不同地区的客户需求。公司制造产品的指导思想：一是根据市场导向设计；二是品质必须稳定一致；三是对客户的使用积极配合；四是香精香料在卷烟中的表现要经过测试，品质控制严格，采用全面质量管理。公司按国际标准生产和检控，产品包装有条码追踪。为了向数智化转型，瑞士奇华顿公司专门的数字创新团队会与业务和职能部门合作探索转型机会，激发新创想并为之提供发展空间来激励组织；开展执行委员会层面的治理，确定各个课题的优先级；以及通过内部孵化器——“数字工厂”对最有望取得成果的创想进行快速实验。

②中国银谷芳香科技有限公司

中国银谷芳香科技有限公司最初成立于2012年，该公司依托制药生产管理经验，配置先进设备，采用水蒸气分段式蒸馏法提取工艺和自主研发干燥技术专利，生产和销售天然芳香植物精油、纯露、提取液、发酵液和干花等系列产品。全产业链布局，成立芳香产业研究院，以科技赋能。同时实施“1+N”网络化种植模式，以中国玫瑰谷为核心基地，从十几年前单一的玫瑰产业发展到系统化、规模化的芳香产业，实现了芳香全产业链布局。主种植基地处青藏高原龙门山脉脚下的中国玫瑰谷，是联合国环保组织确定的全球34个生物多样性热点地区之一。优越的种植条件和科学化自有种植、无公害管理彰显着“道法自然、还原本真”的品牌主张，确保该公司产品品质稳定与产量持续。目前公司在四川绵竹流转土地2.7万亩，在成功种植1.5万亩大马士革玫瑰基础上，还种植罗马洋甘菊、茉莉、迷迭香等十几种芳香植物。银谷芳香科技有限公司参与制定的大马士革玫瑰精油国家标准已发布，与上海交通大学芳香植物中心等多项合作的国际国内前沿科技项目正在进程中，成立的芳香产业研究院授权及审核中的发明专利有近40项，已经成为一家“国家高新”及省级“专精特新”的高科技企业，被中国香化协会授予为芳香产业专委会常务副主任单位。中国银谷芳香科技有限公司目前已初步完成成为中国天然芳香植物产业标杆企业的布局。

（2）财务业绩

①瑞士奇华顿公司

瑞士奇华顿公司 2023 年销售额达到了 69.15 亿瑞士法郎（约合人民币 574.81 亿元），销售额同比增长 4.1%，以瑞士法郎计算，销售额同比下滑了 2.8%，息税折旧摊销前利润（EBITDA）为 14.73 亿瑞士法郎，与 2022 年基本持平。具体来看，瑞士奇华顿公司的香水和美容部门在 2023 年全年的销售额达到了 33.12 亿瑞士法郎（约合人民币 275.31 亿元），同比增长 7.6%。以瑞士法郎计算，销售额同比增长 1.7%。其中，高端香水的销售额同比增长了 14.0%，消费品销售额同比增长了 7.1%，而香精成分和活性美容业务的销售额同比增长了 1%。

②中国银谷芳香科技有限公司

中国银谷芳香科技有限公司注册资本 12000 万元，现有总资产 22000 万元，自 2020 年完成全产业链布局后，以每年约 50% 的复合增长率，目前总体销售额已超过 5000 万元人民币/年。

（3）产品组合

①瑞士奇华顿公司

目前，瑞士奇华顿公司业务有两大板块：风味与健康部（食用香精）、香氛和美容部（日化香精）。2021 年瑞士奇华顿公司和浙江天猫网络有限公司成立了 T－Lab 源头创新实验室，可以更快速精准地实现香氛创新。瑞士奇华顿公司接入了浙江天猫网络有限公司的创新生态系统，并利用其以前端数据为开发导向的能力，比如浙江天猫网络有限公司新品创新中心的消费者研究模块，以紧跟消费趋势的方式进行创新设想，推出了一套灵感来自中国经典小说《西游记》的全新香氛系列产品，其中包括两款香水、一款藤条空间香氛，以及护手霜和身体润肤露。2022 年瑞士奇华顿公司与浙江天猫网络有限公司新品创新中心（TMIC）再度合作成立 TLAB2.0，推出了奇华顿 CREATOGETHER 数创坊。这是结合了瑞士奇华顿公司 AI 调香机器人 CARTO 和浙江天猫网络有限公司新品创新中心平台的嗅觉文化图谱的人机共创服务，能够与客户现场共创香氛的全新产业服务，使客户能够在电商平台上以无可比拟的打样速度实现其嗅觉愿景。这一合作模式能将整个产品开发周期从通常的 40 周左右缩短到仅4周。在瑞士奇华顿公司的香精香料厂，年产300吨液体香精、1000吨固体香料。原料主要为果品提取物，约30%用于烟用香精。提取方法分热、冷两种，所用溶剂主要是酒精和水，采用挤压过滤，关键是控制空气流量以免氧化。液体抽出后再分离酒精（酒精回收率90%），其浓缩液采用计算机控制反应炉进行化学反应，并检测酸碱度和含氧度。固体香料是用喷雾干燥法，以玉米作载体，此类香精主要用于调味料。

②中国银谷芳香科技有限公司

中国银谷芳香科技有限公司开发了天然芳香植物精油、纯露、花胞水、细胞液和干花系列产品。产业链上游：已建成的芳香植物基地除种植上万亩大马士革玫瑰外，还种植了罗马洋甘菊、澳大利亚茶树、栀子花、茉莉花等多种芳香植物。中游：开发出初级提取的精油、纯露、细胞液、干花，精深加工的芳香发酵液、超微粉，创新中药精油等“银谷芳香”品牌芳香原料多达100多种、帮助许多知名品牌摆脱原料进口依赖，践行国货自信。下游消费端：创立了天然精油品牌“乾馨”，功效性高端玫瑰护肤品牌“银谷玫瑰树”，天然芳香护理品牌“ROSEVIE”，共计向市场推出产品近60款。

（4）战略定位

①瑞士奇华顿公司

瑞士奇华顿公司的许多原料都是在该公司自己的香精研究中心研发的特种分子。奇华顿的成分化学家的目标是每年找到2～5种用于调香的新分子。香气分子的范围覆盖每种嗅觉体系，无论是用于时尚设计师香水，还是质地丰盈的起泡洗发水，都能完全满足所有产品类别的技术挑战。

从2007年起，瑞士奇华顿公司投身于探索可持续的天然原料，积极推动用于调香的天然原料的可追溯性以及稳定的供应链，为栽种这些作物的社区提供各种支持。以极大的热情将专业知识投入到原材料采购中，从而实现了天然原料创新，并结成独特的合作伙伴关系。

为了能稳固自身在香精原料市场的地位，与更多中国香水美容品牌合作。瑞士奇华顿公司还和阿里巴巴旗下采购批发网站1688合作，通过原料销售的方式进一步拓展在中国本土的客户资源，与小众品牌合作。

②中国银谷芳香科技有限公司

公司在绵竹地区流转了万亩土地用于芳香植物原料的种植，保证了原料的品质和原料产量的持续输出。未来，计划投入上百亿，依托以玫瑰为核心的芳香生态全产业链，将这里打造成一座充满”爱、自然和美”的芳香之城。

公司组建了“AI + 芳香科技研发”的高端技术团队，进军芳香产业的高科技领域，利用人工智能和大数据方法，开发可应用于医疗场景的芳香植物精油，如针对提高记忆力、抗抑郁等需要医疗干预的辅助治疗方案。

公司建立了智能化溯源系统，建立从“产地—种植—加工—品控—出产”等全链条的数字化图文标签，实现了每种原料的可追溯性，并通过实时大数据分析及监测，促进了原料端的标准化种植和加工端的规范化生产。

公司为了响应快速变化的市场需求，搭建并逐步完善了芳香产业的智能化大数据库，数据库包含芳香植物数据库、病理毒理数据库、芳香功效数据库等，为产业链上游芳香植物原料的开发提供科技助力，也为下游产品能够快速占领市场提供了基础数据。

实施“1 + N”网络化种植模式，以中国玫瑰谷为核心基地，多基地协同联合的产地种植模式。比如，为了实现印度檀香的本土化，中国银谷芳香科技有限公司与全球知名的印度檀香原料供应商澳大利亚 QUINTIS 檀香，就印度檀香精油、纯露原材料供应，成品加工、技术研发及生产销售等方面达成了战略合作；中国银谷芳香科技有限公司还在四川省乐山市建立了栀子花种植基地，致力于栀子花系列产品的开发。

2）市场主体并购

并购是基于数字智能的芳香疗法市场竞争格局中的重要活动，因为并购可以极大地改变市场动态和竞争平衡。并购在数字智能的芳香疗法市场行业中，对市场参与者具有较大影响。

（1）整合趋势

在基于数字智能的芳香疗法市场竞争格局中，整合趋势对市场动态的形成起着至关重要的作用。其中一个重要的整合趋势就是并购，这也是市场演变的一个重要因素。如 Young Living Essential Oils 等一些领先企业一直积极参与并购活动，以扩大其产品组合、整合新技术并巩固其市场地位。Young Living Essential Oils 公司一直积极参与并购活动，收购了多家公司，以扩大其产品组合和市场范围。这些收购使该公司能够将先进技术和创新产品整合到其产品中，增强了其在基于数字智能的芳香疗法市场中的领先地位。并购活动是基于数字智能的芳香疗法市场发展的一个重要因素。未来，这些整合趋势将继续塑造基于数字智能的芳香疗法市场的竞争格局。

（2）战略目标

在基于数字智能的芳香疗法市场竞争格局中，战略目标推动了主要企业之间的并购活动。这些公司进行并购时都有特定的战略目标。例如，dōTERRA International 通过将先进技术和创新产品融入其芳香疗法解决方案中来提高其品牌知名度和客户忠诚度。这些战略目标推动了公司之间的并购活动，塑造了它们在基于数字智能的芳香疗法市场的发展轨迹和竞争战略。

（3）对市场份额的影响

主要企业的战略并购对市场份额的影响很大，这些公司战略性地进行兼并和收购，以增强产品供应，扩大市场覆盖面，巩固竞争地位。通过有针对性的并购，SpaRoom 有选择性地进行收购，通过提供更广泛的产品来满足不同客户群的需求，从而帮助其占据了更大的市场份额。总体而言，并购对这些公司市场份额的影响突出表明了战略增长措施在推动基于数字智能的芳香疗法市场竞争力和扩张方面的重要性。

（4）协同效应与整合挑战

战略并购的目的通常是利用协同效应，从而加强产品供应、市场覆盖和整体竞争力。GreenAir 公司的收购将空气净化技术与芳香疗法相结合，可能会面临整合复杂技术和确保产品兼容性的挑战。开展协同的公司必须有效地驾驭这些协同效应和整合挑战，才能最大限度地发挥并购活动的效益，并在基于数字智能的芳香疗法市场上取得成功。

（5）未来展望

在寻求扩大产品组合、提高技术能力和抓住新市场机遇的过程中，并购仍将是这些公司战略中不可或缺的一部分。例如，中国银谷芳香科技有限公司的未来发展轨迹包括通过与重点大学、研究型医院、技术领先企业深入合作，推进人工智能在香薰解决方案中的产教创新融合与应用示范基地，使公司走在市场数智创新的前沿。

3）合作与伙伴关系

在快速发展的基于数字智能技术的芳香疗法市场中，合作与伙伴关系是企业为巩固市场地位、扩大产品范围和开拓新市场而采取的战略举措。这些联盟具有重要意义，对竞争格局的影响较大。

（1）发挥互补优势。合作与伙伴关系通常会将具有互补优势的公司聚集在一起，例如某家数智芳疗技术公司与一个成熟的保健品牌合作。这种协同作用可以汇集资源、专业知识和技术，从而开发出独立开发可能无法实现的创新产品。这种联盟可以加快产品开发，增强产品功能，提高市场竞争力。

（2）扩大市场覆盖面。对于希望扩大地理覆盖面或进入新细分市场的公司来说，合作伙伴关系是一种战略途径。通过与当地合作伙伴或在某一特定市场拥有强大影响力的公司合作，企业可以利用现有的分销网络和客户关系，从而更顺利地进入市场并实现快速增长。

（3）共享研发。数智芳香疗法领域研发的复杂性和成本可能很高，尤其是在整合人工智能和物联网等先进技术时。通过合作，企业可以分担研发成本和风险，汇集专业知识，推动创新。这种共享方式可以创造出树立行业新标准的尖端产品。

（4）提升品牌价值和声誉。战略伙伴关系还能提升公司的品牌价值和声誉。与声誉卓著的合作伙伴合作，可以提高公司产品的可信度和信任度，这对消费者信任度极高的保健行业尤为重要。与研究机构合作或加入行业联盟可以进一步提升公司作为创新领导者的地位。

（5）成功的合作伙伴关系。重点介绍市场上成功合作和伙伴关系的具体案例，可以让人们深入了解公司是如何利用这些关系的。无论是共同开发新型智能扩香器、将芳香疗法设备与流行的智能家居生态系统相结合，还是共同打造产品品牌以开拓各自的客户群，这些例子都展示了合作的战略价值。

4）研发活动

研发活动是市场主体企业基于数字智能的芳香疗法市场创新的命脉。这些活动不仅推动了技术进步，还决定了数智芳疗新产品和改良产品的推出速度，从而塑造了竞争格局。

（1）注重技术创新。数智芳香疗法领域研发活动的核心是技术创新。这包括人工智能、物联网、传感器技术和数据分析方面的技术融合，所有这些都旨在提高香薰体验的个性化和有效性。

（2）产品差异化。持续投资于数智芳香疗法产品差异化方面研发的公司，更有可能推出独特功能，如先进的香味扩散机制、与其他智能家居设备的集成或环保材料，从而使其产品从竞争对手中脱颖而出。

（3）解决消费者健康和安全问题。研发工作还致力于确保芳香疗法产品的健康和安全。这包括研究不同精油的治疗效果，开发安全的扩散技术，以及确保设备符合监管标准。

（4）专利和知识产权。成功为数智芳香疗法创新技术申请专利的公司可以保护自己的发明不被竞争对手模仿或使用，从而确保竞争优势。

（5）对市场动态的影响。数智芳香疗法研发领先的公司可以影响市场趋势，制定新标准，甚至创造全新的细分市场。然而，需要注意研发活动的高成本和固有风险。

2. 市场客户

（1）客户偏好和行为

了解客户的偏好和行为对于在基于数字智能的香薰市场开展业务的公司至关重要。通过仔细研究芳疗产品消费者选择的驱动因素、消费者与产品的互动方式以及影响购买决策的因素，企业可以调整产品，更好地满足客户需求和偏好，从而提高客户满意度和忠诚度。客户偏好和行为的关键领域包括以下几点。

①个性化和定制化。就数智芳香疗法而言，这可能包括允许用户控制香味强度、设定扩香时间表或从多种精油中进行选择的设备。提供这些功能的产品往往更能吸引重视量身定制健康体验的消费者。

②易于使用。易于使用、维护并与其他智能家居系统集成的数字香薰设备更有可能吸引和留住顾客。通过智能手机应用程序进行远程控制、语音指令兼容性和自动添加提醒等功能使产品更加方便易用，从而提升了用户体验。

③关注健康与保健。消费者正在寻找天然、非侵入性的方法来提高健康水平、控制压力和改善睡眠质量。对这部分消费者来说，具有明确的、基于证据的健康和保健功效的芳疗产品尤其具有吸引力。

④质量和安全问题。这包括芳疗精油的纯度和来源，以及电子设备的安全功能。经过有机认证、来源符合道德标准、配备自动关机等安全功能的产品更容易获得消费者的信任。

⑤数字互动。数智芳香疗法市场的消费者通常通过数字渠道与品牌和产品互动，包括社交媒体、在线论坛和品牌网站。通过这些渠道积极与消费者互动，提供有价值的内容和及时的客户服务的公司，可以建立更牢固的关系，提高品牌忠诚度。

（2）发展趋势

基于数字智能的芳香疗法市场的发展趋势为了解消费者如何接受这些产品、推动采用的因素以及可能影响市场渗透率的潜在障碍提供了宝贵的见解。了解这些趋势对于希望制定市场进入或扩张战略的公司至关重要。以下是在市场中观察到的几种主要采用趋势。

①认知度和接受度不断提高。消费者对数智芳香疗法产品的认识和接受程度明显提高。部分原因是人们对健康和保健技术产生了更广泛的兴趣，以及越来越多的人认识到芳香疗法对身心健康的益处。行业参与者的教育努力和积极的口碑也促成了这一趋势。

②与智能家居生态系统整合。随着智能家居技术的日益普及，消费者开始倾向于选择能够无缝集成到现有智能家居生态系统中的数字香薰设备。与流行的智能家居平台和语音助手兼容的产品具有更高的采用率。

③转向自然和整体健康解决方案。消费者向自然和整体健康解决方案转变是采用数智芳香疗法的一个重要驱动因素。人们担心药物的副作用，希望选择更自然的生活方式，数智芳香疗法提供了一种有吸引力的替代方法，可以在不使用化学品或药物的情况下管理压力、改善睡眠和提高情绪。

④人口群体的差异。不同人口群体的采用趋势也各不相同。年轻消费者，更有可能采用数智芳香疗法产品，这是因为他们对技术很熟悉，而且对健康趋势很感兴趣。不过，年龄较大的人群也表现出越来越大的兴趣，尤其是对具有改善睡眠和减轻压力等健康功效的产品。

⑤经济因素。经济因素包括可支配收入水平，对采用趋势起着重要作用。虽然人们愿意投资于健康和保健产品，但价格敏感性仍然是许多消费者的考虑因素。性价比明确或定价模式灵活的产品，如精油订阅服务，可能会更快地被采用。

（3）客户反馈和满意度

客户反馈和满意度是基于数字智能的芳香疗法市场中企业的关键指标，因为它们提供了对消费者体验和产品感知价值的直接洞察。分析客户反馈有助于企业确定成功领域和改进机会。

①产品质量和性能。客户反馈通常集中在数智芳香疗法产品的质量和性能上。这方面的满意度受设备的耐用性、精油的纯度和香薰体验的有效性等因素的影响。这些方面的正面反馈可以提高品牌声誉，而负面反馈则可以促使公司

对产品进行必要的改进。

②易用性和用户体验。数字香薰设备的易用性是客户反馈的一个共同主题。消费者倾向于选择直观、易于设置和操作简单的产品。用户体验方面的反馈意见可以指导公司设计更友好的用户界面，提供更清晰的说明，从而提高满意率。

③客户服务和支持。数智化芳疗公司提供的客户服务和支持水平是影响客户满意度的一个重要因素。在客户服务方面表现出色的数智化芳疗公司可以与消费者建立牢固的关系，从而提高忠诚度和口碑。

④购买后满意度。购买后反馈包括客户对数字香薰产品的长期满意度。具体来说涵盖了产品的使用寿命、更换部件或耗材的可用性，以及用户体验到的其他持续性益处。数智化芳疗公司可以利用这些反馈来强化完善购后支持，开发出让客户长期满意的产品。

⑤收集和分析反馈。收集和分析客户反馈是一个持续的过程，包括监测评论、开展调查以及通过各种渠道与客户接触。积极寻求并回应客户反馈的数智化芳疗公司，表明了对客户满意度和持续改进的承诺。

三、数智化芳香疗法产品与应用

（一）产品类型

基于数字智能技术的芳香疗法市场有各种产品类型细分，每种类型都具有独特的功能和优势。以下是对该市场主要产品细分的分析。

1. 智能扩香器

智能扩香器是数智芳香疗法市场的一个重要细分市场。这些设备允许用户通过智能手机应用程序、语音指令，甚至通过与其他智能家居设备的集成来控制精油的扩散。智能扩香器常见的功能有可编程时间表、可调香味强度、根据环境因素或生物识别数据响应扩香。智能扩香器使用方便、效率高、个性化程度高，深受追求现代芳香疗法体验的消费者欢迎。

2. 智能芳香泵

智能芳香泵是一种精密设备，可在较大的空间（如商业环境或医疗设施）

中精确控制芳香疗法的香味分布。这些泵可以集成到暖通空调系统中，为整个空间提供一致而微妙的香味。它们通常具有远程监控、补充警报等功能，并能根据房间占用率或一天中的时间调整香味输出。这些泵的智能之处在于它们能够以一种既不显眼又有效的方式提供可控的香薰体验。

3. 基于传感器的分配器

感应式香薰机是数智香薰市场中一个不断增长的细分市场。这些设备利用各种传感器检测环境的变化，如运动、空气质量或湿度，并自动相应地调整精油的扩散，确保香薰体验符合当前条件和用户需求。

（二）应用场景

基于数字智能技术的芳香疗法的应用遍及各行业，反映出它的多功能性和芳香疗法在技术推动下的广泛吸引力。本部分分析探讨了数智芳香疗法在不同环境中的主要应用。

1. 住宅

住宅市场在数智芳香疗法市场中占有很大比重。在家庭中，智能香薰设备被用来营造轻松、健康的环境，帮助缓解压力，改善睡眠质量，提高整体健康水平。数字智能带来的便利和个性化，如可编程时间表、通过智能手机进行远程控制以及与其他智能家居设备的集成，使这些产品在个人使用方面特别具有吸引力。随着人们对芳香疗法益处的认识以及对智能家居技术兴趣的增长，住宅市场有望继续扩大。

2. 商业

基于数字智能技术的芳香疗法的商业应用包括办公室、零售空间、酒店、水疗中心和保健中心。智能香薰设备可用于提升商业场所内客户体验、促进身心健康并营造独特的品牌氛围。集成到暖通空调系统中的智能芳香泵可以在大型空间中提供一致的香味体验，而基于传感数据的分配器则可以根据入住率或一天中的不同时间段调整氛围。商业领域受益于定制和自动化香氛传递的能力，使其成为企业提高客户满意度和忠诚度的有效工具。

3. 保健

医疗保健领域是基于数字智能的芳香疗法的新兴应用领域，它被用于支持患者护理和健康。医院、诊所和老年护理机构正在采用智能芳香疗法设备，帮助减轻压力和焦虑，改善患者情绪，甚至辅助疼痛管理。可控和个性化的治疗香氛可以增强病人的体验，并对传统的医疗方法起到补充作用。

4. 其他

数智芳香疗法的应用场景还包括教育场所、健身中心和交通运输（如航空公司或豪华汽车）。这些应用场景通过结合芳香疗法的益处，以达到提高注意力、增强体能或提升旅行中的客户体验等目标。随着技术的进步和数智芳香疗法设备多功能性的提高，新的应用领域不断被开发出来，扩大了市场的覆盖范围。

（三）销售渠道

基于数字智能的芳香疗法产品的分销渠道对市场准入和消费者购买行为都起着至关重要的作用。数智化芳香疗法产品的销售渠道主要分为线上零售和线下零售两种，每种渠道都具有不同的优势和消费者体验。以下是对这两种主要销售渠道的分析。

1. 线上零售

线上零售已成为基于数字智能技术的芳香疗法产品日益重要的分销渠道。在家购物的便利性、轻松比较产品和价格的能力以及多种多样的选择使线上零售成为许多消费者的首选。电子商务平台、品牌网站和在线市场将是数字智能的芳香疗法产品销售渠道的主流。

2. 线下零售

线下零售目前仍是数智化芳香疗法产品的主要销售渠道，包括实体店，如保健品专卖店、百货商店和电子产品零售商。实体零售店为消费者提供了亲身体验产品的优势，这对于香薰设备尤为重要，因为香味和设计是影响消费者购买决策的关键因素。

（四）地区概况

基于数字智能的芳香疗法市场细分为多个区域，每个区域都有自己独特的市场动态、消费者偏好和增长潜力。以下分析了主要地区的市场概况。

1. 北美洲

北美洲是基于数字智能的芳香疗法市场的领先地区，其特点是消费者消费能力高，主要行业参与者实力雄厚，对健康和保健技术的兴趣与日俱增。美国和加拿大是北美市场增长的重要贡献者，消费者对智能家居设备和个性化保健产品表现出浓厚的兴趣。该地区完善的线上和线下零售基础设施为数智芳香疗法产品的广泛分销和应用提供了支持。

2. 欧洲

欧洲是基于数字智能的芳香疗法的成熟市场，非常重视自然和整体健康实践。德国、英国、法国和北欧等国家对芳香疗法产品的需求量很大，主要原因是人们注重心理健康和减轻压力。欧洲市场还受到有关产品安全和质量的严格法规的影响，这些法规决定了数智芳香疗法设备的开发和营销。

3. 亚太地区

亚太地区是基于数字智能的芳香疗法市场增长最快的地区之一。日本、韩国、澳大利亚和印度等国家对保健产品（包括数智芳香疗法设备）的需求激增。该地区多样化的消费群体和对自然疗法的文化亲和力为市场扩张带来了巨大机遇。

中国是亚太地区最值得关注的市场。中国人口众多，人们对健康和保健的兴趣与日俱增，这些都推动了对数智化香薰产品的需求。中国强大的制造能力和快速的技术进步也使其成为数智化香薰设备生产和创新的主要参与者。在国内消费潜力和本土及国际品牌的双重支持下，中国市场有望继续保持增长态势。

4. 中东和非洲

中东和非洲地区是基于数字智能的芳香疗法的新兴市场，人们对奢侈保健产品和服务的兴趣与日俱增。特别是海湾合作委员会国家正在投资健康和保健领域，这推动了先进芳香疗法产品的采用。随着消费者寻求符合其生活方式和健康目标的创新技术，该地区的市场预计将不断增长。

5. 南美洲

南美洲基于数字智能技术的芳香疗法市场正在发展，巴西和阿根廷等国显示出增长潜力。城市化进程的加快、中产阶级的崛起以及人们对健康和保健意识的增强，都是促进市场扩大的因素。随着技术的普及和消费者支出的增加，该地区为数智芳香疗法产品提供了尚未开发的机遇。

四、数智化芳香疗法监管与合规

（一）不同地区的法规概览

基于数字智能的芳香疗法市场的监管框架在不同地区有很大差异，反映了全球不同的法律、文化、健康和安全标准。对于在不同市场运营或希望进入这些市场的公司来说，了解这些法规的概况至关重要。

（1）北美洲：在美国，数智芳香疗法设备受不同机构的监管，包括食品和药品管理局、联邦贸易委员会和消费品安全委员会。美国食品和药物管理局可能会对芳香疗法产品的某些方面进行监管，特别是当这些产品在市场上宣称与健康有关时。美国联邦贸易委员会负责监督广告宣传，确保其宣传不具有欺骗性，而美国消费品安全委员会则负责确保产品符合安全标准。在加拿大，由卫生部负责监管芳香疗法产品，重点是消费者安全和准确的标签。

（2）欧洲：欧盟拥有影响基于数字智能的芳香疗法市场的全面监管框架，包括《通用产品安全指令》以及与电子设备和消费品相关的法规。此外，《分类、标签和包装法规》要求对含有特定化学品（可能包括精油）的产品发出危险警告。欧盟的 REACH 法规也对化学品的使用提出了要求，对芳香疗法产品的来源和成分产生了影响。

（3）亚太地区：亚太地区的监管环境差异很大，日本和韩国等国拥有与欧盟和北美洲类似的严格监管。相比之下，其他国家的监管框架可能不够完善。一般来说，该地区的法规侧重于产品的安全性、有效性和适当的标签，并对电子设备有额外的考虑。

中国对电子设备和保健产品都有专门的规定，这些规定适用于基于数字智能技术的芳香疗法设备。中国对消费者的保护和产品质量的重视意味着对法规的遵守是严格的。

（4）中东和非洲：中东和非洲的监管框架多种多样，一些国家的严格监管受到国际标准的影响，而另一些国家的法律结构仍在发展之中。在该地区运营的公司必须了解每个国家的具体要求，其中可能包括产品安全、标签和进口法规。

（5）南美洲：在南美洲，巴西等国已经建立了监管机构，负责监督香薰和电子产品的安全和营销。监管内容可能包括安全测试、注册要求以及标签标准的合规性。

（二）法规对市场动态的影响

法规在塑造基于数字智能的芳香疗法行业的市场动态方面发挥着举足轻重的作用。从产品开发和市场进入到消费者信任和竞争优势，都会受到法规的影响。了解法规对市场动态的影响对该领域的公司至关重要。法规影响市场主要方式如下。

（1）进入壁垒。严格的法规可能会成为进入基于数字智能技术的芳香疗法市场的新参与者的重大障碍。遵守安全标准、认证流程和监管审批可能需要大量的时间、资源和专业知识。这可能会阻碍资源有限的初创企业和小公司的发展，从而限制市场竞争和创新。

（2）产品开发与创新。法规通过制定产品上市和销售必须达到的标准，对产品开发和创新产生影响。这在确保安全和有效性的同时，也会限制可使用的材料、技术和产品声明的类型，从而制约创新。企业必须创造性地驾驭这些法规，在法律要求的范围内进行创新。

（3）市场准入和扩展。遵守法规是数智芳疗产品进入和拓展市场的先决条件。希望进入新市场的公司必须了解并遵守当地的法规，因为不同地区的法规可能有很大差异。这会影响公司的扩张速度和进入新市场的战略。

（4）消费者的信任和信心。旨在确保产品安全、有效和真实营销的法规有助于建立消费者的信任和信心。遵守这些法规可以提高公司的声誉和品牌价值，而不遵守法规可能导致法律处罚、召回和损害消费者的信任。因此，法规间接影响着消费者的购买决策和市场需求。

（5）适应监管变化。监管环境不是一成不变的，它会随着新的科学发现、技术进步和社会关注而不断变化。数智芳疗相关企业必须具备敏捷的适应能力，以应对监管变化，因为监管变化会影响市场动态，改变竞争格局，带来新的市场机遇，或使现有产品不符合要求。

（三）合规挑战

基于数字智能技术的芳香疗法市场的监管框架给企业带来了复杂的、多方面的影响。了解并应对这些合规挑战对企业在市场中成功负责地运营至关重要。合规挑战主要包括以下方面。

（1）多样化的监管环境。不同地区和国家的监管环境各不相同，而每个司法管辖区都可能有自己的一套产品安全、标签、营销声明和技术使用规则和标准。公司必须调整合规战略，以满足每个市场的具体要求。

（2）技术进步快。数智芳香疗法设备的技术创新速度之快可能超过现有法规，导致监管滞后。公司必须在规则尚未完全解决新技术复杂性的情况下进行导航，这给合规要求和未来潜在的监管行动带来了不确定性。

（3）产品分类。确定数智芳香疗法产品的正确分类可能具有挑战性，因为它们可能跨越保健设备、医疗设备、电子消费产品和化妆品之间的界限。数智芳香疗法产品分类会影响监管途径和产品必须达到的标准。

（4）健康和安全标准。确保数智芳香疗法产品符合健康和安全标准是合规方面的一项重大挑战，尤其是在采用新技术或新成分时。公司必须进行严格的测试和质量保证过程，以确保其产品不会对消费者构成风险，这可能既昂贵又耗时。

（5）数据保护和隐私。对于收集和存储用户数据的数字香薰设备来说，遵守数据保护和隐私法是一项严峻的挑战。公司必须实施强有力的数据安全措施，并确保处理用户数据的透明度。

五、总结与建议

（一）结论

通过对基于数字智能的芳香疗法市场的探索，本研究报告得出了一些关键见解。该见解不仅突出了市场现状，还揭示了未来的趋势、挑战和机遇。

（1）不断增长的市场需求。消费者对健康和保健的认知不断提高、智能家居技术的兴起，以及对个性化保健解决方案的日益青睐，都推动了对基于数字智能的芳香疗法产品的明确且不断增长的需求。

（2）技术创新是催化剂。技术进步，尤其是人工智能、物联网和传感器技术的进步，正在催化芳香疗法设备的创新发展。这些技术提高了个性化、效率以及与其他智能设备的集成度，为用户提供了更加量身定制、更加便捷的香薰体验。

（3）消费者的偏好和行为。消费者正在寻求提供个性化、易于使用和与数智化生活方式相结合的产品。此外，消费者还特别强调产品质量、安全性和可持续性，这反映了消费者追求道德消费和环境责任的大趋势。

（4）监管环境。监管环境对市场参与者既是挑战也是机遇。要驾驭不同地区复杂多样的法规，就必须制订周密的规划和合规策略，以确保市场准入和消费者信任。

（5）参与主体。市场参与主体的特点是既有老牌企业，也有创新型初创企业。数智芳疗公司努力通过独特的功能、质量和品牌使其产品与众不同，战略合作和伙伴关系正在成为市场扩张和创新的关键战略。

（6）市场机遇。对于那些能够利用数字智能来满足消费者对个性化、有效和可持续的芳香疗法需求的公司来说，存在着巨大的机遇。新兴市场、医疗保健应用以及与健康生态系统的整合都是潜在的增长领域。

（7）需要克服的挑战。数智化芳疗企业必须应对与技术复杂性、监管合规性、市场饱和度，以及消费者对数智化芳疗偏好变化有关的挑战。在创新与可用性和可负担性之间取得平衡，对于吸引和留住客户至关重要。

基于这些见解，基于数字智能技术的芳香疗法市场显然正处于关键时刻，具有巨大的增长和创新潜力。然而，要想在这一市场取得成功，企业方就必须采取创新战略方法，考虑到不断发展的技术环境、消费者期望和监管要求。

（二）建议

1. 发展建议

基于对基于数字智能的芳香疗法市场的分析和总体结论，我们提出了以下战略建议，以帮助市场参与者有效驾驭该行业并抓住增长机遇。

（1）投入消费者研究。不断收集和分析数智化芳疗消费者数据，以了解不断变化的消费者偏好和行为。利用这些消费者洞察结果来指导产品开发、营销战略和客户参与活动。

（2）强调用户体验。在数智化芳疗产品设计中优先考虑用户体验，确保设备简洁、易用、美观。考虑从购买到产品设置和持续使用的整个客户旅程。

（3）利用技术进步。紧跟人工智能、物联网和数据分析方面的最新技术发展。将这些技术整合到数智化芳疗产品中，以增强个性化和功能性，为消费者带来明确、极致的价值。

（4）注重质量和安全。确保产品符合最高的质量和安全标准。投资于严格的测试和质量控制流程，并对产品成分和功能保持透明。包括对芳香种植物的全程质量控制、数智化芳香疗法的从业人员培训、认证，以及相关标准规范制定与执行等。

（5）监管合规。制定稳健的合规策略，包括随时了解不同地区的法规，与监管机构保持联系，并确保所有数智芳疗产品符合必要的标准。

（6）建立战略合作伙伴关系。与其他公司、技术提供商和研究机构结成联盟，共享知识、资源和市场。合作可以提供数智芳疗创新产品，扩大影响力。

（7）发展强大的在线业务。加强数智芳疗产品的在线营销工作和电子商务能力，扩大受众范围。利用数字渠道与客户互动、提供教育，并围绕品牌建立一个社区。

（8）培养品牌忠诚度。通过卓越的客户服务、始终如一的产品质量以及在多个接触点与客户互动，创建强大的数智芳疗产品品牌形象并培养忠诚度。

2. 未来展望

未来几年，基于数字智能技术的芳香疗法市场将实现大幅增长和转型。在技术进步、消费者偏好变化以及民众对健康和保健日益重视的推动下，基于数字智能技术的芳香疗法市场有望持续发展，为行业参与者提供更多新的机遇和挑战，未来整体前景光明，包括以下层面。

（1）技术创新。随着人工智能、物联网和先进传感器等新兴技术越来越多地集成到芳香疗法设备中，市场可能会形成持续性的技术创新。这些创新技术将带来更加个性化和有效的芳香疗法体验、设备可以更精确、更快速递适应个人健康需求、个体偏好和环境条件。

（2）向医疗保健领域扩展。基于数字智能技术的芳香疗法作为一种缓解压力、控制疼痛和改善患者体验的辅助疗法，未来有望在医疗保健领域得到推广。临床研究验证了芳香疗法对特定健康状况的疗效，这将推动芳香疗法在医院、诊所和长期护理机构的应用。

（3）关注可持续发展。消费者对可持续生产和道德生产产品的需求将持续影响市场。优先采用环保材料、可持续采购精油和对环境负责的生产工艺的公司将有可能获得竞争优势。

（4）监管演变。随着市场的发展，监管机构可能会为数智芳香疗法产品制定更具体的指导方针和标准，特别是在安全、功效和营销声明方面。企业需要随时了解情况，灵活应对不断变化的监管环境。

（5）市场细分和定制。未来市场预计将更加细分，产品将根据特定的消费者需求、生活方式和健康状况量身定制。定制化和个性化将成为关键的差异化因素，产品将针对不同的人口统计群体、健康目标和使用场景而设计。

（6）全球市场机遇。芳香疗法对全球的吸引力，加上数字技术的普及，为市场拓展到新的地理区域提供了机遇。新兴市场和中产阶级的不断壮大，对健康和保健产品的兴趣与日俱增，这些都是未来尚待开发的增长潜力。

（7）消费者教育和参与。随着市场的发展，消费者教育将变得越来越重要。投资教育消费者了解数智芳香疗法的益处、如何安全有效地使用产品以及芳香疗法背后的科学知识的公司未来将更有可能建立牢固的客户关系，推动公司市场份额的增长。

（8）合作生态系统。未来的市场可能会出现更多的合作生态系统，各行各业的公司将合作创建综合健康解决方案。与健康和保健应用程序、智能家居设备制造商以及医疗保健提供商合作，可以为消费者提供更全面的保健方法。

总之，基于数字智能技术的芳香疗法市场具有巨大的创新潜力。那些能够预测和适应市场趋势、优先考虑消费者需求和偏好、有效应对监管挑战的公司将在这个充满活力的市场中获得成功。未来不仅会有先进的个性化芳香疗法体验，数智芳香疗法也会被更广泛地接受并融入日常保健和健康实践中。

参考文献

［1］2023 年中国数字疗法行业研究报告 - 36 氪［EB/OL］https：//36kr. com/p/2473688686598016.

［2］中国数字疗法行业研究报告［EB/OL］［2023 - 09 - 28］https：//pdf. dfcfw. com/pdf/H3_ AP202309281600196061_ 1. pdf? 1695929563000.

［3］Ramdan A T M，Tawaqal R S，Meltareza R. The role of digital marketing communication of aromatherapy alternative medicine in increasing consumer confidence［J］. Journal of Business and Management INABA（JBMI）, 2022, 1（02）：75 – 88.

[4] Seppänen L. Digital marketing plan for an aromatherapy company：case study：Bulba [J]. 2022.

[5] Xu J. Construction of medical aromatherapy experimental teaching resources based on digital three – dimensional technology [J]. Applied Mathematics and Nonlinear Sciences，2024，9（1）：1 – 17.

[6] Čarnogurský K，Diacčiková A，Madzík P. Innovative Research Solutions in Aromachology and Aromatherapy [J]. Innovative Approaches for Sustainable Agriculture and Food Systems Development，2020，78.

[7] Shi D，Shi Y X，Li Y，et al. Effect of Image Detection and Analysis and Hospice Nurse Mediated Aromatherapy on Pain in Patients with Advanced Cancer in Intelligent Medical Environment [J]. Contrast Media & Molecular Imaging，2022，Aug3；2022：5111021.

[8] Sinha A，Sharma V，Gupta M，et al. Smell Technology：Advancements and Prospects in Digital Scent Technology and Fragrance Algorithms [C] //2023 14th International Conference on Computing Communication and Networking Technologies（ICCCNT）. IEEE，2023：1 – 7.

[9] 芳香健康产业分会. 世界芳香健康产业发展蓝皮书 [R]. 2023.

[10] 2021—2022 芳疗消费趋势白皮书 [EB/OL] https：//max. book118. com/html/2023/0606/6145141154005141. shtm.

[11] 2021—2027 全球及中国精油和芳香疗法行业研究分析报告 [EB/OL] https：//zhuanlan. zhihu. com/p/396659835.

[12] 2023—2027 年芳香疗法（芳疗）行业市场深度调研及投资前景预测 [EB/OL] http：//www. newsijie. com/baogao/2023/1026/11336239. html.

[13] 欧洲香薰机市场规模和份额分析：增长趋势和预测（2024—2029）[EB/OL] https：//www. mordorintelligence. com/zh – CN/industry – reports/europe – aromatherapy – diffuser – market.

[14] Mordor intelligence. 精油市场规模和份额分析：增长趋势和预测（2024—2029）https：//www. mordorintelligence. com/zh – CN/industry – reports/essential – oils – market.

[15] 2023—2033 年芳香疗法市场规模、份额、增长、趋势展望和机会展望 [EB/OL] https：//www. researchnester. com/cn/reports/aromatherapy – market/4260.

[16] 芳香疗法扩散器市场：规模、份额和趋势 – Mordor Intelligence [EB/OL] ht-

tps：//www. mordorintelligence. com/zh – CN/industry – reports/aromatherapy – diffuser – market.

[17] 2024 年香薰油市场规模 –2031 年预测 [EB/OL] https：//www. businessresearchinsights. com/zh/market – reports/aromatherapy – oil – market – 100211.

[18] 草药精油市场（主要地区、市场参与者、规模和份额） –2030 年预测 [EB/OL] https：//www. theinsightpartners. com/zh – CN/reports/herbal – essential – oil – market.

[19] 2024 年全球与中国芳香疗法扩散器行业市场全景调研报告 – CSDN [EB/OL] https：//report. csdn. net/market/65e5887c2c13685765e0120e. html.

[20] U. S. Aromatherapy Diffusers Market Size, Share & Trends Analysis Report By Application (Spa & Relaxation, Residential), By Product (Ultrasonic, Nebulizers, Evaporative), By Distribution Channel (Retailers, E – commerce), And Segment Forecasts, 2024 – 2030 [EB/OL] https：//www. grandviewresearch. com/industry – analysis/us – aromatherapy – diffusers – market – report.

[21] 精油市场 – 规模、分析和共享 [EB/OL] https：//www. mordorintelligence. com/zh – CN/industry – reports/essential – oils – market.

[22] 2024 年精油和芳香疗法行业市场现状与消费趋势分析报告 – CSDN [EB/OL] https：//report. csdn. net/market/6575d82c2c13685765dea57b. html.

[23] 功能性香料市场规模、份额、全球报告 | 2031 [EB/OL] https：//www. businessresearchinsights. com/zh/market – reports/functional – fragrances – market – 108843.

HB.20 日本数智健康科技在养老照护领域的服务实践与启示

唐莉莉①

摘　要：本报告首先介绍日本老龄化社会现状，以及给养老照护行业带来的社会性问题。了解老龄化社会对社会保障体系带来的压力。然后介绍数智健康科技（ICT、照护机器人、AI照护软件）在照护行业的运用现状和发展历程。重点介绍了关于ICT、照护机器人、AI照护软件等产品的部分案例。了解政府对数智健康科技在照护行业的开发与应用普及政策，列举了在照护领域的服务实践案例。进一步分析照护行业AI、ICT、机器人产品开发、实践、推广等方面存在的问题。从中找到在中国养老照护领域，数智健康科技产品的开发与应用中，可以借鉴的经验和教训。

关键词：老龄·高龄人口；少子化；照护机器人；ICT；AI照护系统平台；数据共享

日本已经进入了快速·深度老龄化（即高龄化）社会。截至2022年10月1日，总人口12495万人中，65岁以上的老龄人口已经达到了3624万人，占总人口的29%。到2025年，将有800万左右婴儿潮的一代人（1947年至1949年出生），全部进入75岁及以上的高龄期。高龄人口（75岁及以上）将占总人口的20%。

根据综合统计分析的预测，到2037年，日本老龄人口将达到总人口的33.3%。到2070年将进入更严重的高龄化，预计高龄人口将会占总人口的25.1%左右。[1]

① 唐莉莉，社会工学博士，科智咨询株式会社，董事长，研究方向：企业信息化、精细化管理咨询·大健康产业智能化解决方案等。

一、老龄化的社会问题

（一）老龄·高龄

面对大量的老龄/高龄人口，以医疗、照护（区别于医疗护理，本报告养老照护称为照护）、养老金为主的社会保障服务将达到极限，对全社会都会产生极大的负面影响。

由于世界各国并没有对于老龄人口的严格定义，日本根据老年人对医疗、照护、养老金等需求的综合判断，对于老年人口又细分为老龄人口（65 岁及以上）和高龄人口（75 岁及以上）。随着日本平均寿命的延长，高龄人口患病和受伤的风险增大，比其他人口需要更多的医疗服务和照护服务，而健康寿命（生活自理）并没有显著的增加，见图 1。[2]

目前的医疗和照护保险制度中规定，高龄人口的医疗费用和照护费用的 90% 由社会保障金（税金）支付。这个社会保障金（医疗、照护、养老金等）的需求会越来越庞大，在社会保障体系维持困难时，就会产生大量的照护难民。

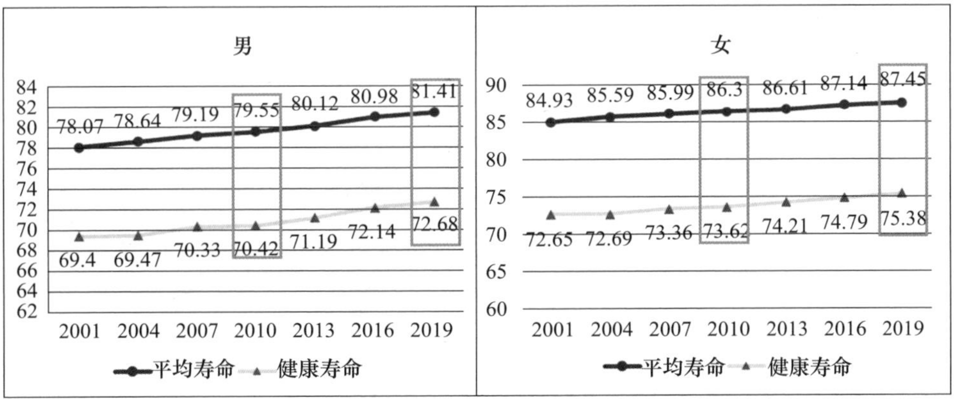

图 1　健康寿命和平均寿命的推移

（二）少子化

日本总务省的人口调查结果显示，截至 2023 年 4 月 1 日，15 岁以下的儿童占总人口的比例是 11.5%，连续 49 年持续下降。[3]

日本社会早已经步入了人口负增长、少子化的社会发展时代。未来全行业都将面临人力资源短缺、员工招聘竞争激烈的问题。劳动人口的减少，带来全社会纳税额的降低。从人力资源和资金储备方面，都使维持现行的社会保障体系成为亟待解决的难题。

（三）深度老龄化

日本的老龄化程度之高、速度之快，在世界上是没有先例的。根据日本财团杂志编辑部2023年5月的“劳动力不足、医疗人才不足、社会保障费用增加的2025问题”的介绍，仅1990年至2025年的35年间，支撑着社会保障体系（含养老照护费用）的劳动人口，就锐减到25%，见图2。高龄人口的增加，加重了社会养老照护的负担。当前日本社会存在一大难关，即到2025年，一个劳动人口需要负担两个老人的社会保障体系的费用，如图2所示，这被称为“2025人口断崖”的日本“2025难题”。为了维持社会保障体系，普及养老照护行业的数智化，运用ICT系统平台和活用AI照护机器人以提高照护行业的生产力，积极加强预防照护的康复养生和鼓励自理半自理生活，尽最大可能延长每一位长者活力的健康寿命是刻不容缓的。

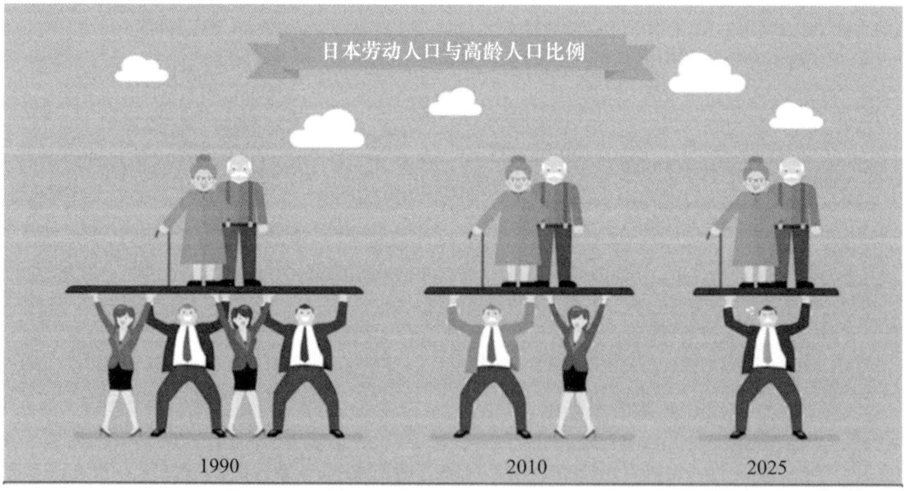

图2　日本劳动人口与高龄人口比例

（四）照护行业概况

日本2000年开始实行照护保险制度，所有缴纳社会保险金（养老年金和医疗健康保险）的 40 岁以上的人，增缴照护保险金。养老照护服务机构和组织，根据专业人士对老人需要照护等级的评定，提供相应的照护服务。照护保险金补贴 90%、老人缴纳 10% 的照护服务费。

日本的照护保险制度规定，养老照护方式有居家照护服务、机构照护服务、社区照护服务等。根据日本厚生劳动省“2020 年实际支付照护保险费用统计”，各种照护服务的照护保险金使用情况比例，见图 3。

日本的照护服务，根据服务的种类分为“直接照护”和“间接照护”。照护员的工作中，直接为老人提供的照护服务部分为直接照护，其中“吃饭、洗浴、排泄”的三大照护工作，是需要精力和体力的，很容易让照护员受伤；在给老人提供照护服务时，虽然有成就感，也会给照护人员的身心产生严重的负担。参与制订照护计划、填写服务科目・考勤・轮班等数据、扫除洗衣和夜间的监测巡视、带领老人做康复活动娱乐交流等为间接照护。直接照护的分数高，间接照护分数低。虽然是间接照护，但是由于照护人员的不足导致夜间轮班人少，所以夜间监测巡视的间接照护是最辛苦困难的。

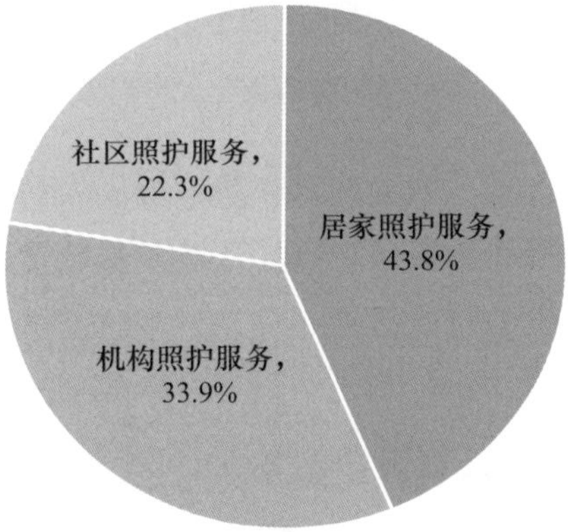

图 3　各种招呼模式利用照护保险金占比

二、养老行业对策

日本老龄人口增加、劳动人口减少，特别是照护行业的从业人员更是严重不足。照护现场的工作，存在着工作辛苦、脏、风险大、薪资待遇低等实际问题，离职率也比其他行业高。

（一）照护人员不足、身心负担过重

照护行业的人员不足，给养老一线的照护人员带来更大的体力和心理两方面的工作压力，造成一线从业人员离职率增加的恶性循环。日本厚生劳动省2021年7月发布的第8期照护从业人数预测显示，以2019年照护人员约211万人为基数，2023年需要新增约22万人，2025年需要新增约32万人，到2040年照护行业所需要的照护从业人员要达到约280万人，需要新增约69万人，平均每年需要新增3.3万人，见图4。

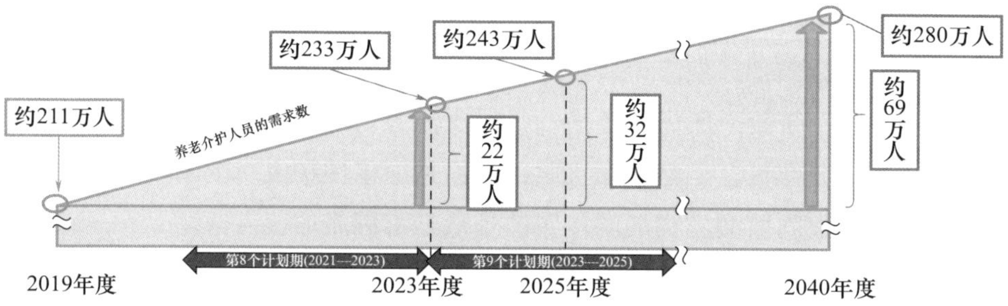

图4　养老照护行业从业人员需求预测

如果不能增加照护人员，就会加重在照护现场人员的工作量，导致身心的过劳而离开照护现场。所以确保照护现场从业人员数量、减轻一线照护人员的工作负荷、增加照护人员的行业自信心，是日本急需解决的课题。近年来日本政府不断地推出新的举措。

1. 招收外国劳动人口从事照护服务[3]

日本2008年开始与印度尼西亚、2009年与菲律宾、2012年与越南签订了照护技能实习生的经济合作协议（EPA）。在众多行业的外国实习生中，是唯一由厚生事业团（国企）与用人的养老机构直接协调派遣的行业。日本政府2017年，新设立了5年有效期的“照护签证”，除了上述三国的协议引进照护行业实习生以外，也开始了招收留学生等外国人进入照护行业工作。到2020年10月31日，由于外国照护从业人员的日语能力等问题，只有8.6%的照护机构招收外国实习生。在这照护机构的外国照护从业人员的签证种类见图5。对外国照护实习生的语言要求，从当初要求需要日语2级以上到具体情况灵活掌握的现状，以此解决部分照护人员不足的问题。

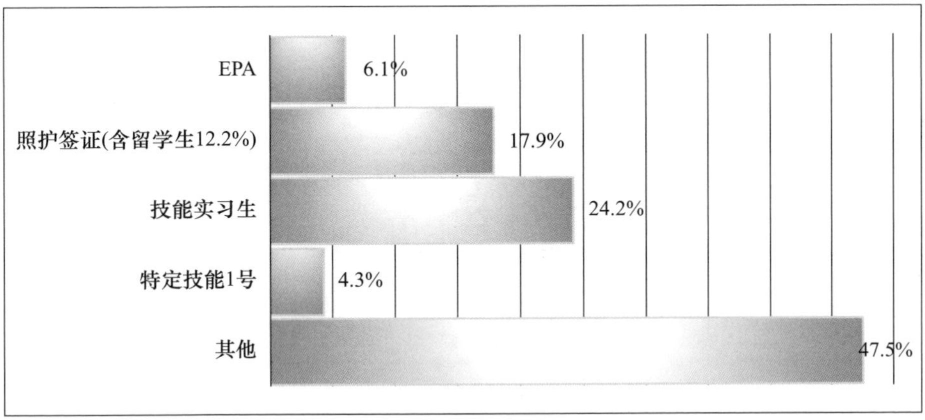

图 5　外国人照护从业人员的来源比例

在外国人参与照护服务中，虽然部分解决了一线的人员不足的问题，但是语言交流的问题比较突出。首先与照护服务老人的沟通很困难；其次是在服务中不能独立胜任所有的照护工作，如照护记录的填写和工作信息交流、电话联络等。这也导致了外国人照护从业者的比例较低。

2. 大力推行照护行业的信息化、智能化普及

2000 年，日本实行的照护保险金制度中，费用计算的规则很繁杂，需要根据每一位老人在行政照护管理咨询部门评定的照护等级（视老人身体情况不断更新）分别计算。现场的照护员需要每天加班填写记录，计算费用。照护行业的软件运用，减少了为计算费用所花费的加班时间，提高了服务效率。

随着 IT 技术的发展，照护软件逐渐从费用计算到老人信息管理、照护人员管理、用品管理、到照护科目录入等；软件系统的架构也由单机、服务器、局域网、互联网到云服务。智能终端和互联网的出现，现场可以实时录入照护数据，AI 技术的发展，进一步对实时照护计划的优化定制成为可能。照护行业 ICT（信息通信技术）、照护机器人、AI 的照护产品开发和导入，能够部分地缓解照护现场人员的工作压力和提高照护服务品质和服务满意度。照护 ICT 概念见图 6。

3. 改善照护现场工作环境，照护行业导入 ICT 机器人和 AI 的资金补贴政策

首先为了改善照护现场的工作环境，日本厚生省出台了一系列针对照护行业导入 ICT 机器人和 AI 的资金补贴政策。

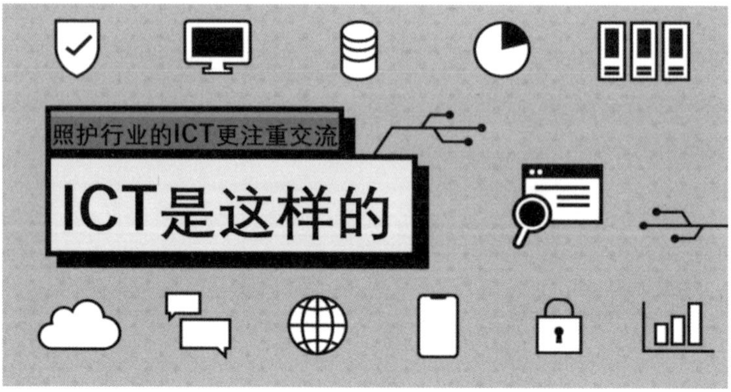

图 6　ICT 概念

面临着“2025 日本断崖”的问题，社会对照护需求，已经没有观察和等待时间了。2019 年日本政府把“照护现场推进 ICT、机器人、AI 的应用”作为国家发展战略之一纳入政府工作计划。照护信息化、智能化的推进力度很大。从 2019 年区域统合养老照护 ICT 的普及率看，就可以感知到照护行业的紧迫程度。

在日本政府的直接推动下，养老照护机构在导入设备和系统的初期费用，由政府免费或高比例补贴。

日本厚生劳动省 2023 年推荐的养老机构和社区居家养老照护计划的数据共享联动系统 ICT 的案例：全日本 47 个自治体（都道府县）中，2019 年利用这个照护 ICT 例的自治体只有 32% 的 15 个，2020 年就已经达到了 85% 的 40 个，到 2021 年年末，已经到达了 100% 的 47 个，见图 7。

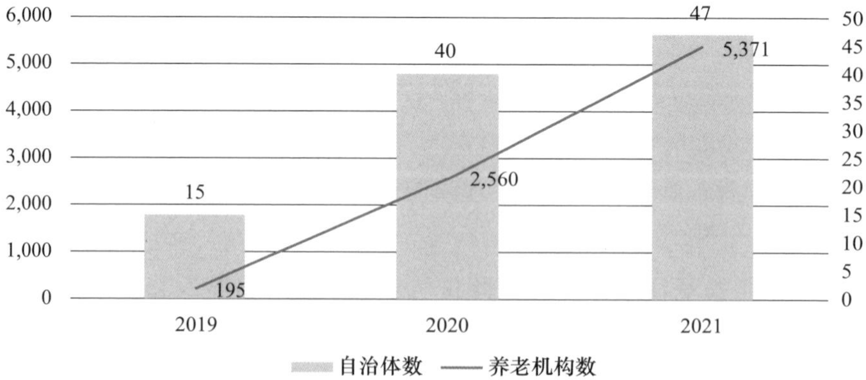

图 7　照护 ICT 案例利用普及状况

另外为了确保照护人员的稳定性，政府还设有为照护人员取得照护行业资格的学费等补贴或免费的政策。

从事照护工作的人员，如果取得了日本政府的照护员、照护福祉师等各种照护专业资格，为此学习的学费和考试费可以得到免费或补贴和奖励，既有成就感又可增加薪资收入。

（二）照护ICT、照护机器人、AI

随着大数据、云计算、互联网、物联网、人工智能等数智科技的发展，在日本照护行业的应用，大体分为ICT、机器人和AI的三大类。

1. 照护ICT

照护ICT的利用，包括了互联网智能终端之前的养老机构管理软件和照护科目·考勤·计费报表管理软件类。日本政府照护保险部门2018年提出了关于照护ICT的应用推广，针对功能模块和系统架构，提出了应用蓝图，见图8。

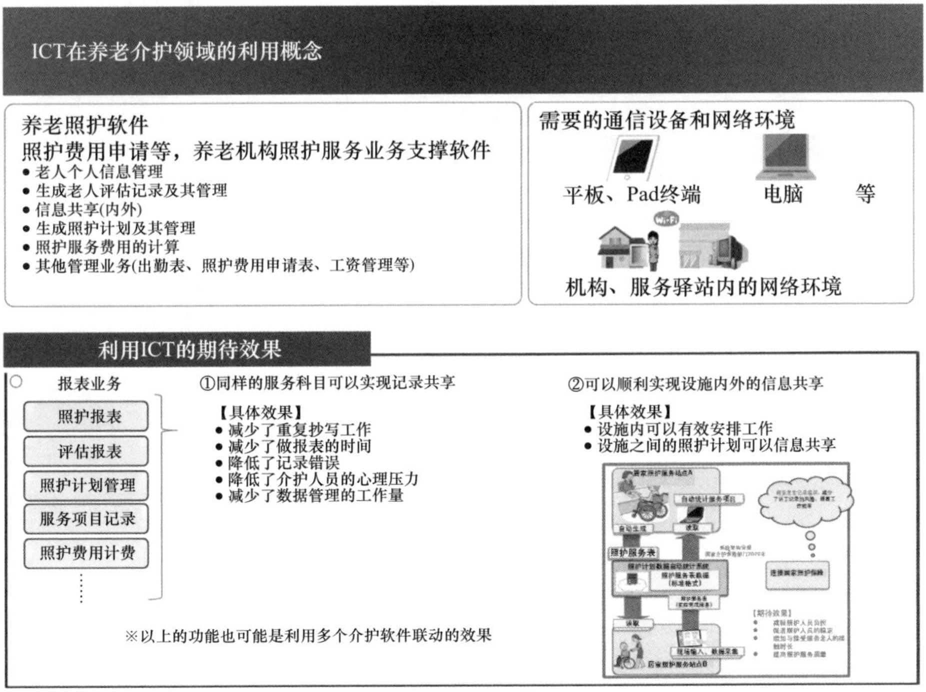

图8　照护ICT系统功能与架构

2. 照护机器人

日本政府为了提高自理高龄人群的生活品质，减轻照护一线人员的工作负担，在 2010 年 11 月首次把照护纳入了“机器人开发的重点行业”中。2011 年 6 月，在东日本震灾后的日本再振兴战略中，开始了照护机器人开发的第一个 5 年计划，目的是辅助老人的生活自理、减轻照护压力。

日本猎聘研究所2023 年 3 月 16 日在“如果不使用 AI · 机器人日本的养老照护将会崩溃”中介绍，截至 2023 年，照护机器人开发有三个类型，见表 1，政府规定的重点领域见图 9。

表 1　养老介乎机器人种类

类型	功能	目的
照护型	照护辅助	对排泄和洗浴等照护工作的辅助
	监测巡视	利用传感装置与互联网设备检测老人的健康状况
康复型	自理辅助	老人在日常活动中的辅助作用
陪伴型	会话交流	通过会话或与宠物的接触缓解老人孤独

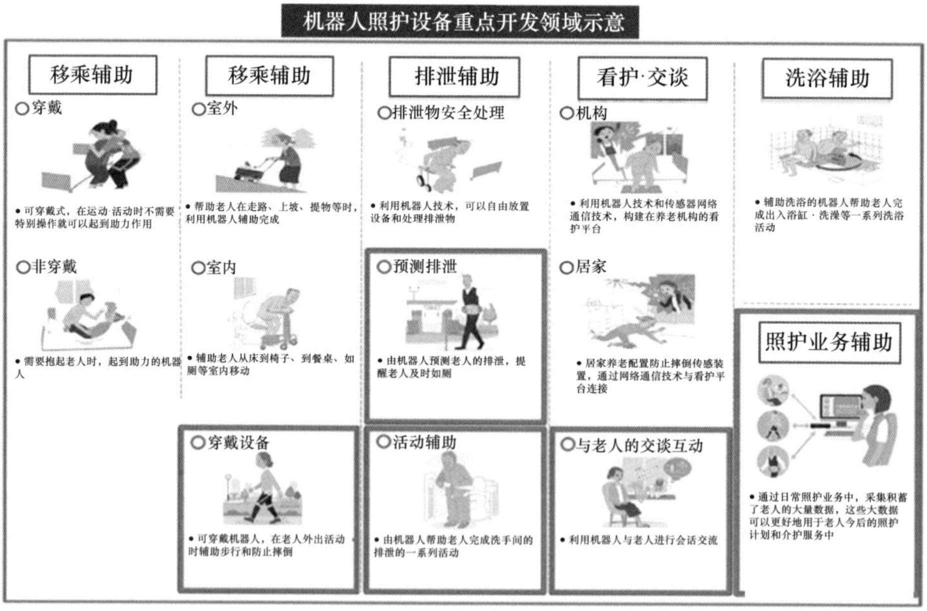

图 9　重点照护领域的机器人

按着应用的领域机器人可分为 6 + 1 大类，见表 2。

表 2　机器人的开发重点领域

领域	辅助作用
移转辅助	需要床到椅子之间或室内移动等位置变换时，辅助照护员完成工作，减轻身体负担
移动辅助	为辅助行走或帮助行走，减轻老人与照护员双方的身体负担
排泄辅助	辅助完成排泄所需要的所有行动
检测辅助	利用传感装置和通信设备，完成对老人日常健康状况监测、看护
洗浴辅助	洗浴时辅助照护员完成部分或全部的洗浴活动
照护辅助	照护工作中数据录入·收集等事务性工作
心理慰藉	会话交流陪伴，缓解寂寞孤独，保持自理生活的能力

表 2 的前 6 个领域的照护机器人，是 2015 年日本厚生劳动省为辅助老人生活自理，而指定开发的，也是照护现场刚需的照护机器人类型。6 +1 的 +1 是精神安慰类别机器人，这类机器人是嵌入情感安慰程序的机械系统。交流部分仅限于嵌入程序的范围，虽然不能完全满足老人情感需求，但是也能部分缓解老人的孤独寂寞，如宠物型交流机器人。

从老人的不同生命阶段看，需要利用的照护机器人类型不同，见图 10。

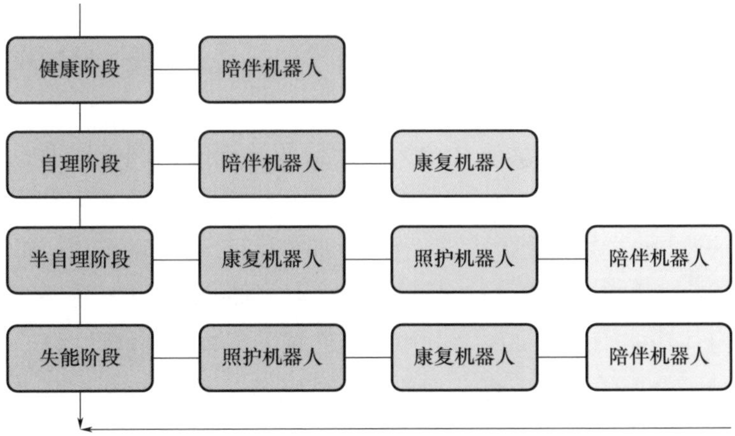

图 10　各生命阶段的养老照护机器人

3. 照护领域的 AI 应用

随着 AI 技术的发展，在照护领域的应用场景不断扩大。例如，在各种照护管理软件、照护计划制订软件、照护机器人、在照护系统 ICT 等，AI 技术都得到了广泛的应用。能够更加便捷有效地辅助老人日常活动、提高老人的生活质量、减轻照护人员体力负担、增加与老人的对话交流时间、提高照护服务的满意度。特别是针对照护行业传统的各类照护机器人（嵌入程序的机械系统）以及照护业务管理等软件系统中的 AI 应用，很好地缓解了照护一线的问题。特别是适老化设计、快速提升功能的 AI 照护机器人的研发迭代产品，在照护领域受到了极大的关注和欢迎。部分 AI 技术的照护应用场景，见图 11。

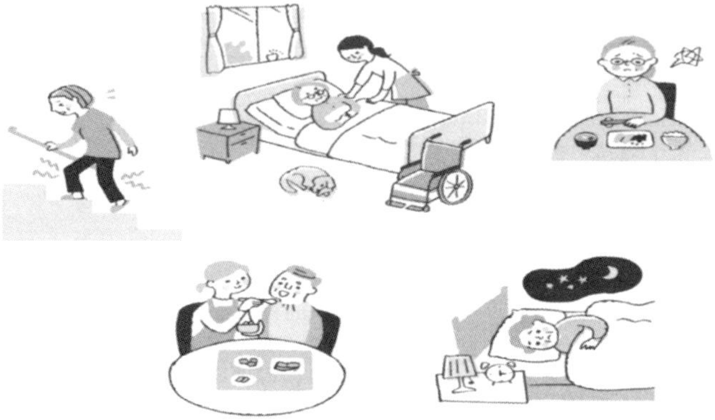

图 11　照护领域 AI 的部分实践场景

照护领域的 AI 技术的运用，可以辅助照护业务的以下几个方面。

（1）监测老人身体变化状况，防止突发疾病延误（与医疗机构系统联网合作）。

（2）适老化机构设计（按老人照护需求的适老化设备、照护设施的快速设计）。

（3）紧急状况的快速反应（全天监护监测巡视防跌倒确保万一情况的及时应对）。

（4）快速制订个性化照护计划（个性化照护科目、餐饮、洗浴、康复等）。

（5）优化老人接送路线（日间服务等非入住式照护的老人接送路线设计）。

（6）身体功能康复性训练（利用智能终端采集数据制订计划）。

（7）减轻老人的心理压力［在排泄、洗浴等，是机器人不是由人（照护员）帮助］。

三、照护 ICT、机器人、AI 案例

如图 8 所示的日本政府的理想型养老照护服务平台，实际在养老机构和社区居家养老的照护软件和应用系统平台中，运用一个系统或一种智能设备是不

可能实现的。在照护现场，需要运用多个系统软件和多种类型机器人来实现的。

（一）“暖心”（Honobono）照护软件产品案例

日本 DN 软件公司，在 1992 年推出了第一款照护软件“暖心”。属于软件和数据存储在客户端的单机软件，主要功能是照护服务机构的照护保险金补贴费用计算。随着 30 多年的计算机网络技术、传感技术、AI 等科技的发展进步，从单机软件发展成了一个综合性养老照护服务平台。其功能模块增加了与各种智能终端、机器人、AI 大数据运用联动功能。到 2023 年年末的“暖心”，已经拥有 74200 多家用户，市场占有率日本第一。

1. 医疗法人仁泉会养老机构下田（青森县）

此机构是企业经营的，为老人回归自理生活为目的的养老机构。案例介绍见图 12 和表 3。

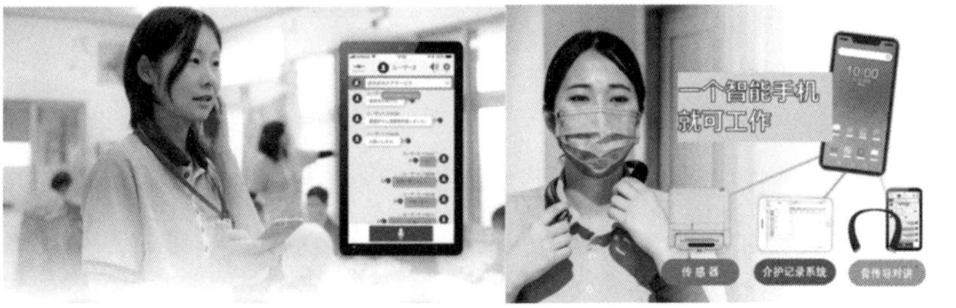

图 12　新功能的现场利用状况示意

表 3　暖心青森县仁泉会案例

照护软件系统	暖心（Honobono）
利用机构	是老人经过在机构中的康复・照护服务，争取回归生活自理的照护保健机构
利用目的	即使照护人才不足，也希望通过活用 ICT，维持照护服务品质
功能模块	数字对讲、骨传导对讲、语音功能（此前已经在利用基本照护软件）
收获效果	・操作简单导入 10 天就有 80% 的员工可以操作 ・减少了使用内线电话的次数 ・消除了日间康复老人的接送问题 ・容易解决麻烦和突发事件 ・机构外的照护顾问和一线照护人员快速联系

2. 社会福祉法人清光会

清光会是在大阪市的一家社会公益型综合养老照护机构，共有特别高龄者院、一般养老保健所、社区综合养老日间照护·康复服务中心、居家养老照护服务中心、阿尔茨海默病专门照护中心等 9 个事务所导入了“暖心”系统。案例详情见表 4 和图 13。

表 4　暖心大阪市清光会案例

照护软件系统	暖心（Honobono）
利用机构	大型综合公益养老服务机构（养老院、日间驿站、为康复的短期照护、阿尔茨海默病专用照护所，社区养老服务等），共 9 个事务所
利用目的	2006 年已经导入了暖心照护基础软件，但是由于机构的事务所多，照护服务范围也广，所以还有许多照护一线不能及时输入系统中的服务记录和管理方面给的重复输入，让照护人员负担很重。为了提高服务数据和管理数据的输入效率，2020 年又导入了新的功能模块
功能模块	Care Palette 利用终端平板、智能手机等快速及时输入照护数据，CELF for Honobono 自动生成报表功能
收获效果	· 从试点事务所成功后，全机构 160 多名照护人员全部利用智能终端进行作业记录了 · 做到了“一个照护一个记录”，照护人员不离开老人在照护现场实时记录，防止了服务的漏记、错记和不用加班填写记录的负担 · 实现了机构的无纸化，增加了更多的照护数据 · 导入了报表模块，可以快速看到老人接受照护服务的周报，各个事务所的报表格式统一，方便了管理和老人家属查询等 ·今后可以活用系统的照护记录数据，实现让老人家属网络阅览报表的目的

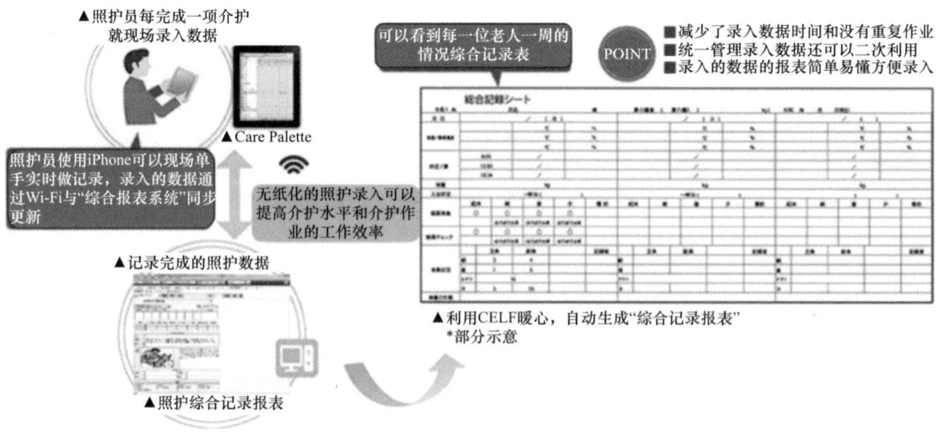

图 13　导入新功能模块后的工作流

在“暖心”系统中，针对社区居家老人的上门服务，也提供了照护服务时间预约、服务数据的录入与共享等功能模块，如图 14 所示，老人可以通过手机预约照护员的上门时间，照护员在中心按照轮班表，上门提供照护服务。在老人住宅等照护现场，通过手机直接实时录入照护服务数据等。

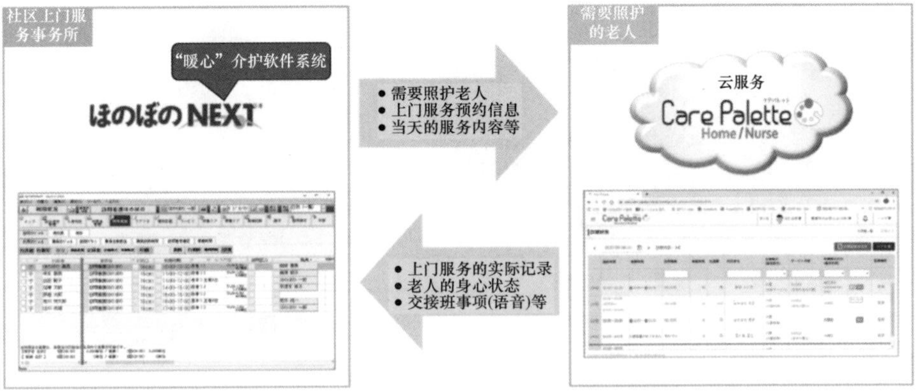

图 14　社区上门照护的数据传递

（二）机器人案例

1. 社会福祉法人友爱十字会特□养老院——砧家[4]

砧家是位于东京都世田谷区的一家公益性小型养老院，养老照护床位 60 个，照护员 18 名，入住老人都是不能自理的老人。老人的吃饭、起床、如厕、换洗等均需要照护员的体力支撑。为减轻照护员的体力负担，2020 年 5 月，利用东京都照护机器人补贴政策导入了此款“肌肉套装”机器人（创新公司 INONPHYS 产品）。

这款机器人是东京理工大学的风投公司音诺菲斯（INNOPHYS）研发的照护机器人。砧家配置了 6 台可穿戴机器人，因为此类型的机器人对活动空间和放置空间要求不大，使用相对方便。在导入初期，对照护员进行了使用培训，机器人就放在老人房间外的公共走廊边，是否使用由照护员自主判断。由于照护服务的繁杂性和不可预测性，这个可穿戴机器人在实际需要使用时，老人起床如厕，或者急需换洗等，常常来不及；而且每个需求不固定不可预测，工作中穿脱很费时间，反而工作效率不高。针对这些问题，养老院制定了机器人共享利用规则，使用的业务包括室内移动、起床、如厕和清扫洗浴等重体力工作；机器人背带的摆放位姿、消毒程序等也纳入其中。照护员适应之后，有人就一直穿着工作。使用了机器人，很大程度上减轻了照护人员腰的负担，就有精力和老人交流，从而提高了全院的服务满意度，见图 15。

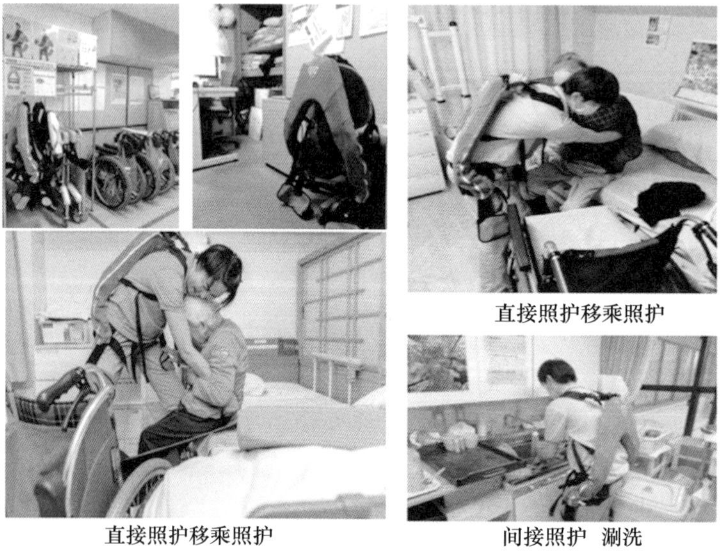

图 15 照护中使用机器人

2. 精神慰藉性宠物

在照护人员不能陪伴身边时，老人接触 AI 宠物，带给老人心理愉悦预防孤独抑郁。宠物 PARO 是位于筑波科技城的日本最大的国立日本产业技术综合研究所研发的治愈宠物型机器人。2002 年作为世界第一款宠物机器人，被纳入了吉尼斯世界纪录。砧家在 2015 年也利用东京都照护机器人补贴政策，配置了此款机器人，见图 16。

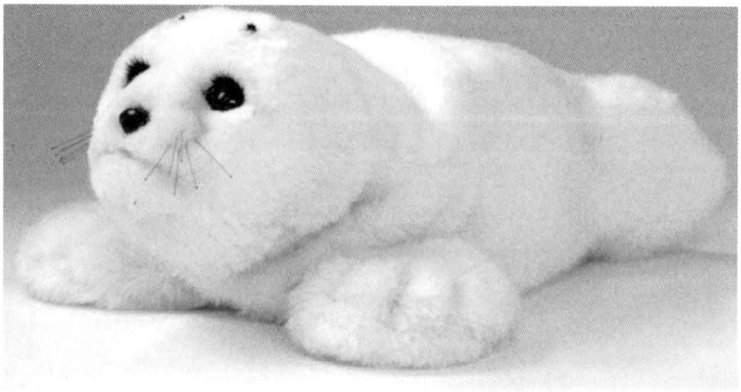

图 16 宠物机器人 PARO

（三）AI技术在照护领域的应用案例

1. 排泄处理辅助

在直接照护中，照护员负担最重的是排泄照护。非卧床老人，需要帮助老人移动如厕、换尿布、处理排泄物、清洗等。卧床的老人，需要确认更换尿布的时间、内衣换洗、处理排泄物等，是又脏又累的最辛苦的工作。这部分工作通过AI技术设备来辅助完成，在照护一线是最大限度地减轻照护人员的负担。

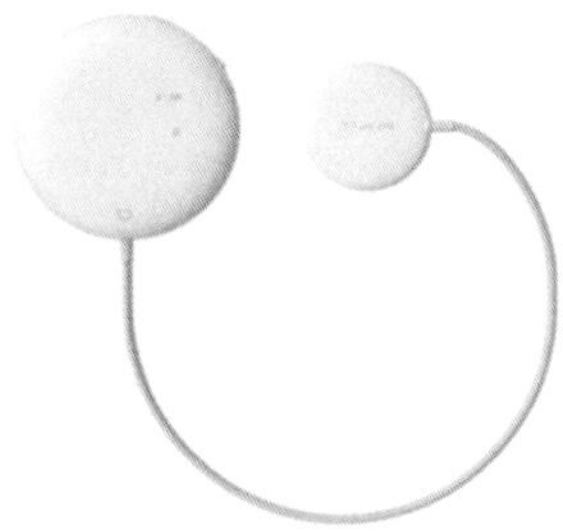

图17　AI尿意预测DFree

图17的Dfree尿意预测终端，通过AI对失禁老人的大数据分析处理确定十几种状态，通过贴于腹部膀胱部位预测排尿的时间，及时提醒老人或辅助老人如厕。养老机构和社区居家照护的导入，为防止失禁，促使老人增加了主动如厕的次数，保持身体功能的状态。现场使用案例见表5、流程见图18。

表5　特别照护养老院健生苑案例

照护AI设备	DFree
利用机构	一家公益性照护机构，有非卧床和卧床老人
利用目的	为能够自己走路或可以辅助移动的老人，解决失禁的问题，减轻照护负担
问题	· 70岁（女）有阿尔茨海默病、日常尿意感觉不清、只能用尿不湿等 · 虽然会定时引导如厕，但是还经常发生失禁，清洗照护很花时间
效果	· 使用Dfree后，通过终端数据，就可以了解尿意时间，引导如厕 · 失禁的次数减少了46.8%、排泄照护工作减少了22.5%、尿不湿等费用减少了25% · 使用Dfree，通过终端数据分析可以了解老人的尿储溜情况，还通过体位变化，及时对应防止摔倒

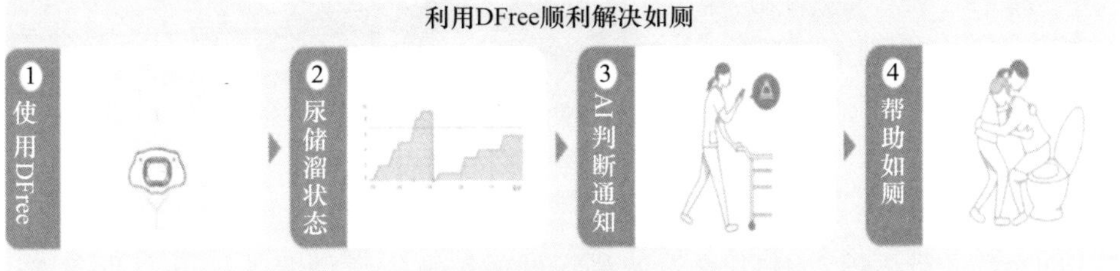

图18　现场利用DFree的流程

2. AI 步态分析软件 CareWiz

根据东京新闻网络 2023 年 7 月的“照护现场的 AI 应用推广”中，对步态分析 AI 软件的案例介绍，CareWiz 是利用智能手机等终端，拍摄 5 米步行的视频，利用建立的从几万名照护和康复专业人群采集的经验数据库，进行 AI 分析，快速得到行走康复训练方案。

案例是神奈川县藤泽市的日照微笑日间照护中心。测试对象为 79 岁男性老人。针对平时走路常出现不稳的现象，用手机的 AI 软件 CareWiz，记录 5 米的步行状态。然后就让 AI 进行步态分析，几分钟后就找出了步行时速度、节奏、不稳、左右重心不对称的四个步行问题，同时给出了康复训练的最优方案。

根据 AI 的方案，每周 3 次日间康复照护中心接受康复训练，3 个月后走路不稳等症状消失，见图 19。

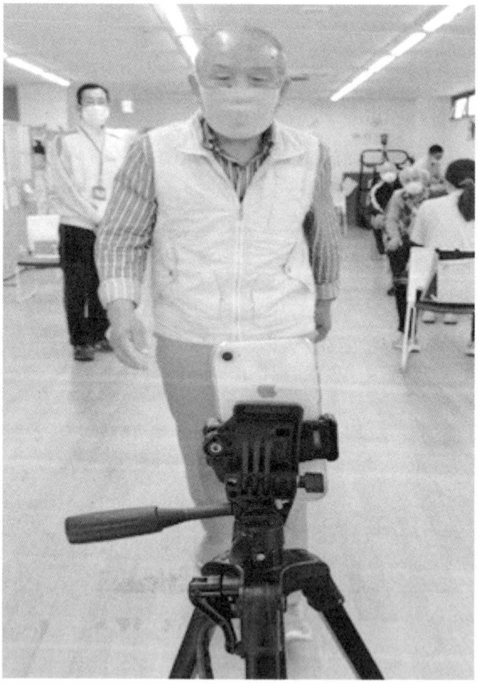

图 19　CareWiz 录取视频

3. 助行机器人 HAL

可穿戴助行机器人 HAL 是筑波科学城的筑波大学创业的风投企业赛博达因公司开发的，目的就是帮助行走困难的老人重新站立起来，见图 20。

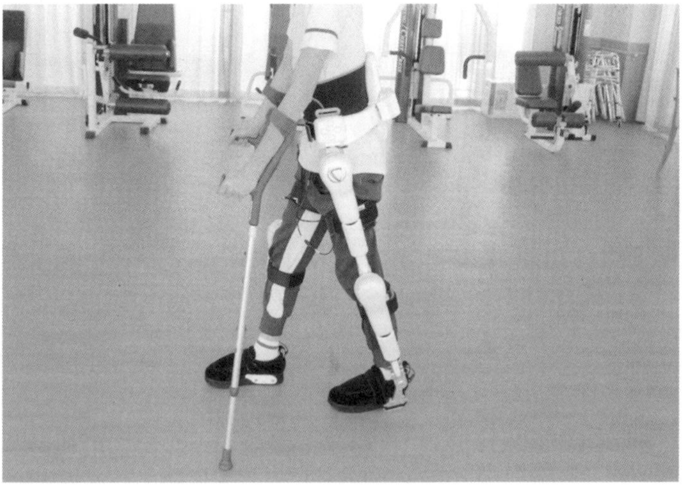

图 20　HAL 机器人的穿戴练习

因下肢不能行走的老人，利用助行机器人可以离开病床，坚持半自理生活，减轻照护的负担。

4. 移乘机器人 Hug

这是一款由 FUJI 公司开发的移乘机器人，可在为照护机构或者居家半自理老人的照护时，帮助照护员完成老人的室内移动。使用的案例见图 21。

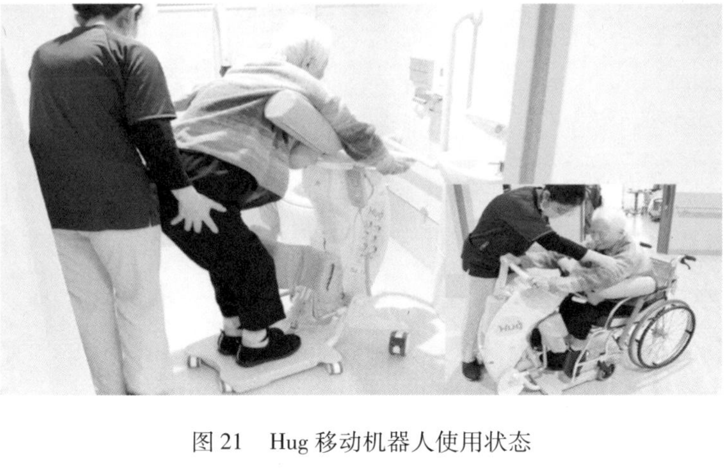

图 21　Hug 移动机器人使用状态

5. 交流 AI 机器人

由富士软件开发的用于会话交流的 AI 小型机器人 PALRO，可以识别 100 人以上的人脸和声音，可以巡视、健康监测、会话、玩儿游戏等，还可以做娱乐活动主持人。为老人提供陪伴和交流，帮助缓解老人的孤独感，见图 22。

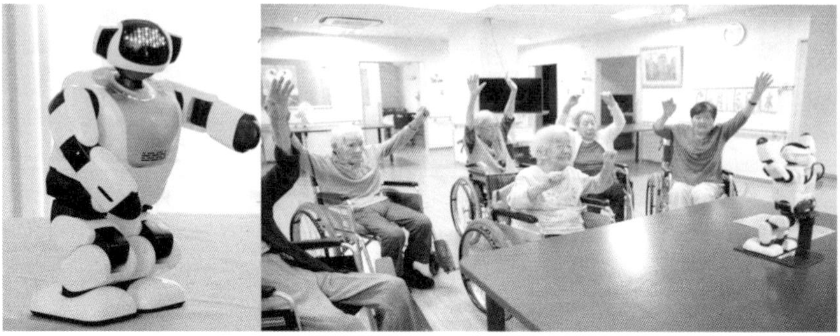

图 22　AI 交流机器人 PALRO

四、存在问题·部分解决方案

从上述的诸案例中能够看到，日本在照护现场的尖端技术运用得到了照护行业的积极响应，确实解决了一部分养老照护现场的人员不足、照护人员身心负担过重的问题；但是在实际运用中，还存在着成本、操作、认知、故障处理、照护老人抵触、产品功能不符合照护现场需求、照护人员理解不了 AI 的提案等诸多问题。

（一）实践后照护现场的问题

尽管政府在推动照护行业的数智化普及和推广的力度也很大，日本的照护行业运用数智化的普及率还是很低。

1. 成本高

在低利润和依靠照护保险金运营的养老机构中，没有相应的预算。软件系统、机器人、照护 AI 费用都很高。

2. 操作不易掌握

照护行业工作的照护人员的技能不高，加之平时工作负担重，没有时间参加培训，对掌握使用新技能的挑战没有信心；即使导入新系统或新设备，现场的照护人员也不能尽快掌握产品的操作方法。

3. 故障处理困难

在养老机构中，没有专职的维护人员，产品出现故障时，不能实时地处理和维修。故障设备需要存放、代替产品部分的工作需要临时增加照护员，反而给照护现场增加了不可控和不能等的困难。

4. 没有温度

传统的照护认知，特别是接受服务的老龄高龄人群，认为照护就应该是人对人的服务。如果使用设备来做，会让照护服务变成冷冰冰的机器工作，因此照护人员和老人双方都有一定程度的抵触。

5. 设计与使用的距离

照护机器人的功能设计与照护现场实际需求有差距，而导致增加一线负担。

6. 不理解 AI 生成的照护计划

运用大数据 AI 生成的照护计划，是为每一位老人定制的最优化的照护计划。但是在照护现场有时照护人员无法理解 AI 生成照护计划，以致出现照护现场无法执行 AI 计划的窘境。

（二）综合运用平台上线

各相关企业的业务系统、运营软件、照护机器人、ICT 和 IoT 等辅助设备不联动，不能有效地运用照护现场的数据来帮助照护现场提高整体效率。照护一线尽管期待着运用智能化来解决存在的问题，但是鉴于上述实际存在的实际问题，导致了普及率低。

为了解决上述的问题，2017 年 10 月日本厚生劳动省联合养老机构、照护机器人及照护软件厂商、ICT 设备研究开发机构、养老照护管理组织等，共同成立了 SANTAFE 综合研究室。2019 年 7 月一款新的智慧照护系统平台 SCOP 上线。

这个平台有三个特点，最先进的照护 ICT 免费使用、多语言运用（智能终端输入）、保证平台的安全性。[5] SCOP 智慧照护系统平台，在 2019 年 7 月上线之后，在日本厚生劳动省的推动下，普及速度比前 20 年的照护系统快了许多。随着数智科技的发展，平台在不断地更新扩张中。SCOP 系统平台解决方案，见图 23。

源于日本照护行业的经验教训，SCOP 平台改进了 ICT、AI 机器人在照护现场运用的弊端，增强了各种系统的联动和数据标准化部分。平台系统架构见图 24。

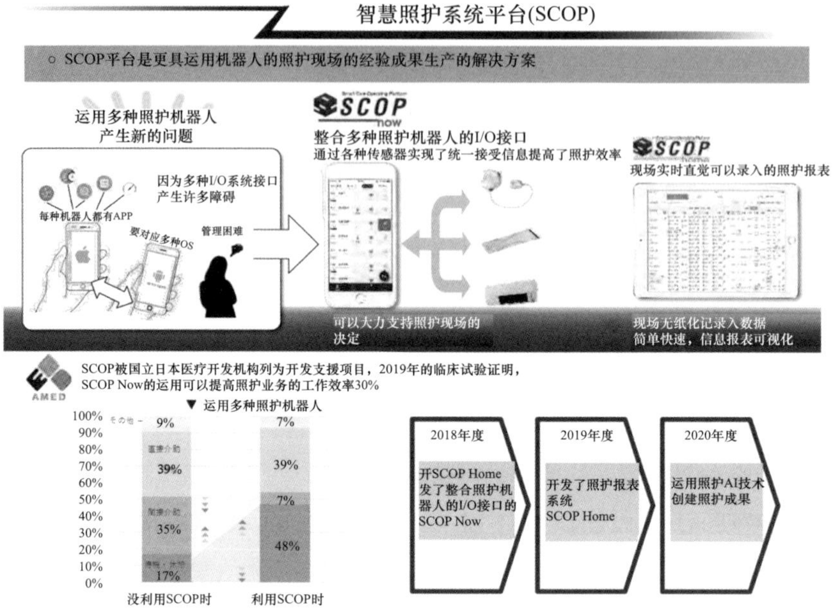

图 23　SCOP 系统平台解决方案

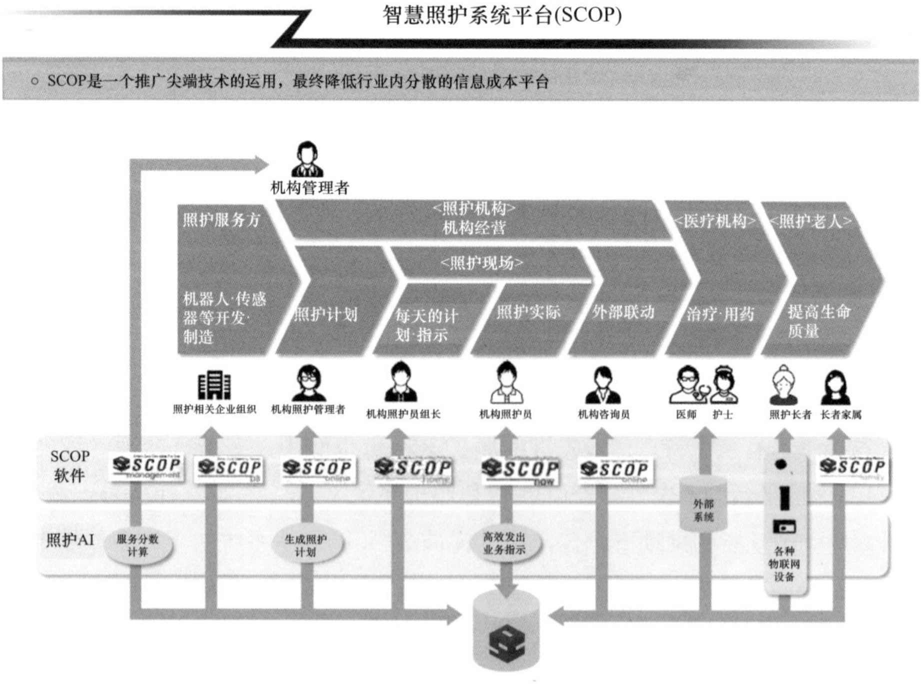

图 24　SCOP 系统平台架构

在日常的照护服务中，SCOP 的各种应用软件自动采集定量的数据信息，对入住老人的服务结果和照护院的业绩成果可以自动评价。可以实现自动计算最烦琐的照护保险金额，生成保险金申请报表。照护行业的服务业绩判断很模糊，SCOP 系统根据评价的课题和影响因素，确定了定量的评价方式来自动做出评价，见图 25。

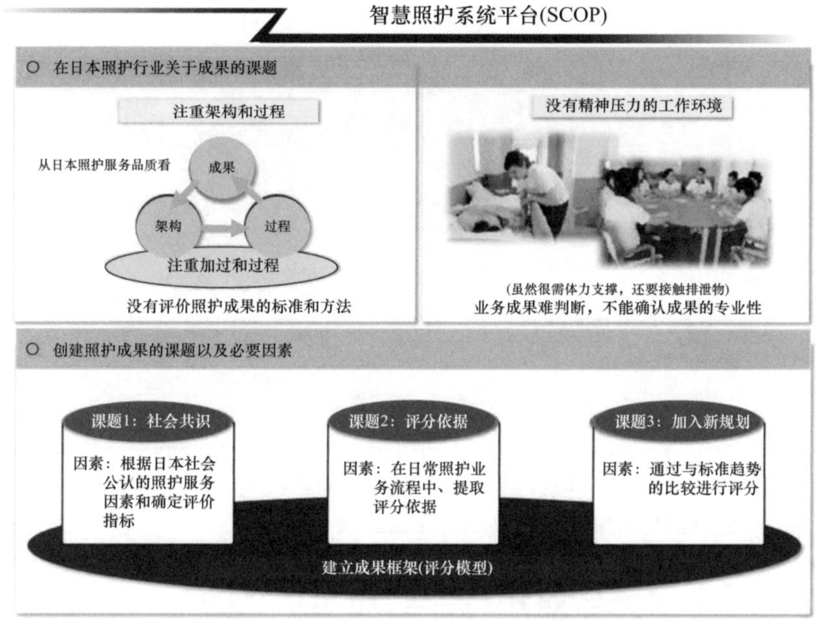

图 25　SCOP 系统平台成果评价课题和因素

上线 4 年的 SCOP 平台，在不断地增加功能模块和联动设备。2023 年年末，与 100 多种照护机器人经过现场验证联动成功；实现了与 20 多种照护管理软件系统 I/O 连接成功。这个联动和连接的范围还在不断地通过研发在扩张中，见图 26。

这个照护系统平台，目前可以说是日本招呼行业比较理想的平台了。但是由于近 30 年的行业应用发展，已经形成了多样化或者说各自为政的状态。只能依靠 SCOP 这样的凭他来整合，这也为今后平台的发展带来了不可避免的风险。因为随着各种应用系统的非同步升级发展，导致平台 I/O 接口的不均衡状态，最终会达到极限不可升级的风险。

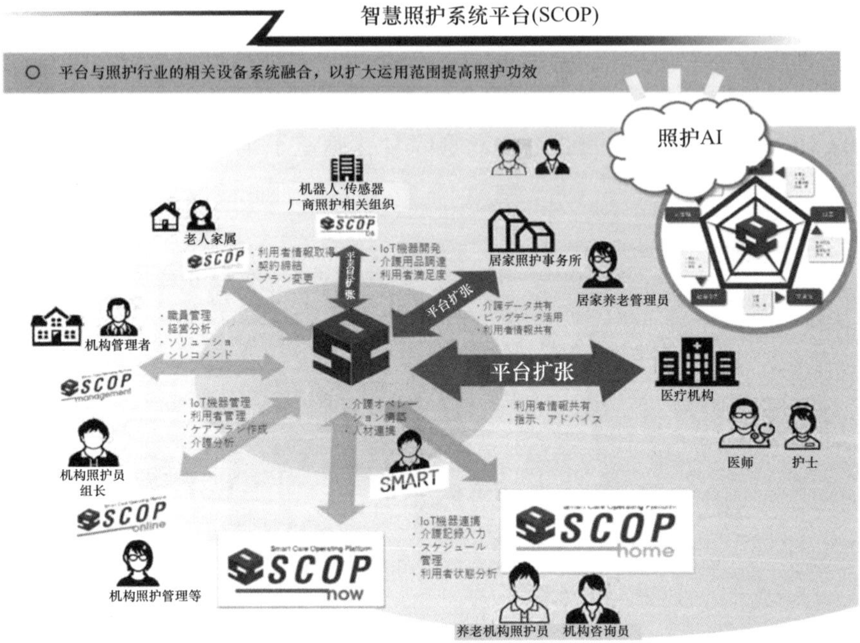

图 26　SCOP 系统平台与网络环境及 AI 设备环境的融合

五、对中国养老照护行业的启示

日本针对社会老龄化，从 20 世纪 90 年代就开始做财力和人力的准备。财力方面，从 2000 年实行了照护保险制度；人力方面，积极培养照护人才，制定了高中低的多种养老照护国家资格。

尽管如此，由于高龄少子化严重，劳动人口的骤减，仍然不可避免的面临着极大的社会化养老难题，也就是 2025 难题。因此，如果照护行业不积极地活用 ICT、AI 和机器人技术，日本的照护行业将面临崩溃的局面。

中国人口的老龄化程度比日本低，目前（2023 年年末）高龄化人口比例不高。但是中国的养老照护行业有“未富先老、未备已老、孤独终老”的特征，更需要借鉴在日本照护领域的经验和教训，以快速解决老龄化社会的照护需求。从中日照护 65 岁及以上的老龄人口对比看，中国的老龄化程度和进入的时期虽然比日本晚，但是老龄化进程与深度和日本很相近。数据来自中商产业研究院2020年的中国发展报告和2024年日本WILLOF－WORK杂志的“如何解决照护行业劳动力不足”，见图27。

鉴于日本的实践经验，中国的照护领域的数智健康科技的应用，可以关注下面3个方面的发展。

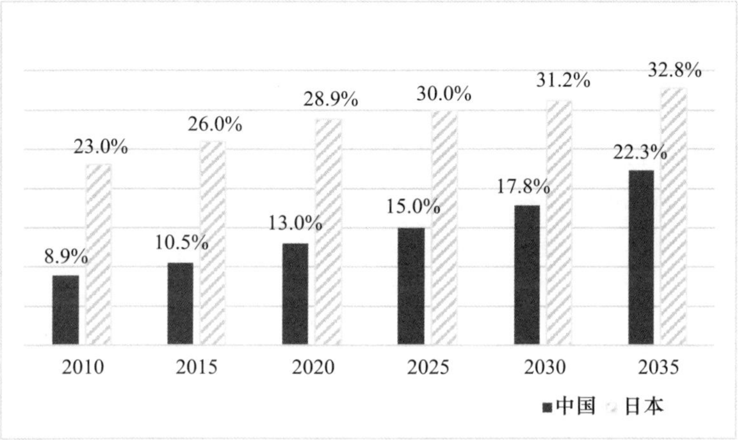

图27　中国·日本65岁人口占比趋势

（一）多种数智设备·系统的联动

纵观日本照护行业近30年从单机软件到云服务系统平台的运用发展，从每一个健康科技产品的研发到照护现场的实践中，基本是软件·设备研发厂商与某地区或照护行业的照护组织和机构合作来实现的。每家的厂商之间没有行业标准，又根据自己的客户群取得一些独特的经验与产品优势。但是厂商之间没有横向合作，导致一个养老机构导入管理系统和照护机器人等时，相互之间没有联动，造成为老人服务时的重复记录与信息不能共享的尴尬。

（二）数据积累与标准化

由于上述（一）的系统软件、照护机器人等的不联动原因，即使照护现场长年使用多种辅助设备，但是并没有行业的可期待的大数据供照护AI利用。各种软硬设备厂商之间没有标准化，所积累的数据没有可共享性能，各个照护组织和机构之间也因为个人信息保密制度也不能提供共享。希望在初期实现数据联动标准化，减少如SCOP平台那样的多系统I/O接口。可以避免随着数智科技的发展，今后照护系统平台的升级困难。

（三）数智科技产品运用技能培养

众所周知，养老照护行业，在世界范围内都属于收入低、工作累、风险高的。因此从业人员对于新技术、特别是 AI 智慧健康产品（软硬件）的认知程度不高，学习和掌握先进设备、软件的欲望也不高。出现了在照护现场，即使导入了 AI 照护设备，照护员也不会用或不愿使用的现象。

从图 25 可以看到，中国进入老龄化社会比日本晚，但是老龄化进程趋势很相似。中国的养老照护行业，存在着比日本养老照护行业更严重的问题。无论是机构养老还是居家养老，都需要也必须要用智慧科技来解决从业人员不足造成的问题。

可以学习日本照护的专业化・精细化服务的经验、在利用数智化辅助设备系统时，国家先制定养老照护行业的软硬件系统标准，为 AI 照护更深度的应用积累数据。规定各种系统设备的标准化接口，提供区域性数据云存储，可以供老人接受照护、医疗时的快速数据共享。尽可能地帮助和唤起老人的生活自立意识，延长健康寿命。鼓励和支援自理老人的日常生活活动，以减轻社会的照护负担。

中国养老照护行业，尽管养老床位保有量总体在增加，但是人气高的养老机构需要排队等待，供不应求；而人气低的养老机构经营惨淡，入住率低。照护从业人员的总体知识技术水平不高，是造成人气低的主要原因之一。面对快速的老龄化进程，对照护人员的职业培训是不可或缺的重要部分。如果培养更多的具有专业化・精细化知识技术的照护人员，在照护一线就可以充分利用各种 ICT 系统、AI 机器人等科技手段，既能提高服务效率和品质，又能增加照护从业人员的职业成就感。就可以吸收等更多的青年人自愿加入照护行业，以缓解老龄化社会的养老照护压力。

参考文献

［1］日本内阁府 . 2023 年度高龄社会白皮书［M］，东京：日经印刷，2023：1－5.

［2］日本厚生劳动省 . 寿命与健康・2020 年厚生劳动白皮书［M］，东京：日经印刷，2020：13－17.

[3] 公益财团法人照护工作稳定中心．外国人劳动者的接受．2020 年照护工作情况调查报告［EB/OL］，（2021 －8）［2024 －4 －2］．https：//www. kaigo － center. or. jp/report.

[4] 日本厚生劳动省．2020 养老照护机器人应用案例［EB/OL］．（2021 －3）［2024 －4 －2］．000765226. pdf（mhlw. go. jp）．

[5] 宫本史隆．照护现场运用 AI・ICT・机器人的可行性和课题［EB/OL］．（2020 － 1 －21）［2024 －4 －2］．https：//www8. cao. go. jp/kisei/kaikaku/kisei/meeting/wg/iryou/20200121/200121iryou01. pdf.

肆　数智康养篇

“健康经济与管理系列”简介

蓝皮书是权威学术智库作品，具有高水准、规范严格、作者代表广泛、影响力大、研创周期长、研创成本高等特点。“健康经济与管理系列”由侯胜田教授担任总主编，不仅涵盖传统医疗康养领域，而且特别关注新兴和朝阳领域，如大健康、中医药、康养休闲旅居、数智健康等。“健康经济与管理系列”每部蓝皮书都由总报告和多篇分报告组成，每篇报告都基于该领域发展现状，聚焦本领域发展挑战与问题分析，不仅对前景进行分析和预测，更关注提供创新性问题解决方案或对策建议。

“健康经济与管理系列”规划研创出版蓝皮书30套，已经陆续出版了10余套，涵盖全球健康、全球中医药、世界传统医药、健康产业、中医医院、中医医馆、互联网医院、医养结合、健康旅游、康养旅居、森林康养、中医药文创、数智健康、数智中医药等行业300多个细分领域。正在筹组编委会的领域包括大健康发展、饮食康养、运动健康、温泉康养、园艺康养、中药产业、医疗器械、人参产业、民族医药、医院运营、医院学科、医院护理、医院后勤等。欢迎加入编委会！欢迎合作研创出版！

来自国内外近千位作者参加了“健康经济与管理系列”蓝皮书研创。蓝皮书作者来自国家卫生健康委员会、国家中医药管理局、中国医学科学院、中国中医科学院、北京市中医药管理局；江苏省卫生健康委员会、中国中医科学院中医基础理论研究所、上海市卫生与健康发展研究中心、山东大学卫生管理与政策研究中心、中国中医科学院中医药信息研究所、天津市医学科学技术信息研究所、北京市卫生健康大数据与政策研究中心、广东省社会科学院、广东省中医药科学院、北京中医药研究所、北京市西城区医疗机构管理服务中心等相关政府管理和研究机构。

“健康经济与管理系列”蓝皮书作者还来自清华大学、北京大学、上海交通大学、北京理工大学、东南大学、澳门大学、电子科技大学、河北大学、北京林业大学；北京协和医学院、北京中医药大学、温州医科大学、上海中医药大学、广州中医药大学、天津中医药大学、河北中医药大学、山东中医药大学、陕西中医药大学、甘肃中医药大学、江西中医药大学、湖南中医药大学、湖北中医药大学、成都中医药大学、黑龙江中医药大学、长春中医药大学、辽宁中医药大学、山西中医药大学、云南中医药大学、海南医学院、牡丹江医学院、重庆中医药学院、上海健康医学院、沧州医学高等专科学校；首都经贸大学、北京工商大学、北京第二外国语学院、北京联合大学、中华女子学院、三亚学院、上海城建职业学院等。

“健康经济与管理系列”蓝皮书作者还来自北京协和医院、中国人民解放军总医院、中日友好医院、四川大学华西医院、首都医科大学宣武医院、江苏省中医医院、北京中医药大学第三附属医院、北京中医药大学东直门医院、北京中医药大学东方医院、清华大学玉泉医院（清华大学中西医结合医院）、北京广安门医院、北京市鼓楼中医医院、北京丰台中西医结合医院、北京市房山区良乡医院、北京市第六医院、北京市第一中西医结合医院、广东省中医院、广州中医药大学深圳医院、山东中医药大学附属医院、上海中医药大学附属龙华医院、上海中医药大学附属曙光医院、苏州市中医医院、西安国际医学中心医院、四川彭州市中医医院、中国中医科学院广安门医院保定医院、贵州中医药大学第二附属医院、广东省人民医院、大连理工大学附属中心医院、中南大学湘雅二医院、新疆医科大学第一附属医院、内蒙古国际蒙医医院、山西省肿瘤医院、杭州市红十字会医院、杭州市中医医院、三亚市中医医院、广州市红十字会医院、黑龙江省总工会医院等。

部分作者还来自国药集团、中国康养集团、腾讯、京东、百度、东软集团、固生堂等顶流企业；中国药用植物研究所、广西壮族自治区药用植物园、成都中医药大学药用植物园；广东中医药博物馆、上海中医药博物馆、亚洲糖尿病防治（香港）研究院、长城保险经纪有限公司、和君集团有限公司、深圳市前海汇颐科技有限公司、江苏秉华健康科技有限公司、北京华夏健业生态农业研究院有限公司、浪潮集团有限公司、行客旅游网、北京吴少博律师事务所、河南易展堂药业有限公司等知名企业或研究机构。

“健康经济与管理系列”蓝皮书出版后，编委会将适时组织蓝皮书首发仪式、蓝皮书发布会、蓝皮书研讨会、蓝皮书巡讲等宣传分享活动。截至 2024 年 3 月，“健康经济与管理系列”已经陆续在北京、上海、广东广州、四川成都、吉林长春、河北保定、江苏常州等地举办了 10 余次蓝皮书发布和研讨活动，后续宣讲分享活动正在持续进行中。

致　谢

衷心感谢北京中医药大学管理学院、北京中医药大学国家中医药发展与战略研究院健康产业研究中心、上海交通大学健康长三角研究院、清华大学社会科学学院健康产业与管理研究中心、中国医学科学院北京协和医学院卫生健康管理政策学院医院领导力与管理学系、温州医科大学大健康发展研究院、四川省中医药科学院中华中医药文化研究院、北京中医生态文化研究会、中国老年学和老年医学学会国际旅居康养分会、世界中医药学会联合会国际健康旅游专业委员会、世界中医药学会联合会医养结合专业委员会、中国中医药信息学会医养居融合分会、北京养生文化创意产业协会、北京中医药大学东直门医院中医药前沿交叉研究所、华夏律康（北京）信息咨询有限责任公司、云华堂（北京）中医药科技有限公司、北京稷安国际健康管理服务有限公司、北京易康医疗科技有限公司、北京华夏健业生态农业研究院有限公司等单位对本蓝皮书研创工作的大力支持。